HAUSMITTEL

DIE BESTEN REZEPTE FÜR DIE GESUNDHEIT

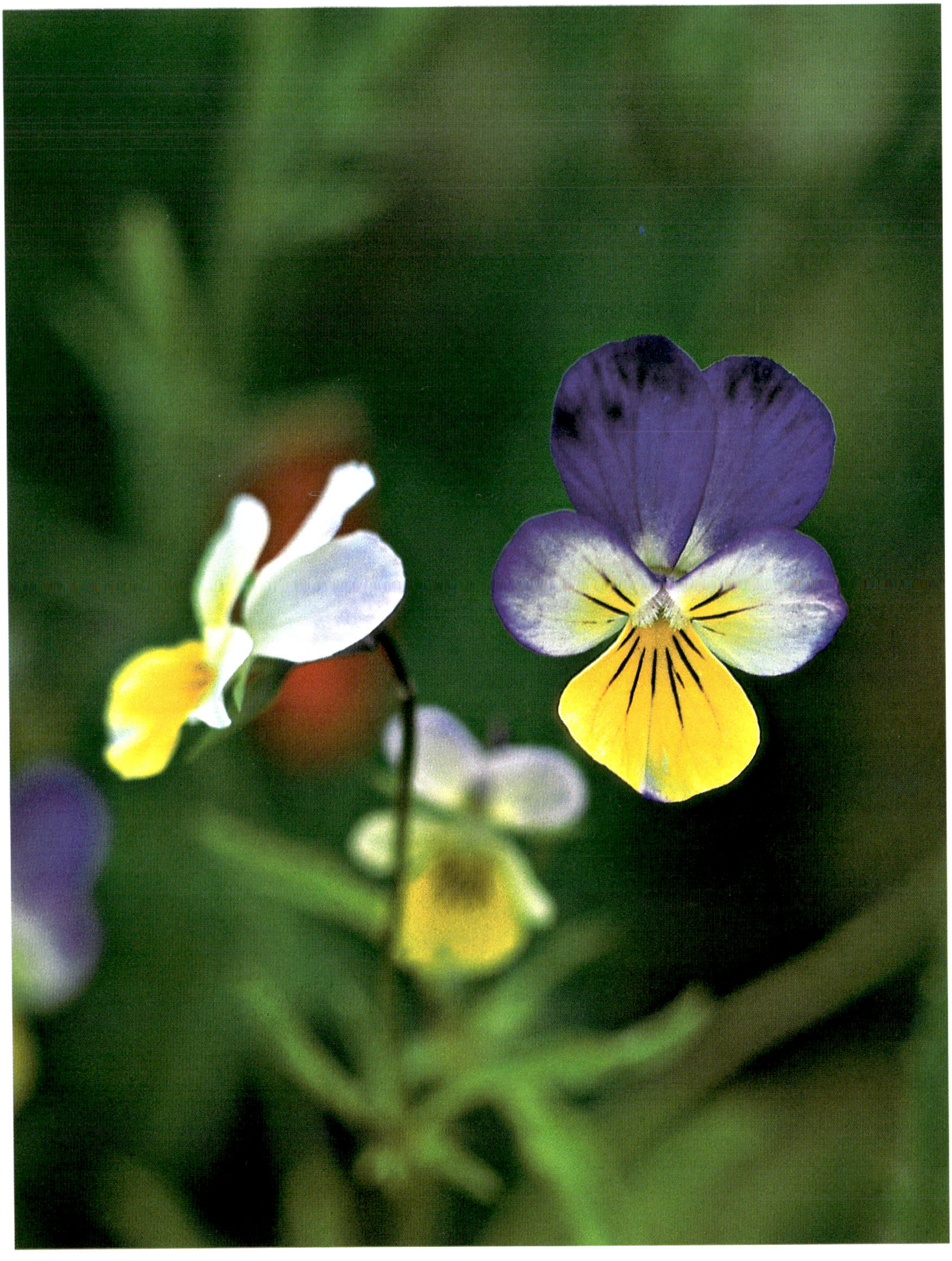

Dr. Jörg Zittlau · Dr. Norbert Kriegisch · Dagmar P. Heinke

HAUSMITTEL

DIE BESTEN REZEPTE FÜR DIE GESUNDHEIT

Die bewährte Hausapotheke gegen alle Krankheiten – geprüfte Naturheilmittel ohne Nebenwirkungen

südwest

Inhalt

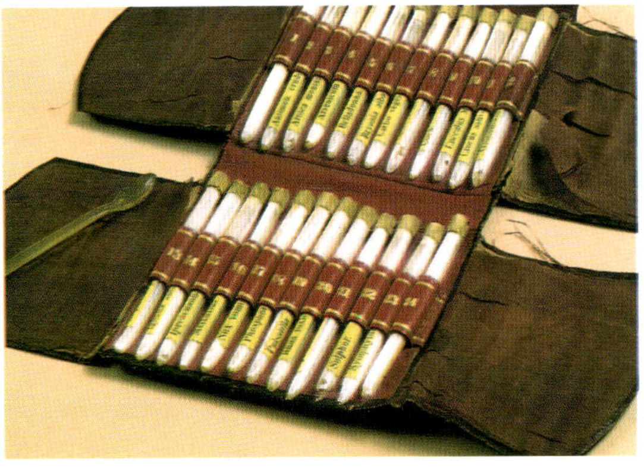

Die homöopathische Apotheke Friedrich Hahnemanns.

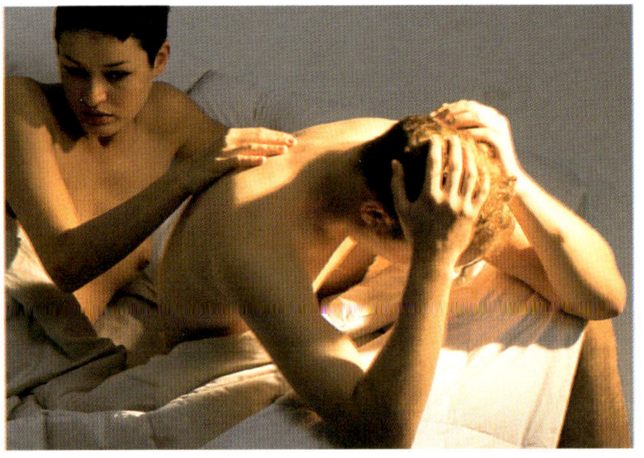

Impotenz ist nicht nur eine Frage des Alters.

Gehirn und Nervensystem

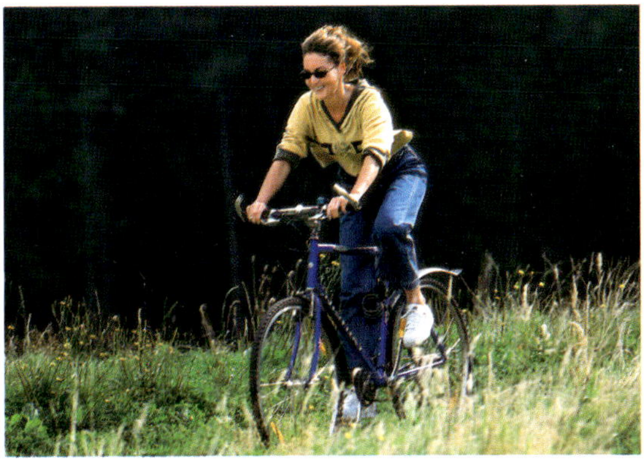

Mit ausreichender Bewegung beugt man Krankheiten vor.

Hals-, Nasen- und Ohrenerkrankungen

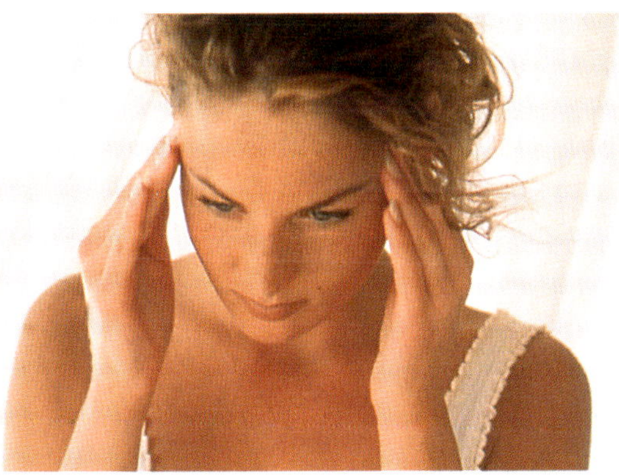

Massieren der Akupressurpunkte lindert Kopfschmerz.

Hautprobleme

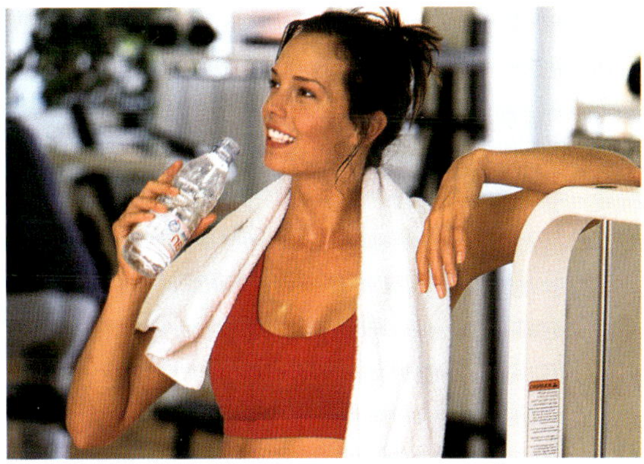

Wer viel schwitzt, muss für Nachschub sorgen.

Herz-Kreislauf-System

Infektionskrankheiten

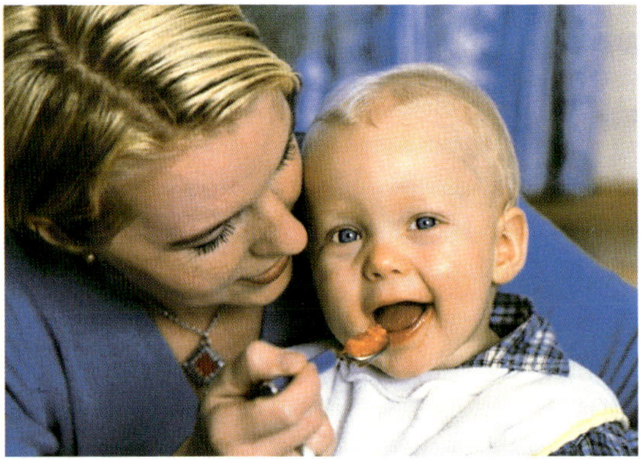

Ausgewogene Ernährung stärkt das Immunsystem.

Kinderkrankheiten

Mund und Zähne

Nägel und Haare

Nieren und ableitende Harnwege

Psychische Störungen und Beschwerden

Unfälle und Verletzungen

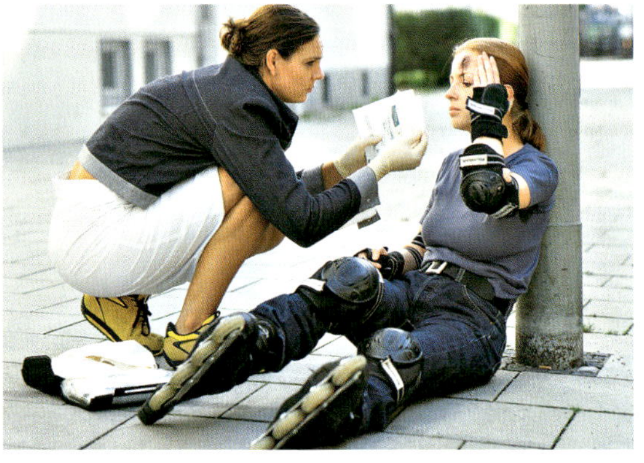

Kennen Sie die wichtigsten Erste-Hilfe-Maßnahmen?

Verdauungsorgane

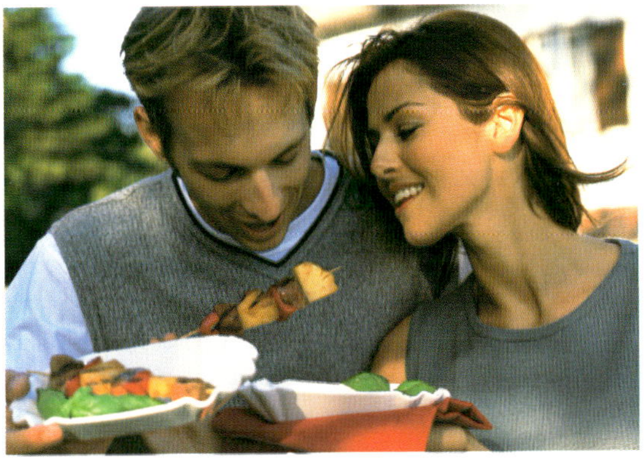

Selbst gekocht schmeckt's am besten.

Heilmethoden im Überblick

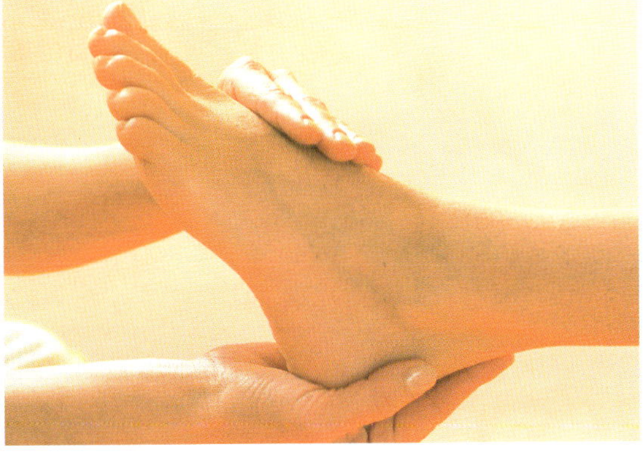

Die Fußreflexzonenmassage spricht bestimmte Organe an.

Wieder entdeckte Naturheilmittel

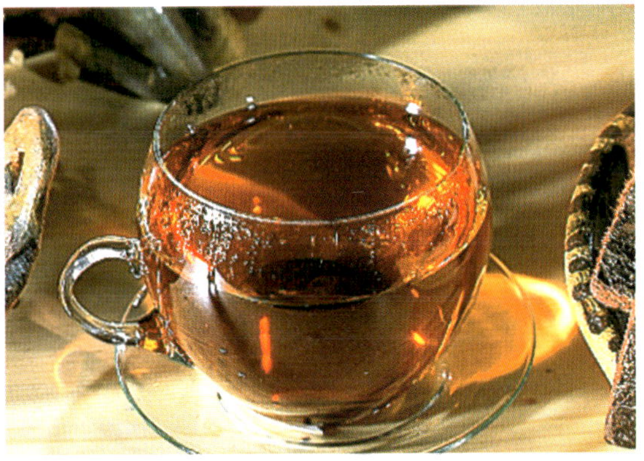

Die Wirkungen der Heiltees sind nahezu unbegrenzt.

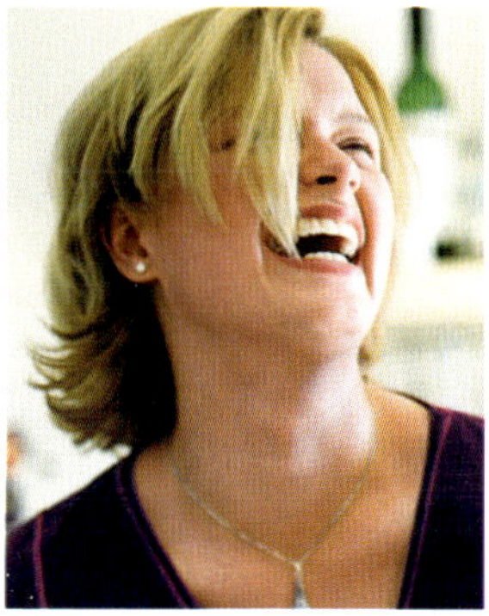

Zum Glück gehört vor allem eins – Gesundheit.

Einige Bemerkungen zu diesem Buch

Gesundheit – so problematisch wie nie zuvor

Gesundheit gehört schon seit alters zu den wichtigsten Zielen der Menschen. Der deutsche Philosoph Arthur Schopenhauer erklärte sogar kategorisch: »Gesundheit ist nicht alles, aber ohne Gesundheit ist alles nichts.«

Im Vergleich zu früheren Zeiten, in denen teilweise die hygienischen Verhältnisse katastrophal waren, die Ernährung für große Bevölkerungsteile mangelhaft und die ärztliche Versorgung ungenügend war, stehen wir heute relativ gut da.

Und dennoch: Wir leben zwar im Zeitalter des technischen und medizinischen Fortschritts, der immer bessere Diagnosemöglichkeiten und neue Therapien hervorbringt; andererseits sehen wir uns einer Flut steigender und ganz neuer, unheilbarer Erkrankungen gegenüber. Die Zunahme von Allergien, das Auftauchen von AIDS- und Ebolaviren beunruhigen uns. Die Industrie beklagt eine dramatisch zunehmende Zahl von Krankmeldungen, die öffentlichen Krankenkassen steuern auf eine finanzielle Apokalypse zu, Ärzte und Therapeuten blicken in überfüllte Wartezimmer, und die Krankenhäuser platzen aus allen Nähten.

Gesundheit als höchstes Gut

Die Menschen wussten schon immer: Gesundheit ist unser wertvollster Besitz. Die Philosophen der Antike bewerteten Gesundheit als unersetzbaren Bestandteil der Tugendhaftigkeit eines Menschen, die mittelalterlichen Scholastiker betrachteten sie als Weg zu Gott.

In dieser Situation gewinnen alternative Therapien, Naturheilverfahren und sinnvolle Vorbeugungsmaßnahmen gegen Krankheiten wieder zunehmend an Interesse – sowohl bei Patienten als auch bei Ärzten. Und immer mehr Menschen suchen nach einer sanften Medizin für alltägliche Beschwerden und Befindlichkeitsstörungen und erinnern sich an den alten Grundsatz, dass die heilenden Kräfte auch in uns selbst liegen.

Hausmittel – so begehrt wie nie zuvor

Viele Menschen sind von der modernen Medizin enttäuscht. Sie sind auch vielfach enttäuscht von Ärzten, die sich keine Zeit mehr für ihre Patienten nehmen (können). Den technischen Fortschritt betrachten sie eher mit Skepsis; sie wollen eigentlich nicht noch mehr Spezialisten für immer mehr Erkrankungen, sondern sie wollen ihr Leben und ihre Gesundheit selbst in die Hand nehmen.

Aus diesem Grund ist ein umfassendes Buch über Hausmittel, deren Wirkungen nachgewiesen sind und deren Anwendungen sich bewährt haben, so notwendig wie schon lange nicht mehr.

Die ganzheitliche Hausapotheke

Der gesundheitsbewusste Mensch von heute ist kritisch gegenüber der Schulmedizin und offen für alternative Heilmethoden. Deshalb sind die in diesem Buch aufgeführten Mittel nicht nur am neuesten Stand der medizinischen Forschung orientiert, sondern auch an Erkenntnissen der Vergangenheit: Was hat man früher getan, um Schweißattacken, Plattfüße, Kopf- und Bauchschmerzen in den Griff zu bekommen? Und nicht nur klassische Heilmittel kommen zu ihrem Recht – auch Erfolg versprechende Methoden der Alternativmedizin finden Beachtung: Aroma- und Farbtherapie, Heilgymnastik, Teebaumöl, Akupressur, Homöopathie u. v. a. m.
Unter den einzelnen Stichwörtern finden Sie Hinweise auf solche Heilmethoden; im hinteren Teil des Buchs gibt es zudem einen Überblick, der Sie mit verschiedenen alternativen Anwendungen und Behandlungsmethoden, die Sie vielleicht noch nicht kennen, vertraut machen soll. Wenn Sie also über die fernöstliche Meditationstechnik Qi Gong oder die Bach-Blütentherapie mehr wissen wollen, können Sie sich in diesem Teil darüber informieren, ebenso wie über die verschiedensten Zubereitungen von Heiltees.

Auch die Seele kann krank sein

Auch die psychischen Hintergründe von Krankheiten sind in dieses Buch mit aufgenommen. Die Erkenntnis, dass ein kranker Mensch nicht nur körperlich, sondern ganzheitlich – nämlich an Leib und Seele – erkrankt ist, setzt sich mehr und mehr durch. Es sind nicht allein die Bakterien, Viren, Pilze und Unfälle, die krank machen können, sondern auch ein bestimmtes Verhalten, Stimmungen und innere Konflikte.

Den Überblick behalten

Was Therapieformen und Medikamente betrifft, haben wir heute eine riesengroße Auswahl – und wir (und vor allem Ärzte) haben die Qual der Wahl. Denken Sie nur an die Vielzahl von Arzneimitteln! Auch Naturheilmittel gibt es mittlerweile in großer Anzahl.

Wichtige Tipps für die Anwendung

Bei der Auswahl der in diesem Buch aufgeführten Heilmittel wurde darauf geachtet, dass sie einerseits möglichst wenig Nebenwirkungen haben, andererseits aber wissenschaftlich-empirisch abgesichert sind. Darüber hinaus wurde großer Wert auf Hintergrundinformationen für den Leser gelegt. Das bedeutet: Er erfährt nicht nur, welche Hausmittel ihm bei seiner Erkrankung helfen, sondern auch, wie sie wirken, wie man sie anwendet, wo man sie gegebenenfalls erhält und was ihre besonderen Vorzüge sind.
Gleichwohl gilt auch für die Hausapotheke: Weniger ist manchmal mehr. Mit anderen Worten: Wenn Sie bei einer entzündlichen Erkrankung die unter dem betreffenden Stichwort aufgeführten Entzündungsmittel alle gleichzeitig einnehmen (von synthetischen Medikamenten über die homöopathischen Präparate bis hin zu Teebaumöl und Kamillentee), dann tun Sie des Guten zu viel. Entscheiden Sie sich für eine der angegebenen Therapieformen!

Selbstdiagnose und Selbstmedikation
Eine genaue Einschätzung der Symptome einer Erkrankung ist unablässig. Falsche Diagnosen oder die wahllose Einnahme von Mitteln – auch von Hausmitteln – stellt den Heilungserfolg infrage. Andererseits: Seien Sie ein bisschen geduldig. Tees, Kräuter oder Umschläge bringen nicht sofort den Umschwung. Ihre Wirkung setzt oft verzögert ein, ist dafür aber dauerhafter, sanft und nebenwirkungsarm.

Psychosomatik
Auch in der Schulmedizin setzt sich mehr und mehr die Erkenntnis durch, dass der Körper krank werden kann, wenn die Seele leidet. Dass selbstlose Menschen zu Arthritis neigen und Magenprobleme oft mit unterdrückten Aggressionen zu tun haben, gehört mittlerweile zum Allgemeinwissen. Eine Änderung des Verhaltens wirkt teilweise besser und nachhaltiger als manches Medikament.

Der besondere Tipp

Nach Aufführung der Symptome, Ursachen und Hintergründe einer Krankheit werden zunächst altbewährte Hausmittel vorgestellt – überschaubar und sorgsam ausgewählt. Darüber hinaus bietet Ihnen dieses Buch bei den meisten Beschwerden noch einen besonderen Tipp – eine Neuigkeit, eine etwas andere Anwendung eines Mittels, ein besonders sanftes Mittel, die Tricks von Sportprofis oder ein altes Mittel, dessen Wirkung erst wieder entdeckt wurde.

Das sollten Sie bei der Lektüre beachten

Wenn Sie sich beim Lesen und bei der Anwendung an folgende Prinzipien halten, kann eigentlich nichts schief gehen:

- Lesen Sie zunächst die Abschnitte zu den Symptomen und Ursachen einer Erkrankung.
- Testen Sie dann, ob die angegebenen Symptome überhaupt auf Sie zutreffen und – wenn ja – welche Symptome bei Ihnen besonders stark ausgeprägt sind. Ist beispielsweise Ihr Husten begleitet von einem weißen, grünen oder einem rötlichen Auswurf? Ist er schmerzhaft, trocken oder eher räuspernd? Die Beantwortung dieser Fragen ist wichtig für die spätere Therapie!
- Überprüfen Sie, welche Ursachen bei Ihnen infrage kommen! Ist beispielsweise Ihr Husten die Folge einer Erkältung, einer chronisch gewordenen Erkältung oder einer Überbeanspruchung der Stimmbänder? Hier müssen Sie die Symptome genau prüfen, um zu einer sinnvollen Therapie zu gelangen.
- Lesen Sie sich den Abschnitt zu den psychischen Hintergründen gut durch, und seien Sie ehrlich zu sich selbst! Bedenken Sie bitte: Auch wenn die darin aufgeführten Fakten genau auf Sie zutreffen sollten, sind Sie immer noch ein ganz normaler Mensch. Sie sind keineswegs ein Fall für den Psychiater, sondern so normal oder anormal wie wir alle. Ganz wichtig ist vielmehr: Wer erkennt, dass seine Hautprobleme möglicherweise in frühkindlichen Trennungsängsten wurzeln oder dass seine Magenreizungen von unterschwelligen Aggressionen herrühren, hat einen wichtigen Schritt zur Selbsterkenntnis getan! Und die Selbsterkenntnis hat in der medizinischen Therapie erwiesenermaßen einen nicht zu unterschätzenden Heileffekt.
- Nehmen Sie nur ein Mittel zur Behandlung eines Symptoms! Also nur eins gegen die Schmerzen, nur eins gegen die Entzündung, nur eins gegen den Husten, nur eins für die Stärkung der Immunabwehr usw. Andererseits: Ein wenig Ausprobieren ist durchaus erlaubt und erwünscht, denn möglicherweise gibt es ja ein Medikament, dass die entscheidenden Symptome Ihrer Erkrankung vollständig abdeckt.

- Übersehen Sie keinesfalls die mit »Wichtig« überschriebenen Hinweise in der Randspalte! Manche Heilmittel können Allergien auslösen oder vertragen sich nicht mit anderen Medikamenten.
- Seien Sie geduldig! Hausmittel helfen meistens nicht innerhalb von Minuten, sondern brauchen mitunter mehrere Tage oder Wochen, um ihre Wirkung zu entfalten. Dafür sind sie in der Regel sanfter als pharmazeutische Medikamente. Bei homöopathischen Mitteln ist es sogar ein gutes Zeichen, wenn sich die Symptome erst einmal verschlimmern – denn das zeigt, dass Sie das richtige Mittel gewählt haben und eine Heilung kurz bevorsteht.
- Abschließend finden Sie jeweils am Ende eines Eintrags – sofern dies sinnvoll ist – noch ein paar Tipps zur Vorsorge, damit sich Ihre Erkrankung möglichst nicht so schnell wiederholt.
- Überschätzen Sie die Wirkung von Hausmitteln nicht – bleiben Sie auf dem Teppich! Schwer wiegende Erkrankungen – vor allem schwere Infektionen – müssen von einem erfahrenen Arzt behandelt werden! Auch wenn die Hausmittel nach einigen Tagen keinen Erfolg zeitigen wollen, sollten Sie den Arzt aufsuchen – möglicherweise haben Sie sich in der Diagnose geirrt.

Besonders wichtig!
Die Grenzen eines Hausmittelbuchs liegen klar auf der Hand: Hausmittel helfen gegen alltägliche Erkrankungen und Beschwerden. Sie ersetzen bei schwer wiegenden Krankheiten und chronischen Erkrankungen keinesfalls den Gang zum Arzt! Sie können allerdings oft sinnvoll als begleitende Maßnahmen zu medikamentösen Therapien angewandt werden.

So finden Sie sich schnell zurecht

Im Inhaltsverzeichnis sind die verschiedenen Beschwerden nach Gruppen geordnet. Beispiel: *Schlafstörungen* finden Sie unter der Rubrik *Psychische Störungen und Beschwerden*, das *Schlafwandeln* hingegen steht unter *Gehirn und Nerven*, da es in erster Linie neurologisch bedingt ist, auch wenn psychische Aspekte eine Rolle spielen. Falls Sie irgendwelche Beschwerden nicht oder nicht auf Anhieb finden, sollten Sie im Register nachsehen. Es handelt sich um ein so genanntes Symptomeregister, d. h., dass Sie zu einem bestimmten Symptom – etwa *Husten* – mehrere Seitenverweise finden. Diese führen Sie zu folgenden Stichwörtern: *Bronchitis, Erkältung, Grippe, Heiserkeit, Keuchhusten*.
Dieses Buch ist für medizinische Laien geschrieben. Das Symptomeregister enthält daher viele der umgangssprachlichen Bezeichnungen für Beschwerden. Beispiel: Im Inhaltsverzeichnis lesen Sie unter der Rubrik *Unfälle und Verletzungen* den Eintrag *Bluterguss*; im Register finden Sie auch den *blauen Fleck*, der Sie genau zu diesem Stichwort führt.

Vorbeugen – so bleiben Sie gesund
Viele Erkrankungen ließen sich vermeiden, wenn wir gesünder leben würden. Dieses Buch gibt Ihnen daher bei den meisten Beschwerden und Erkrankungen Tipps an die Hand, wie Sie diese in Zukunft wirkungsvoller vermeiden bzw. was Sie – wenn Sie für bestimmte Erkrankungen erblich vorbelastet sind – tun können, um den Gefahren aus dem Weg zu gehen. Denn: Die beste Medizin ist die Vorbeugung.

Die Medizin der Zukunft – sanft und wirksam zugleich

Zweifellos wird die moderne Medizin auch in Zukunft nicht auf chemische Präparate verzichten können. Aber sowohl Patienten als auch Ärzte sind nicht mehr so grenzenlos chemiegläubig wie noch vor wenigen Jahren. Beide Seiten suchen nach Alternativen. Dieses Buch möchte einen Beitrag zu dieser Suche leisten.

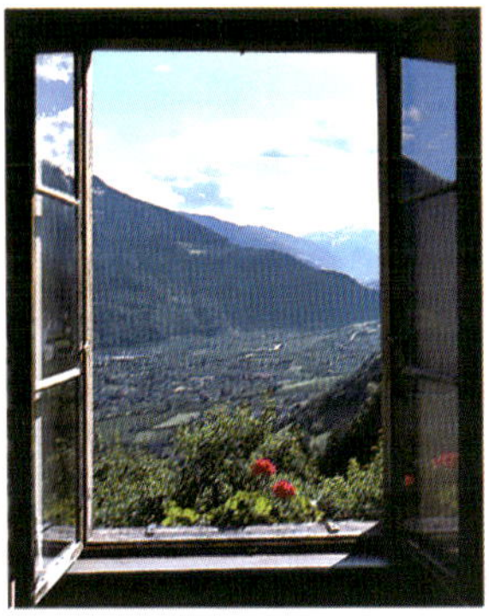

Kräftiges Lüften mögen die Hausstaubmilben überhaupt nicht.

Hausstauballergie

Symptome

- Schnupfen, Hautausschläge (Nesselsucht), asthmatische Anfälle und Bindehautentzündungen
- Kreislaufstörungen, je nach Schwere der Allergie
- Die Symptome häufen bzw. verschlimmern sich, wenn der Patient mit Hausstaub in Berührung kommt, also beim Saugen oder Wischen von Staub, Berühren des Haustiers, Teppichklopfen etc.

Ursachen

Die Hausstaubmilbe spielt bei allergischen Erkrankungen nicht die dominante Rolle, die ihr gerne zugesprochen wird. Sie ist gerade einmal für acht Prozent aller Allergien verantwortlich. 31 Prozent gehen hingegen auf Schimmelpilze zurück, die sich ebenfalls in großer Anzahl im Hausstaub befinden. Eine weitere These ist ebenso falsch – nämlich die, dass sich die Milbe hauptsächlich im Bettzeug tummele. Neuere Untersuchungen ergaben, dass 98 Prozent der Bettdecken und 78 Prozent der Kopfkissen keine Milbe enthielten.

Die Qual der Wahl

Die meisten Ärzte beginnen mit umfangreichen Hautallergietests, ohne eine vorhergehende Patientenbefragung vorgenommen zu haben – und ohne diese ist ein Allergietest eigentlich vollkommen sinnlos. Unser Tipp: Gehen Sie am besten zu einem speziell ausgebildeten Arzt, der die Bezeichnung »Allergologe« trägt.

Immunologische Hintergründe

Hausstauballergien häufen sich in der warmen Jahreszeit, obwohl die Milben- und Schimmelbelastung in unseren Räumen aufgrund der Beheizung eigentlich durchgehend gleich ist. Der Grund: In der warmen Jahreszeit kommt es häufiger zu Pollenallergien, die unser Immunsystem derart durcheinander bringen, dass sich auch allergische Reaktionen gegenüber Hausstaub einstellen können. Behandelt werden muss dann freilich nur die Pollenallergie als eigentliche Mutter der Allergien.

Psychische Hintergründe

Gerade Menschen, die oft unter psychischem Stress stehen, leiden häufig unter Allergien, da ihr Immunsystem sehr viel schneller außer Kontrolle geraten kann.

Altbewährt – so helfen Sie sich selbst

Grob gewebte Läufer anstatt Teppichen!

Legen Sie Ihre Wohnung mit grob gewebten Läufern, Kork oder Parkett aus. Denn dort finden Schimmelpilze und Milben schlechtere Lebensbedingungen.

Verschweißen Sie Ihre neuen Matratzen in Plastikfolie!
Auf diese Weise gelangen keine Hautschuppen als Milbenfutter in die Matratze, und es kommen auch keine Milbenexkremente als Allergene aus der Matratze.

Vorsicht vor Stofftieren!
Waschen Sie Stofftiere, oder entfernen Sie diese gänzlich aus den Räumen. Stofftiere ziehen sehr viel Staub an.

Ledermöbel bevorzugen!
Ledermöbel ziehen wesentlich weniger Staub an als Polstermöbel. Dies sollten Sie als Allergiker zumindest bei einer Neuanschaffung berücksichtigen.

Synthetikware
Tauschen Sie Ihr Daunenbettzeug gegen Synthetikware aus, da diese sich leichter waschen lässt. Oder lüften Sie Ihre Daunendecken häufig bzw. hängen Sie sie über die Heizung, damit die Federn wieder aufgehen.

Schlafzimmerverbot für Haustiere
Lassen Sie Ihre Haustiere bitte nicht ins Schlafzimmer. Dort gehören sie wirklich nicht hin.

Niedrige Luftfeuchtigkeit
Halten Sie die Luftfeuchtigkeit konstant bei 50 bis 60 Prozent! Kontrollieren Sie die Luftfeuchte mit einem entsprechenden Messgerät. Häufiges Lüften senkt in der Regel den Wert.

Kleiderwechsel
Die Kleidung sollte nicht in Schlafräumen gewechselt werden, um den Milben dort kein Überangebot an Nährstoffen zu schaffen.

Schlafanzug
Schlafen Sie nur im Schlafanzug, um den Milben möglichst wenig »Hautschuppenfutter« zu geben!

Staubfänger meiden
Verzichten Sie auf Staubfänger wie Vorhänge und offene Regale! Nehmen Sie den Milben ihre Rückzugsgebiete.
Polstermöbel wöchentlich absaugen; Bücherregale, Topfpflanzen und Stuckverzierungen regelmäßig entstauben. Bitten Sie allerdings einen Nichtallergiker darum, diese Aufgaben für Sie zu übernehmen. Als Allergiker können Sie ja dafür den Abwasch und die Toilettenreinigung übernehmen.

Milbentummelplatz
Die größten Milbenkonzentrationen findet man in Kinderzimmern, denn diese werden in der Regel überheizt und sind sie oft klein und mit Plüschtieren vollgestopft. Hier finden die Milbenideale Lebensbedingungen.

Mit Bach-Blüten Allergien lindern
Wer eine Bach-Blütentherapie ausprobieren möchte, wird bei Allergien immer zur Blütenessenz Crab Apple greifen. Sie hilft bei allen Hauterkrankungen. Weitere Bach-Blüten muss ein Spezialist gemäß den individuellen Begleitumständen auswählen.

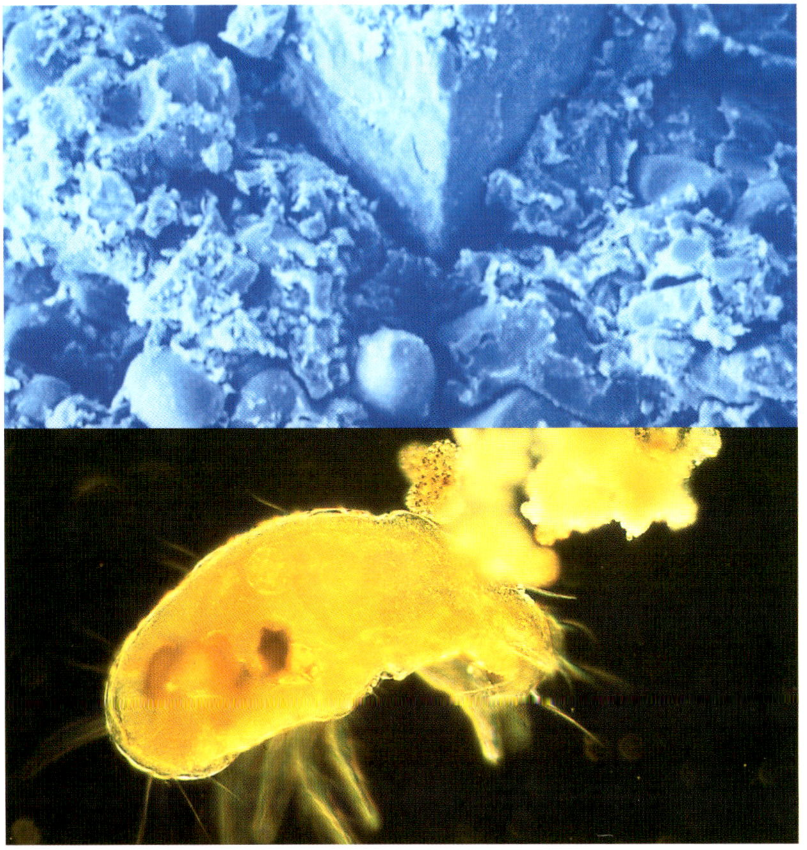

Oben: *Hausstaub im Rasterelektronenmikroskop in 180facher Vergrößerung.* Unten: *Mikroaufnahme einer Hausstaubmilbe in 50facher Vergrößerung.*

Lüften schadet nie

Abgestandene Luft begünstigt ein Raumklima, in dem sich Tierchen aller Art wohl fühlen. Feuchtwarme Räume sind für ihre Vermehrung ideal. Also: Lüften Sie häufig und gründlich!

Medikamente

Gegen den Schnupfen und die geröteten Augen bei Kindern haben sich Präparate mit dem Wirkstoff Cromoglizinsäure bewährt. Bei Erwachsenen helfen lokale Kortisonpräparate. Dadurch, dass sie gezielt in den Atemwegen zum Einsatz kommen, bleiben sie in ihren Nebenwirkungen kalkulierbar.

Urintherapie

Naturheilärzte setzen in der Therapie von Allergien immer häufiger auf Eigenurin. Er soll zu den so genannten immunmodulierenden Stoffen gehören, die die Körperabwehr darauf trainieren, auf Umweltreize angemessen zu antworten. Bei Hausstauballergie kommt der Urin innerlich und in Form von Nasentropfen zum Einsatz. Trinken Sie täglich 1 Glas Ihres Morgenurins bzw. geben Sie diesen in eine Pipettenflasche, und träufeln Sie ihn in die Nase.

Homöopathische Mittel

Allium cepa D6 ist ein homöopathisches Präparat, das bei Niesanfällen, tropfender Nase sowie tränenden und geröteten Augen hilft. Dosierung: 3-mal täglich 10 bis 20 Kügelchen.

Natürlich desinfizieren – unser Tipp

Teebaumöl

Eine völlig keimfreie Wohnung ist wohl nicht erreichbar – und vielleicht auch gar nicht erstrebenswert. Doch Sie können Ihre Umgebung mit Teebaumöl auf natürliche Weise desinfizieren. Teebaumöl wirkt darüber hinaus auch insektenabwehrend; die Mücken mögen diesen Geruch nicht.

Als Putzmittel: Geben Sie auf 1 Eimer Wischwasser für Fußböden etwa 50 Tropfen Teebaumöl. Verrühren Sie das Öl gut im Wischwasser.

Als Waschmittel: Setzen Sie einem Flüssigwaschmittel 50 Tropfen Teebaumöl zu. Dadurch werden bei der Maschinenwäsche Hausstaubmilben, die sich in Kleidungsstücken aufhalten, abgetötet. Für die Handwäsche geben Sie ebenfalls 50 Tropfen Teebaumöl ins Wasser.

Als Mottenkugel: Geben Sie ein paar Tropfen Teebaumöl auf Taschentücher, die Sie dann in Ihrem Schrank verteilen. Auf diese Weise sind Sie vor allem Kleingetier sicher.

Als Luftreiniger: Geben Sie ein paar Tropfen des Öls in einen Luftbefeuchter oder auch in eine Duftlampe. Dieser Duft bietet nicht nur den Vorteil, Insekten zu vertreiben, sondern er hält auch anderes Ungeziefer fern.

Vorbeugen – so bleiben Sie gesund

- Lüften Sie so oft wie möglich, vor allem dann, wenn die Räume doppelt verglaste Fensterscheiben haben!
- Keine Zigaretten! Rauchen schwächt die Fremdkörperabwehr in den oberen Atemwegen.
- Richten Sie Ihre Wohnung wirklich so ein, dass sie Ihnen gefällt. Lassen Sie sich nicht auf Möbelstücke ein, die Ihnen partout nicht gefallen und deren Anblick Ihnen schon fast körperlich wehtut. Denn andernfalls könnte es passieren, dass Sie aus psychischen Motiven eine Allergie gegen diese Möbelstücke entwickeln, die dann fälschlicherweise als Hausstauballergie ausgelegt wird.
- Sorgen Sie in Ihrer Nahrung für ausreichend Vitamin C! Der eigentliche Schuldige an unseren Allergien ist das Histamin, das beim Allergiker im Übermaß ausgeschüttet wird und für die typischen Reaktionen sorgt. Vitamin C ist jedoch imstande, einen Teil des überschüssigen Histamins zu binden und im Körper zu einer harmlosen Säure abzubauen. Sie finden das Vitamin vor allem in Holunderbeeren, Kiwis, Orangen, Zitronen, Grapefruits, Sanddornsaft, Kartoffeln und Tomaten.

Eine unbezwingbare Armee?

In unseren Innenräumen leben etwa 40 verschiedene Schimmelpilzarten, die mit ihren Sporen den Allergikern das Leben schwer machen können.

Hochburgen der Hausstauballergie

Schimmelpilze und Hausstaubmilben entfalten sich am besten in warmen und feuchten Gegenden. Aus diesem Grund gilt Freiburg i. Br. als Hauptstadt der Hausstauballergiker, während Seestädte wie Kiel oder Cuxhaven eine eher niedrige Quote aufweisen.

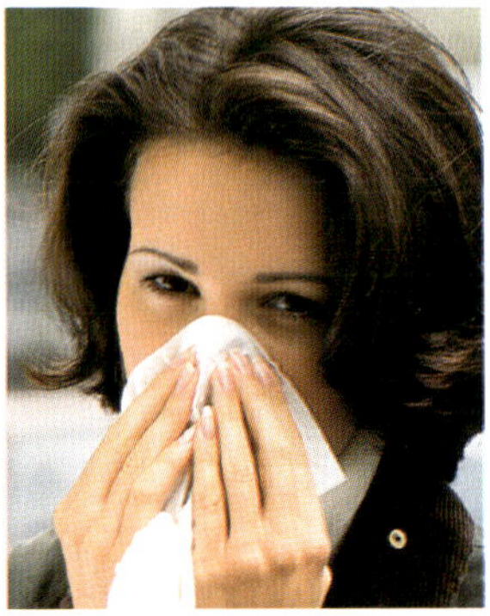

Heuschnupfen ist oft von heftigen Niesattacken begleitet.

Heuschnupfen

Symptome

- **Jedes Jahr zur selben Zeit, meistens in den Frühjahrs- und Sommermonaten: Nasenjucken (Die von betroffenen Kindern häufig durchgeführte Handbewegung von der Oberlippe aufwärts zur Nasenspitze wird gern als »allergischer Gruß« bezeichnet.)**
- **Später: tropfende Nase (die Flüssigkeit ist meistens dünn und klar); lang anhaltende Niesattacken; rote Augen, die meistens unter Tränenwasser stehen; Augenjucken**

Ursachen

Auslöser des Heuschnupfens sind – neben Gräserpollen – die Pollen von Bäumen, Sträuchern und Kräutern. Zwischen Februar und April dominieren Frühblüher, z. B. Erle, Haselnuss und Birke, von Mai bis Juni lassen Gräserpollen die Nase tropfen, und im Spätsommer und frühen Herbst ist es der Staub von Beifuß, Spitzwegerich und anderen Kräutern, der dem Allergiker zusetzt.

Von der Mutter geerbt

Heuschnupfenkranke haben meistens ein defektes Rezeptormolekül, das ihre Zellen zu einer übermäßigen Histaminproduktion verleitet. Wie ein japanisch-englisches Forscherteam herausgefunden hat, erhält der Pollenallergiker dieses Molekül von seiner Mutter, nicht von seinem Vater.

Immunologische Hintergründe

Der Pollenallergiker leidet darunter, dass die Mastzellen seines Immunsystems zu viele Histamine zur Pollenabwehr produzieren. Diese Stoffe schaffen normalerweise ideale Bedingungen für die »Frontkämpfer« des Immunsystems, indem sie die Blutgefäße erweitern und dadurch die Versorgungswege zur Nasenschleimhaut verbessern. Darüber hinaus werden durch die Histamine die Bronchien verengt, damit den nachrückenden Pollen der Weg zur Lunge erschwert wird. Beim Allergiker geschieht dies alles im Übermaß: Seine Schleimhäute schwellen an, weil sie zu stark durchblutet werden, und dadurch wird Gewebewasser in die Nasenlöcher gedrückt. Die Folge: Er bekommt starken Schnupfen. Außerdem werden seine Bronchien überdurchschnittlich verengt, was mit Atemproblemen verbunden ist; möglicherweise kommt es sogar zu einem asthmatischen Anfall.

Psychische Hintergründe

Menschen, die unter starkem Stress stehen, leiden besonders häufig an Allergien, da ihr Immunsystem generell weniger stabil ist. Deshalb gibt es in der blütenarmen Stadt mehr Pollenallergiker als auf dem dicht begrünten Land.

Altbewährt – so helfen Sie sich selbst

Keine Zigaretten!

Ihre Schleimhäute haben bereits zu viel mit den Pollen zu tun, als dass Sie auch noch die zusätzliche Aufgabe der Teer- und Nikotinbekämpfung erfüllen könnten. Der Rauch schädigt insbesondere die so genannten Flimmerhärchen in den Atemwegen, die Bakterien, Staub und auch Pollen auffangen.

Die Allergene finden

Bei einfachen Allergien braucht man dazu nicht unbedingt einen aufwändigen Allergietest beim Arzt. Nehmen Sie einen zuverlässigen Pollenflugkalender zur Hand, und beobachten Sie Ihre Symptome, um Parallelen zwischen Ihrem Heuschnupfen bzw. anderen Allergien und bestimmten Pollenflugzeiten ziehen zu können. Wenn Sie dann herausgefunden haben, welche Pollen für Ihre Beschwerden verantwortlich sind, können Sie im nächsten Jahr rechtzeitig Maßnahmen zur Vorbeugung ergreifen. Am besten führen Sie dazu ein Allergietagebuch, in das Sie möglichst genau die Art und Stärke Ihrer Beschwerden sowie etwaige Besonderheiten (zu wenig Schlaf, zu viel Alkohol) etc. eintragen.

Nasenspülungen mit kaltem Wasser

Sie lindern die Reizungen der Nasenschleimhaut, außerdem spülen sie Pollen weg. So machen Sie's richtig: Bringen Sie mit Ihren Händen oder einer flachen Schüssel etwas Wasser an Ihre Nase. Dann halten Sie ein Nasenloch zu, und mit dem anderen saugen Sie das Wasser ein. Sie können die Spülung immer dann wiederholen, wenn Ihnen die Schnupfensymptome gerade besonders stark zusetzen.

Pestwurz

In letzter Zeit macht die Pestwurz, als Mittel gegen Migräne bekannt, als Antiallergikum Furore. Bei einer Schweizer Studie im Jahr 2001 teilten die Forscher 125 Pollenallergiker in zwei Gruppen ein. Eine Gruppe erhielt Pestwurzextrakt, die andere ein standardmäßig verordnetes Antihistamin. Zwei Wochen später zeigten sich in beiden Gruppen ähnliche Effekte, die Beschwerden in Augen und Atemwegen waren deutlich zurückgegangen. In der Pestwurzgruppe gab es jedoch im Unterschied zur anderen Gruppe keine Nebenwirkungen wie Müdigkeit und Schläfrigkeit. Dieses Testergebnis, das eine antiallergene Wirkung der traditionsreichen Antischmerzpflanze nachweist, deutet darauf hin, dass möglicherweise zwischen Migräneattacken und Allergien ein Zusammenhang besteht. Als Anwendung kommen jedoch nur die in Apotheken erhältlichen Pestwurzextrakte infrage, da im Tee giftige Alkaloide gelöst werden. Die Dosierung richtet sich nach der Packungsbeilage.

Königskerzentee

Die Königskerze hilft bei allen möglichen Problemen mit den Atemwegen; sie kann auch bei Allergien hilfreich sein.
Rezept: 1 Esslöffel Königskerzenblüten in 1/4 Liter Wasser zum Kochen bringen, 5 Minuten ziehen lassen, dann abseihen. Trinken Sie von diesem Tee täglich 3 Tassen.

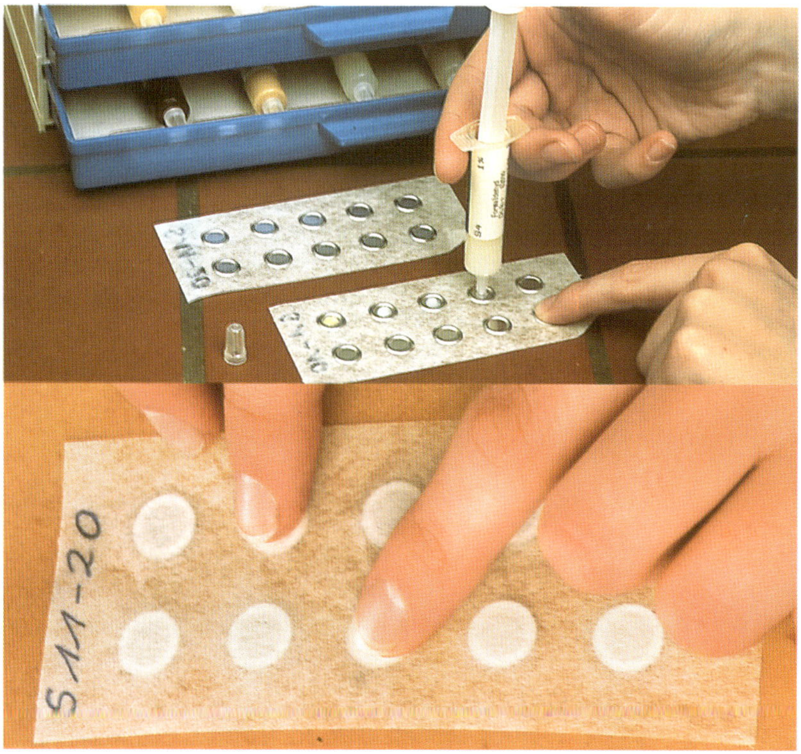

Mit Hilfe des so genannten Epikutantests wird nach allergieauslösenden Stoffen gefahndet. Verschiedene Substanzen, die möglicherweise als Ursache infrage kommen, werden in verdünnter Lösung auf ein spezielles Pflaster geträufelt (oben). Anschließend wird dieses so präparierte Pflaster auf den Unterarm oder den Rücken des Patienten geklebt (unten). Nach zwei bzw. drei Tagen kann der Arzt dann erkennen, auf welche Stoffe der Patient allergisch reagiert hat.

Schwarzkümmel

Seine hohen Anteile an Linol- und Gamma-Linolensäure greifen unterstützend in unseren Immunapparat ein, indem sie einerseits die Synthese bestimmter Immunregulatoren fördern und andererseits die Aktivität entzündungsauslösender Substanzen unterdrücken. Dadurch wird Schwarzkümmel zu einem wichtigen Heil- und Vorbeugungsmittel bei Allergien. In der Naturheilkunde hat Schwarzkümmel bei der Behandlung von Heuschnupfen Tradition. Die Anwendung erfolgt in Form von Schwarzkümmelsirup.

Rezept: 1 Knoblauchzehe pressen und mit 1 Teelöffel gemahlenem Schwarzkümmel und 2 Teelöffeln flüssigem Honig vermengen, gut durchrühren.

Nehmen Sie von diesem Sirup vor dem Frühstück und vor dem Abendessen jeweils 1 Teelöffel ein. Beginnen Sie bei Heuschnupfen mit der Kur bereits einige Wochen vor dem Einsetzen des für Sie problematischen Pollenflugs.

Kaffee plus Schwarzkümmel

In arabischen Ländern wird der Kaffee gern mit Schwarzkümmel vermischt. Geben Sie vor dem Aufbrühen einfach etwas gemahlenen Schwarzkümmel auf das Kaffeepulver.

Homöopathische Mittel

Alium cepa D6 ist ein Zwiebelpräparat, das bei Niesanfällen, tropfender Nase sowie tränenden und geröteten Augen hilft.
Dosierung: 3-mal täglich 10 bis 20 Kügelchen.

Neu und sanft – unser Tipp

Aromatherapie mit Rosenöl

Versuchen Sie einmal, Ihre Blütenpollenallergie durch Blütengeruch zu bekämpfen! Bei manchen Menschen, die an Allergien leiden, hat sich die Aromatherapie bewährt; bei anderen verstärkt sie allerdings die Beschwerden. Probieren Sie's einfach mal aus. Besonders Rosenöl scheint bei Heuschnupfen zu wirken. Schnuppern Sie einfach an einem Fläschchen mit dem kostbaren (allerdings auch teuren) ätherischen Öl. Sie können sich auch lindernde Kompressen aus Rosenwasser auf die entzündeten Augen legen. Falls Sie auf Rosenöl allergisch reagieren, sollten Sie Kamille, Eukalyptus, Lavendel und Melisse testen.

Vorbeugen – so bleiben Sie gesund

- Zur Stärkung Ihres Immunsystems und zur Vorbeugung lassen Sie sich von Ihrem Arzt im Winter mit einer so genannten Autovakzine (das ist ein Eigenimpfstoff) bzw. mit einer speziellen Allergostoplösung behandeln.
- Magnesium senkt über eine Hemmung seines Gegenspielers Kalzium die Histaminproduktion der so genannten Mastzellen. Es sollte am besten sechs Wochen vor dem Einsetzen des Pollenflugs, also etwa Mitte Januar, in Form einer mehrwöchigen Kur zugeführt werden. Dazu eignen sich entsprechende Präparate oder auch eine magnesiumbetonte Ernährung.
  Zu den magnesiumreichen Nahrungsmitteln gehören Johannisbeere, Gurke und Radieschen. Spitzenwerte erreichen Paprika, Kopfsalat, Knäckebrot – und schließlich mit einem Anteil von über 70 Milligramm pro 100 Gramm: der gute alte Pumpernickel.
- Cromoglizinsäure verhindert die Freisetzung von Histamin.
  Sie gilt als das Mittel zur Vorsorge schlechthin, da sie kaum Nebenwirkungen aufweist. Die Einnahme sollte am besten zwei Wochen vor dem erwarteten Beginn der Allergiezeit erfolgen. Preiswerte Präparate sind z. B.: Cromo-ratiopharm Nasenspray, Cromo-ratiopharm Kombipackung (Augentropfen und Nasenspray), Cromohexal Kombipackung (Augentropfen und Nasenspray), Vividrin Heuschnupfen Kombinationspackung (Augentropfen und Nasenspray).
- Sorgen Sie für ausreichend Vitamin C in Ihrer Nahrung! Der eigentliche Schuldige an den Allergien ist das Histamin, das bei den Betroffenen im Übermaß ausgeschüttet wird. Vitamin C ist jedoch imstande, einen Teil des überschüssigen Histamins zu binden und zu einer harmlosen Säure abzubauen. Sie finden das Vitamin vor allem in Holunderbeeren, Kiwis, Orangen, Zitronen, Sanddorn und Tomaten.

Wichtige Adressen

Bei den folgenden Einrichtungen erhalten Sie Infos und Tipps:

- Deutscher Allergiker- und Asthmatikerbund
  Hindenburgstraße 110
  41061 Mönchengladbach
- Arbeitsgemeinschaft Allergiekrankes Kind
  Nassaustraße 32
  35745 Herborn
  www.aak.de

Medikamente

- **Deutschland**
  Cromo-ratiopharm, Cromohexal, Vividrin Heuschnupfen
- **Österreich**
  Allercrom, Intal, Vividrin (alle rezeptpflichtig)
- **Schweiz**
  Cromodyn, Lamusol, Novacrom

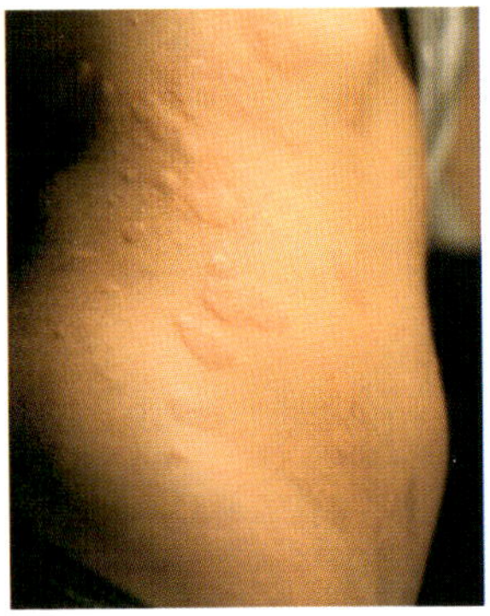

Die hellroten, leicht erhabenen Quaddeln entstehen innerhalb weniger Minuten.

Nesselsucht

Symptome

- Hellrote, linsen- bis münzgroße Quaddeln, die sich binnen weniger Minuten entwickeln können und stark jucken
- Relativ schnelles Verschwinden der Quaddeln, teilweise schon nach 60 Minuten

Ursachen

Beim Nesselausschlag handelt es sich um eine heftige Hautreaktion auf allergene Stoffe, bestimmte Gifte, Kälte, Stress und emotionale Probleme, bei der zu viel Histamin freigesetzt wird. Durch diese Substanz wird Flüssigkeit aus den Blutgefäßen ins Unterhautgewebe gedrückt, und es kommt zu den typischen Nesselquaddeln.

Organische Hintergründe

Nesselsucht ist keine Bagatelle. Eine massive Nesselsucht kann zu einem lebensbedrohlichen Kreislaufschock führen.

Allergene

Folgende Nahrungsmittel führen besonders häufig zur Nesselsucht: Fisch, Muscheln, Erdbeeren, Milchprodukte, Getreide, Honig, Nüsse, Gewürze und Eier. Auch bestimmte Medikamente, wie beispielsweise Penizillin, fördern mitunter die Nesselsucht.

Psychische Hintergründe

Menschen mit Neigung zur Nesselsucht besitzen oft starke Abhängigkeitsbeziehungen gegenüber anderen Personen, die sie als übermächtig erleben. Ihre Nesselquaddeln signalisieren gewissermaßen: »Bis hier – und nicht weiter!«

Altbewährt – so helfen Sie sich selbst

Lavendel- und Teebaumöl

Beide ätherischen Öle helfen gegen das Jucken. Geben Sie 1 bis 2 Tropfen des jeweiligen Öls pur auf die juckenden Stellen. Auch Bäder mit 3 Tropfen Lavendel und 3 Tropfen Kamille beruhigen die gereizte Haut, besonders vor dem Schlafengehen.

Roterlentee

Blätter und Rinde der Roterle enthalten Gerbsäure, die den Reizzustand der bei Nesselsucht zu stark erweiterten Blutgefäße stoppt. *Rezept:* 2 Teelöffel der Blätter und der Rinde mit 1/4 Liter kochendem Wasser übergießen, 10 Minuten ziehen lassen, dann abseihen. Trinken Sie diesen Tee in kleinen Schlucken. Ein paar Teetropfen geben Sie auf einen mit kaltem Wasser getränkten Umschlag, den Sie auf die betroffenen Hautstellen legen.

Wichtig!

Bitte verwenden Sie ätherische Öle nicht zusammen mit homöopathischen Mitteln. Die Wirkungen könnten sich gegenseitig aufheben.

Rotbuschtee

Rotbusch wirkt modulierend auf das Immunsystem, so dass es weniger reizempfindlich wird. Nicht zu unterschätzen ist auch die beruhigende Wirkung von Rotbuschtee auf das vegetative Nervensystem, durch die das Jucken der Nesselsucht gelindert wird. Trinkkuren empfehlen sich für Patienten mit chronischem Nesselausschlag, bei akuten Hautreaktionen sind sie weniger geeignet. Trinken Sie über den Tag verteilt, vor allem zu den Mahlzeiten, etwa 1,5 Liter Rotbuschtee (Zubereitung siehe Seite 409).

Traditionelles Antiallergikum

Rotbusch hat in seinem Heimatland Südafrika als Antiallergikum eine lange Tradition, vor allem bei der Behandlung von allergiekranken Kindern. Sein entscheidender Vorteil besteht darin, dass er leicht süßlich schmeckt (obwohl er keinen Zucker enthält) und daher auch von Kleinkindern in der Regel gerne getrunken wird.

Auflagen mit Cystus-Sud

Die griechische Cystus-Rose enthält juckreiz- und entzündungshemmende Gerbstoffe. Tränken Sie ein Leinentuch mit Cystus-Sud (gibt es fertig in der Apotheke), legen Sie dann das Tuch für 15 Minuten auf die betroffenen Hautpartien. 2-mal pro Tag.

Parfümfrei waschen

Jedes neue Kleidungsstück sollte vor dem Tragen gewaschen werden, am besten mit parfümfreien Waschmitteln. Auf Weichspüler braucht man nicht zu verzichten. In einer Studie der Universität Bonn zeigte sich sogar, dass sie hautkranken Patienten helfen können, weil sie die Textilfasern mit einem Gleitfilm bedecken, der die Haut vor Reibung und so vor entzündungsfördernden Reizen schützt.

Homöopathische Mittel

Sie setzen eine genaue Beobachtung der Begleitsymptome voraus.
Urtica D6 wirkt bei kleinen Quaddeln, die stark jucken.
Dosierung: 2 Tabletten pro Stunde, bis die Beschwerden abgeklungen sind.
Dulcamara D3 hilft, wenn der Ausschlag bei Bettwärme schlimmer wird und sich bei Kälte bessert.
Dosierung: 2 Tabletten pro Stunde, bis die Beschwerden abgeklungen sind.
Rhus toxicodendron D3 ist das Mittel der Wahl, wenn der Ausschlag mit Bläschen besetzt ist und sich die Beschwerden bei kühler Luft verschlimmern. Dosierung: 2 Tabletten pro Stunde, bis die Beschwerden abgeklungen sind.

Salzwasserkompressen

Stellen Sie eine Lösung aus 1 Liter Wasser und 2 bis 3 Esslöffeln Salz her, tränken Sie damit ein Tuch, und legen Sie es für 10 Minuten auf die juckende Haut; danach die Stelle lauwarm abwaschen.

Vorbeugen – so bleiben Sie gesund

- **Finden Sie heraus, wann Ihre Nesselsucht auftritt. Dazu bedarf es oftmals großer Geduld. Doch letztendlich lässt sich Nesselsucht nur vermeiden, wenn man ihren Auslösern aus dem Weg geht.**

Neurodermitis

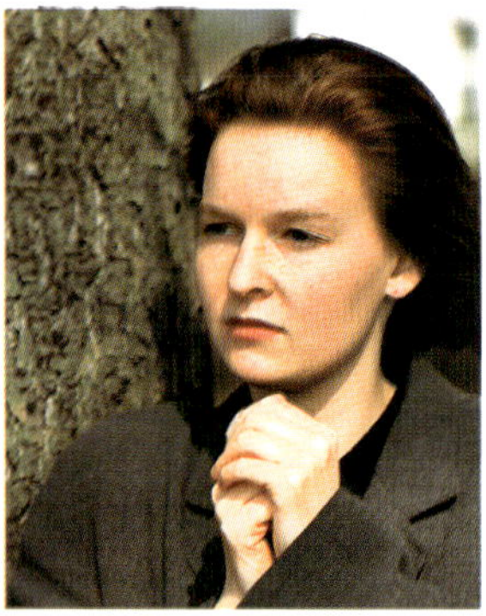

Chronische Hauterkrankungen stellen oft eine erhebliche psychische Belastung dar.

Symptome

- Rötung, Schuppung und Nässen vor allem an Gesicht, Hals, Ellbeugen, Kniekehlen und Ohrläppchenansatz
- Entscheidendes Symptom: ein quälender Juckreiz, der die Betroffenen dazu bringt, die sehr trockene Haut an den befallenen Stellen aufzukratzen

Ursachen

Die Veranlagung zur Neurodermitis wird vererbt. Doch lediglich bei einem von zehn Fällen kommt diese Veranlagung auch als Krankheitsausbruch an die Oberfläche. Hauptauslöser sind dann Allergien und zwischenmenschliche Konfliktsituationen. Die Bedeutung von Nahrungsmittelallergien wird in diesem Zusammenhang oft überschätzt, und unkritisch angewandte Diäten zur Bekämpfung der Neurodermitis bei Kindern bringen oft nur eine Mangelernährung mit sich.

Dermatologische Hintergründe

Die Haut des Neurodermitikers ist sehr trocken. Viele Betroffene (bzw. die Eltern von betroffenen Kindern) reagieren auf diese Trockenheit mit fettenden Salben und häufigem Waschen oder Baden. Damit wird jedoch nur das Gegenteil erreicht: Die Fettsalben verstopfen die Schweißdrüsenausgänge, wodurch der Schweiß in die Haut eindringen und schwere Juckattacken auslösen kann, und häufiges Waschen mit Seife und Wasser sorgt für die Auflösung der (ohnehin nur wenig entwickelten) natürlichen Schutzsubstanzen in der Haut von Neurodermitikern.

Psychische Hintergründe

Bei erwachsenen Neurodermitikern wurde beobachtet, dass ihre Krankheit in Schüben verläuft. Auslöser dieser Schübe sind meistens zwischenmenschliche Probleme. Häufig ist es die Angst, einen Menschen zu verlieren, sich also trennen zu müssen, oder die Angst vor zu viel Nähe. Der typische Neurodermitiker steckt in einem Zwiespalt: Einerseits verspürt er eine intensive Sehnsucht nach menschlicher Nähe, andererseits hat er eine geradezu panische Angst davor, sich einem anderen Menschen nackt zu zeigen, ihn zu berühren oder sich von ihm berühren zu lassen.

Von Dick und Dünnhäutern

Die deutsche Sprache weiß sehr gut, wie sensibel unsere Haut für Stimmungen und Gefühle ist: Wir werden »rot vor Scham«, »blass vor Angst«, etwas »geht uns unter die Haut«, oder es läuft uns »ein kalter Schauer über den Rücken«. Wir schätzen uns glücklich, wenn wir »ein dickes Fell« haben, und leiden darunter, wenn wir zu »dünnhäutig« für diese Welt sind.

Altbewährt – so helfen Sie sich und Ihrem Kind!

Lapachotee

Der Hauptwirkstoff von Lapacho, das Lapachol, stabilisiert das Immunsystem und hemmt die Entzündungen in der Haut. In seinem Heimatland Südamerika zählt Lapachotee zu den bewährten Naturheilmitteln bei Neurodermitis und Schuppenflechte. Die Anwendung erfolgt am besten durch Kompressen und Umschläge (Zubereitung siehe Seite 405).

Für Kompressen ein steriles, mehrfach zusammengelegtes Stück Mull oder Leinen in den Tee tauchen, auswringen und auf die entzündete Hautpartie legen. Um den Druck etwas zu erhöhen, mit einem Handtuch bedecken. Für Umschläge benötigen Sie ein größeres Baumwolltuch, das um die Gliedmaßen gewickelt werden kann, ansonsten in der gleichen Weise vorgehen. Die Dauer der Anwendung sollte bei 2-mal täglich 20 Minuten liegen. Ergänzend zu diesen Maßnahmen können Sie den Tee auch innerlich einsetzen. Trinken Sie täglich 2 Tassen.

Natürliche Kost

Oft reicht schon eine Umstellung auf einen natürlichen Speiseplan. Wissenschaftler der Berliner Charité-Klinik verabreichten 41 Patienten mit Neurodermitis eine sechswöchige Diät, in der auf Süßwaren, Käse, Eier, Räucherfleisch, Dosengemüse, Marmelade und andere Nahrungsmittel verzichtet wurde, die große Mengen an Zusatzstoffen enthalten. Bei 63 Prozent der Testpersonen ließ sich dadurch eine deutliche Besserung der Symptome erzielen.

Auflagen mit Cystus-Sud

Auflagen mit dem griechischen Cystus-Sud zeigten in Studien an dermatitiskranken Kindern beachtliche Erfolge. Tränken Sie ein Leinentuch mit Cystus-Sud (gibt es fertig gemischt in der Apotheke), legen Sie dann das Tuch für 15 Minuten auf die betroffenen Hautpartien. Am besten 2-mal pro Tag.

Nachtkerzenöl

Die regelmäßige Einnahme von Nachtkerzenöl hat schon so manchen Neurodermitisschub gedämpft oder verhindert. Sie erhalten Nachtkerzenpräparate in der Apotheke. Die Packungsbeilage beachten!

Farbtherapie

Bestimmte Farben wirken stark auf unser Unterbewusstsein, ziehen unsere Aufmerksamkeit auf sich und beruhigen uns, so dass das Jucken weniger stark empfunden wird. Das gilt vor allem für die Farbe Blau. Tragen Sie also Kleidung mit dezenten Blautönen, Bettüberzüge sollten ebenfalls ein warmes Himmelblau zeigen.

Allergietagebuch

Schreiben Sie über einen längeren Zeitraum auf, wann Sie Neurodermitisschübe haben. Notieren Sie alles, was im Kontext dieses Zeitraums an Stress, Unregelmäßigkeiten und zwischenmenschlichen Problemen anstand. Es hilft Ihnen dabei, sich über die auslösenden Faktoren klar zu werden.

Versteckte Allergie

Gelegentlich ist eine Lebensmittelallergie oder eine Schwermetallbelastung die eigentliche Ursache einer Neurodermitis. Lassen Sie Ihr Kind darauf testen.

Um sich seelisch, körperlich und geistig richtig entwickeln zu können, braucht ein Säugling ebenso wie ein Kleinkind Zuwendung und Geborgenheit durch die Mutter und vor allem sehr viel Hautkontakt. Dies gilt für gesunde, aber auch in ganz besonderem Maß für kranke Kinder.

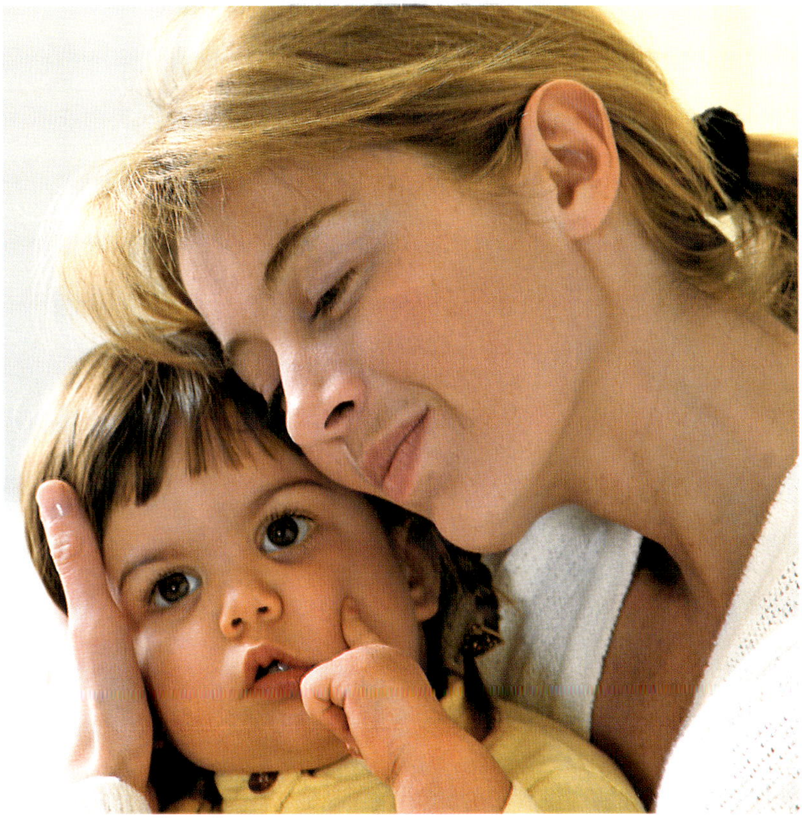

Wenn Sie mit einem Textverarbeitungsprogramm am Computerbildschirm arbeiten: Weg von grellen Gelb- und Grüntönen, am besten ist eine hellblaue Schrift auf dunklem Untergrund.

Kühles Linnen

Zum Schlafen sollten Sie glatt gebügelte Leinentücher verwenden. Das reizt die Haut am wenigsten und lindert so den Juckreiz.

Wichtig!
Verwenden Sie ätherische Öle und homöopathische Präparate nicht gleichzeitig. Die Wirkungen können sich gegenseitig beeinflussen bzw. aufheben.

Homöopathische Mittel

Die Anwendung homöopathischer Mittel bei Neurodermitis setzt eine genaue Beobachtung der Begleitsymptome voraus.
Antimonium crudum D6 hilft bei starkem Jucken, das sich durch Bettwärme, Sonnenlicht, Essen, Alkohol und Waschen mit kaltem Wasser verschlimmert, durch Ruhe und Spaziergänge an der frischen Luft jedoch gelindert wird.
Dosierung: 3-mal täglich 1 bis 2 Tabletten.
Dulcamara D3 wirkt, wenn der Ausschlag bei Bettwärme schlimmer wird und sich bei Kälte bessert.
Dosierung: 3-mal täglich 1 bis 2 Tabletten.

Rhus toxicodendron D3 sollte genommen werden, wenn der Ausschlag mit Bläschen besetzt ist und sich die Beschwerden bei kühler Luft verschlimmern.
Dosierung: 3-mal täglich 1 bis 2 Tabletten.

So machte es die Königin – unser Tipp

Kleopatra-Bad

Dieses Bad stellt eine echte Alternative zu den sonstigen Bädern dar, weil es die Haut beruhigt und vor allem ihren Schutzfilm nicht angreift.
Rezept: Mischen Sie 1 Esslöffel Olivenöl mit 1/4 Liter Milch, und geben Sie diese Mischung ins etwa 30° C warme Badewasser. Dauer des Bads: etwa 10 Minuten.

Vorbeugen – so bleiben Sie gesund

- Stillen Sie Ihr Kind – wenn möglich –, bis es ein halbes Jahr alt ist. Nur so kann sich die kindliche Immunabwehr voll entwickeln.
- Die richtige Hautpflege vermag viele Neurodermitisschübe bereits im Vorfeld zu lindern:
  Im Sommer braucht die Haut viel Feuchtigkeit. Hierzu eignen sich fettarme Cremes mit wässriger Trägersubstanz.
  Im Winter braucht die Haut etwas mehr Fett. Jetzt sollte auf Salben mit öliger Trägersubstanz umgestellt werden.
- Nässende und gereizte Haut pflegt man am besten mit Umschlägen aus physiologischer Kochsalzlösung oder essigsaurer Tonerde (zehn Prozent). Sie erhalten beides in der Apotheke.
  Trockene Haut sollte möglichst wenig gewaschen werden. Zum Waschen verwenden Sie am besten nur reines Wasser. Baden Sie höchstens einmal pro Woche, wobei das Wasser nicht über 30 °C warm sein sollte.
- Der richtige Beruf: Neurodermitische Jugendliche sollten in ihrer Berufswahl besonders sorgfältig sein.
  Beim Friseur, in der Bäckerei, in Kfz-Werkstätten und chemischen Labors beispielsweise gerät die Haut mit zahlreichen – möglicherweise allergen wirkenden – Substanzen in Kontakt. Der Beruf des Tierpflegers hingegen kann sehr unterschiedliche Wirkungen haben: Haare und Parasiten von Tieren können einerseits Allergien fördern, andererseits hat die Kommunikation mit Tieren jedoch nachgewiesenermaßen eine heilende Wirkung auf viele psychische Konflikte.
- Die richtige Kleidung: Sie sollte möglichst wenig allergieverdächtige Tiermaterialien (also auch keine Wolle!) enthalten, möglichst weit sein und den Körperschweiß rasch zum Abdampfen bringen.

Hilfe aus China

Japanische Forscher verabreichten in einer Studie 118 Neurodermitikern täglich 3 Tassen des chinesischen Oolong-Tees. Einen Monat später zeigten 63 Prozent der Patienten eine mäßige bis deutliche Verbesserung, nach sechs Monaten waren es noch 54 Produkt. Verantwortlich für diesen Effekt sind vermutlich bestimmte Gerbsäuren des Oolong.

Wichtige Adressen

Die folgenden Institutionen helfen bei Neurodermitis weiter:

- Bundesverband Neurodermitiskranker
  Oberstraße 171
  56154 Boppard
  Tel. 0 67 42 / 87 13-0
  www.neurodermitis.net
- Deutscher Neurodermitiker Bund
  Spaldingstraße 210
  22097 Hamburg
  Tel. 0 40 / 23 08 10
  www.dnb-ev.de

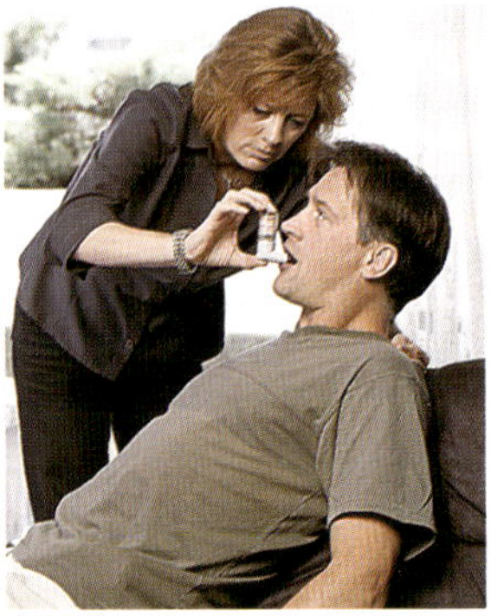

Asthmatiker sollten immer einen Notfallspray parat haben.

Asthmatischer Anfall

Symptome

- »Giemende« Atmung, d. h. stoßartige Atemzüge, das entspannte Ausatmen bleibt aus
- Enge- und Druckgefühl in der Brust
- Krampfartiger Husten
- Starke Ängste, der Kranke ist ganz auf seine Lunge fixiert und kaum ansprechbar
- Dauer des Anfalls: wenige Minuten, aber auch mehrere Stunden oder Tage

Ursachen

Bei Patienten im Alter von bis zu 40 Jahren wird das Asthma in 90 Prozent aller Fälle durch eine Allergie verursacht. Bei Patienten im Alter von über 40 Jahren entsteht es oft als Begleitung eines Emphysems (Lungenüberblähung) und anderer Lungenkrankheiten. Bronchien, Atemmuskeln und Allergien besitzen jedoch einen starken Bezug zur Psyche. Asthma gehört daher zu den psychosomatischen Krankheiten, asthmatische Anfälle treten unter seelischen Belastungen besonders häufig auf.

Wichtig!
Bronchialasthma sollte so früh wie möglich vom Arzt behandelt werden, um den Ursachen der Atemnot auf die Spur zu kommen. Die hier angegebenen Tipps zur Selbsthilfe dienen als Ergänzung der ärztlichen Therapie und sollen helfen, die Anzahl der Asthmaattacken zu verringern oder ihnen zumindest etwas von ihrer Stärke zu nehmen.

Organische Hintergründe

Während des Schlafs sorgt das Nervensystem für eine Engstellung der Bronchien, weil dann weniger Luft verbraucht wird. Diese Engstellung hält auch noch eine gewisse Zeit nach dem Aufwachen an, obwohl eigentlich schon wieder mehr Luft benötigt wird. Deshalb treten Asthmaanfälle meistens in den frühen Morgenstunden auf.

Psychische Hintergründe

In der Psychosomatik wird der Asthmaanfall häufig als ein unterdrücktes Weinen, als eine Art »Heulszene der Lunge« dargestellt. Für diese These spricht, dass ein Asthmaanfall unter Schluchzen ein Ende finden kann und dass gerade diejenigen unter Asthma leiden, die in ihrer Kindheit Vorwürfe und Zurückweisungen erlebten, wenn sie ihre Mutter (oder ihren Vater) durch Schreien oder Weinen zu sich rufen wollten.

Darüber hinaus darf nicht vergessen werden, dass der Atem für den Menschen eine tiefe psychische Bedeutung besitzt. Wenn wir einatmen, nehmen wir ein Stück Welt in uns auf, wenn wir ausatmen,

geben wir ein Stück unseres Inneren an die Welt ab. Demzufolge kann der Asthmakranke mit seinem Hang zum überbetonten Einatmen als ein Mensch gesehen werden, der am liebsten seine ganze Umwelt samt Mitmenschen in sich aufsaugen würde, ohne jedoch die Fähigkeit zu besitzen, sich gehen zu lassen und etwas aus seinem Inneren preiszugeben.
Tatsächlich konnten Psychoanalytiker beobachten, dass Asthmatiker eine verstärkte Tendenz zeigen, sich in ihrer Beziehung zu anderen Personen total mit dem Gegenüber zu identifizieren.

Altbewährt – so helfen Sie sich selbst

Die richtige Sitzhaltung

Bei einem plötzlich auftretenden Anfall sollten Sie sich möglichst gerade auf einen Stuhl setzen und den Bauch etwas nach vorn wölben, um dem Zwerchfell – einem der wichtigsten Atemmuskeln – die Arbeit zu erleichtern. Lassen Sie die Arme locker herunterhängen. Auch die so genannte Kutscherhaltung, die beim autogenen Training angewandt wird, ist eine sehr entspannende Sitzhaltung und kann bei einem asthmatischen Anfall helfen. Zusätzlich sollten Sie die Lippen beim Ausatmen spitzen. Dies verhindert das Zusammenfallen der Lungenbläschen, was maßgeblich dafür verantwortlich ist, dass der Asthmatiker die eingeatmete Luft nicht mehr aus seiner Lunge herausbekommt.

Auch Kaffee hilft

Wenn der Asthmakranke sein Inhalationsspray nicht zur Hand hat und spürt, dass ein Anfall kommt, kann er ersatzweise zu Kaffee greifen. Koffein wirkt der Verkrampfung der Atemwegsmuskeln entgegen. Man muss jedoch mindestens 2 Tassen trinken, um eine Wirkung zu erzielen.

Lernen Sie weinen!

Besser als die »Heulszene« in Ihrer Lunge ist das wirkliche Weinen. Machen Sie Ihren Gefühlen durch echtes Schluchzen Luft! Egal, ob Frust, Trauer oder Wut – alles, was den Druck in Ihren Tränendrüsen erhöht, sollte rausgelassen werden. Wenn Sie sich Ihrer Tränen in der Öffentlichkeit schämen, können Sie sich an einen stillen Ort zurückziehen. Aber dort sollten Sie Ihren Gefühlen wirklich freien Lauf lassen.

Senfwickel

Sie entspannen die Atemwege und befreien sie auch von zähem Schleim.
Rezept: 15 Gramm Senfmehl in 1 Liter warmem Wasser anrühren, danach ein Leinentuch in die Flüssigkeit eintauchen. Das Leinen-

Ein besonderer Rauch

Ein besonderer Rauch ermöglicht bei einem (leichten) Asthmaanfall schnell freies Atmen: Huflattichblätter auf glimmende Zypressenkohle legen und den Rauch (z. B. durch einen Trichter) einatmen.

Armbäder gegen Asthma

- Für ein warmes Armbad tauchen Sie beide Arme bis zur Mitte der Oberarme in 36 bis 38 °C warmes Wasser. Das Bad sollte etwa 5 bis 10 Minuten dauern. Danach die Arme gut abtrocknen.
- Das ansteigende Armbad beginnt wie das warme. Dann lassen Sie langsam heißes Wasser zufließen (über 20 Minuten), bis das Bad 40 bis 42 °C erreicht hat. Legen Sie sich danach zum Ausruhen ins Bett.

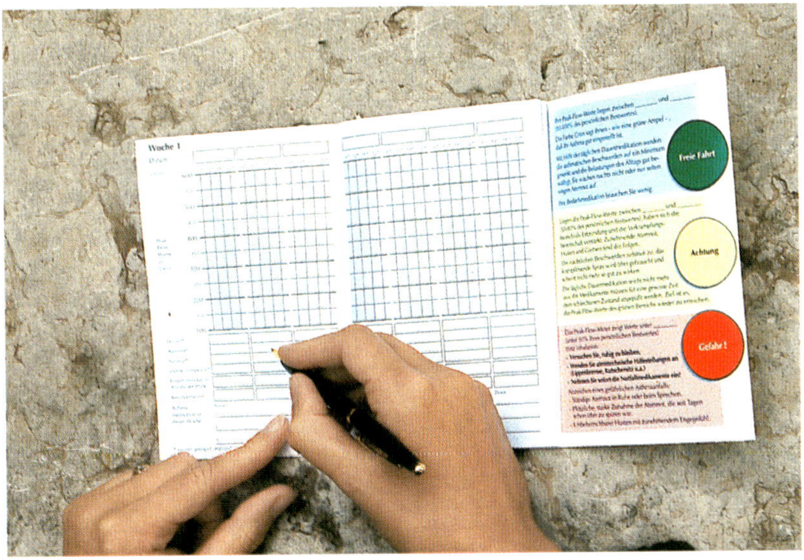

Ein so genanntes Asthmatagebuch hilft, die Krankheit besser in den Griff zu bekommen.

tuch abtropfen lassen, auf die Brust legen und mit einem warmen Tuch bzw. Handtuch abdecken. Dauer der Anwendung: mindestens 20, aber nicht länger als 30 Minuten.

Lungenkrauttee

Lungenkraut enthält Kieselsäure, die zur Erhaltung der Elastizität des Lungengewebes dient.
Rezept: 2 Teelöffel Lungenkraut mit 1 Tasse kochendem Wasser übergießen. 10 Minuten ziehen lassen, danach abseihen. Trinken Sie diesen Tee am besten 3-mal täglich zu den Mahlzeiten.

Tee aus Isländisch Moos

Isländisch Moos wirkt schleimlösend, reizmildernd und auch antibiotisch. Es ist besonders wichtig, dass Sie Ihre Lunge vom zähen Schleim befreien.
Rezept: 1 Teelöffel Isländisch Moos mit 1 Tasse Wasser aufkochen, 10 Minuten ziehen lassen. 2 oder 3 Tassen pro Tag trinken.

Huflattichtee

Huflattich ist eigentlich ein Hustenmittel, hat sich aber auch bei Asthma hervorragend bewährt.
Rezept: 2 Teelöffel Huflattich mit 1/4 Liter kochendem Wasser übergießen, 5 Minuten ziehen lassen und 2 bis 3 Tassen pro Tag trinken. Sie können den Tee auch mit Honig süßen.
Aus den Blüten des Huflattichs lässt sich auch eine Tinktur herstellen. Diese Blüten müssen Sie allerdings wohl selbst sammeln. Bedenken Sie bitte, dass Sie die Blüten an einem Ort sammeln soll-

Asthma und schulische Leistung

Asthmakranke Schüler haben oft große Schwierigkeiten, da sie viele Fehlzeiten haben oder aufgrund ihrer Atemnot unter Konzentrationsschwäche leiden. Doch es gibt auch spezielle Schulen für asthma- und allergiekranke Kinder. Der Besuch solcher Schulen wird unter bestimmten Voraussetzungen vom Sozialamt oder von den Krankenkassen bezahlt. Nähere Auskünfte bei:

- Jugenddorf Buchenhöhe Berchtesgaden Tel. 0 86 52 / 6 00 00

ten, der eine geringe Schadstoffbelastung hat. Pflanzen, die neben einer Straße wachsen, sind zu sehr belastet.
Tinktur: Dazu setzt man 1 Hand voll Huflattichblüten etwa 6 bis 8 Wochen in Alkohol an. 3-mal täglich 8 bis 10 Tropfen in Wasser oder auf 1 Stück Zucker einnehmen.

Neu und sanft – unser Tipp

Atemtherapie

Mit der so genannten Atemtherapie hat sich in den letzten Jahren eine interessante und Erfolg versprechende Alternative in der deutschen Asthmatherapielandschaft entwickelt. Wer mehr darüber wissen will, wendet sich am besten an:
AFA, Arbeits- und Forschungsgemeinschaft für Atempflege e.V., Wartburgstraße 41, 10823 Berlin; Tel. 030 / 3 95 38 60.

Aromaöle

Die Aromaöle folgender Pflanzen wirken krampflösend: Bergamotte, Kamille, Lavendel, Muskatellersalbei, Neroli und Rose. Man kann sie bei Atemproblemen auf ein Taschentuch träufeln und vor die Nase halten.

Vorbeugen – so bleiben Sie gesund

- Keine Zigaretten! Meiden Sie verrauchte Räume! Der Qualm fördert beginnende Entzündungen in Ihren Bronchien, und das Nikotin regt Ihr Nervensystem zur Ausschüttung von bronchienverengenden Hormonen an.
- Nicht zu viel Alkohol! Übermäßiger Alkoholgenuss beunruhigt das Atemzentrum und führt zur Hechelatmung.
- Vorsicht bei Kälte! Akute Kältereize führen zur spontanen Engstellung der Bronchien. Bleiben Sie bei arktischen Temperaturen lieber zu Hause, oder ziehen Sie sich zumindest einen Schal über Mund und Nase!
- Atmen Sie durch die Nase! Auf diese Weise wird die Luft vor dem Eintritt in die Bronchien gereinigt und erwärmt.
- Treiben Sie Sport! Besonders geeignet sind Ausdauersportarten wie Schwimmen, Radfahren und Joggen. Halten Sie sich dabei jedoch an den Grundsatz vom »Laufen, ohne zu schnaufen«. Achten Sie darauf, dass Sie den Sauerstoffbedarf Ihres Sport treibenden Körpers durch eine verstärkte Atemtiefe decken können, ohne dabei die Frequenz der Atemzüge erhöhen zu müssen.
- Achten Sie bei Stress und Angst auf ruhiges Ein- und Ausatmen. Legen Sie die Hand auf den Bauch, und spüren Sie, wie Ihr Zwerchfell die Bauchdecke auf und ab bewegt.
  Solche Übungen sind unauffällig, man kann sie auch in der Öffentlichkeit durchführen.
- Um bei einem Asthmaanfall nicht in allzu große Panik zu geraten, sollten Sie Entspannungsübungen erlernen. Autogenes Training ist eine von mehreren Möglichkeiten, die sich hierfür eignen.

Frühzeitig behandeln!

Etwa fünf Prozent aller Kinder in den Industriestaaten leiden an Asthma, die Tendenz ist weiter steigend. Leider herrscht immer noch die Meinung vor, dass Asthma bei Kindern nicht unbedingt behandelt werden müsse, weil es im Verlauf des Reifungsprozesses schon irgendwie »herauswachsen« werde. Diese Vermutung widerspricht allerdings der klinischen Erfahrung: Gerade mal ein Drittel der Kinder verlieren das Asthma, wenn sie größer geworden sind. Bei besonders schweren Fällen beträgt die Quote sogar nur 20 Prozent.

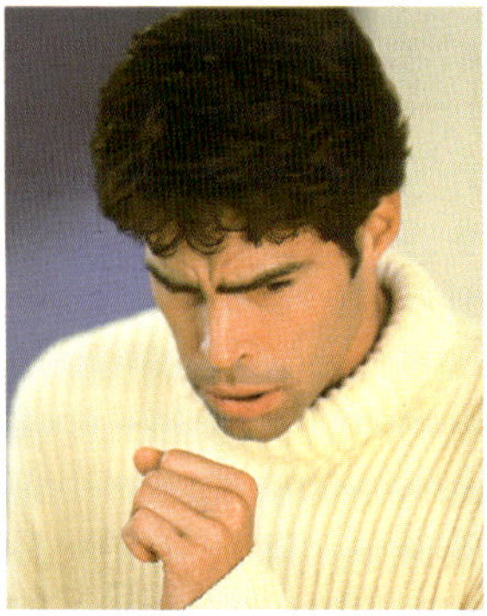

Rechtzeitige Behandlung verkürzt die Dauer einer Bronchitis.

Bronchitis

Symptome

- Die Bronchitis macht sich durch ein Brennen auf der Brust und einen trockenen, schmerzhaften Reizhusten bemerkbar; wer in dieser Phase mit der Therapie beginnt, hat die größten Erfolgschancen
- Der Husten verstärkt sich in der Regel bei raschem Temperaturwechsel oder dann, wenn der Patient seine Lage im Bett verändert; nach einigen Tagen wird der Husten locker, der weiße Schleim löst sich und lässt sich besser abhusten
- Die Bronchitis wird häufig von Fieber begleitet

Ursachen

Bei der Bronchitis handelt es sich um eine akute oder chronische Entzündung der Bronchien, die die Luft zur Lunge und von ihr weg befördern. Sie tritt oft im Zusammenhang mit Erkältungen und grippalen Infekten auf.

Organische Hintergründe

Die Bronchitis gehört zu den Krankheiten, deren Symptome durch die Abwehrmaßnahmen des Körpers zugespitzt werden. In der guten Absicht, die Infektion zu bekämpfen, verstärkt er die Durchblutung der Bronchien. Die Folge: Das Schleimhautgewebe schwillt an und blockiert dadurch die Atmung. Außerdem behindert es die Tätigkeit des so genannten Flimmerepithels, eines Gewebes mit winzigen Härchen, das die Aufgabe hat, unerwünschte Bestandteile der Atemluft abzufangen, bevor sie die Lunge erreichen. So bieten die normalerweise sterilen Bronchien auf einmal die idealen Bedingungen für das Wachstum von Bakterien, was wiederum zu einer weiteren Reizung und Schleimbildung führt.

Von akut bis chronisch
Eine akute Bronchitis sollte nicht länger als zwei bis drei Wochen anhalten. Wenn man sie nicht richtig behandelt, kann sie chronisch werden – in diesem Fall sinken die Heilungsaussichten rapide!

Altbewährt – so helfen Sie sich selbst

Ansteigende Fußbäder

Sie wirken im Anfangsstadium der Erkrankung entspannend auf die Bronchien.

Bad: Kochen Sie jeweils 1 Liter Thymian- und Schachtelhalmtee, indem Sie je 8 Teelöffel der beiden Kräuter mit 1 Liter kochendem Wasser übergießen; 10 Minuten ziehen lassen und abseihen. Diese beiden Tees schütten Sie dann in eine Fußbadewanne und füllen diese mit kaltem Wasser auf, bis eine Temperatur von etwa 33 °C erreicht ist. Stellen Sie dann Ihre Füße in die Wanne. Jetzt gießen Sie langsam aus einer Kanne heißes Wasser hinzu, bis die Temperatur langsam auf 42 °C ansteigt. Danach Füße abtrocknen und warme Strümpfe anziehen. Vergessen Sie nicht, sich danach etwas Ruhe zu gönnen!

Viel trinken!

Während einer Bronchitis ist der Wasserbedarf deutlich erhöht. Denken Sie daran, wie viel Flüssigkeit allein durch das Abhusten verloren geht! Am besten zimmerwarmen Tee oder ein Gemisch aus stillem Mineralwasser und Fruchtsaft (Verhältnis 4:1) trinken.

Eibischtee

Eibisch unterstützt Ihre Bronchialschleimhaut. Sie müssen den Tee allerdings kalt zubereiten, da sonst der Schleim der Eibischwurzeln verloren geht.
Rezept: Übergießen Sie 1 Teelöffel der Wurzeln mit 1/4 Liter kaltem Wasser; abgedeckt mindestens 2 Stunden lang ziehen lassen. Trinken Sie 3 bis 4 Tassen pro Tag.

Knoblauch

Das würzige Zwiebelgewächs enthält Sulfide, die antibiotisch wirken und Entzündungserscheinungen der Atemwege (gereizte Bronchien, starke Schleimbildung, ständiger Hustenreiz) lindern. Der Vorteil des Knoblauchs liegt darin, dass seine Heilkräfte auf die Bronchien direkt über die Atmung entfaltet werden – der typische Geruch ist dafür der beste Beweis. Geruchsfreie Knoblauchpräparate haben diesen wichtigen therapeutischen Effekt nicht. Also: Essen Sie frischen Knoblauch – mindestens 2 Zehen pro Tag.

Inhalationen mit Kamille und Thymian

Diese Inhalationen wirken schmerzlindernd und stoppen den Reizhusten zu Beginn der Erkrankung.
Rezept: Bringen Sie 3 bis 4 Liter Wasser in einem Topf zum Kochen. Dann fügen Sie 2 Esslöffel Kamillenblüten und 2 Esslöffel Thymiankräuter hinzu. 10 Minuten ziehen lassen.
Inhalation: Gießen Sie den Inhalt zum Inhalieren in eine große Schüssel. Halten Sie Ihr Gesicht über den Dampf, und bedecken Sie Kopf, Oberkörper und Schüssel mit einem großen Handtuch. Atmen Sie langsam und tief ein, wechselweise durch Mund und Nase. Das Atmen muss noch angenehm für Sie sein; der Dampf darf keinesfalls in Ihren Atemwegen oder auf der Haut brennen! Falls dies der Fall ist, halten Sie Ihr Gesicht zunächst weiter entfernt. Inhalieren Sie mindestens 8, höchstens 15 Minuten. Auch das Inhalieren mit einem speziellen Inhaliergerät ist möglich.

Richtig inhalieren!
Dampfbäder reinigen die oberen Atemwege von Schleim und Ablagerungen. Sie dürfen allerdings nicht angewandt werden, wenn jemand an entzündlichen Hauterkrankungen, Augenbeschwerden und Herz-Kreislauf-Erkrankungen leidet. Gönnen Sie sich nach der Inhalation etwas Ruhe. Kommen Sie vor allem nicht auf die Idee, direkt danach hinaus in die kalte Luft zu gehen – das würde Ihre frisch durchwärmten Bronchien wie ein Schlag treffen!

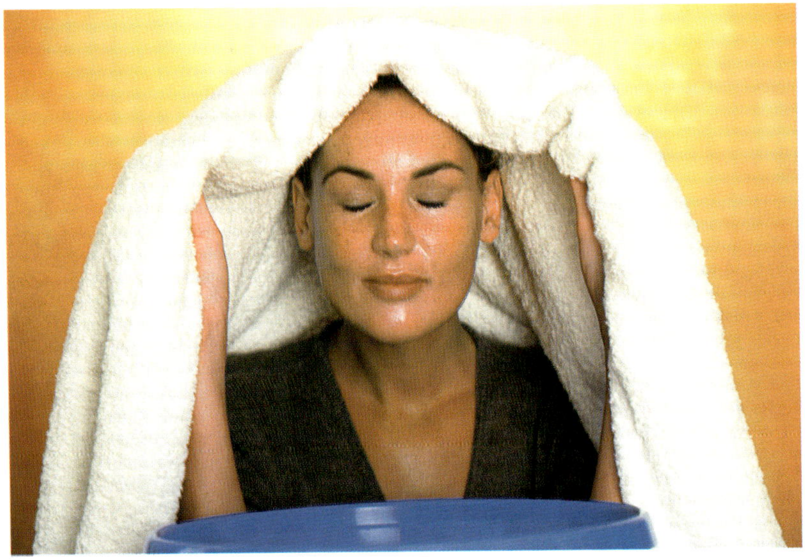

Beim richtig durchgeführten Inhalieren gelangen die dem Wasser zugesetzten Substanzen – sie sind in den winzigen Wasserdampftröpfchen gelöst – tief in die Lunge, wo sie ihre heilende und lindernde Wirkung voll entfalten können. Atmen Sie daher beim Inhalieren den Dampf tief ein, halten Sie für einige Sekunden die Luft an, und atmen Sie dann wieder aus.

Brustwickel helfen

Kartoffeln bzw. Zwiebeln kochen und zerdrücken, auf ein Tuch streichen und den warmen Wickel bis zum Erkalten auf die Brust legen.

Inhalationen mit Fenchel

Sie unterstützen die reinigende Tätigkeit des Flimmerepithels in Ihren Bronchien. Lassen Sie für die Inhalation 4 Esslöffel Fenchelsamen einige Minuten in 3 bis 4 Liter kochendem Wasser ziehen. Für die Anleitung zur Inhalation siehe Seite 31.

Ginseng

Die traditionsreiche Wurzel aus Asien gilt dort als immunstärkendes Kräftigungsmittel. Eine Studie der Universität Mailand gibt nun konkrete Hinweise, dass sie auch bei Bronchitis hilfreich sein kann. Demnach senkt Ginseng die Zahl der Bakterien im Sekret der Atemwege. Setzt man ihn zusammen mit einem Antibiotikum ein, verkürzt er den Heilungsverlauf bei einem Bronchitisschub von 6,7 (nur mit Antibiotikum) auf 5,9 Tage. Die Anwendung erfolgt am besten über standardisierte Extrakte; die Dosierung nach Packungsbeilage.

Vorsicht, Lungenentzündung!

Kommt es während der Bronchitis zu starkem Husten, Atemschmerzen, Müdigkeit, Erschöpfung und hohem Fieber, besteht der Verdacht auf eine Lungenentzündung. Spätestens hier muss der Arzt hinzugezogen werden!

Homöopathische Mittel

Sie sind wirksam, wenn Sie die Begleitsymptome der Bronchitis genau beobachten.
Aconitum D6 hilft bei raschem Fieberanstieg.
Dosierung: in der Akutphase stündlich 1 Tablette.
Drosera Pentarkan hilft bei krampfartigem Husten.
Dosierung: 4-mal täglich 10 Tropfen, bei starkem Husten stündlich.

Neu und sanft – unser Tipp

Teebaumöl

Teebaumöl kann sowohl die Dauer als auch die Schwere einer Bronchitis reduzieren. Sie können es auf verschiedene Weise anwenden.

Vollbad: Lösen Sie 5 Tropfen Teebaumöl und 5 Tropfen Kamillenöl in 1 Teelöffel 50-prozentigem Alkohol. Geben Sie diese Mischung ins Badewasser.

Inhalation: Geben Sie 5 Tropfen Teebaumöl in eine Schüssel mit kochend heißem Wasser. Umhüllen Sie Kopf, Schultern und Schüssel mit einem Handtuch, und inhalieren Sie den Dampf etwa 10 Minuten lang.

Sie können auch einige Tropfen Teebaumöl direkt auf ein Taschentuch geben und tagsüber mehrfach inhalieren. Atmen Sie tief ein, halten Sie den Atem dann ein wenig an, und atmen Sie wieder aus. Nachts können Sie einige Tropfen auf Ihr Kopfkissen geben.

Einreibung: Vermischen Sie 3 Tropfen Teebaumöl mit 1 Teelöffel Oliven-, Mandel- oder Avocadoöl. Reiben Sie diese Mischung 2-mal täglich auf Brust, Rücken und Hals.

Atemübungen

Wer an Bronchitis leidet, sollte seine Atmung unterstützen: täglich 2-mal 1/4 Stunde. Atmen Sie 6 Sekunden lang ganz bewusst ein; dabei hebt sich der Bauch. Halten Sie 10 Sekunden den Atem an, um dann mindestens 6 Sekunden auszuatmen.

Vorbeugen – so bleiben Sie gesund

- Keine Zigaretten! Halten Sie sich auch nicht zu lange in verqualmten Räumen auf. Denn der Zigarettenrauch radiert das Flimmerepithel von Ihren Bronchien ab!
- Bevorzugen Sie Nahrung mit viel Vitamin C und A! Vitamin C schützt vor Infektionen, während Vitamin A eine spezielle Immunwirkung in den Schleimhäuten entfaltet.
  Ergiebige Quellen für beide Vitamine sind Spinat und Brokkoli, sowie Salat, Tomaten und Spargel. Kürbis und Karotten enthalten vor allem Vitamin A, Holunderbeeren und Kiwis zählen zu den ergiebigsten Vitamin-C-Versorgern.
  Bedenken Sie jedoch, dass beide Vitamine extrem hitze- und lichtanfällig sind. Essen Sie also die angegebenen Nahrungsmittel möglichst frisch und roh, allenfalls gedünstet, aber nicht gekocht.
- Treiben Sie viel Sport im Freien, auch in der kalten Jahreszeit. Das stärkt die Widerstandskraft der oberen Atemwege und härtet Sie ab.
- Falls Sie zu den infektanfälligen Menschen zählen, sollten Sie in den Wintermonaten Ihr Immunsystem mit Sonnenhuttinkturen (Echinacea) stärken. Die entsprechenden Präparate gibt es in der Apotheke.

Husten

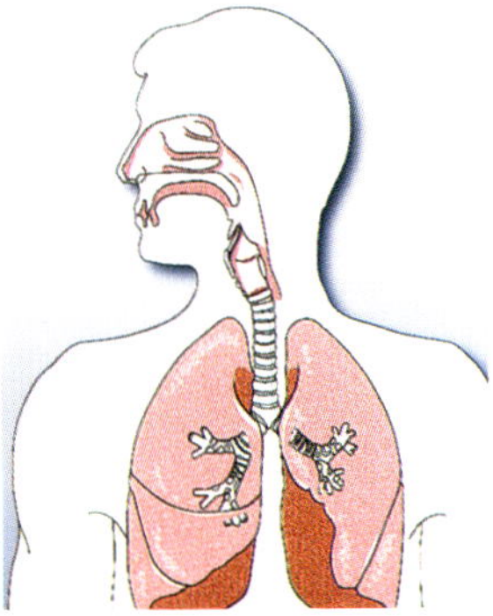

Bei Reizungen der Atemwege und der Bronchien wird er reflexartig ausgelöst: der Husten.

Symptome

- **Reizhusten löst ein Kribbeln im Hals aus und ist typisch für Empfindlichkeit gegenüber Kaltluft; er kündigt oft eine nahende Erkältung an**
- **Hüsteln oder Räuspern ist in der Regel psychosomatisch bedingt**
- **Tief sitzender Husten mit Schleimauswurf zeigt eine ernsthafte Erkrankung der oberen Luftwege an**
- **Kratzender und krampfartiger Husten kann bei asthmatischen Erkrankungen und Keuchhusten auftreten**

Ursachen

Unabhängig von Art, Ursache und Ausmaß des Hustens – es geht bei fast jedem Husten darum, Fremdkörper aus den Atemwegen zu entfernen. Die Ausnahme bildet das psychosomatische Hüsteln – doch auch hier geht es letzten Endes darum, Fremdkörper im Sinn von psychischen Hemmungen abzuhusten.

Neurobiologische Hintergründe

Der Hustenreflex wird durch zahlreiche Sinneszellen in der Bronchialschleimhaut und den Atemwegen ausgelöst. Bei Reizung dieser Zellen (z. B. durch Gase, Kälte oder Fremdkörper) werden Signale ans Gehirn weitergeleitet, von wo aus schließlich gezielte Befehle an die Muskeln des Oberkörpers (vor allem die Rücken- und Bauchmuskeln) geschickt werden. Der Hustenreflex genießt in der Bewertungsskala unseres Gehirns eine starke Priorität – mit anderen Worten: Wenn wir uns erst einmal eingehustet haben, können wir nicht mehr ohne weiteres damit aufhören. Aus diesem Grund enden manche Hustenanfälle in lebensbedrohlicher Atemnot.

Wichtig!
Husten kann ein Symptom für zahlreiche Erkrankungen sein. Gehen Sie zum Arzt, wenn Sie einen farbigen (gelbgrünen oder roten) Auswurf abhusten, starke Schmerzen beim Husten haben, sich ein Rasseln und Pfeifen bemerkbar macht oder der Husten länger als zwei bis drei Wochen anhält.

Altbewährt – so helfen Sie sich selbst

Rettich

Rettich hat sich schon häufig bei der Linderung von Hustenbeschwerden bewährt, vor allem bei Keuchhusten. Er enthält Biostoffe wie Senföl und Raphanol, die antibiotisch wirken und außerdem die Muskeln der Atemwege entspannen. Rettich schmeckt besonders gut, wenn man ihn fein geraspelt mit Radieschen oder Salatgurke sowie Tomaten oder Karotten mischt. Als Dressing eignet sich eine mild gewürzte Öl-Essig-Mischung; hierdurch werden auch die E-Vitamine der Rohkost optimal gelöst.

Rezept: 1 fein geraspelten Rettich mit einigen klein geschnittenen Radieschen und einigen Scheiben Salatgurke mischen. Aus 1 Esslöffel Weinessig und 1 Teelöffel Olivenöl eine Marinade bereiten, mit jodiertem Salz, Pfeffer, Oregano und etwas Brunnenkresse oder Schnittlauch abschmecken und über den Salat gießen.

Eibischtee

Er unterstützt die Bronchialschleimhaut. Man bereitet ihn kalt zu, damit der Schleim der Eibischwurzeln nicht verloren geht.
Rezept: Übergießen Sie 1 Teelöffel der Wurzeln mit 1/4 Liter kaltem Wasser. Lassen Sie das Ganze abgedeckt mindestens 2 Stunden ziehen. Trinken Sie von dem zähen Getränk 3 bis 4 Tassen pro Tag.

Inhalationen mit Kamille und Thymian

Inhalationen mit Kamille und Thymian sind schmerzlindernd und wirken vor allem gegen Reizhusten.
Rezept: Bringen Sie 3 bis 4 Liter Wasser in einem Topf zum Kochen. Dann fügen Sie 2 Esslöffel Kamillenblüten und Thymiankräuter hinzu. 10 Minuten ziehen lassen.
Inhalation: Den Aufguss in eine große Schüssel gießen. Das Gesicht über den Dampf halten und Kopf, Oberkörper und Schüssel mit einem Handtuch bedecken. Atmen Sie langsam und tief, wechselweise durch Mund und Nase. Das Atmen muss angenehm sein, der Dampf darf nicht in den Atemwegen oder auf der Haut brennen! Dauer der Anwendung: mindestens 8, höchstens 15 Minuten.

Fenchel

Inhalationen mit Fenchel unterstützen die Tätigkeit der Flimmerhärchen in Ihren Bronchien.
Rezept: 4 Esslöffel Fenchelsamen einige Minuten in 3 bis 4 Liter kochendem Wasser ziehen lassen. Ansonsten gehen Sie wie bei der oben beschriebenen Inhalation mit Thymian und Kamille vor.

Homöopathie

Homöopathische Mittel erzielen bei Husten große Erfolge. Sie müssen jedoch genau auf die einzelnen Merkmale Ihres Hustens achten.
Drosera Pentarkan hilft bei krampfartigem Husten ohne Schleimauswurf.
Dosierung: 4-mal täglich 10 Tropfen, bei starkem Husten stündlich.
Hepar sulfuris D12 beseitigt Reizhusten bei kaltem Wetter.
Dosierung: 3-mal täglich 1 bis 2 Tabletten.
Pulsatilla D6 heilt trockenen Husten abends und nachts, lockeren Husten mit reichlich Schleim am Morgen (typischer Raucherhusten).
Dosierung: 3-mal täglich 2 Tabletten.

Hustenreiz ist sinnvoll

Der Hustenreiz ist lästig, aber bei vielen Erkrankungen ist er unerlässlich, um die Bronchien von Fremdkörpern zu reinigen. Greifen Sie daher nur dann zu hustenreizlindernden Medikamenten (so genannten Antitussiva), wenn es sich gar nicht vermeiden lässt, z. B. wenn der Hustenreiz Sie in der Nacht einfach nicht schlafen lässt.

Eine ausreichende Versorgung mit Vitamin A (z. B. in Form von Möhren) ist besonders wichtig, denn gerade in den Schleimhäuten der Atemwege wird dieses Vitamin dringend zur Aufrechterhaltung der Immunabwehr und damit zur Bekämpfung von eindringenden Viren und Bakterien benötigt.

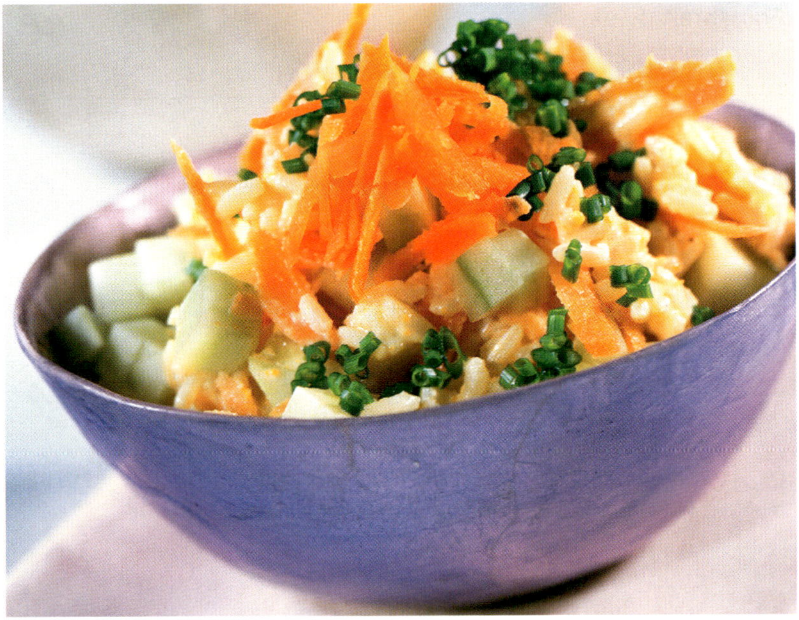

Vorsicht, Gujakol!
Mittlerweile gibt es Hustenlöser mit dem alternativen Wirkstoff Gujakol auf dem Markt. Er soll angeblich wirksamer sein als andere Hustenmittel. Doch die Substanz ist wissenschaftlich noch wenig untersucht. Sicher ist, dass sie oft Nebenwirkungen wie Benommenheit und Erbrechen zeigt.

Bryonia D6 ist angeraten, wenn der Husten von Brustschmerzen begleitet ist und bei Bewegung schlimmer wird.
Dosierung: 3-mal täglich 1 bis 2 Tabletten.
Ipecacuanha D6 nehmen Sie bei tief sitzendem Husten mit Schleimauswurf, Nasenbluten, Würgen und Erbrechen. Der Patient ist unruhig und ständig in Bewegung.
Dosierung: 3-mal täglich 1 bis 2 Tabletten.

Bier

Biertrinker wird es freuen: Warmes Bier lindert Husten. Am besten probieren Sie es mit dem alten Hausmittel abends. 1/2 Liter Bier erhitzen, 4 Esslöffel Honig zufügen und warm trinken. Es versteht sich von selbst, dass dieses Rezept nichts für Kinder ist!

Sirup und Hustenbonbons

Nutzen Sie den Eibisch, eine schleimhaltige Heilpflanze, nicht nur für Hustentees, sondern auch für einen hustenlindernden Sirup, den Sie in der Apotheke erhalten. Zusätzlich helfen Hustenbonbons, ausreichend Speichel zu produzieren; das ist wichtig für die gereizte Rachenschleimhaut.
Oder bereiten Sie selbst den bewährten Zwiebelsirup zu, ein altes Hausrezept, das allerdings nicht für Zuckerkranke geeignet ist.
Rezept: 1 Gemüsezwiebel fein hacken, 150 Gramm Rohrzucker darüber geben, mehrere Stunden stehen lassen, den Saft auspressen. Davon stündlich 1 Teelöffel einnehmen.

Krampfartiger Husten
Bei krampfartigen Hustenanfällen hilft 1 Teelöffel des im Orient beliebten Tahinas, eines Sesamrückstands, den Sie in arabischen Geschäften erhalten.

Franzbranntwein

Klopfen Sie den Rücken des Hustenpatienten mit Franzbranntwein mehrmals am Tag ab; das lindert den oft quälenden Hustenreiz und erleichtert das Abhusten

Hustenbalsam

Eukalyptus stärkt die Atemwege; daher eignet er sich gut bei Husten. *Rezept:* Mischen Sie je 2 Gramm Rosmarin- und Eukalyptusöl mit 40 Gramm Kampferöl oder -salbe (aus der Apotheke), und reiben Sie täglich 2-mal die Brust damit ein.

Wieder entdeckt und wirkungsvoll – unser Tipp

Akupressur

Akupressur hat gerade bei Husten große Erfolge, da es hier gilt, einen vom Gehirn gesteuerten Reflex zu durchbrechen.

- *Cha-ba-Es* – dieser Punkt liegt genau zwischen den Schlüsselbeinenden über dem Brustbein. Drücken Sie ihn bei einem akuten Hustenanfall mit mittelstarkem, gleich bleibendem Druck.
- *Lu 5*, der »Ellbogenteich«, liegt in der Ellbogenfalte auf der dem Daumen zugewandten Seite. Sie spüren ihn bei gebeugtem Arm deutlich als Kuhle neben der Sehne des Bizeps. Massieren Sie ihn in kreisenden Bewegungen mindestens 1 Minute lang 4-mal täglich, erst rechts, dann links. Hilft gegen nervöses Hüsteln und Räuspern.

Vorbeugen – so bleiben Sie gesund

- Keine Zigaretten! Halten Sie sich auch nicht zu lange in verqualmten Räumen auf. Denn der Zigarettenrauch radiert die Flimmerhärchen von Ihren Bronchien ab!
- Bevorzugen Sie Nahrung mit viel Vitamin C und A! Vitamin C schützt vor Infektionen, während Vitamin A eine spezielle Immunwirkung in den Schleimhäuten entfaltet. Ergiebige Vitamin-A- und -C-Quellen sind Spinat und Brokkoli sowie Salat, Tomaten und Spargel. Kürbis und Karotten enthalten vor allem Vitamin A, Holunderbeeren und Kiwis zählen zu den ergiebigsten Vitamin-C-Versorgern. Bedenken Sie jedoch, dass beide Vitamine hitze- und lichtanfällig sind. Essen Sie also die angegebenen Nahrungsmittel möglichst frisch und roh oder allenfalls gedünstet, aber nicht gekocht.
- Treiben Sie viel Sport im Freien, auch in der kalten Jahreszeit. Das stärkt die Widerstandskraft der oberen Atemwege.
- Bitten Sie Ihren Partner, dass er Sie darauf aufmerksam macht, wenn Sie ohne Grund oder aus purer Verlegenheit hüsteln. Das hilft Ihnen, sich Ihren Hustentick abzugewöhnen.

Wichtig!

Krampfartiger Husten gehört unbedingt in fachärztliche Behandlung! Es könnte sich um Keuchhusten handeln. Dann dürfen Sie Hausmittel nur noch begleitend neben der medikamentösen Therapie einsetzen. Am besten, Sie fragen Ihren Arzt, bevor Sie altbewährte Mittel einsetzen.

Vorsicht, kalte Füße!

Damit der lästige und oft schmerzende Husten Sie gar nicht erst erwischt, sollten Sie vor allem in der nasskalten Jahreszeit von November bis April dafür sorgen, dass Sie auch bei langen Spaziergängen oder beim Wintersport nie kalte Füße bekommen; sie sind meist der Anfang von Erkältungen und Husten. Wenn doch, nehmen Sie vorsorglich ein warmes Fußbad!

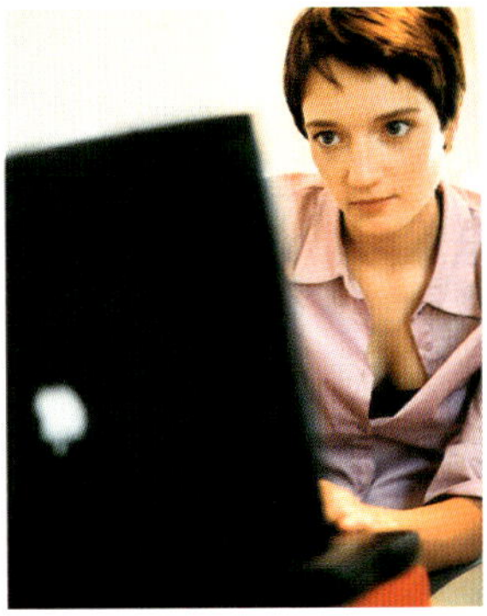

Beim Arbeiten am Computer ist es am besten, wenn sowohl das Tageslicht als auch die künstliche Beleuchtung von links kommen (dies gilt für Rechtshänder; bei Linkshändern ist es umgekehrt).

Augenermüdung

Symptome

- Verschwimmende, unscharfe Bilder
- Brennende Augen
- Gefühl, als ob irgendetwas im Auge ist
- Oft auch Kopfschmerzen

Ursachen

Wir schauen stundenlang auf Fernseh- oder Computerbildschirme, lassen die Pupillen beim Autofahren und Lesen aufmerksam hin- und herwandern und orientieren uns bei all unseren Bewegungen vorwiegend an den Bildern, die uns der Gesichtssinn anbietet. Da sind Überanstrengungen unvermeidlich. Hinzu kommen oft noch unerkannte oder aus Eitelkeit nicht behobene Sehfehler, die unsere Augenmuskeln zu ermüdenden Daueranstrengungen und Verkrampfungen zwingen.

Organische Hintergründe

Eine entscheidende Rolle bei unserem Sehvermögen spielt die Tränenflüssigkeit. Sie wird von den Tränendrüsen ausgeschüttet und durch den Lidschlag über das Auge verteilt. Die Tränenflüssigkeit verbessert die optischen Eigenschaften der Hornhaut, schwemmt Staub, ätzende Dämpfe u. Ä. weg und schützt das Auge vor Austrocknung und Krankheitserregern. Beim dauernden Starren auf Computer- und Fernsehbildschirme ist ihre Produktion jedoch eingeschränkt – außerdem sinkt die Lidschlagfrequenz von 14 auf 7 Schläge in der Minute.

Mit anderen Worten: Bildschirmarbeit belastet unser Sehvermögen ohnehin schon in besonderem Maß, doch zusätzlich beeinträchtigt sie auch diejenigen Funktionen, die unser Auge in Form halten.

Flocken vor den Augen?
Wenn man gegen einen hellen Hintergrund blickt, etwa gegen einen klaren Himmel oder ein Stück weißes Papier, kann es schon einmal zu umhertreibenden Flocken oder »Mücken« vor den Augen kommen. Das ist normalerweise nichts Schlimmes, außer wenn sich gleichzeitig das Sehvermögen verschlechtert oder Lichtblitze durchs Bild zucken. In diesem Fall sollte unbedingt der Arzt hinzugezogen werden.

Psychische Hintergründe

Bei starkem Stress begeben sich unsere Pupillen in die »Hab-Acht-Stellung«, um den vermeintlichen Feind (der ja immer noch das Ziel unserer schon in der Urzeit entwickelten Stressreaktionen ist) genau im Visier zu haben. Für die Augenmuskeln ist dieser Zustand, wenn er länger anhält, jedoch außerordentlich anstrengend und ermüdend. Auch die Eitelkeit, keine Brille tragen zu wollen, spielt hier eine Rolle.

Altbewährt – so helfen Sie sich selbst

Ein alter »Designertrick«

Unterbrechen Sie Ihre Bildschirmarbeit für einige Minuten, um aus dem Fenster zu schauen und mit Ihren Augen ein entferntes Ziel zu fixieren. Ihr optischer Apparat bleibt dadurch beweglich und bildet eine gewisse Widerstandskraft gegenüber länger andauernden Belastungen aus.

Verändern Sie die Position Ihres Monitors!

Japanische Wissenschaftler fanden heraus, dass sich die Lidschlagfrequenz erhöht und damit auch die Hornhaut besser geschützt und versorgt wird, wenn man den Monitor tiefer stellt und den Bildschirm nach oben hin etwas abkippt.

Augentrosttee

Augentrost ist – wie schon der Name erwarten lässt – das Augenheilkraut schlechthin.
Rezept: 1 Teelöffel Augentrost mit 1 Tasse Wasser überbrühen, 1 bis 2 Minuten ziehen lassen, dann abseihen. Wenn Sie den Tee heiß trinken, wirkt er gegen Überanstrengungskopfschmerzen. Wenn Sie ihn abkühlen lassen und teedurchtränkte Wattebäusche auf Ihre geschlossenen Augen legen, lindert er die dortigen Reizzustände.

Wichtig!

Gehen Sie zum Augenarzt, wenn:

- Plötzlich unerklärliche Schmerzen und Lichtempfindlichkeit am Auge auftreten
- Sich die Sehleistung verschlechtert und Sie sich anstrengen müssen, um noch scharf sehen zu können
- Sie einen Schleier vor Ihren Augen sehen

Chinesisch sanft – unser Tipp

Chinesische Meditationsübungen schließen oft Augenübungen mit ein. Hier ein Beispiel aus dem Qi Gong: Stellen Sie sich mit locker durchgedrückten Knien aufrecht hin, die Füße etwa in Schulterbreite auseinander. Lassen Sie die Arme locker hängen, Schultern entspannt. Schieben Sie das Becken etwas vor, so dass Ihre Wirbelsäule gerade ist (kein Hohlkreuz!). Lassen Sie nun bei geschlossenen Augen Ihre Augen im Uhrzeigersinn mehrmals kreisen, dann entgegen dem Uhrzeigersinn. Öffnen Sie die Augen so langsam wie möglich, und fixieren Sie einen Punkt in der Ferne.

Urintherapie

Bei müden Augen hilft eine altbewährte Therapieform, die allerdings nicht jedermanns Geschmack ist: die Urinbehandlung. Tränken Sie dazu Wattepads mit Ihrem Urin, und legen Sie sie für 10 Minuten auf die Augen.

Vorbeugen – so bleiben Sie gesund

- Verzichten Sie nicht aus Eitelkeit auf Ihre Sehhilfen! Es gibt hochmodische Brillen.
- Stellen Sie Ihren Computermonitor so, dass das Tageslicht von der Seite kommt.
- Gönnen Sie Ihren Augen ein paar Ruhepausen! Telefonieren kann man z. B. auch mit geschlossenen Augen.
- Und: Schrauben Sie Ihren Fernsehkonsum zurück!

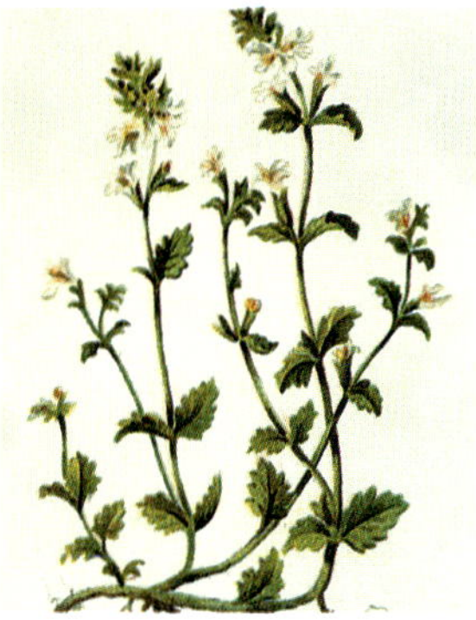

Es ist ein Kraut speziell für die Augen gewachsen – Augentrost.

Bindehautentzündung

Symptome

- Rötung, Jucken, Brennen und Tränen der Augen
- Bei infektiösen Bindehautentzündungen: Eiterausfluss
- Bei Entzündungen aufgrund einer Allergie: zusätzliche Beschwerden im Nasen- und Rachenraum

Ursachen

Einer Bindehautentzündung liegt meistens eine der folgenden drei Ursachen zugrunde:

- Verletzung bzw. Reizung durch Sonnenlicht, Rauch, Chlor im Badewasser, ätzende Dämpfe, Wind oder Staubkörner
- Infektionen durch Bakterien oder Viren
- Allergische Reaktionen

Die ersten beiden Ursachen stehen dabei häufig miteinander in Verbindung, da Reizungen oder Verletzungen den Mikroorganismen den Eintritt ins Gewebe erleichtern.

Achtung, Ansteckungsgefahr!
Eitrige Bindehautentzündungen, die durch Bakterien verursacht wurden, und Virusinfektionen sind ansteckend. Sie sind ein Fall für den Augenarzt. Darüber hinaus sollten die Betroffenen andere Handtücher, Waschlappen und Seifen benutzen als die übrigen Mitglieder der Familie. Im Normalfall reicht dies als Hygienemaßnahme aus.

Immunologische Hintergründe

Eine Bindehautentzündung, die durch Viren verursacht wurde, belastet das Immunsystem in starkem Maß. Sie wird daher nicht selten von einer deutlich spürbaren Schwellung der Lymphknoten im Hals begleitet.

Altbewährt – so helfen Sie sich selbst

Reinigen Sie Auge und Augenlid!

Wischen Sie mit einem Wattebausch, den Sie zuvor in destilliertes Wasser getaucht haben, die durch die Entzündung entstandenen Flüssigkeiten und Krusten fort. Leichtere Entzündungen verschwinden durch diese Maßnahme in den meisten Fällen schon nach 2 bis 3 Tagen.

Ringelblume

Die Wirkung der Ringelblume (Calendula) beruht darauf, dass sie Entzündungen und das Wachstum von Bakterien hemmt, außerdem stärkt sie das Immunsystem. Nehmen Sie 3-mal täglich 15 Tropfen Calendulatinktur (aus der Apotheke) ein, entweder unverdünnt oder in Tee oder Wasser.

Augentrostauflage

Augentrost ist entzündungshemmend und wirkt besonders bei allergisch bedingten Bindehauterkrankungen.
Rezept: 1/2 Teelöffel Augentrost für 1 Tasse Aufguss nehmen, 1 bis 2 Minuten ziehen lassen. Abkühlen lassen und danach als Kompresse auf die geschlossenen Augen legen.

Cromoglizinsäure

Dies ist ein altes Mittel zur Behandlung von Heuschnupfen. Es wirkt entzündungshemmend und verengt die Blutgefäße der Bindehaut. Zu den cromoglizinhaltigen Augentropfen gehören: Allergocrom, Cromo-ratiopharm und Opticrom.

Homöopathische Mittel

Arsenicum album D6 hilft bei Bindehautentzündungen, die durch Heuschnupfen entstanden sind.
Dosierung: 3-mal täglich 1 bis 2 Tabletten.
Hamamelis D6 hat blutungsstillende und blutgefäßverengende Eigenschaften.
Dosierung: 3-mal täglich 1 bis 2 Tabletten.

Sanft, aber effektiv – unser Tipp

Salbeiauflage

Salbei wirkt entzündungshemmend, ohne auszutrocknen.
Rezept: 1 Esslöffel Salbei mit 1/4 Liter Wasser aufbrühen, 10 Minuten ziehen lassen, dann abseihen. Tauchen Sie einen Wattebausch oder ein Tuch in den abgekühlten Tee, und legen Sie ihn/es über die geschlossenen Augen.

Vorbeugen – so bleiben Sie gesund

- Meiden Sie Zugluft und offene Fenster, vor allem beim Autofahren!
- Wenn Sie empfindliche Augen haben, gehen Sie am besten nur mit einer Schutzbrille ins Chlorwasser der öffentlichen Schwimmbäder. Auf jeden Fall sollten Sie dort nicht mit offenen Augen tauchen.
- Schonen Sie Ihre Augen! Nicht länger als eine Stunde durchgehend am Computerbildschirm arbeiten! Legen Sie auch beim Fernsehen gelegentliche Pausen ein. Die in die Sendungen eingestreuten Werbeblöcke sind doch wie geschaffen, um für eine Weile die Augen zu schließen.
- Verwenden Sie zum Duschen und Baden möglichst wenig Seifen, Shampoos und Badezusätze. Achten Sie darauf, dass es sich dabei nur um milde Produkte handelt.

Medikamente

Deutschland
Allergocrom, Cromo-ratiopharm, Opticrom

Österreich
Nur rezeptpflichtige Präparate

Schweiz
Novacrom, Opticrom

Wichtig!

Augentropfen besitzen nur eine beschränkte Haltbarkeit. Kommen Sie bitte nicht auf die Idee, bei einer Bindehautentzündung auf Tropfen zurückzugreifen, die Sie schon einmal vor einem halben Jahr benutzt haben. Das kann Ihr Leiden möglicherweise noch verschlimmern.

Übrigens ...

Eine Bindehautentzündung kann auch durch fehlende Sehhilfen ausgelöst werden. Wenn Sie eine Sehschwäche haben, verzichten Sie bitte nicht auf eine Brille oder auf Kontaktlinsen.

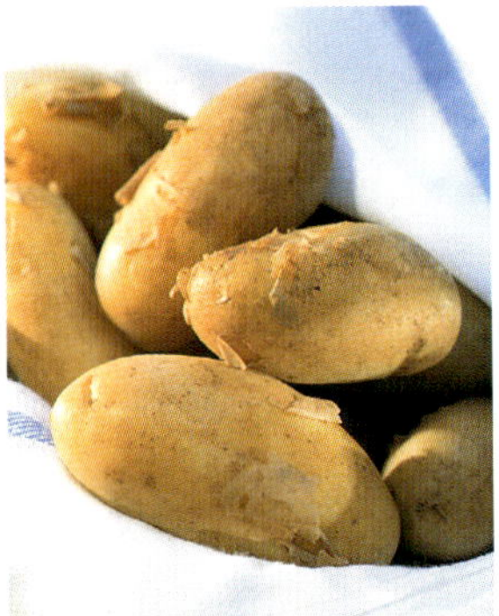

Eine Auflage aus gekochten Kartoffeln hilft bei einem Gerstenkorn.

Gerstenkorn

Symptome

- Anfangsstadium: Schmerzen im Augenlid, vor allem beim Schließen
- Späteres Stadium: Eiterherd, sich nach vorn wölbende Lidhaut

Ursachen

Gerstenkörner werden meistens durch eine bakterielle Infektion hervorgerufen.

Hormonelle Hintergründe

Gerstenkörner kommen besonders häufig während der Pubertät vor. Allein diese Tatsache spricht dafür, dass auch hormonelle Veränderungen eine Rolle spielen.

Altbewährt – so helfen Sie sich selbst

Heiße Leinsamenwickel

Sie fördern die Reifung des Gerstenkorns und beschleunigen seine Entleerung.

Rezept: 2 Esslöffel geschroteten Leinsamen mit 2 Tassen kochend heißem Wasser verrühren, dann für ein paar Minuten quellen lassen. Anschließend ein Tuch oder einen Waschlappen damit tränken und auf die geschlossenen Augen legen. Dauer der Anwendung: etwa 20 Minuten, 2- bis 3-mal täglich wiederholen.

Gerstenkorn oder Hagelkorn?

Das schmerzhafte Gerstenkorn entleert sich meistens nach wenigen Tagen von selbst. Demgegenüber bleibt das Hagelkorn chronisch – dafür ist es weniger schmerzhaft.

Ringelblume

Ringelblume (Calendula) hilft beim Gerstenkorn als so genanntes Emolliens: Sie macht die Haut weich, befreit von Verhornungen und beruhigt. Außerdem wirkt sie entzündungshemmend und antibiotisch. Besorgen Sie sich in der Apotheke eine Ringelblumensalbe auf Schweineschmalzbasis, und tragen Sie diese mehrmals täglich auf die betroffenen Stellen auf.

Kartoffelbreipackungen

Kartoffeln haben eine entzündungshemmende Wirkung.

Rezept: 1 heiße Pellkartoffel mit der Gabel fein zerdrücken, anschließend 1 Eigelb und so viel heiße Milch hinzufügen, bis ein streichfähiger Brei entstanden ist. Diesen Brei tragen Sie auf ein Tuch auf, das Sie dann 20 Minuten lang auf die geschlossenen Augen legen. Wiederholen Sie diese Anwendung 2- bis 3-mal pro Tag.

Kühle Quarkpackungen

Sie wirken schmerz- und schwellungslindernd.
Rezept: 3 Esslöffel Quark mit dem Saft von 1 Zitrone und 1 Esslöffel Milch verrühren und auf einem warmen Lappen verteilen. Diese Kompresse für 20 Minuten auf die geschlossenen Augen legen. Wiederholen Sie die Anwendung 2-mal pro Tag.

Fencheltee

Dieser Tee zur äußerlichen Anwendung lindert den akuten Entzündungszustand.
Rezept: 1 gehäuften Teelöffel zerdrückte Fenchelsamen oder 2 Teelöffel ganze Samen mit 1/4 Liter kochendem Wasser übergießen. Zugedeckt 10 Minuten ziehen lassen, dann abseihen. Tunken Sie einen Lappen in den Tee, und legen Sie diesen dann auf die geschlossenen Augen. Dauer der Anwendung: 20 Minuten. Wiederholen Sie die Auflage 2- bis 3-mal pro Tag.

Homöopathische Mittel

Cinnebaris Pentarkan S hilft gegen schmerzhafte und stark entzündliche Formen des Gerstenkorns.
Dosierung: jede Stunde 1 Tablette, nach Abklingen des akuten Beschwerdebilds 3-mal täglich 1 Tablette.
Staphisagria D3 lindert Eiterbildung und Schwellung.
Dosierung: 3-mal täglich 10 Kügelchen.

Wohlriechendes für Ihr Auge – unser Tipp

Veilchenteeauflage

Auflagen mit Veilchentee wirken bei allen Entzündungskrankheiten der Augenlider.
Rezept: Verwendet werden Blätter, Blüten und Wurzeln. 2 Teelöffel dieser Mischung mit 1 Tasse Wasser überbrühen, 15 Minuten ziehen lassen, abseihen. Legen Sie einen mit diesem Tee getränkten Lappen auf Ihre geschlossenen Augen. Die Auflage kann 20 Minuten an Ort und Stelle bleiben. Mehrmals täglich wiederholen.

Vorbeugen – so bleiben Sie gesund

- Stärken Sie Ihr Immunsystem! Treiben Sie viel Sport an der frischen Luft, und achten Sie auf genügend frisches Gemüse und Obst in Ihrer Nahrung.
- Wenn Sie unter psychischem oder körperlichem Stress stehen: Stärken Sie Ihre Abwehrkräfte mit Sonnenhut (Echinacea). Die entsprechenden Präparate gibt es in Apotheken.

Wichtig!
Wenn die Hausmittel nicht binnen weniger Tage Erfolg bringen, sollte der Augenarzt oder Chirurg aufgesucht werden, um eine Öffnung des Eiterherds vorzunehmen.

Ruhe und gedämpftes Licht
Die Schmerzen im Augenlid und die sich nach vorn wölbende Lidhaut beim Gerstenkorn erfordern Ruhe. Strengen Sie jetzt die Augen nicht noch unnötig an, lesen Sie nicht, gehen Sie nicht in die grelle Sonne, und entspannen Sie sich in einem abgedunkelten Zimmer.

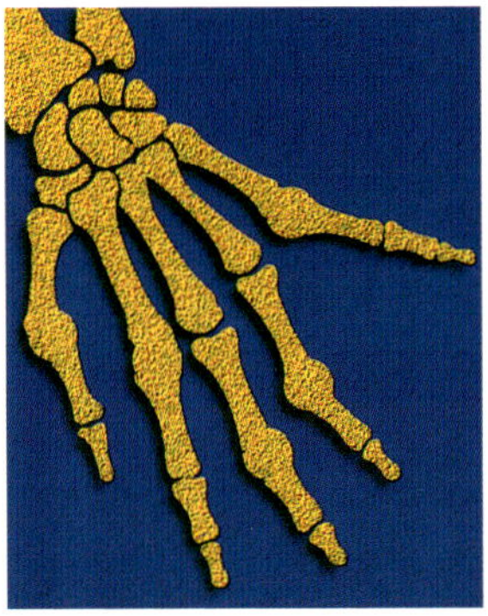

Verdickungen, Knoten und schließlich Deformierungen der Gelenke sind typisch für Arthritis.

Arthritis, rheumatoide

Symptome

- Gelenkschmerzen, meistens mit Schwellung
- Vorwiegend sind die Fingermittel- und -grundgelenke, Handgelenke, Ellbogen, Knie sowie Sprung- und Zehengrundgelenke betroffen
- Morgensteifigkeit
- Rheumaknoten in Gelenken, Knochenvorsprüngen und Sehnen

Ursachen

Rheumatoide Arthritis, auch chronische Polyarthritis oder cP genannt, ist eine Fehlorientierung des Immunsystems. Als Ursachen werden eine anlagebedingte Konstitution, Infektionen, aber auch psychische Einflüsse vermutet. Hauptsächlich spielen wohl die erbliche Veranlagung, Übergewicht und ein starker Hang zur Selbstaufopferung eine größere Rolle für die Entstehung und den Schweregrad dieser entzündlichen Gelenkerkrankung.

Biologische Hintergründe

Die rheumatoide Arthritis gehört zu den so genannten Autoimmunkrankheiten, bei denen sich der Körper buchstäblich gegen sich selbst wendet. Das Immunsystem verliert die Orientierung und richtet sich nicht nur gegen Keime im Gelenk, sondern auch zerstörerisch gegen die körpereigenen gesunden Zellen der Gelenkinnenhaut, was dort zu schmerzhaften Entzündungen und Wucherungen führt.

Eine sehr alte Krankheit

Arthritis gehört mit zu den ältesten bekannten Krankheiten. Die Untersuchungen der Gelenke prähistorischer Menschen und ägyptischer Mumien ergaben, dass sowohl die Neandertaler als auch die Pharaonen schon an Arthritis litten. Übrigens: Auch Tiere leiden daran; so waren beispielsweise bereits die Dinosaurier von diesem Übel betroffen.

Altbewährt – so helfen Sie sich selbst

Essen Sie Fisch!

Fisch ist ein echter Schmerz- und Entzündungskiller. Seine so genannten Omega-3-Fettsäuren, die vor allem in Makrele, Lachs und Hering zu finden sind, können bis zu einem gewissen Grad die Bildung jener Stoffe hemmen, die die typischen Gelenkschwellungen und die Schmerzen des Arthritispatienten in Gang setzen.

Moorpackungen

Moorpackungen sind ein altbewährtes Rheumamittel (ein Präparat ist z. B. Kytta-Thermopack Moor-Fangoparaffin). Diese Packungen werden 1-mal pro Tag um die betroffenen Gelenke gelegt. Die Anwendung ist allerdings relativ teuer!

Borretschöl

Borretschöl enthält große Mengen an Gamma-Linolensäure, die durch ihren Einfluss auf den Prostaglandinspiegel entzündliche Prozesse unterdrücken kann. Außerdem lindert Borretschöl die Nebenwirkungen der bei Arthritis üblichen Kortisonbehandlungen. Das Öl kommt am besten in Form von Präparaten aus der Apotheke zum Einsatz. Bitte beachten Sie die Packungsbeilage.
Präparate: Glandol Borretschölkapseln, Dr. Bubeniks Borretschölkapseln, Plenivitol, Quintesal Kapseln.

Brennnesselblätter

Im Brennnesselkraut finden sich Substanzen, die gezielt in den Schmerz- und Entzündungsstoffwechsel eingreifen.
Am besten nimmt man die Blätter als Tee zu sich (Zubereitung siehe Seite 49) oder in Form von Extrakten und Säften aus Reformhaus oder Apotheke. Von dem Tee 3 Tassen täglich trinken, ansonsten für die Dosierung die jeweilige Packungsbeilage beachten.
Präparate: Florabio naturreiner Heilpflanzensaft Brennnessel, Kneipp Brennnesselsaft Kneippianum, Brennnesseldragees Alsitan, IDS 23 Rheuma-Hek, Rheumaless Kapseln.

Cayennepfeffer

Eine weitere Alternative bei der Behandlung arthritischer Schmerzen ist Cayennepfeffer. Entsprechende Salben und Packungen gibt es in der Apotheke.

Teufelskrallenwurzel

In klinischen Studien wurde nachgewiesen, dass die Teufelskrallenwurzel bei rheumatischen Erkrankungen schmerzlindernd wirkt. Man kann sich aus dieser Wurzel einen kalten Teeaufguss bereiten; das ist jedoch zeitaufwändig und wenig schmackhaft. Angenehmer in der Anwendung sind die modernen Präparate. Bei der Dosierung halten Sie sich bitte an die Packungsbeilage.
Präparate: Arthrosetten H Kapseln, Dolo-Arthrodynat, Doloteffin, Kai Fu, Harpagoforte ASmedic, Herbadon, Jucurba, Teufelskralle Kapseln R.

Gewichtsreduktion und Diät

Je mehr Gewicht auf den Gelenken lastet, desto anfälliger werden sie für Entzündungen. Deshalb sollten Sie Ihr Gewicht reduzieren, falls Sie zu viel auf die Waage bringen.
Essen Sie generell weniger Fleisch und mehr frisches Gemüse und Obst! Leider gibt es keine verbindliche Diät bei Arthritisbeschwerden. Sie müssen ausprobieren, welche Nahrungsmittel Ihren guttun. Wichtig ist eine ausreichende Versorgung mit Vitamin C.

Kein Aal!

Nicht alle Fische sind für den Arthritispatienten geeignet. Der Aal beispielsweise muss vom Speisezettel gestrichen werden, denn er enthält überdurchschnittlich viel Arachidonsäure, jene Substanz, aus der die Mediatoren für die Schmerzentstehung in unserem Organismus gebildet werden.

Kombinationen

Die Therapie mit Vitaminen und mehrfach ungesättigten Fettsäuren (Borretschöl) steht der Verwendung der anderen angegebenen Schmerz- und Rheumamittel nicht im Weg. Ansonsten gilt jedoch auch bei der Arthritis: Einzelne alternative Schmerzmittel sollten weder untereinander noch mit herkömmlichen Schmerzmitteln kombiniert werden.

Wasser ist hilfreich

Arthritische Schmerzen können gelindert werden, wenn Sie das Badewasser genau auf Körpertemperatur bringen (also etwa 37 °C). In den USA werden Arthritispatienten in Wasserbehältern, die mit körperwarmem Wasser gefüllt sind, behandelt. Der Aufenthalt darin wirkt entspannend und schmerzlindernd. Wasser trägt den Körper und entlastet die Gelenke, daher sind spezielle Gelenkübungen im Wasser oder etwa Aquajogging für Betroffene besonders gut geeignet. Ebenso wohltuend ist dieses alte Kneipprezept: Heublumen kurz aufkochen, 15 Minuten ziehen lassen und den Sud ins Badewasser geben.

Wichtig!
Wenden Sie ätherische Öle und homöopathische Mittel nicht gleichzeitig an, denn das könnte die Wirkung beeinträchtigen.

Werden Sie egoistischer!

Arthritiker leiden oft unter dem Samaritersyndrom: Sie denken hauptsächlich an andere, sind übermäßig hilfsbereit, fürsorglich, bisweilen sogar unterwürfig und opportunistisch. Versuchen Sie, diese Einstellungen zugunsten einer positiven, egoistischeren Haltung abzubauen! Ein paar Vorschläge:

- Deponieren Sie überall in Ihrer Wohnung Fotos, die nur Sie zeigen, also keine Gruppenfotos, auf denen Sie nur einen Teil des Ganzen bilden.
- Beginnen Sie mit dem Malen oder Zeichnen, wählen Sie sich selbst als Modell, und versuchen Sie, sich weich und in lockeren Linien abzubilden – mit wenig Ecken und Kanten!
- Und schließlich: Seien Sie mutiger, stehen Sie auch mal zu Ihrer Meinung, besuchen Sie einen Rhetorikkurs, um sich in Disputen besser behaupten zu können.

Engelsüß
Apotheken führen Engelsüß nur selten im Sortiment, doch Sie können es selbst sammeln, und zwar am besten ab September. Man erkennt den Farn an seiner – im Unterschied zum Wurmfarn – Grundachse, die dicht mit braunen Haaren besetzt ist.

Homöopathische Mittel

Bryonia D4 hilft, wenn die Schmerzen langsam aufkommen und morgens am schlimmsten sind.
Dosierung: 3-mal täglich 10 Tropfen, bei akuten Schmerzen auch stündlich.

Wieder entdeckt und sanft – unser Tipp

Engelsüßtee

Der Strunk vom Engelsüß – einem immergrünen Farngewächs – enthält Bitterstoffe, Glykoside und Harze, die entschlackend und entzündungshemmend wirken. Er wurde in früheren Zeiten häufig zur Behandlung von rheumatischen Erkrankungen eingesetzt, dann jedoch durch die moderne Pharmazie verdrängt.
Rezept: 3 Teelöffel des zermahlenen Strunks mit 1 Tasse kaltem Wasser übergießen. 8 Stunden lang ziehen lassen. Dieser Kaltauszug wird abgeseiht; der Rückstand mit 1/4 Liter kochendem Wasser überbrüht. Diesen Tee über den Tag verteilt in kleinen Schlucken trinken.

Vorbeugen – so bleiben Sie gesund

- Reduzieren Sie Ihr Übergewicht! Denn wer übergewichtig ist, verschleißt die Gelenke und mindert ihre Regenerationsfähigkeit.
- Treiben Sie regelmäßig Sport (mindestens dreimal die Woche), um Ihre Gelenke zu stärken und sie durch kräftige Muskeln zu entlasten. Meiden Sie schnelle Sportarten mit akuten Richtungsänderungen wie beispielsweise Squash und Badminton! Joggen Sie nur auf Waldböden und nur, wenn Sie bereits Ihr Übergewicht abgebaut haben! Gymnastik und ein wohl dosiertes Kraftausdauertraining sind zum Gelenkschutz optimal geeignet. Auch alle Ausdauersportarten sind zu empfehlen, ganz besonders aber Schwimmen, denn der Aufenthalt im Wasser entlastet die Gelenke nachhaltig.
- Achten Sie auf eine ausreichende Zufuhr von Vitamin C. In Studien konnte nachgewiesen werden, dass Arthritiker überdurchschnittlich häufig an Vitamin-C-Mangel leiden. Die prophylaktische Wirkung dieses Vitamins besteht wahrscheinlich darin, dass es die Arbeit unseres Immunsystems in die richtigen Bahnen lenkt. Sie finden Vitamin C vor allem in Kiwis, Grapefruits, Sanddorn, Holunder, Zitronen und Orangen. Auch die Säfte sind entsprechend vitaminhaltig.
- Nehmen Sie ausreichend Vitamin A zu sich! Denn Vitamin A versiegelt die Darmschleimhaut, so dass über die Nahrung weniger Parasiten in den Blutkreislauf gelangen und schließlich zu den Gelenken durchkommen können. Man findet das Vitamin vor allem in Karotten und grünem Blattgemüse.
- Reduzieren Sie die Zufuhr an pflanzlichen Ölen, wenn in Ihrer Familie Arthritis bekannt ist. Pflanzliche Öle enthalten viele Omega-6-Bestandteile, die offenbar einen Einfluss auf die arthritischen Entzündungen haben. Für Oliven- und Rapsöl trifft dies jedoch weniger zu.
- Da Arthritis zu den Autoimmunkrankheiten gezählt wird, ist es sinnvoll, das Immunsystem auch über die Vitamin-C-Zufuhr hinaus zu stärken, vor allem dann, wenn bereits mehrere Arthritis- und Rheumafälle in Ihrer Familie aufgetreten sind. Hierbei hilft Ihnen der purpurne Sonnenhut (Echinacea); die entsprechenden Präparate gibt es in der Apotheke.
- Vorsicht bei Genussmitteln! Wenig Alkohol, wenig Kaffee und keine Zigaretten.
- Noch ist nicht gesichert, ob elektromagnetische Felder, z.B. von Fernsehgeräten oder Mobilfunkgeräten, den Ausbruch von rheumatoider Arthritis begünstigen. Es gibt aber Hinweise darauf, dass sie die Bildung von Gewebewucherungen fördern. In jedem Fall sollten Sie Ihre Elektrogeräte sicherheitshalber immer ganz ausschalten und nicht nur auf der Standbyschaltung lassen.

Kein Aspirin!

Aspirin wird von Arthritikern gern genommen, weil es die Schmerzen lindert. Ein Pyrrhussieg, denn Aspirin raubt dem Körper wichtiges Vitamin C.

Kupfer

Das alte Kupferarmband gegen Arthritis kommt wieder etwas zu Ehren. Möglicherweise fehlt Arthritikern Kupfer bzw. sie können es im Körper nicht verarbeiten – aber über die Haut wird das fehlende Kupfer aufgenommen.

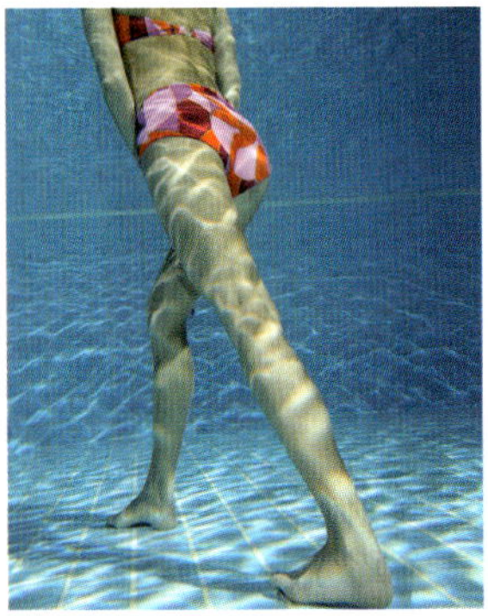

Gehen Sie bei Arthrose ins Wasser! Schwimmen und Aquagymnastik entlastet die Gelenke.

Arthrose

Symptome

- Die Arthrose befällt vornehmlich die Knie- und Hüftgelenke und macht sich zunächst durch Spannungsgefühle und Knirschen bei der Bewegung bemerkbar; der Patient hat den Eindruck, dass irgendetwas in seinem Gelenk steckt bzw. reibt.
- Im späteren Verlauf kommen Schmerzen und Schwellungen der betroffenen Gelenke hinzu, die sich im so genannten aktivierten Arthroseschub bis zur Unerträglichkeit steigern können; der Patient hat Schwierigkeiten beim Laufen, Treppensteigen und auch beim Heben von Lasten; vor allem sind die Schmerzen zu Beginn eines Bewegungsablaufs oder nach einer längeren Ruhephase besonders stark; nach einiger Zeit der Bewegung werden die Schmerzen dann meist erträglicher.
- Im Spätstadium der Arthrose kommt es zu Verformungen im Gelenk mit starken Bewegungseinschränkungen; die daraus resultierenden Fehlbelastungen versucht der Patient mit einer Kippung und Verdrehung in der Wirbelsäule auszugleichen, was schließlich zu schmerzhaften Rückenverspannungen führen kann.

Ursachen

Bezüglich ihrer Entstehungsart werden zwei Formen der Arthrose unterschieden:

- Die primäre Arthrose ist Resultat des Alterns oder einer Überbeanspruchung der Gelenke, etwa durch Übergewicht, Schwerstarbeit oder Leistungssport.
- Die sekundäre Arthrose entsteht infolge von angeborenen Gelenkveränderungen, Erkrankungen (beispielsweise Rheuma und Diabetes) oder Unfällen.

Arthrose oder Arthritis?

Die Symptome von Arthritis und Arthrose können sehr ähnlich sein, so dass selbst Ärzte – vor allem im Anfangsstadium der Erkrankung – bisweilen Schwierigkeiten haben, sie voneinander zu unterscheiden. Eine präzise Diagnose ist jedoch unentbehrlich für eine zielsichere Therapie. Zur Diagnoseabsicherung sollten Sie daher einen erfahrenen Orthopäden oder Rheumatologen aufsuchen.

Biologische Hintergründe

Der Gelenkknorpel besitzt keine eigene Blutversorgung, sondern er wird eher schlecht als recht durch die Gelenkschmiere im Inneren des Gelenks versorgt. Er hat daher bei Verletzungen eine schlechte Heilungstendenz. Sollte es also schon aufgrund der Arthrose zu einem starken Knorpelverschleiß gekommen sein, muss sich der Patient auf einen langwierigen Heilungsprozess einstellen.

So helfen Sie sich selbst

Fisch

Die in Fisch (vor allem Makrele, Lachs und Hering) enthaltenen Omega-3-Fettsäuren können – bis zu einem gewissen Grad – die Bildung der so genannten Entzündungsmediatoren hemmen. Entzündungsmediatoren sind Stoffe, die zur Entstehung von Gelenkschwellungen und den damit verbundenen Schmerzen des Arthrosepatienten beitragen. Auf Aal sollten Arthrosepatienten allerdings verzichten.

Brennnesselblätter

Die Wirkstoffe der Brennnesselblätter greifen in den Schmerzstoffwechsel ein. Sie hemmen die Ausschüttung von Substanzen, die unsere Schmerzfühler sensibilisieren. Die Blätter der Brennnessel wurden, was ihre Wirkung bei Gelenkerkrankungen betrifft, lange vernachlässigt. Jüngere Untersuchungen zeigen jedoch, dass die Therapie mit Extrakten des Krauts bei Arthrosepatienten den Verbrauch an handelsüblichen Schmerzmitteln deutlich zu vermindern vermag. Mitunter kann nach einer Brennnesselkur sogar ganz auf sonstige Schmerzmittel verzichtet werden.
Die Anwendung erfolgt als Tee (1 Esslöffel getrocknetes Kraut auf 1 Tasse Wasser, 10 Minuten ziehen lassen), von dem täglich 3 Tassen getrunken werden, oder in Form von Extrakten und Säften. Diese sind in Apotheken und Reformhäusern erhältlich. Bei der Dosierung halten Sie sich bitte an die Angaben in den Packungsbeilagen.
Präparate: florabio naturreiner Heilpflanzensaft Brennnessel, Kneipp Brennnessel-Saft Kneippianum, Brennnesseldragees Alsitan, IDS 23 Rheuma-Hek, Rheumaless Kapseln.

Ibuprofen

Von allen Schmerzmitteln ist Ibuprofen für Arthrosepatienten am besten geeignet. Präparate zum Einreiben sind: Dolgit Creme, Ibutop Creme.

Ernährungsumstellung

Arthrosepatienten haben einen erhöhten Bedarf an Kalzium und an den Vitaminen C, E, B1, B6 und B12. Stellen Sie daher Ihren Speiseplan auf Obst, Käse- und Vollkornprodukte um. Essen Sie weniger Rind- und Schweinefleisch, stattdessen mehr Fisch und Geflügel. Außerdem sollten Sie sich regelmäßig Bierhefepulver über Ihr Mittagessen streuen oder – wenn Ihnen dieser Geschmack nicht zusagt – Bierhefe als Kapseln einnehmen.
Darüber hinaus sollten Sie Ihr Übergewicht abbauen. Je mehr Kilogramm auf den Gelenken lasten, desto anfälliger werden sie für Verschleiß und Entzündungen.

Medikamente

- **Deutschland**
  Dolgit Creme, Ibutop Creme
- **Österreich**
  Dolgit Creme, Ibutop Creme
- **Schweiz**
  Brufen Gel, Dolgit Creme

Aktivierter Arthroseschub

Beim aktivierten Arthroseschub ist es zu einer akuten Mehrdurchblutung im betroffenen Gelenk gekommen. Hier wären jetzt Wärmeanwendungen genau das Falsche. Die gereizten Blutgefäße müssen vielmehr beruhigt werden, und das geschieht am besten durch kalte Kompressen.

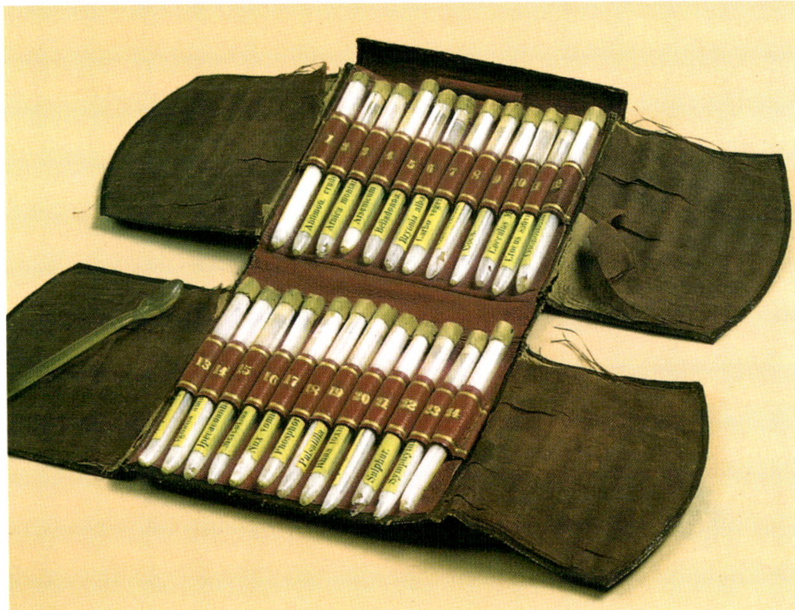

Die homöopathische Taschenapotheke Friedrich Christian Samuel Hahnemanns (1755–1843), dem Begründer der Homöopathie, bestand aus 24 mit den wichtigsten Heilmitteln gefüllten Federkielen.

Aromatherapie

Rosmarin, Majoran und Lavendel fördern über die Haut die örtliche Durchblutung, über die Nase lindern sie unsere Schmerzempfindung. Mischen Sie die Öle zu gleichen Teilen, und geben Sie 10 Tropfen der Mischung auf einen heißen Umschlag, den Sie sich dann um die betroffenen Gelenke wickeln. Diese Anwendung sollten Sie täglich mindestens 1-mal für etwa 10 Minuten durchführen.

Wechseln Sie die Sportart!

Joggen, Bergsteigen und Fußball stellen eine starke Belastung für die Knie- und Hüftgelenke dar, Squash und Badminton werden von Sportmedizinern sogar als regelrechte »Gelenkkiller« eingestuft. Wenn Sie an Arthrose leiden und Ihnen etwas an Ihrer Gesundheit gelegen ist, sollten Sie auf andere Sportarten umsteigen, beispielsweise auf Walking, Schwimmen, Aquajogging, Gymnastik, Radfahren und dosiertes Krafttraining. Wenn Ihre Beschwerden abgeklungen sind, können Sie probeweise ja wieder einen Rückkehrversuch zur alten Sportart machen.

Wichtig!
Der heiße Aromaölumschlag darf nicht während des aktivierten Arthroseschubs zum Einsatz kommen. Hier sollten Sie Rosmarin und Lavendel auf Ihren Handrücken tropfen, den Sie dann immer wieder für einige Minuten vor Ihre Nase halten.

Kälteanwendungen

Vor allem während der tückischen Schübe dieser Erkrankung sollten Sie kalte Packungen auflegen – egal, ob als gekühltes Gel oder in Form von Eiswürfeln, die in ein Handtuch eingepackt sind. Die Packungen 15 bis 20 Minuten auflegen, die Haut 10 bis 15 Minuten wieder erwärmen lassen, dann erneut kühlen.

Homöopathische Mittel

Rhus toxicodendron D6 ist angezeigt bei dem Gefühl, als ob irgendetwas im Gelenk stecken würde. Es entspannt die Muskeln in der Umgebung des geschädigten Gelenks.
Dosierung: 3-mal täglich 1 Tablette.
Ruta D6 hilft bei Schmerzen, die sich durch Feuchtigkeit, Kälte, Ruhe, Stehen und Liegen verschlimmern.
Dosierung: 3-mal täglich 1 Tablette.
(*Ruta D6* in Kombination mit *Rhus toxicodendron D6* ist für das Anfangsstadium der Arthrose geeignet.)
Calcium fluoratum D6 wirkt durch seinen Kalziumgehalt unterstützend auf den Gelenkknorpel. Es sollte ebenfalls möglichst noch im Anfangsstadium zum Einsatz kommen.
Dosierung: 3-mal täglich 1 Tablette.
Ledum oligoplex ist ein Kombinationsmittel für den aktivierten Arthroseschub.
Dosierung: Nehmen Sie stündlich 10 Tropfen, bis die schlimmsten Beschwerden vorüber sind.
Rhus Rheuma Gel N hilft dem Rücken, der sich infolge der Fehlbelastungen in den Gelenken verspannt hat.
Dosierung: Massieren Sie das Gel 4-mal täglich in die schmerzenden Rückenmuskeln ein.

Vorbeugen – so bleiben Sie gesund

- Reduzieren Sie Ihr Übergewicht! Denn wer übergewichtig ist, verschleißt die Gelenke und mindert ganz allgemein ihre Regenerationsfähigkeit.
- Treiben Sie regelmäßig Sport (mindestens dreimal die Woche), um Ihre Gelenke zu stärken und sie durch die Kräftigung der Muskeln zu entlasten. Meiden Sie schnelle Sportarten mit akuten Richtungsänderungen wie Squash und Badminton! Joggen Sie nur auf Waldböden und nur, wenn Sie eventuell vorhandenes Übergewicht bereits abgebaut haben! Ergänzen Sie Ihre Sportart mit Krafttraining, lassen Sie sich hier vor allem in Übungen einweisen, die für die Stärkung der Muskeln im Gesäß, im hinteren Oberschenkel und im Bauch geeignet sind.
- Gehen Sie ins Wasser. Schwimmen und der Aufenthalt im Wasser entlasten die Gelenke.
- Vor allem für Leistungssportler, die in ihrer Familie mehrere Fälle von Arthrose und Arthritis kennen, empfiehlt sich eine vorbeugende Einnahme von Calcium fluoratum D6 (3-mal täglich 1 Tablette), um die Knorpelsubstanz in den Gelenken zu stärken.

Wichtig!

Homöopathische Mittel dürfen nicht gleichzeitig mit ätherischen Ölen verwendet werden. Dies könnte die Wirkung beeinträchtigen. Entscheiden Sie sich daher bitte für eine Therapieform.

Tai Chi Chuan

Das chinesische Schattenboxen bewirkt, richtig ausgeführt, eine Entspannung aller Gelenke, speziell auch der Kniegelenke. Der Übende lernt gleich zu Beginn, seine Knie nie durchzudrücken, sondern sich mit etwas gebeugten und über dem jeweiligen dritten Zeh gehaltenen Knien zu bewegen. Zusätzlich lernt man bei dieser Bewegungsart die ständige Verlagerung und Verteilung des Körperzentrums (und damit auch des Körpergewichts), so dass keine einseitigen Gelenkbelastungen entstehen.

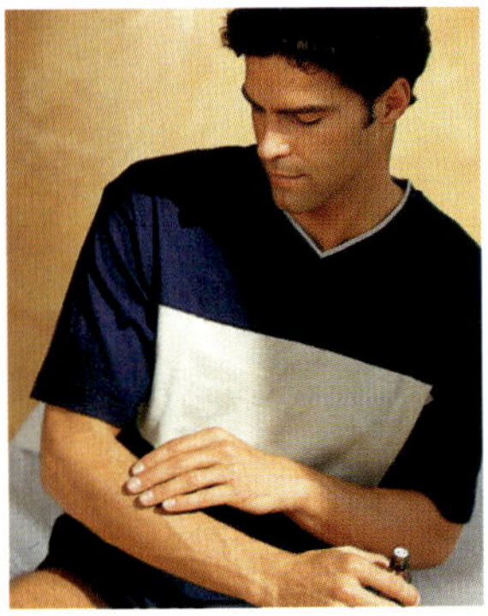

Dauernde Arbeit an der Computertastatur kann zu Überlastungsschmerzen in den Armen führen.

Finger- und Unterarmschmerzen

Symptome

- Taube Finger, Nadelstiche in der Haut, schmerzende Unterarmsehnen und Handgelenke
- In manchen Fällen: Schmerzen, dass sogar alltägliche Handlungen wie Zähneputzen zur Tortur werden

Ursachen

Im Fachjargon werden die für bestimmte Berufe typischen Finger- und Unterarmschmerzen unter der Abkürzung RSI zusammengefasst (engl.: repetitive strain injury = Verletzung durch wiederholte Belastungen).

20 bis 25 Prozent aller Computerarbeitskräfte leiden an RSI. Besonders betroffen sind jene, die schnell schreiben (über 300 Anschläge pro Minute) und ihr Denken direkt in den Computer eingeben müssen: Sekretärinnen, Zeitschriften- und Zeitungsredakteure, Systemprogrammierer.

Die alltägliche »Tastenrallye« am Computer trägt somit die Hauptschuld an der Überbelastung der Sehnen und Muskeln im Finger- und Unterarmbereich.

RSI – nur in Deutschland neu!

Deutsche Wissenschaftler haben RSI lange Zeit ignoriert, obwohl die Krankheit bereits in den 1980er Jahren in Australien und den USA ausgiebig diskutiert wurde. In Australien sollen 22 Prozent der Bildschirmarbeiter betroffen sein, in den USA ist RSI mit 48 Prozent der am häufigsten registrierte Grund für die Anzeige einer am Arbeitsplatz entstandenen Gesundheitsstörung.

Organische Hintergründe

Neben der Schnelligkeit des Schreibens ist auch die Tastenbelegung an den Keyboards schuld am RSI-Syndrom. Denn dort findet man immer noch die so genannte QWERT-Belegung der alten Remington-Schreibmaschine, bei der Mittel- und Zeigefinger überdurchschnittlich belastet werden.

Mittlerweile gibt es schon Tastaturen mit anderen Belegungen im Handel; diese erfordern allerdings, dass die Computerarbeitskraft ihr Zehnfingersystem umstellt.

Psychische Hintergründe

Berufskrankheiten treffen normalerweise oft Menschen, die in ihrem Beruf keinen Spaß haben und sich deshalb bei der Arbeit verkrampfen oder Krankheiten als willkommene Gelegenheit sehen, eine Pause einzustreuen. Beim RSI-Syndrom ist interessanterweise genau das Gegenteil der Fall. Laut Untersuchungen der Technischen Hochschule in Darmstadt trifft es meist ausgerechnet die hochmotivierten Leistungsträger in den Betrieben.

So helfen Sie sich selbst

Tragen Sie elastische Handschuhe!

Sie wirken bei Ihren ramponierten Fingersehnen wie ein elastischer Druckverband, der die Durchblutung fördert und Schwellungen verhindert.

Eisbehandlungen

Das Auflegen von Eis nach der Arbeit lindert die Entzündungssymptome und Schmerzen. Legen Sie dazu das Eis in Handtücher, die Sie um Hände und Unterarme wickeln. Dauer der Behandlung: 20 bis 30 Minuten.

Besorgen Sie sich eine neue Tastatur!

Es muss ja nicht ein Keyboard mit neuer Tastenbelegung sein. Aber es gibt mittlerweile Tastaturen, bei denen die Tastenblöcke in zwei Tastengruppen aufgesplittet sind. Dadurch verändert sich der Winkel für Ihre Handgelenke, wenn Sie tippen. Die Durchblutung in den Händen wird verbessert und die Belastung der Unterarmsehnen reduziert.

Homöopathische Mittel

Die Behandlung mit homöopathischen Mitteln setzt voraus, dass Sie die Symptome des RSI-Syndroms genau beobachten.
Symphytum D6 beschleunigt die Heilung am Sehnenansatz. Es hilft also bei Schmerzen, die sich auf die Hand- und Fingergelenke konzentrieren.
Dosierung: 3-mal täglich 1 bis 2 Tabletten.
Arnica D6 hilft bei Schmerzen, die nach der Arbeit schlimmer werden.
Dosierung: 3-mal täglich 1 bis 2 Tabletten.
Ruta D6 hilft, wenn Sie das Gefühl haben, dass Ihre Sehnen verkürzt sind, und sich Hand und Unterarm insgesamt matt und erschlagen anfühlen.
Dosierung: 3-mal täglich 1 bis 2 Tabletten.

Vorbeugen – so bleiben Sie gesund

- Legen Sie an Ihrem Computerterminal öfter mal kleine Pausen ein! Jede Stunde sollten Sie sich eine Pause von drei bis fünf Minuten gönnen, in denen Sie Ihre Finger entspannen und etwas dehnen.
- Wichtig ist auch, dass Sie die Handgelenke beim Schreiben nicht zu sehr abgeknickt haben.
- Drehen Sie also Ihren Stuhl entsprechend hoch, so dass Sie die Tastatur eher von oben bearbeiten. Falls Sie mit den Füßen nicht mehr auf den Boden kommen, schaffen Sie sich einen kleinen Schemel an.

Vorsicht bei Schmerzmitteln!

Schmerzmittel wie Ibuprofen und ASS vermögen Schmerzen und Entzündungen des RSI-Syndroms wirksam zu lindern. Sie rauben dem Bildschirmarbeiter jedoch das wichtige Warnsignal Schmerz. Die Folge: Er wird seine Finger und Unterarme weiterhin über Gebühr belasten, was alles nur verschlimmert.

Entspannen Sie sich!

Planen Sie regelmäßige Entspannungsübungen für Arme, Finger und den oberen Rückenbereich ein, denn er wird bei langer Schreibtischarbeit ebenfalls strapaziert. Yoga, autogenes Training und Feldenkrais bieten passende Übungen an.

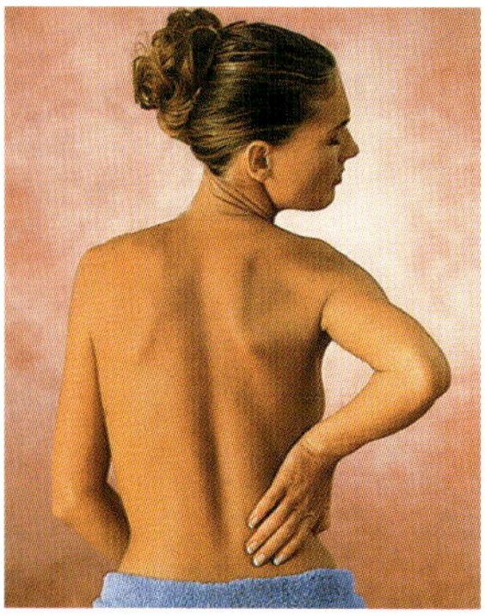

Ursachen eines Hexenschusses können auch Bindegewebsschwäche sowie Störungen im Magen-Darm-Trakt sein.

Hexenschuss

Symptome

- **Regelrecht ins Kreuz schießende Schmerzen, die die Lendenwirbelsäule blockieren**
- **Kalte Hautpartie des unteren Rückens**
- **Der Betroffene ist nicht mehr in der Lage, sich aus dem Stuhl oder aus einer gebückten Position zu erheben; sein Körper nimmt die vornübergebeugte Haltung ein**

Ursachen

Prinzipiell können fast alle Schädigungen an der Wirbelsäule und ihren Bändern zu einem Hexenschuss (akute Lumbalgie) führen. Meistens sind die Wirbelgelenke blockiert – etwa durch falsche Bewegungen. Auch Bandscheibenprobleme können am Hexenschuss mit schuld sein. Typisch für die »Hexe« ist die schockartige Verspannung der tiefen Rückenmuskeln – ein Körperreflex, der einerseits die Wirbelsäule vor weiteren Schäden schützen soll, andererseits aber die Durchblutung verringert und zu Schmerzen führt.

Unterschied: Hexenschuss und Ischias

Beim Hexenschuss beschränken sich die Beschwerden auf den unteren Bereich der Lendenwirbelsäule, sie strahlen – im Unterschied zu Ischiasschmerzen – nicht in die Beine aus.

Körperliche Hintergründe

Es gibt vor allem drei Faktoren, die das Risiko eines Hexenschusses begünstigen:

- Kälte im Rückenbereich, etwa durch offene Fenster und Türen oder durchgeschwitzte Kleidung. Sie verschlechtert die Durchblutung in Muskeln und Gelenken, und das ist eine ideale Voraussetzung für Verletzungen.
- Langes Sitzen, da so die Durchblutung verschlechtert wird.
- Wenn Lasten mit vornübergebeugtem, rundem Rücken gehoben werden oder die Wirbelsäule unerwartete Drehungen vollzieht.

So helfen Sie sich selbst

Teufelskrallenwurzel

Die Wurzeln der Teufelskralle enthalten den Wirkstoff Harpagosid, der gezielt in den Arachidonsäurestoffwechsel eingreift und die Produktion von schmerz- und entzündungsfördernden Substanzen blockiert. Ein weiterer Vorteil von Harpagosid: Es wird vom Körper überdurchschnittlich gut aufgenommen. Untersuchungen an der Universitätsklinik Frankfurt ergaben, dass mit Hilfe der Teufelskralle Rückenschmerzen zum Teil effektiver bekämpft werden

konnten als mit herkömmlichen Rheumamitteln, die Nebenwirkungen waren in jedem Fall geringer.
Präparate: Arthrosetten H Kapseln, Dolo-Arthrodynat, Doloteffin, Kai Fu, Harpagoforte ASmedic, Herbadon, Jucurba, Teufelskralle Kapseln R. Dosieren Sie nach den Angaben der Packungsbeilagen.

Gehen Sie in die so genannte Psoashaltung!

Legen Sie sich auf den Rücken, die Beine im 90-Grad-Winkel beugen und auf einem Stuhl oder einer Bank ablegen. Versuchen Sie, aus dem Bauch, unter Einsatz Ihres Zwerchfells, zu atmen. Zusätzlich können Sie sich sanft an der inneren Fußsohlenkante in der Nähe der Ferse massieren lassen; dort sitzen die Akupressurpunkte zur Entspannung der tiefen Rückenmuskeln.

Omas Wärmflasche

Die gute alte Wärmflasche auf dem Rücken hilft den verengten Muskelblutgefäßen auf die Sprünge. Wenn der Hexenschuss nach einigen Tagen der Selbstbehandlung nicht besser geworden ist, sollten Sie den Arzt aufsuchen.

Homöopathische Mittel

Arnica D6 sollte unmittelbar nach dem Hexenschuss zur Anwendung kommen.
Dosierung: Am Anfang 2 Tabletten pro Stunde, später 1 bis 2 Tabletten pro Tag.
Bryorheum hilft bei denjenigen Rückenschmerzen, die sich bei Kälte verschlimmern.
Dosierung: 4-mal täglich 10 Tropfen.
Rhus toxicodendron D6 hilft, wenn der Hexenschuss wie ein Dolch zugestoßen hat und es zu einer starken Steife im Lendenwirbelbereich gekommen ist.
Dosierung: 3-mal täglich 1 bis 2 Tabletten.

Vorbeugen – so bleiben Sie gesund

- Regelmäßiger Sport: Gymnastik, Krafttraining, Aquajogging. Besonders »rückenintensiv« ist Tai Chi Chuan.
- Heben Sie Lasten nicht aus dem Kreuz, sondern gehen Sie möglichst in die Hocke.
- Sollte die vornübergebeugte Haltung nicht zu vermeiden sein (wenn man z. B. etwas aus dem Kofferraum holt), achten Sie darauf, dass Ihre Beine etwas gebeugt sind und die Rückenmuskeln voll unter Spannung stehen.

Kein Geheimtipp mehr
An den Heilwirkungen der Teufelskralle kommt auch die Schulmedizin nicht mehr vorbei. Die schmerzhemmenden Effekte dieser Pflanze sind mittlerweile auch klinisch belegt.

Heiße Bäder helfen
Heiße Kräuterbäder lindern die Beschwerden – etwa ein Heublumenbad.
Setzen Sie hierfür 1/2 Kilogramm Heublumen in kaltem Wasser an. 30 Minuten ziehen lassen, dann abseihen. Geben Sie diesen Sud ins Badewasser.

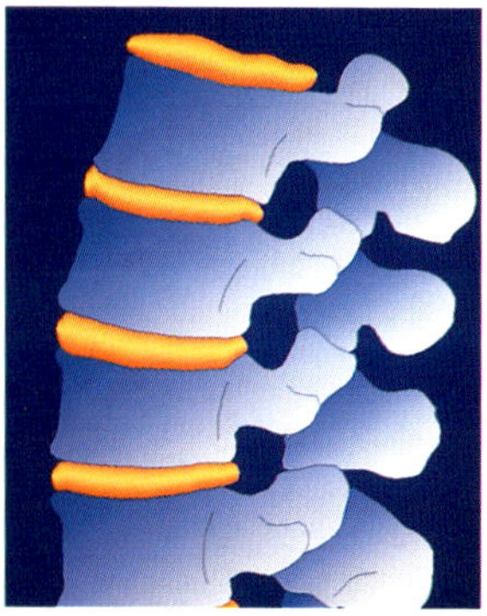

Die Bandscheiben dienen als Puffer zwischen den Wirbeln.

Ischiasbeschwerden

Symptome

- Bei Ischiasbeschwerden werden Nervenwurzeln an der Wirbelsäule gequetscht
- Je nachdem, welche Wurzel betroffen ist, äußert sich der Schmerz im Gesäß, an der Vorderseite des Oberschenkels, seitlich oder hinten am Bein; er kann sogar bis in die Fußspitzen hinunterlaufen
- Ein erfahrener Arzt kann aus einer präzisen Schmerzbeschreibung des Patienten bereits schließen, an welcher Stelle der Wirbelsäule es zur Nervenquetschung kam

Ursachen

Hauptursache für den »Ischias« sind Abnutzungen der unteren zwei Bandscheiben. Je älter wir werden, desto mehr verlieren die Bandscheibenpuffer an Elastizität und normaler Höhe. Die Bänder, die zwei Wirbelkörper zusammenhalten, sind dann nicht mehr straff gespannt, sie verschieben sich, die Nervenwurzeln des Ischiasnervs werden gequetscht und entzünden sich.

Unterschied: Hexenschuss und Ischias

Beim Hexenschuss beschränken sich die Beschwerden auf den unteren Bereich der Lendenwirbelsäule, während sie bei Ischiasschmerzen in der Regel in die Beine ausstrahlen.

Organische Hintergründe

Die Bandscheiben bilden gewissermaßen die Stoßdämpfer zwischen den einzelnen Wirbelkörpern. Sie nutzen sich jedoch nicht allein durch den Alterungsprozess ab, sondern auch durch lang andauerndes Sitzen und Bewegungsmangel. Rückenfreundliche Sportarten – z. B. Schwimmen, Radfahren, Laufen, Skilanglauf – tragen hingegen dazu bei, dass die Regenerationskräfte der Bandscheiben mobilisiert werden. Seltener kommt das so genannte Kaudasyndrom vor, das sich durch Lähmungs- und Taubheitserscheinungen in den Beinen bemerkbar macht.

Wichtig!

Bei Ischiasbeschwerden kann es zu Lähmungserscheinungen kommen. Rufen Sie den Notarzt, wenn Sie nicht mehr auf den Fersen oder Zehen gehen können oder wenn sich Missempfindungen und/oder Taubheit an der Oberschenkelinnenseite einstellen!

So helfen Sie sich selbst

Gehen Sie in die Psoashaltung!

Legen Sie sich auf den Rücken, die Beine werden im 90-Grad-Winkel gebeugt und auf einem Stuhl oder einer Bank abgelegt. Versuchen Sie, aus dem Bauch, also unter Einsatz Ihres Zwerchfells, zu atmen. Zusätzlich können Sie sich von jemand anderem sanft an der inneren Fußsohlenkante in der Nähe der Ferse massieren lassen; dort sitzen die Akupressurpunkte zur Entspannung der tiefen Rückenmuskeln.

Omas Wärmflasche und die »heiße Rolle«

Die gute alte Wärmflasche hilft dem Rücken. Wirksam ist auch eine »heiße Rolle«. Rollen Sie dazu ein Handtuch eng zusammen, stülpen Sie es auf einer Seite trichterartig auf, gießen Sie heißes Wasser hinein, und drücken Sie das feuchtheiße Handtuch auf die schmerzende Partie.

Colocynthis-Homaccord liquid

Colocynthis-Homaccord liquid ist ein Naturheilmittel, das beim strahlenden Ischiasschmerz mitunter erstaunliche Wirkungen erzielen kann. Sie erhalten es in der Apotheke.

Teufelskrallenwurzel

Der in den Wurzeln der Teufelskralle enthaltene Wirkstoff Harpagosid blockiert die Produktion von schmerz- und entzündungsfördernden Substanzen. Zudem wird er von unserem Körper überdurchschnittlich gut aufgenommen.
Präparate: Arthrosetten H Kapseln, Dolo-Arthrodynat, Doloteffin, Kai Fu, Harpagoforte ASmedic, Herbadon, Jucurba.
Bei der Dosierung bitte den Angaben der Packungsbeilagen folgen.

Homöopathische Mittel

Sie wirken nur dann, wenn man die Schmerzsymptome bei Ischiasbeschwerden präzise beobachtet.
Arnica D6 hilft, wenn der Patient den Eindruck hat, dass sich irgendwie eine Klemme in seinen Rücken geschoben hat.
Dosierung: 2 Tabletten pro Stunde, später 1 bis 2 Tabletten pro Tag.
Bryorheum hilft bei denjenigen Rückenschmerzen, die sich bei Kälte verschlimmern.
Dosierung: 4-mal täglich 10 Tropfen.
Nux vomica D6 hilft bei brennenden Schmerzen, die am Abend besser werden und in den frühen Morgenstunden am schlimmsten sind.
Dosierung: 3-mal täglich 1 bis 2 Tabletten.

Vorbeugen – so bleiben Sie gesund

- Regelmäßiger Sport: Gymnastik, Krafttraining, Aquajogging, Schwimmen, Wandern, Radfahren u. Ä., also keine anstrengenden Sportarten (Marathon, Triathlon u. Ä.).
- Heben Sie Lasten nicht aus dem Kreuz, sondern gehen Sie möglichst in die Hocke. Sollte die vornübergebeugte Haltung nicht zu vermeiden sein, achten Sie darauf, dass Ihre Beine etwas gebeugt sind und die Rückenmuskeln unter Spannung stehen.

Rückenschulen

Rückenschulen bieten keine Gymnastik, sondern gezieltes Verhaltenstraining an. Dort lernen Sie alles, was rückengerechte Verhaltensweisen im Alltag anbelangt. Informationen gibt es beim:

- Bundesverband der deutschen Rückenschulen (BdR)
Postfach 11 24
30011 Hannover
Tel. 05 11 / 3 50 27 30
www.bdr-ev.de

Rückenschonendes Aufstehen

Wenn Sie häufiger unter Rückenbeschwerden leiden, sollten Sie auf jeden Fall darauf achten, dass Sie morgens beim Aufstehen aus dem Bett sich immer erst auf die Seite rollen, dann die Beine aus dem Bett hängen lassen und sich erst danach aufrichten.

Kniebeschwerden

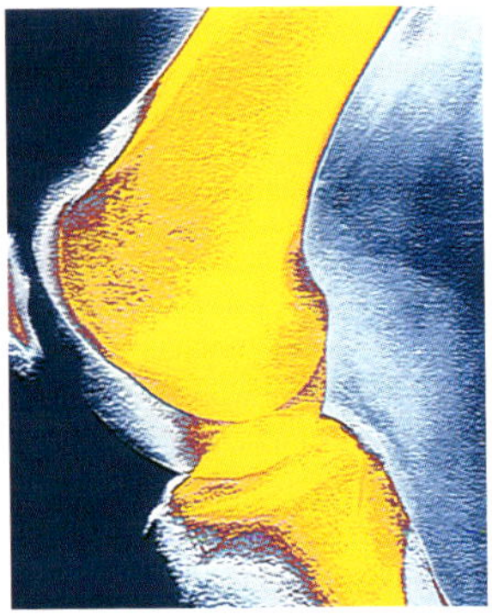

Seitliche Röntgenaufnahme eines Kniegelenks.

Symptome

- Schmerzen im vorderen Kniebereich, die sich verschlimmern, wenn man einige Zeit mit angewinkelten Beinen sitzt
- Manchmal hat man auch ein Gefühl der Sperre, dass irgendetwas im Gelenk steckt
- Wenn man die Kniescheibe bei entspanntem Knie mit der Hand bewegt, spürt man ein Knirschen

Ursachen

Die häufigste Ursache für Kniebeschwerden ist der Knorpelverschleiß an der Kniescheibe.

Organische Hintergründe

Die Kniescheibe liegt an der Vorderseite des Knies in der Sehne des großen Oberschenkelmuskels. Bei Bewegungen des Beins gleitet sie über das Kniegelenk. Um hier einen reibungslosen Verlauf zu gewährleisten, ist sie an ihrer Rückseite mit Knorpelsubstanz überzogen. Bei vielen Menschen ist jedoch die Oberschenkelmuskulatur an der Außenseite stärker ausgeprägt als innen. Die Folge: Die Kniescheibe gleitet asymmetrisch über das Gelenk, ihr Knorpel wird abgeschliffen, und es kommt zu einer Entzündung – oft mit Reizerguss, der dann die Ursache für die »Beinsperre« ist.

Umstrittene Kniestützen

Ärzte und Sportler greifen bei Knieproblemen gern zu elastischen Kniestützen. Ihre orthopädische Wirkung ist allerdings umstritten, außerdem müssen sie 100-prozentig an das jeweilige Knie angepasst sein – was nur selten der Fall ist. Demgegenüber ist ihre psychologische Wirkung eher ungünstig. Denn die Stütze erinnert den Betroffenen permanent daran, dass sein Knie angegriffen ist; und der Schmerzgrad hängt wesentlich davon ab, wie viel Aufmerksamkeit man dem angeschlagenen Körperteil schenkt.

So helfen Sie sich selbst

Treiben Sie weiterhin Sport!

Wer aufgrund der Kniebeschwerden mit dem Sport aufhört, fördert nur die Schwächung wichtiger Oberschenkelmuskeln und damit letztlich auch das Risiko einer Verschlimmerung der Symptome. Bleiben Sie trotzdem dabei! Am besten sind Aquajogging, Schwimmen und Radfahren, da bei ihnen keine scheren- und ruckartigen Kräfte aufs Kniegelenk wirken.

Kräftigen Sie die inneren Oberschenkelmuskeln!

Setzen Sie sich auf einen relativ hohen Stuhl oder eine Tischkante. Strecken Sie wechselweise die Beine in die Waagrechte, wobei die Fußspitze extrem nach außen gedreht wird. Erst 20 Wiederholungen links, dann 20 rechts, das Ganze wiederholen. Durch Gewichtsmanschetten an den Fußgelenken können Sie den Trainingsreiz erhöhen.

Aromatherapie

Die Öle von Rosmarin, Majoran und Lavendel fördern über die Haut die örtliche Durchblutung, als Duft wirken Sie auf diejenigen Gehirnareale, die unser Immunsystem steuern. Mischen Sie die Öle zu gleichen Teilen, und geben Sie 10 Tropfen davon auf eine heiße Kompresse, die Sie sich um die betroffenen Gelenke wickeln. Dauer der Anwendung: 10 Minuten. Mindestens 1-mal täglich durchführen.

Basische Salze

Basische Mischungen aus Natriumkarbonat, Kaliumkarbonat, Kalziumzitrat und anderen Salzen reichen zur Therapie von Gelenkerkrankungen nicht aus, können sie aber sinnvoll unterstützen, da Übersäuerung und die Entstehung von Gelenkschmerzen in der Regel Hand in Hand gehen. Basische Salzmischungen erhält man in Apotheken, Drogerien und Reformhäusern. Bei der Anwendung richten Sie sich bitte nach den Angaben der Packungsbeilagen.

Homöopathische Mittel

Arnica D6, unmittelbar nach dem sportlichen Training oder Wettkampf genommen, verhindert die spontan eintretenden Reizergüsse im angeschlagenen Kniegelenk.
Dosierung: 3-mal täglich 2 Tabletten, 1 bis 2 Tage lang.
Calcium fluoratum D6 kräftigt den Kniescheibenknorpel.
Dosierung: 3-mal täglich 1 bis 2 Tabletten.

Vorbeugen – so bleiben Sie gesund

- Sparen Sie nicht am Schuhwerk! Achten Sie bei Sport- und Straßenschuhen auf einen bequemen Sitz, auf Stabilität und auf das Fußbett. Hohe Absätze sind sowohl für das Rückgrat als auch für die Gelenke auf Dauer schädlich.
- Weiche Waldböden eignen sich zum Joggen besser als harter Asphalt. Am schlimmsten für die Gelenke ist aber der ständige Wechsel des Laufbelags.
- Vermeiden Sie es, sich plötzlich und unaufgewärmt in eine extrem belastende Sportart zu stürzen. Auch Wochenendsportler bzw. Wiedereinsteiger in einen Sport sollten vorsichtig beginnen und sich am Anfang nicht zu viel zumuten.
- So manche Kniebeschwerden erledigen sich von selbst, wenn man sein Übergewicht reduziert. Übergewicht ist für alle Teile des Bewegungsapparats ungünstig.

Vorsicht bei Wärme!

Falls Sie keine Schwellung am Knie haben, können Sie es einmal mit einer warmen Kompresse oder einer anderen Wärmebehandlung versuchen. Wenden Sie keinerlei Wärme bei Schwellungen oder unmittelbar nach sportlichen Aktivitäten an.

Kühlung ist gut!

Ist das Knie geschwollen, hilft meist eine Eisbehandlung. Geben Sie einige Eiswürfel in eine Plastiktüte, und reiben Sie damit 30 Sekunden lang die schmerzenden Stellen; dann wieder erwärmen und erneut 30 Sekunden mit dem Eis reiben. Einige Male wiederholen.

Wichtig!

Sollten die Beschwerden trotz Umstellung der Sportart sowie Muskel- und Knorpelaufbau nach sechs bis acht Wochen nicht besser geworden sein, sollte der Sportarzt oder Orthopäde aufgesucht werden.

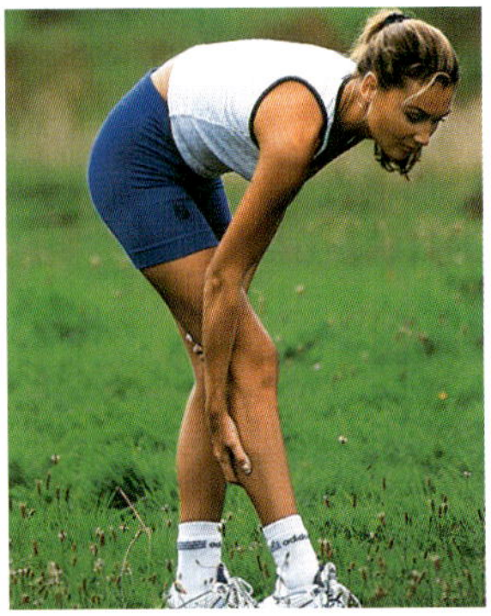

Massagen mit Ölen oder Salben lindern die Schmerzen.

Muskelkater

Symptome

- Muskelschmerzen, etwa 24 bis 36 Stunden nach intensiver sportlicher Belastung; nach spätestens 3 Tagen verschwinden sie.
- Typisch für Muskelkaterschmerz: kein punktuelles Auftreten an einzelnen Muskeln, sondern Verteilung über relativ große Muskelflächen

Ursachen

Muskelkater ist die schmerzhafte Folge von mikroskopischen Verletzungen. Diese Schäden werden durch nachgebende Bewegungen (z. B. bei Liegestützen und Bergabwandern) ausgelöst, ebenso durch hohe Milchsäurekonzentrationen aufgrund großer Belastungen, ungewohnter Anstrengungen oder eines schlechten Trainingszustands. Die betroffenen Muskelgruppen können ihre Stoffwechselprodukte dann nur noch unvollständig abtransportieren.

Verletzungsgefahr!
Wer ohne Pause einfach über den Muskelkater hinwegtrainiert, macht einen möglicherweise schweren Fehler: Schmerzende Muskeln sind nur eingeschränkt funktionstüchtig, blockieren den Bewegungsablauf und stellen dadurch ein enormes Verletzungsrisiko dar.

Organische Hintergründe

Warum kommt der Muskelkater erst dann, wenn die sportliche Betätigung bereits 24 bis 36 Stunden zurückliegt? Die Antwort: Die Muskelfasern haben in ihrem Inneren keine Sinneszellen, die unser Gehirn über irgendwelche Schäden informieren könnten. Die einzigen Sinneszellen sitzen am Faserrand. Und diese müssen eben eine gewisse Zeit warten, bis die »Unfallnachricht« aus dem Faserinnern – z. B. in Gestalt von abtransportiertem Zellmaterial – bei ihnen angekommen ist.

Altbewährt – so helfen Sie sich selbst

Johanniskrautöl (Rotöl)

Ein altes, leider beinahe vergessenes Hausmittel gegen Muskelkater ist Johanniskrautöl. Es wirkt kühlend und schmerzlindernd und beschleunigt außerdem den Abtransport von Stoffwechselzwischenprodukten. Sie erhalten das Öl in der Apotheke. Massieren Sie es mehrmals täglich gut in den schmerzenden Muskel ein.

Traumeel S

Diese Salbe enthält eine Mischung aus Arnika, Ringelblume, Johanniskraut und anderen klassischen Pflanzen zur Behandlung von Sportverletzungen. Massieren Sie die in der Apotheke erhältliche Salbe mehrmals täglich gut ein.

Aromatherapie

Bestimmte Düfte lindern den Schmerz und entspannen die Muskeln, da sie das vegetative Nervensystem beeinflussen. Hierzu gehören Kamille, Lavendel, Majoran und Wacholder. Träufeln Sie 5 bis 8 Tropfen der jeweiligen Öle in eine Duftschale oder Duftlampe, die Sie ins Wohn- oder Schlafzimmer stellen.

Homöopathische Mittel

Arnica D6 lindert die beim Muskelkater manchmal auftretenden Schwellungen.
Dosierung: Am besten nehmen Sie schon die ersten 2 Tabletten unmittelbar nach dem Sport, wenn Sie einen Muskelkater befürchten; danach 3 Tage lang 3-mal 2 Tabletten pro Tag.
Rhus toxicodendron D6 hilft gegen Schmerzen, die bei Bewegung besser und bei Berührung schlimmer werden.
Dosierung: 3-mal täglich 2 Tabletten.

Neu und sanft – unser Tipp

Massagen mit Teebaumöl

Das Öl des australischen Teebaums wirkt schmerzlindernd und zugleich entspannend.
Rezept: Mischen Sie 8 bis 10 Tropfen reines Teebaumöl mit 1 Esslöffel Oliven-, Mandel- oder Avocadoöl, und massieren Sie diese Mixtur etwa 5 Minuten lang gut in Ihre schmerzenden Muskeln ein. Sie können diese Massage 2-mal pro Tag anwenden.
Entspannend wirkt auch ein heißes Vollbad, dem Sie 8 bis 10 Tropfen Teebaumöl zusetzen. Sie können das Öl auch mit 1 oder 2 Esslöffeln Sahne oder Milch vermischen.

Vorbeugen – so bleiben Sie gesund

- Nicht weniger als zweimal die Woche trainieren! Ein gut trainierter Körper kann auf nachgebende Muskelbelastungen besser reagieren, und er produziert beim Sport weniger Milchsäure. Darüber hinaus sollte der Sportler sich vor dem Training mindestens 20 Minuten lang aufwärmen.
- Nach besonders harten Belastungen empfiehlt sich ein Cooldown, das den Abtransport der Milchsäure vorantreibt. In der Regel reichen dazu für den Normalsportler schon ein paar Minuten gemächliches Joggen vollkommen aus.
- Reiben Sie vor sportlichen Anstrengungen die Muskeln mit ein paar Tropfen reinem Teebaumöl ein – entspannte Muskeln bergen eine geringere Verletzungsgefahr.

Milchsäure

In der Regel holt sich ein Muskel seine Energie dadurch, dass er unter Sauerstoffzufuhr bestimmte Nährstoffe verbrennt. Wenn jedoch die Belastungen sehr intensiv sind, muss er auf die so genannte anaerobe (ohne Sauerstoff) Energiegewinnung wechseln. Bei ihr werden Zuckermoleküle zerlegt – jedoch nicht gänzlich, es bleibt Milchsäure übrig. Die Folge: Der Muskel wird »sauer« und müde, seine Bewegungen werden langsamer und unsicherer. Klar, dass er dann auch anfälliger für Verletzungen wird.

Entsäuerungskur

Leiden Sie häufiger unter Muskelkater, dann sollten Sie Ihren Körper unbedingt entsäuern. Am besten geeignet ist dazu eine Entsäuerungskur. Sie ist im Kapitel »Entsäuerung«, Seite 368, beschrieben.

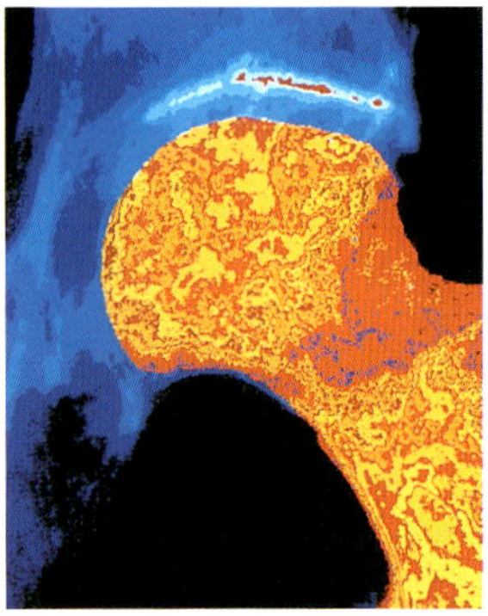

Der Oberschenkelknochen ist bei Osteoporose besonders gefährdet zu brechen.

Osteoporose

Symptome

- Die Osteoporose entwickelt sich schleichend, viele Jahre lang wird sie gar nicht bemerkt; schließlich kommt es zu Rückenschmerzen, die nicht genau lokalisiert werden können, verbunden mit dem Gefühl, dass der Rücken »durchbrechen« könnte; außerdem besteht eine überdurchschnittliche Neigung zu Knochenbrüchen, vor allem im Oberschenkel- und Handgelenkbereich
- Typisch für die Osteoporose ist, dass sich die Schmerzen tagsüber verschlimmern, und zwar unabhängig von Belastung oder Ruhe
- In schlimmen Fällen kommt es zum typischen Osteoporosebuckel: Rundrücken im Brustbereich, der Leib sackt nach vorn, zusätzlich bilden sich Hautfalten, die ungefähr von der Mitte des Rückens schräg abwärts laufen

Ursachen

Osteoporose ist eine Knochenerkrankung, bei der die erbliche Veranlagung eine wichtige Rolle spielt. Darüber hinaus gibt es auch einige Risikofaktoren, die von uns beeinflusst werden können. Dazu gehören vor allem Mangelernährung, Unter- und Übergewicht, Bewegungsmangel, eine längere Einnahme von Kortisonpräparaten und das Rauchen.

Organische Hintergründe

Wenn wir älter werden, wird automatisch mehr Knochengewebe ab- als aufgebaut; ab dem 45. Lebensjahr nimmt die Knochenmasse jährlich um 0,5 bis 1 Prozent ab. Bei Osteoporosekranken ist diese Quote deutlich erhöht. Allerdings darf nicht vergessen werden, dass uns der altersbedingte Knochenabbau alle zu potenziellen Orthopädiepatienten macht, wenn wir nicht rechtzeitig vorbeugend gegensteuern.

Männer und Frauen

Die Osteoporose kann beide Geschlechter treffen, Frauen ab 40 sind jedoch gefährdeter. Der Grund: Sie besitzen einen leichteren Knochenbau, darüber hinaus produziert ihr Körper nach den Wechseljahren nur noch wenig knochenerhaltendes Östrogen.

Altbewährt – so helfen Sie sich selbst

Kalzium

Biostoff Nr. 1 im Hinblick auf die Osteoporose ist ohne Zweifel das Kalzium. Der Gesamtbestand an Kalzium beträgt bei Männern 1000 bis 1100 Gramm, bei Frauen 750 bis 850 Gramm; 99,9 Prozent davon entfallen auf die Knochen. Der Kalziumzufuhr sollte in der Ernährung schon frühzeitig eine besondere Beachtung

geschenkt werden. Bei besonders starkem Kalziummangel kommen entsprechende Präparate aus der Apotheke infrage, ansonsten sollten verstärkt kalziumreiche Nahrungsmittel auf dem Speiseplan stehen.
Außer dem Verzehr von Milchprodukten (Hart- und Frischkäse, Joghurt, Kefir) seien Leinsamen, Mohn und Sesam sowie frische Kräuter empfohlen (Basilikum, Bohnenkraut, Dill, Gartenkresse, Kerbel, Majoran, Oregano, Petersilie, Rosmarin, Thymian).

Meiden Sie Kalziumbremser!

Dazu zählen Nahrungsmittel mit viel Oxalsäure und Phytin – diese beiden Stoffe hemmen die Kalziumaufnahme. Man findet sie vor allem in Kakaopulver, Instantkaffee, Mangold, Pfefferminzblättern, Rhabarber, schwarzem Tee und Weizenkleie.

Meiden Sie Phosphate!

Diese Salze verbinden sich mit den Kalziumionen zu Kalziumtriphosphat, das vom Körper kaum verwertet werden kann. Bei sehr hoher Phosphatzufuhr, wenn z. B. viele Süßigkeiten oder Colagetränke konsumiert werden, ziehen die gierigen Phosphatmoleküle das Kalzium sogar aus Blut und Knochen heraus. Außer in Colagetränken und Schokolade ist vor allem in Fischfrikadellen, Fischstäbchen, Schmelzkäse und Speiseeis viel Phosphat enthalten.
Zwar finden sich auch in frischem Fisch sowie in Hart- und Frischkäse große Mengen an Phosphat, diese Nahrungsmittel sind jedoch aufgrund ihres hohen Kalzium- und Vitamin-D-Gehalts trotzdem als unbedenklich einzustufen.

Raucherinnen haben schlechte Karten

Rauchen entzieht dem Körper Östrogen und erhöht dadurch das Osteoporoserisiko. Bei Frauen, die mit Beginn der Wechseljahre eine Packung Zigaretten pro Tag rauchen, ist die Knochendichte um durchschnittlich zehn Prozent geringer.

Walking

Sie müssen keine ausgefallene Sportart betreiben, um Ihre Knochen beweglich zu halten – flottes Spazierengehen genügt! Sie sollten es allerdings regelmäßig tun. Wissenschaftler behaupten: 20 Minuten täglich reichen aus. Machen Sie sich also von Witterungsverhältnissen unabhängig, und gehen Sie jeden Tag raus.

Lichttherapie

Sonnenlicht regt den Knochenaufbau an. Eine einfache Therapiemaßnahme ist folglich, täglich 30 Minuten an der frischen Luft zu verbringen.

Medikamente

Deutschland
Calcium Sandoz forte, Frubiase Calcium, Loescalcon 500, Vivural 500
Österreich
Calcium Genericon 500, Calcium Sandoz forte
Schweiz
Calcium Sandoz forte, Maxi-calc

Entsäuerungskur

Zur Vorbeugung und auch zur Behandlung von Osteoporose eignet sich unterstützend eine Entsäuerungskur. Wie Sie eine solche Kur am besten durchführen, lesen Sie im Kapitel »Entsäuerung«, Seite 368.

Lachs liefert große Mengen an dem fettlöslichen Vitamin D, das ebenfalls am Knochenaufbau beteiligt ist.

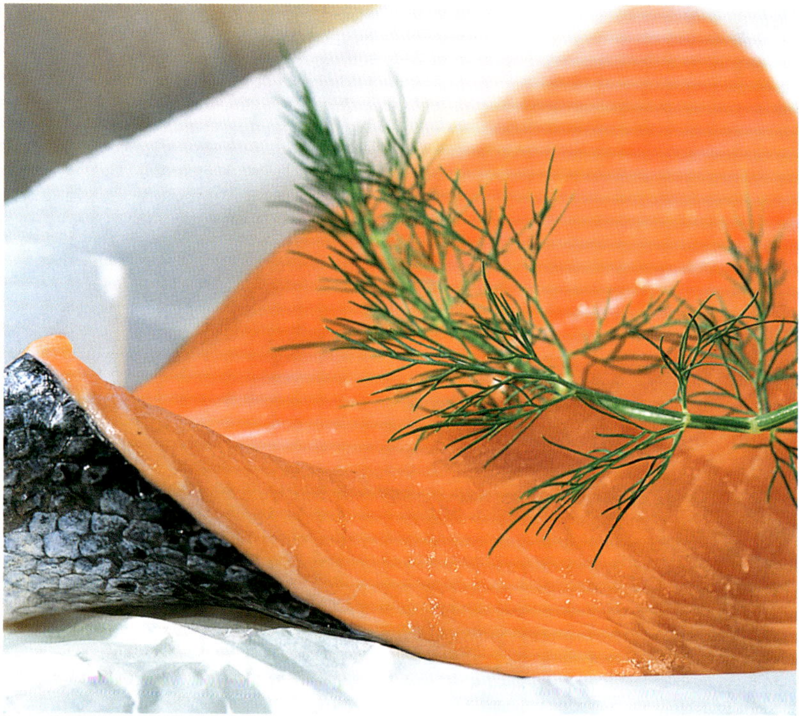

Wichtig!
Wenden Sie homöopathische Mittel nicht zusammen mit ätherischen Ölen an; die Wirkungen können sich gegenseitig beeinträchtigen.

Seien Sie egoistischer!

Zu den Osteoporosekranken zählen gerade die »Opferlämmer«, die sich für alles und jeden »krumm machen«. Werden Sie in Maßen egoistisch, und lehnen Sie Ansprüche an Sie öfter mal ab!

Aromatherapie

Die folgenden Düfte wirken bei Osteoporosebeschwerden schmerzlindernd und entspannend: Johanniskraut, Rosmarin, Majoran, Thymian, Gewürznelke, Muskat und Lorbeer.
Geben Sie ein paar Tropfen der jeweiligen Öle (die Sie auch nach Geschmack mischen können) in eine Duftlampe, und stellen Sie diese im Wohn- oder Schlafzimmer auf. Sie können auch ein Aromabad nehmen. Mischen Sie dazu 15 Tropfen der genannten Aromaöle mit 2 Esslöffeln Sahne oder Milch – das genügt für ein Vollbad.

Tai Chi Chuan

Diese chinesische Meditation in Bewegung schützt ebenfalls vor Knochenabbau und kann bestehende Beschwerden lindern helfen. Bitte erlernen Sie Tai Chi Chuan nur bei einem Experten, denn Anfänger müssen ständig und individuell in ihren Bewegungen korrigiert werden. Bei Tai Chi lernen Sie Schrittabfolgen, die meistens in einem schulterbreiten Stand enden. Wenn Sie diese Standbreite falsch einüben, bekommen Sie Rückenschmerzen.

Homöopathische Mittel

Calcium fluoratum D6, Calcium phosphoricum D6 und *Silicea D6* tragen als Konstitutionsmittel zum Knochenaufbau bei.
Dosierung: 3-mal täglich 1 bis 2 Tabletten, die verschiedenen Mittel im täglichen Wechsel.

Neu und sanft – unser Tipp

Farbtherapie

Die Farben Rot und Orange mobilisieren den Aufbau der Knochen über ihren Einfluss auf das Nervensystem. Wählen Sie Ihre Kleidung also vorzugsweise nach diesen Farben aus, auch sollte Ihr Essen möglichst rote und orangefarbene Töne (z. B. Erdbeeren, Orangen, Karotten, Rote Bete, Äpfel und etwas Rotwein) enthalten.

Vorbeugen – so bleiben Sie gesund

- Viel Bewegung, am besten täglich für 30 Minuten einen Spaziergang an der frischen Luft. Der besondere Sporttipp zur Osteoporoseprophylaxe: Aquajogging. Bei dieser Sportart konnten Wissenschaftler nachweisen, dass sie das Osteoporoserisiko senkt und Osteoporosepatienten deutliche Linderung verschafft. Erkundigen Sie sich beim Landesschwimmverband nach entsprechenden Kursen!
- Viel Schlaf! Wachstumshormone für die Knochen werden vor allem im Schlaf ausgeschüttet. Versuchen Sie daher, mehr zu ruhen und zu schlafen. Zusätzlich sollten Sie abends eiweißreich essen, denn Kohlenhydrate (vor allem Zucker) stören die Produktion der nachtaktiven Wachstumshormone empfindlich.
- Bevorzugen Sie Nahrungsmittel mit viel Vitamin D und Kalzium. Sie finden diese Substanzen hauptsächlich in Kaltwasserfischen wie Makrele, Hering und Lachs. Auch Leber, Leberwurst und Eier sollten gelegentlich auf dem Speiseplan erscheinen. Außerdem wichtig: Vitamin C, da es den Kalziumtransport in die Knochen verbessert. Sie finden es in Holunderbeeren, Kiwis, Zitronen, Sanddorn, Zwiebeln und Brokkoli.
- Kochen Sie Suppen, die auf Fleischknochen basieren, stets mit einem Schuss Essig, denn der löst das Kalzium aus den Suppenknochen heraus!
- Kein Nikotin und möglichst wenig Alkohol! Sie sind die größten Vitaminräuber.
- Trinken Sie weniger Kaffee! Denn Koffein fördert die Kalziumausscheidung über den Urin.
- Finger weg von Abführmitteln! Abführmittel erhöhen ebenfalls die Kalziumausscheidung.

Hormonersatz?

Die Hormonersatztherapie, bei der besonders gefährdete Frauen mit Östrogenen versorgt werden, ist unter Wissenschaftlern nach wie vor umstritten. Sicher ist: Östrogene können Osteoporose stoppen oder verhindern, andererseits stellt jede Hormontherapie einen massiven Eingriff ins körperliche und seelische Gleichgewicht dar.

Pflanzliche Östrogene

Insofern die Osteoporose bei Frauen oft Hand in Hand geht mit dem Hormonverlust während der Wechseljahre, können hier pflanzliche Östrogene hilfreich sein. Nahrungsmittel mit hohem Phytohormonanteil sind die Sojaspeisen Tofu und Miso sowie Buchweizen und Leinsamen. Von den Pflanzenextrakten kommen Traubensilberkerze und Rotklee infrage, besonders östrogenhaltig ist aber die einheimische Venusurkicher.

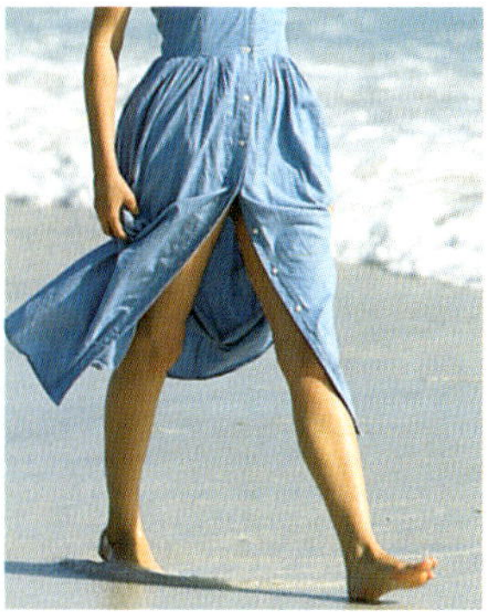

Barfuß im Sand – das stärkt die Fußmuskulatur!

Plattfuß

Symptome

- Abgeflachte Längswölbung des Fußes, oft mit einer Auswärtsdrehung verbunden
- Viele Menschen mit Plattfüßen klagen über Müdigkeit und Schmerzen in den Füßen

Ursachen

Folgende Faktoren können zum Plattfuß beitragen:

- Fehlerhafte Entwicklung im Knochenbau
- Schwächungen und Dehnungen im Bändersystem des Fußes
- Schwäche in den Fuß- und Unterschenkelmuskeln

Biomechanische Hintergründe

Der Plattfuß wirkt sich auf unser gesamtes Knochengerüst aus. Meistens führt er zu einer Auswärtsdrehung des Fußes, wodurch die Statik gestört werden kann – denn der Fuß stellt das unterste Glied eines komplexen Knochen- und Gelenksystems dar. Viele Beschwerden in Knie, Hüfte und Wirbelsäule haben ihre Ursache darin, dass sie infolge des Plattfußes ungleichmäßig belastet werden.

Oft angeboren

Die Neigung zum Plattfuß – besonders wenn er durch Knochenbaufehler verursacht wurde – ist angeboren. Dennoch ist es möglich, den Schweregrad durch ein spezielles Muskeltraining zu beeinflussen.

Psychische Hintergründe

Viele Plattfußentwicklungen wären relativ einfach zu verhindern gewesen, wenn die Eltern bei ihren Kindern rechtzeitig auf Gehfehler geachtet und diese korrigiert hätten. Kinder neigen oft zu »platschendem« und lautem Laufen, Jugendliche kommen – vor allem wenn sie in der Pubertät Probleme mit ihrem Körper haben – gern schlurfend daher, ohne die Füße deutlich vom Boden abzuheben. Beide Gangarten führen längerfristig dazu, dass wichtige Stützmuskeln in Fuß und Unterschenkel verkümmern.

Altbewährt – so helfen Sie sich und Ihrem Kind!

Einlagen

Einlagen können den Fuß im Schuh stabilisieren und bis zu einem gewissen Grad das verloren gegangene Fußbett simulieren. Am besten ist es jedoch, schon beim Schuhkauf darauf zu achten, dass der Sohlenverlauf die Längslinie an der Fußinnenseite anhebt. Vor allem zu enge bzw. nicht passgerechte Schuhe fördern zusätzlich eine Muskelschwäche im Fuß.

Homöopathische Mittel

Sie lindern die Beschwerden in der ermüdeten Muskulatur.

Bryonia D6 hilft bei stechenden Schmerzen, die bei Bewegung schlimmer werden.

Dosierung: 3-mal täglich 1 bis 2 Tabletten.

Rhus toxicodendron D6 wirkt bei Muskelsteifigkeit und Schmerzen, die in Ruhe oder nach der Bewegung schlimmer werden.

Dosierung: 3-mal täglich 1 bis 2 Tabletten.

Mit Gymnastik sanft gegensteuern – unser Tipp

Fußgymnastik

Fußgymnastik kann bei Kindern bestehende Plattfüße vollständig zum Verschwinden bringen und bei Erwachsenen zumindest die daraus resultierende Fehlstellung der Füße beheben:

- Setzen Sie sich auf einen Stuhl, so dass die Beine leicht gespreizt sind und die Kniegelenke einen Winkel von über 90 Grad aufweisen. Dann bringen Sie die Kniegelenke zusammen und pressen sie aneinander, so dass die Fußaußenseiten deutlich vom Boden entfernt werden müssen. Halten Sie diese Position etwa 10 Sekunden lang, dann machen Sie eine kurze Pause und wiederholen die Übung.
- Sie sitzen auf einem Stuhl, ein Fuß steht nur mit der Ferse auf dem Boden. Mit dem freien Fuß drücken Sie auf den Rücken des stehenden Fußes, der sich nun dagegen wehren muss, hinuntergedrückt zu werden. Halten Sie die entstehende Muskelspannung 10 Sekunden lang, dann wechseln Sie den Standfuß.
- Legen Sie sich auf den Rücken. Die Fußsohlen drücken bei gebeugten Kniegelenken (90 Grad) sanft gegen die Wand. Dann wandern Sie, indem Sie sich mit Ihren Zehen an der Wand hochziehen, mit den Fußsohlen nach oben, so weit es geht. Sie werden eine deutliche Dehnung an der Schienbeinmuskulatur und eine Erwärmung im Fußbett und in den Zehen spüren. Wiederholen Sie diese Übung mindestens 3-mal.

Andere Formen

Es gibt auch einen unfallbedingten Plattfuß. Er kann nach Knochenbrüchen und Verrenkungen im Fußbereich entstehen. Eine seltenere Form ist der entzündungsbedingte Plattfuß, etwa bei bestimmten rheumatischen Erkrankungen.

Wichtig!

Bei der Fußgymnastik dürfen Sie natürlich keine Schuhe tragen; am besten ist es, wenn Sie die Übungen barfuß machen. Wiederholen Sie den ganzen Trainingszyklus zwei- bis dreimal pro Tag!

Vorbeugen – so bleiben Sie gesund

- Lassen Sie Ihr Kind so oft wie möglich barfuß laufen. Vor allem das barfüßige Laufen im Sand oder auf einer Wiese trägt positiv zur Fußbettentwicklung bei.
- Beobachten Sie den Gang Ihres Kindes! Versuchen Sie ihm seine Marotten (Schlurfen, Platschen) auszureden, ohne dabei besserwisserisch und belehrend zu wirken. Bleiben Sie im Gespräch immer bei der Sache.

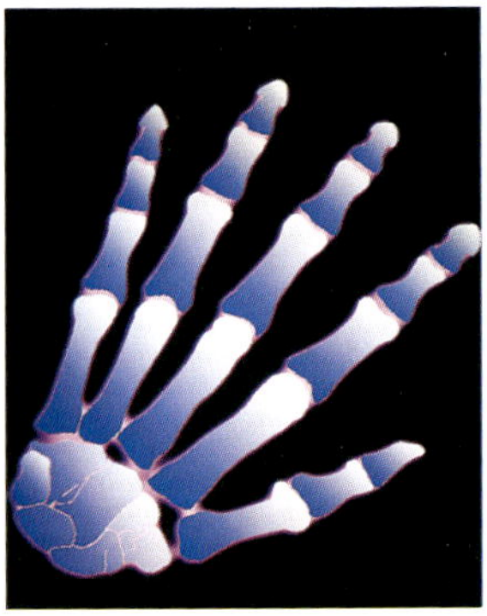

Erkrankungen des rheumatischen Formenkreises betreffen häufig die Fingergelenke.

Rheumatische Erkrankungen

Symptome

- Schmerzen in den Weichteilen (Muskeln), aber auch in den Gelenken, morgendliches Steifigkeitsgefühl
- Wandernde Schmerzen (Schmerzen wandern durch die Körperdecke, ein Phänomen, das dieser Krankheit den Namen gegeben hat)
- Bisweilen: Rheumaknoten unter der Haut
- Im Spätstadium: Zerstörung von Gelenkknorpeln und Knochen, Gelenkversteifung und Gelenkdeformierung

Ursachen

Mit »Rheuma« werden pauschal viele chronische Gelenk- und Wirbelsäulenschmerzen bezeichnet. Die Auslöser für Rheumatismus sind vermutlich Störungen im Immunsystem. Andere Erkrankungen des rheumatischen Formenkreises gehen dagegen auf Infektionen mit bestimmten Bakterien, Tbc, Knochenentzündungen oder Gicht zurück. Immer beteiligt ist eine Entgiftungsstörung des Körpers, bei der der Organismus in eine schlechte Stoffwechsellage durch sich anhäufende Gifte gerät. Die rheumatischen Schmerzen sind immer mit einer Übersäuerung des Körpers verbunden.

Bei Frauen häufiger

Etwa dreimal mehr Frauen als Männer erkranken an rheumatischen Beschwerden. Offenbar spielen psychische Faktoren eine Rolle. Die Rheumapersönlichkeit wird als duldsam und demütig beschrieben – hier mag die traditionelle Frauenrolle eine gewisse Bedeutung haben.

Organische Hintergründe

Rheumatische Gelenkerkrankungen brechen meistens zwischen dem 30. und 50. Lebensjahr aus. Ihr Verlauf ist nicht vorherzusagen. Bisweilen gibt es richtige Schübe. Oft verschwinden sie von selbst, oft verstärken sie sich und können bis zur Invalidität führen. Die entzündlichen Veränderungen betreffen zunächst die Gelenkinnenhaut, dann dringt der Entzündungsprozess bis zum Gelenkknorpel vor, zerstört diesen im Lauf der Zeit und deformiert schließlich den Knochen.

So helfen Sie sich selbst

Wassertherapie

Fußbäder mit ansteigender Temperatur (innerhalb von 20 Minuten von 35 auf 42 °C steigend) sind sinnvoll bei rheumatischen Erkrankungen.

Schwarzkümmel

Er enthält große Mengen mehrfach ungesättigter Fettsäuren wie Linol- und Gamma-Linolensäure. Diese greifen in den Immunapparat ein, indem sie die Synthese bestimmter Immunregulatoren unterstützen und die Aktivität schmerz- und entzündungsauslösender Substanzen unterdrücken. Dadurch wird er – beispielsweise als Tee – zum Heil- und Vorbeugungsmittel bei rheumatischen Erkrankungen.

Bernstein

Bernstein gilt zu Recht als Hausmittel gegen rheumatische Erkrankungen. Mittlerweile weiß man, warum Bernstein seit langem mit gutem Erfolg eingesetzt wurde: Er enthält Terpene und ätherische Öle, die rheumatische Schmerzen lindern können.
Umwickeln Sie die besonders stark schmerzenden Gelenke mit einer Bernsteinkette. Sind die Fingergelenke betroffen, tut es natürlich auch ein Bernsteinring.

Wärmebehandlungen

Wärmeanwendungen lindern die rheumatischen Schmerzen; zusätzlich fördern sie die Durchblutung. Es gibt verschiedene Möglichkeiten: von Wärmflasche über Heizkissen bis zu Fangopackungen, heißen Kartoffelauflagen und Moorbädern. Testen Sie, was gut tut!

Badezusätze

Die meisten Rheumakranken reagieren gut auf ein warmes Bad mit Heilkräuterzusätzen. Grundsätzlich gilt, dass Sie etwa 20 Minuten baden sollten, beginnend mit einer Temperatur von 36 °C, die Sie langsam auf 42 °C steigern. Danach sollten Sie ins Bett gehen, denn anschließende Ruhe ist sehr wichtig, damit die Therapie anschlägt.
Birkenrindenbad: 1 Hand voll der Rinde in 2 Liter Wasser 10 Minuten kochen, dann abseihen. Schütten Sie diesen Sud ins Badewasser.
Fichtennadelbad: Für den Sud 3 Hand voll Fichtennadeln in 2 Liter Wasser 15 Minuten kochen, dann abseihen.

Pfarrer Kneipps Rheumahemd

Sebastian Kneipp, der Pfarrer aus Bad Wörishofen, erfand das nasse Hemd für Rheumakranke.
Rezept: 1 Hand voll Heublumen in 2 Liter Wasser kochen, ein Leinenhemd in den warmen Sud tauchen, auswringen und anziehen. Legen Sie sich damit etwa 1 1/2 Stunden gut zugedeckt ins warme Bett.

Vorbeugen – so bleiben Sie gesund

- Regelmäßige Bewegung ist die beste Vorbeugung gegen Schäden des Bewegungsapparats.
- Entscheiden Sie sich für eine der sanfteren Ausdauersportarten: Schwimmen, Radfahren, Wandern, Joggen (Aquajogging für Übergewichtige).
- Eine gesunde, ballaststoffreiche Ernährung mit viel Vitaminen stärkt die Konstitution allgemein.

Nicht verwechseln!
Schwarzkümmel, Nigella sativa, wird gerne mit dem schwarzen Kreuzkümmel, Cuminum, verwechselt. Geschmacklich und medizinisch bestehen zwischen beiden jedoch große Unterschiede. Schwarzkümmelöl ist auch in Kapselform in Reformhäusern und Apotheken erhältlich.

Wichtige Adresse
- Deutsche Rheuma-Liga
Rheinallee 69
53179 Bonn
Tel. 02 28 7/ 95 75 00

Entgiftung
Achten Sie darauf, dass Ihre Verdauung gut funktioniert, damit Ihr Körper die Stoffwechselschlacken und -gifte, die bei Entzündungen anfallen, rasch und vollständig ausscheiden kann.

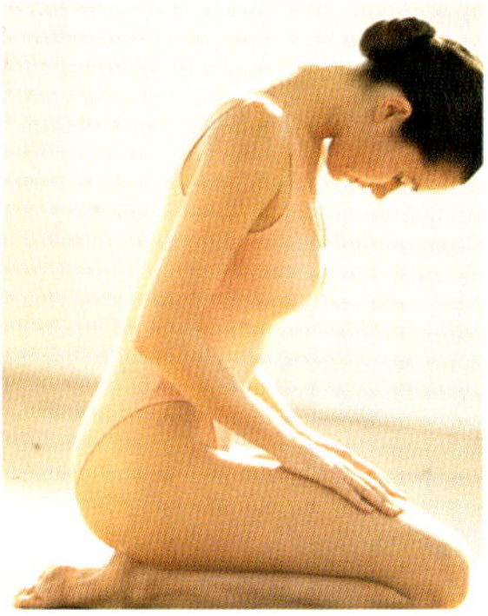

Entspannungstechniken helfen bei Rückenschmerzen. Jeder dritte Deutsche leidet bereits an Rückenschmerzen. Sie sind ein häufiger Grund für das vorzeitige Ausscheiden aus dem Arbeitsleben.

Rückenschmerzen

Symptome

- Chronische oder akute Schmerzen im gesamten Rückenbereich
- Die Schmerzen können in den Nacken und den Kopf oder in die Arme und Beine ausstrahlen

Ursachen

Unser Rückgrat ist sehr belastbar. Wenn jedoch eine Überlastung auftritt, die zu groß ist oder zu lange anhält, dann kommt es zu Rückenproblemen: Rückenschmerzen, Ischiasschmerzen, Hexenschuss oder Bandscheibenvorfall. Es gibt natürlich auch altersbedingte Gründe für Rückenschmerzen, doch meist sind Bewegungsmangel, falsche Ernährung und falsche Körperhaltung daran schuld.

Organische Hintergründe

Unser Rücken ist ein erstaunliches, starkes Gebilde, bestehend aus Rückenwirbeln, Rückenmuskulatur, Bändern, Sehnen, Bandscheiben und Nervensträngen. Im Alter nimmt die Elastizität der Bandscheibenpuffer ab. Dadurch verlieren sie an Höhe, und ganze Abschnitte der Wirbelsäule werden stärker beweglich, da die Wirbelkörper nicht mehr durch straff gespannte Bänder zusammengehalten werden. Sie können sich dann leichter verschieben.

Psychische Hintergründe

Die äußere Haltung eines Menschen lässt auch auf seine innere schließen. Hat er eine aufrechte oder eine gebückte Haltung, hängende oder hochgezogene Schultern? Man kann auf Anhieb sehen, wie einem Menschen zumute ist. Psychische Probleme wirken sich unmittelbar auf den Rücken aus.

Wichtig!

Man muss nicht gleich bei jedem Rückenschmerz zum Arzt gehen. Halten die Schmerzen aber länger an, sind sie sehr heftig und kommen noch weitere Symptome (z. B. Taubheitsgefühl, Verschlimmerung bei Husten, Niesen, Fieber) dazu, sollten Sie auf jeden Fall den Orthopäden aufsuchen.

Altbewährt – so helfen Sie sich selbst

Bewegen Sie sich – aber richtig!

Stärken Sie Ihre Rückenmuskulatur, indem Sie regelmäßig Sport treiben, am besten Schwimmen, Jogging oder Radfahren.

Überprüfen Sie Ihre Sitzgewohnheiten!

Bleiben Sie nie lange steif sitzen. Wechseln Sie die Sitzhaltung. Legen Sie sich ein Keilkissen zu, auf dem Sie bequem sitzen (die Sitzfläche sollte leicht nach vorn abfallen). Halten Sie den Rücken beim Sitzen gerade!

Muskelentspannungsbad

Bei akuten Rückenschmerzen hilft oft ein Muskelentspannungsbad. Nehmen Sie ein Ölbad mit Rosmarin- und Thymianextrakten, und entspannen Sie sich darin etwa 20 Minuten lang. Danach massieren Sie die schmerzende Stelle mit warmem Rosenholzöl ein.

Wärmebehandlung

Rückenschmerzen aufgrund von Verspannungen sprechen gut auf eine Wärmebehandlung an.
Heiße Rolle: Mehrere ineinander gelegte Tücher oder Handtücher werden mit kochendem Wasser übergossen und dann auf die schmerzenden Stellen gelegt.
Fango: Erhitzte Fangopackungen (erhältlich in der Apotheke) werden auf die betroffenen Stellen gelegt.
Trigonella: Die pflanzlichen Trigonella-Auflagen bringen die Wärme tief ins Körperinnere. Täglich 1-mal für 20 Minuten auf die schmerzenden Stellen legen.

Akupressur

Massieren Sie mit den Fingerkuppen von Zeige- und Mittelfinger folgende Punkte mit kreisenden Bewegungen; die Kreisbewegungen sollten sedierend (beruhigend) sein, d. h. im Uhrzeigersinn von innen nach außen verlaufen.
Yaoshu: Dieser Akupressurpunkt liegt auf dem so genannten Lenkergefäß am Ende der Gesäßfalte zwischen Steiß- und Kreuzbein.
Shangliao: Der Punkt befindet sich in der Vertiefung, die das Kreuzbein auf der Rückenhaut bildet. Massieren Sie dieses »Sakralloch« zunächst rechts, dann links.

Vorbeugen – so bleiben Sie gesund

- Treiben Sie Sport, und bewegen Sie sich regelmäßig!
- Gehen Sie beim Bücken in die Hocke, vor allem wenn Sie etwas aufheben.
- Heben Sie keine schweren Gegenstände hoch, und verteilen Sie Lasten, die Sie tragen. Halten Sie Lasten dicht am Körper.
- Stützen Sie den Oberkörper beim Sitzen am Arbeitstisch mit den Armen ab.
- Stehen Sie mit leicht gebeugten Beinen, verändern Sie öfter die Stehposition, und ziehen Sie beim Liegen die Beine an (Matratze auf Rückentauglichkeit überprüfen!).
- Achten Sie auf Ihr Gewicht, denn jedes Gramm zu viel belastet Knochen, Sehnen und Gelenke. Stellen Sie auf eine gesunde Ernährung um!

Cayennepfeffer

Cayennepfeffer wird in der Therapie von Rückenschmerzen schon lange eingesetzt, allerdings hatte die Schulmedizin Zweifel an seiner Wirksamkeit. Wissenschaftliche Studien haben inzwischen belegt, dass der Hauptwirkstoff des Cayennepfeffers, das Kapsaizin, die Schmerzen lindert. Die Anwendung erfolgt in Form von Pflastern oder Salben. Fragen Sie in der Apotheke.

Rückenschule

Der Besuch einer Rückenschule ist sehr zu empfehlen. Dort lernen Sie, wie Sie gewohnte falsche Bewegungen wieder rückengerecht ausbügeln können. Oder lassen Sie sich unter Anleitung eines erfahrenen Physiotherapeuten Übungen zeigen, die Sie selbst durchführen können. Infos zur Rückenschule gibt es beim:

- Bundesverband der deutschen Rückenschulen (BdR)
Postfach 11 24
30011 Hannover
Tel. 05 11 / 3 50 27 30
www.bdr-ev.de

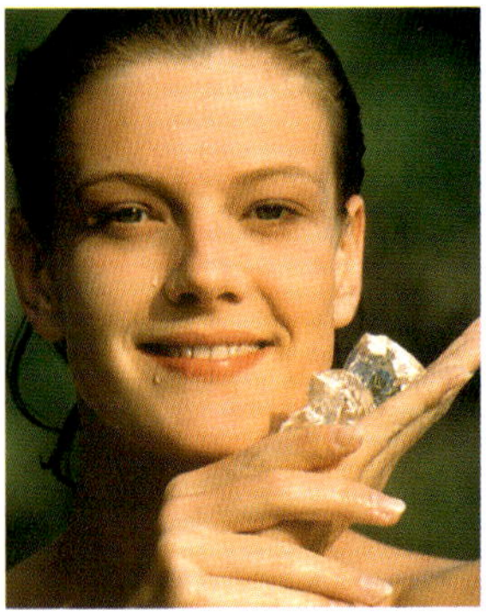

Kühlung, am besten mit Eiswürfeln, lindert die Schmerzen.

Sehnenscheidenentzündung

Symptome

- Erstes Stadium: Die Sehne des Unterarms schmerzt nach schwerer und langer Anstrengung; bei Ruhe verschwindet der Schmerz langsam
- Zweites Stadium: Die Schmerzen treten vor allem am Anfang von bestimmten Bewegungsabläufen auf; nach einer gewissen Aufwärmphase werden sie schwächer, doch nach Beendigung der Tätigkeit und in der Nacht verschlimmern sie sich
- Drittes Stadium: Die Schmerzen werden chronisch, halten auch noch tage- und nächtelang nach der jeweiligen Betätigung an

Ursachen

Überanstrengung, einseitige Belastungen oder unphysiologische (falsch ausgeführte) Bewegungsabläufe führen zu einer Entzündung der Sehnenscheide. Dies ist eine typische Sportverletzung und trifft vor allem die Sehnen im Unterarm von Tennis-, Badminton- und Squashspielern. Aber auch langes Schreiben, Tippen oder Zeichnen kann die Ursache sein; und zu eifrige Stickerinnen bleiben ebenfalls nicht verschont. Falls es zur Entzündung gekommen ist, müssen Sie mit dem Sport bzw. der Tätigkeit unbedingt pausieren, bis die Verletzung vollständig auskuriert ist.

Früh mit der Therapie beginnen!
Sehnenscheidenentzündungen sind außerordentlich hartnäckig und haben schon so manche Sportlerkarriere beendet. Die Therapiechancen sind am größten, je früher mit der Behandlung begonnen wird.

Organische Hintergründe

Bei der Sehnenscheide handelt es sich um eine Art Röhrenschutz des Körpers für besonders stark beanspruchte und häufig abgeknickte Sehnen. Ihr Außenteil besteht aus einem spröden Gewebering, ihr Innenteil sondert einen Schleim ab, damit die Sehne besser gleiten kann. Eine Verletzung bzw. Entzündung der robusten Sehnenscheide ist ein deutlicher Hinweis auf starke Überlastungen und falsche Bewegungsabläufe.

Altbewährt – so helfen Sie sich selbst

Kühlung hilft!

Lang andauerndes Kühlen (mindestens 30 Minuten lang!) lindert die Schmerzen und wirkt entzündungshemmend. Zur Kühlung verwendet man Eiswürfel, die in ein dickes Handtuch eingerollt und auf die betreffende Stelle gedrückt werden. Wenden Sie Eispackungen im ersten Stadium jedes Mal nach der Belastung, im zweiten Stadium immer vor der Belastung an.

Heilmagnete

Gerade bei hartnäckigen Sportverletzungen haben Magnete eine realistische Chance, da sie auch in tieferen und schwer zugänglichen Gewebezonen die Durchblutung anregen können. Am effektivsten sind Magnetfolien mit wechselnden Plus- und Minuspolkreisen, die mit einem Pflaster auf der schmerzenden Stelle befestigt werden und möglichst viele Stunden pro Tag getragen werden sollten. Man erhält sie in Apotheken (LiTai, PM1) oder per Direktversand im Internet (BIOflex).

Ruhigstellung

Der betroffene Körperteil muss möglichst so lange ruhig gestellt werden, bis die Beschwerden deutlich abgenommen haben. Das kann bei Sehnenscheidenentzündungen, die schon das mittlere oder gar das letzte Stadium erreicht haben, durchaus einige Wochen dauern.

Homöopathische Mittel

Apis mellifica D6 ist das Mittel der Wahl bei besonders hartnäckigen Entzündungen.
Dosierung: 3-mal täglich 1 bis 2 Tabletten.
Arnica D6 mindert die Schwellung und sollte möglichst unmittelbar nach dem Training oder Wettkampf eingenommen werden.
Dosierung: 3-mal täglich 5 bis 10 Tropfen.
Rhus toxicodendron D6 hilft, wenn der Schmerz bei Bewegung schwächer wird.
Dosierung: 3-mal täglich 1 bis 2 Tabletten.
Ruta D6 wirkt, wenn sich die Sehne anfühlt, als ob sie verkürzt wäre.
Dosierung: 3-mal täglich 1 bis 2 Tabletten.

Salben und Cremes?

Sehnen und Sehnenscheiden werden im Verhältnis zu anderen Teilen des Bewegungsapparats nur mäßig vom Blutkreislauf versorgt. Aus diesem Grund reagieren sie nur träge auf Therapien; durchblutungsfördernde Salben und Cremes haben bei ihnen so gut wie keine Chance.

Vorbeugen – so bleiben Sie gesund

- Grundsätzlich gilt für Sehnenscheidenentzündungen dasselbe wie für alle Sportverletzungen: Das Verletzungsrisiko sinkt, je besser der Sportler aufgewärmt ist.
- Kondition ist die Grundlage für saubere Bewegungsabläufe. Wer zehn Jahre lang keinen Sport mehr getrieben hat, sollte sich erst eine entsprechende Grundlage (vor allem Kraft, Beweglichkeit und Ausdauer) verschaffen, bevor er mit komplizierten Disziplinen beginnt.
- Erlernen Sie die Bewegungsabläufe einer Sportart gewissenhaft und peinlich genau. Wer sich Tennis, Squash, Badminton u. Ä. nach dem Prinzip »Hauptsache, es funktioniert« beibringt, wird schon bald Sehnenprobleme bekommen.

Natürliche Hilfe

Bei älteren Sehnenscheidenentzündungen helfen Packungen mit Kalantol A (aus der Apotheke). Sie können auch die schmerzenden Sehnenscheiden mit der pflanzlichen Traumeel S Salbe behandeln und dazu Traumeel S Tabletten lutschen.

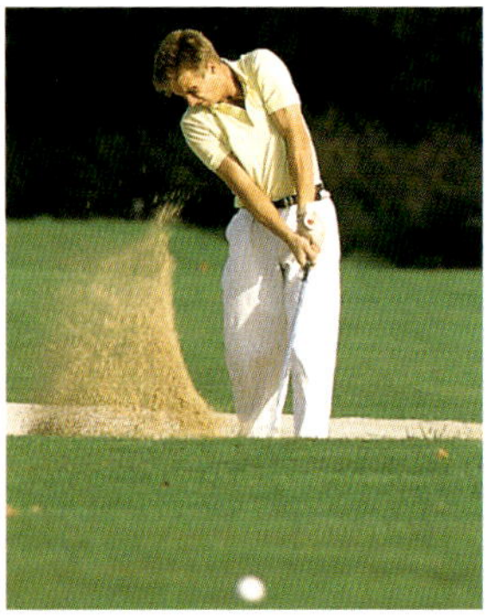

Zu hohe Belastung und falsche Bewegungsabläufe – dann bekommen auch Golfspieler den so genannten Tennisellbogen.

Tennisellbogen

Symptome

- In den Unterarm ausstrahlende Schmerzen am äußeren Ellbogen
- Der Unterarm kribbelt, seine Muskulatur wird relativ schnell müde; sogar triviale Tätigkeiten wie Schreiben (mit Schreibmaschine oder Kugelschreiber) werden als Belastung empfunden

Ursachen

Überlastung, unphysiologische (falsch ausgeführte) Bewegungsabläufe der Arme, besonders des Ellbogens.

Biologische Hintergründe

Beim Tennisellbogen handelt es sich um eine Entzündung am Ursprung der Handgelenksmuskulatur. Die Entzündung kann sich nur auf die dortigen Sehnen oder Sehnenscheiden beschränken, sie kann aber auch auf den angrenzenden Schleimbeutel ausstrahlen.

Nicht nur Tennisspieler

Neben Tennisspielern werden vor allem Hausfrauen, Kfz-Mechaniker und Golfspieler vom Tennisellbogen heimgesucht. Mitunter wird die Krankheit aber auch durch eine Entzündung irgendwo anders im Körper (z. B. an den Zähnen) verursacht.

Altbewährt – so helfen Sie sich selbst

Heilmagnete

Gerade bei hartnäckigen Sportverletzungen haben Magnete eine realistische Chance, da sie auch in tieferen und schwer zugänglichen Gewebezonen die Durchblutung anregen können. Am effektivsten sind Magnetfolien mit wechselnden Plus- und Minuspolkreisen, die mit einem Pflaster auf der schmerzenden Stelle befestigt werden und möglichst viele Stunden pro Tag getragen werden sollten. Man erhält sie in Apotheken (LiTai, PM1) oder per Direktversand im Internet (BIOflex).

Johanniskrautöl (Rotöl)

Das rote Öl wirkt entzündungs- und schmerzhemmend. Beim Einmassieren erreicht es auch tiefere Gewebeschichten. Man erhält Johannisöl in der Apotheke. Massieren Sie damit die schmerzenden Stellen mehrmals am Tag.

Traumeel S

Diese Salbenmischung enthält entzündungs- und schmerzstillende Heilpflanzenzubereitungen, u. a. aus den Urtinkturen von Arnika, Ringelblume und Johanniskraut. Die in der Apotheke erhältliche Salbe mehrmals täglich einmassieren.

Homöopathische Mittel

Apis mellifica D6 bei besonders hartnäckigen Entzündungen.
Dosierung: 3-mal täglich 1 bis 2 Tabletten.
Arnica D6 mindert die Schwellung und sollte möglichst unmittelbar nach der belastenden Tätigkeit eingenommen werden.
Dosierung: 6-mal 10 Tropfen stündlich, danach Wechsel auf Rhus toxicodendron.
Rhus toxicodendron D6, wenn der Schmerz bei Bewegung schwächer wird.
Dosierung: 3-mal täglich 1 bis 2 Tabletten.

Enzyme

Unterstützen Sie den Heilungsprozess mit Enzymen aus der Apotheke.
Dosierung: 2- bis 3-mal 3 Dragees nüchtern 1 bis 2 Stunden vor der nächsten Mahlzeit mit viel Flüssigkeit.

Sanft und wirkungsvoll – unser Tipp

Bienengiftsalbe und Eisabreibung

Bienengiftsalbe zieht die Entzündung aus dem Körper, und die sich anschließende Eisabreibung »versiegelt« die gereizten Blutgefäße und Nerven. Diese Behandlung hilft besonders bei chronischem Tennisellbogen.
So wird's gemacht: Bestreichen Sie die schmerzende Stelle mit Bienengiftsalbe (aus der Apotheke), und wickeln Sie dann einen wärmenden Verband um den Ellbogen. Nach etwa 30 Minuten entfernen Sie Verband mitsamt Salbe. Reiben Sie jetzt den Ellbogen 10 Minuten lang mit Eis ab, am besten, indem Sie Wasser in einem Joghurtbecher eingefroren haben und das Eis – wie bei einem Lippenstift – langsam aus dem Becher herausdrücken. Wiederholen Sie die Anwendung mindestens 2-mal pro Tag!

Überlastungen vermeiden

Auch wenn Sie kein Tennis- oder Golfspieler sind, sollten Sie dauernde Überlastungen Ihrer Arme, wie z. B. durch übermäßige Dehnungsbewegungen (Schraubendrehen) o. Ä., vermeiden.

Vorbeugen – so bleiben Sie gesund

- Grundsätzlich gilt für den Tennisellbogen dasselbe wie für alle Sportverletzungen: Das Verletzungsrisiko sinkt, je besser der Sportler aufgewärmt ist.
- Erlernen Sie die Bewegungsabläufe einer Sportart gewissenhaft und peinlich genau. Wer sich Tennis, Squash, Badminton u. Ä. nach dem Prinzip »Hauptsache, es funktioniert« beibringt, wird schon bald Sehnenprobleme bekommen.
- Bleiben Sie bei Ihrem Leisten! Erst müssen Sie das Grundlinienspiel beherrschen, bevor Sie gelegentlich einen Ausflug zum Volleyspiel ans Netz machen dürfen.

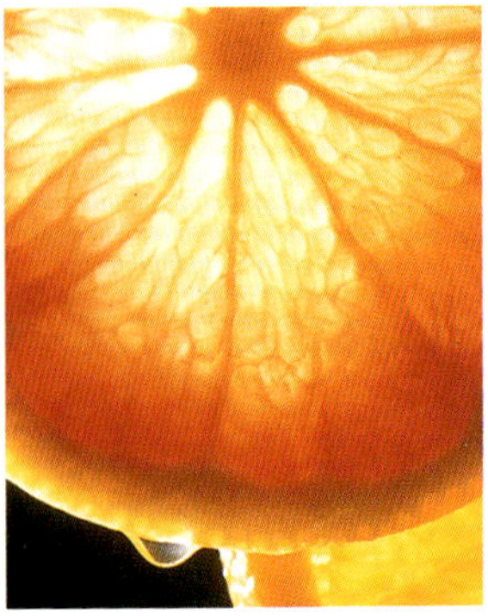

Vitamin-C-Lieferanten helfen dem geschwächten Körper.

Abwehrschwäche

Symptome

- Wiederholtes Auftreten von Infektionskrankheiten wie Erkältungen, Bronchitis, Akne u. a.
- Bereits bestehende Infektionskrankheiten werden relativ schlecht weggesteckt; sie brauchen eine überdurchschnittlich lange Zeit, um in den Heilungsprozess überzugehen

Ursachen

Hauptauslöser für Immunschwächen sind Ernährungsfehler und psychische Belastungen.

Sauna

Ein altes und bewährtes Instrument zur Abwehrstärkung ist die Sauna. Beachten Sie jedoch, dass Sie sich nur gesund der starken Hitze aussetzen dürfen; falls Sie bereits an einer Infektion (z. B. Schnupfen) leiden, kann Saunen zu schweren Komplikationen an Herz und Kreislauf führen.

Organische Hintergründe

Wichtige Organe unserer Immunabwehr sind Thymusdrüse und Milz. Mit fortschreitendem Alter müssen sie zunehmend vor freien Radikalen aus Umwelt und Ernährung geschützt werden. Hier spielen die Vitamine A, C und E eine entscheidende Rolle als Radikalefänger.

Psychische Hintergründe

Unser Immunsystem steht in engem Kontakt zur Psyche. Immunstärkend wirken Hoffnung, Lebensfreude, Gelassenheit, Zufriedenheit; immunschwächend wirken Trauer, Angst, Unruhe, Verzweiflung, Hoffnungslosigkeit, Stress.

Altbewährt – so helfen Sie sich selbst

Achten Sie auf vitaminreiche Kost!

- Vitamin C steckt vor allem in Kiwis, Zitronen, Orangen und dem Saft von Holunderbeeren.
- Vitamin A befindet sich in Karotten, Tomaten, Spinat und Kürbis.
- Vitamin E bekommen Sie mit Sonnenblumenöl, Mandeln und verschiedenen Nüssen.

Falsche Ernährung

Ursachen einer Abwehrschwäche können auch Ernährungsfehler sein. Vermeiden Sie daher Schweinefleisch und Zucker, und sprechen Sie mit Ihrem Arzt über eine mikrobiologische Behandlung, z. B. mit Prosymbioflor oder Symbioflor I.

Sonnenhut (Echinacea)

Der Sonnenhut ist das zurzeit wohl bekannteste Mittel zur Stärkung des Immunsystems. Die Anwendung erfolgt am besten in Form von Präparaten aus der Apotheke. Besonders wirksam sind Präparate, in denen Echinacea mit Eupatorium perfoliatum (Wasserhanf) und Baptisia tinctoria (Wilder Indigo) kombiniert wurde. Die Einnahme erfolgt gemäß jeweiliger Packungsbeilage. Echinacea-Präparate sollten nicht länger als drei Wochen eingenommen werden, da eine längerfristige Stimulation des unspezifischen Immunsystems nicht möglich ist.

Viel trinken!

Je mehr Wasser sich in unserem Körper befindet, desto beweglicher sind die umherstreifenden Zellen des Immunsystems. Trinken Sie am besten ein Gemisch aus Mineralwasser und Fruchtsaft (Verhältnis 4:1), mindestens 2,5 Liter pro Tag!

Immunstärkende Tees

Nicht nur Pflanzenextrakte, sondern auch bestimmte Tees stärken die Immunabwehr. Vom Cystus-Tee (Cistus incanus) aus Griechenland ist bekannt, dass er die Anzahl der Immunglobuline ansteigen lässt, denen eine zentrale Rolle in der Abwehr von Atemwegsinfekten zukommt. Zubereitung: 1 Teelöffel auf 1 Tasse kochendes Wasser, 5 Minuten ziehen lassen, abseihen, dann mit Honig süßen. 2 bis 3 Tassen pro Tag. Zur ebenfalls aus dem Mittelmeerraum stammenden Eberraute (Artemisia abrotanum) existiert eine Studie an Eishockeyprofis, deren Infektanfälligkeit durch das Trinken von 3 Tassen Eberrautentee pro Tag deutlich gesenkt wurde. Zubereitung: 1 Teelöffel auf 1 Tasse kochendes Wasser, 10 Minuten ziehen lassen, danach abseihen. Man erhält beide Tees in den Apotheken.

Echinacea-Medikamente

Deutschland
Esberitox N, Pascotox, Contramutan, Infludo, Gripp Heel, Nisylen, Resistan, toxi-loges

Österreich
Echinacea Nobel-Med-Complex, Echinaforce, Myo-Echinacin

Schweiz
Echinaforce, Esberitox N

Vorbeugen – so bleiben Sie gesund

- Stillen Sie Ihr Baby – wenn möglich – an der eigenen Brust! Das schafft die Grundlagen für eine solide Immunabwehr.
- Keine Zigaretten und nur wenig Alkohol! Denn der Qualm ruiniert die Schleimhaut und Schutzbehaarung der Atemwege, Nikotin vernichtet wichtige Vitamine. Übermäßiger Alkoholgenuss verschleißt die Abwehrkräfte von Milz und Thymusdrüse.
- Härten Sie sich ab! Gehen Sie gerade im Winter häufig an die frische Luft. Morgendliche Wechselduschen trainieren Ihre Blutgefäße, so dass Ihr Körper nicht mehr so sensibel auf äußere Kältereize reagiert. So machen Sie's richtig: Zunächst eine Minute warm duschen, dabei den Körper strecken und dehnen. Dann mit dem Duschkopf zum rechten Bein und das Wasser auf kalte Temperaturen drehen, erst die Außen-, dann die Innenseite abduschen. Nach etwa zehn Sekunden zum anderen Bein wechseln. An den Armen genauso verfahren. Danach erhalten Brust, Bauch, Nacken und Gesicht ebenfalls einen kurzen Kälteschauer. Wiederholen Sie den ganzen Vorgang.

Stress abbauen

Wer an Überlastung, Erschöpfung, Stress, Bewegungsmangel, Konditionsschwäche oder Übergewicht leidet, braucht sich über Abwehrschwäche und häufige Infektionskrankheiten nicht zu wundern. Schonen Sie sich, legen Sie regelmäßig Pausen ein, sorgen Sie für ausreichende Bewegung und das ideale Gewicht, und erlernen Sie Entspannungstechniken wie Yoga, autogenes Training, Feldenkrais oder Qi Gong.

Cholesterinspiegel, zu hoher

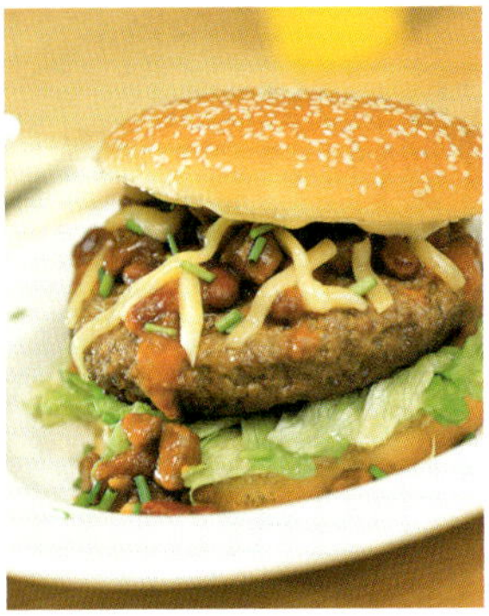

Zu viel fettes Essen führt oft zu einem hohen Cholesterinspiegel.

Symptome

- Erhöhter Gehalt des Bluts an Cholesterin und/oder Fett (Triglyzeriden) sowie eine nicht normale Zusammensetzung der Fett-Eiweiß-Komplexe
- Fettstoffwechselstörungen verlaufen meist ohne spürbare Beschwerden; sie werden nur durch vorsorgende Blutuntersuchungen entdeckt

Ursachen

Cholesterin wird in unserem Körper produziert; es gehört zu den normalen Bestandteilen des Bluts. Zu seinem Aufbau (Biosynthese) sind alle unsere Organe befähigt, am besten die Leber. Unser Körper müsste also eigentlich kein zusätzliches Cholesterin durch die Nahrung aufnehmen. Und hier liegt die Hauptursache für einen zu hohen Cholesterinspiegel: falsche Ernährung, d. h. zu viel Fettaufnahme durch die Nahrung. Allerdings wird in einigen Fällen auch bei cholesterinfreier Nahrung im Organismus verstärkt Cholesterin gebildet.

Wir leben zu fett

Etwa 15 bis 20 Prozent der Gesamtbevölkerung in den Industriestaaten leiden an Hyperlipidämien, also an zu viel Blutfett. Fettstoffwechselstörungen treten in Deutschland bereits 20 bis 30 Prozent der Bevölkerung auf.

Biologische Hintergründe

Im Gesamtcholesteringehalt unterscheidet man u. a. so genanntes LDL- und HDL-Cholesterin.

Ersteres wirkt schädigend auf die Gefäßwände der Arterien (»schlechtes« Cholesterin); das HDL-Cholesterin übt dagegen sogar eine gewisse Schutzfunktion aus (»gutes« Cholesterin).

Ein Zuviel an Blutfetten gehört zu den größten Risikofaktoren für Arteriosklerose. Ebenso werden Herzkranzgefäßleiden, Herzinfarkt und Gehirnschlag durch zu hohe Cholesterinwerte begünstigt – vor allem wenn gleichzeitig zu hoher Blutdruck besteht.

Lösungsmittel

Hinter erhöhten Cholesterinwerten trotz Diät kann eine Lösungsmittelvergiftung stecken oder ein Mangel an Antioxidanzien (Schutzfaktoren gegen Stress, z. B. Vitamine), da Cholesterin und Harnsäure vom Organismus selbst hergestellte Antioxidanzien sind.

Altbewährt – so helfen Sie sich selbst

Knoblauch

Das Alliin der Knoblauchzwiebel hemmt zahlreiche Enzyme, die sonst den Blutfettspiegel nach oben treiben würden. Überragend ist die Rolle, die das Alliin in der Leber spielt. Dort schmuggelt sich die Schwefelverbindung wie ein heimlicher Spion in die Stoffwechselvorgänge ein, so dass es erst gar nicht zur Synthese von Cholesterin kommen kann. Essen Sie täglich zwei Knoblauchzehen, man kann sie natürlich auch über den Mahlzeiten ausdrücken. Denken Sie allerdings daran, dass die Wirkung des Alliins stark eingeschränkt wird, wenn Sie den Knoblauch im Essen mitkochen. Mit ihm sollte erst am Ende des Garens gewürzt werden.

Reduzieren Sie das Cholesterin in der Nahrung!

Wir nehmen Cholesterin vor allem mit tierischen Lebensmitteln auf. Rein pflanzliche Nahrungsmittel enthalten dagegen kaum Cholesterin. Zu den tierischen Lebensmitteln gehört nicht nur Fleisch, sondern auch Milch, Käse, Butter, Eier und natürlich Fisch, Hummer, Krabben. Eine naturgemäße Heilkost basiert auf Vollwertlebensmitteln:

- Essen Sie viel Frischobst, Frischgemüse, Kräuter, Kartoffeln, Hülsenfrüchte, Nüsse, Samen, Vollkornprodukte sowie kaltgepresste Pflanzenöle.
- Als Eiweißträger sollten Sie Frischmilch, Sauermilch, Quark, Sojaprodukte, Kartoffeln, Vollkornprodukte, Sojagetränke und Tofu bevorzugen. Nur in eingeschränkter Menge: frische Eier, Fisch oder Fleisch.
- Achtung: Krabben und Krebse haben einen sehr hohen Cholesteringehalt!
- Meiden Sie Zucker, Süßwaren, ausgemahlene Mehle, Konserven und sonstige stark bearbeitete Nahrungsmittel sowie das leider viel zu beliebte Fastfood.
- Der Gesamtfettverzehr sollte eingeschränkt werden. Beachten Sie dabei bitte das so genannte versteckte Fett: in Wurstwaren, Gebäck, Schokolade etc.

Grüner Tee

Grüner Tee senkt den LDL-Cholesterinspiegel im Blut, der Anteil an positiven HDL-Cholesterinen, die gefährliche Plaques von den Blutgefäßwänden abschmirgeln, nimmt im Blut unter Einfluss von grünem Tee deutlich zu.
Seine positiven Einflüsse auf Blutdruck und Cholesterinspiegel entfaltet der grüne Tee am besten, wenn er zu den Mahlzeiten getrunken wird (Zubereitung siehe Seite 399). Trinken Sie daher zu jeder Mahlzeit ein Kännchen grünen Tee (200 bis 300 Milliliter). Der Tee zum Abendessen sollte möglichst länger als 5 Minuten ziehen.

Normalwerte?

Die Anschauungen über die Normalwerte an Cholesterin haben sich in den letzten Jahrzehnten geändert. Einer der Gründe war die durch Untersuchungen stärker abgesicherte Erkenntnis, dass der Cholesterinspiegel bei Herzkrankheiten eine große Rolle spielt. Unabhängig davon wechseln diese Normalwerte – bedingt durch die Altersgruppe, seelische Belastungen und Lebensstil. Wenn der Mensch älter ist, können auch höhere Cholesterinwerte noch normal sein.

Vorbeugen – so bleiben Sie gesund

- Fettarme Ernährung und körperliche Anstrengung (Radfahren, Schwimmen, Joggen, Wandern usw.) helfen, den Cholesterinspiegel zu senken bzw. niedrig zu halten.

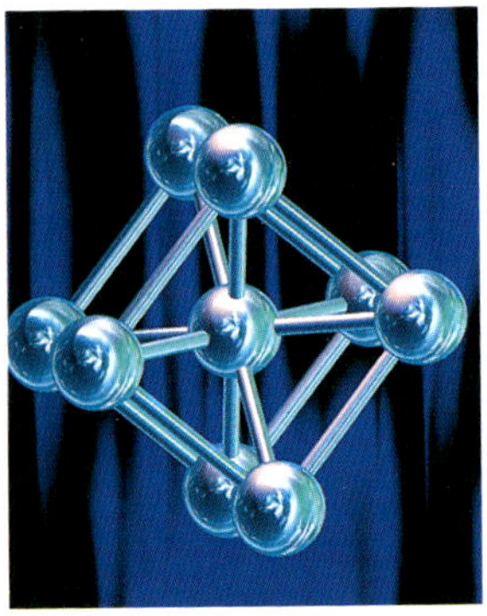

Die Atomstruktur des chemischen Elements Eisen.

Eisenmangel

Symptome

- Brüchige Fingernägel, spröde Haut, dünne Haare, Lippenrisse und Ohrensausen gehören zu den üblichen, eher harmloseren Beschwerden von Eisenmangel
- Auffallende Blässe und leichte Ermüdbarkeit sowie Konzentrationsschwäche und Reizbarkeit können ebenfalls auf Eisenmangel hindeuten
- Blutarmut gehört hingegen zu den schlimmeren Symptomen von Eisenmangel, vor allem für Schwangere, da sie das Fehlgeburtsrisiko um ein Vielfaches erhöht
- In jüngerer Zeit sehen Mediziner im Eisenmangel auch ein erhöhtes Risiko für Verhaltens- und Schlafstörungen, Depressionen und Funktionsstörungen der Muskeln; bei Kindern beeinträchtigt er das Erlernen von Bewegung und Sprache

Ursachen

Eisen ist mit einem Anteil von fünf Prozent das am häufigsten vorkommende Schwermetall in der Erdkruste. Dennoch leiden etwa 50 Prozent der Weltbevölkerung – und fünf Prozent der Deutschen – an Eisenmangel. Die aus ihm resultierende Blutarmut ist mit 80 Prozent die mit Abstand häufigste Form der Anämie. Der Grund: Das Metall existiert in der Natur ausschließlich in Verbindungen, die für uns nur schwer oder gar nicht zu verwerten sind.

Anämie

Unter Blutarmut versteht man die Verringerung der roten Blutkörperchen (Erythrozyten) und/oder die Verminderung des Blutfarbstoffs der roten Blutkörperchen. Die Eisenmangelanämie ist die am weitesten verbreitete Form der Blutarmut.

In der Regel gelingt es uns bei ausgewogener Ernährung dennoch, unseren Organismus ausreichend mit Eisen zu versorgen. Beim Sport, in der Schwangerschaft, während der Menstruation, bei bestimmten Krankheiten bzw. Verletzungen und während des kindlichen Wachstums steigt jedoch der Bedarf, und das Risiko einer Unterversorgung ist dann ebenfalls erhöht.

Eine häufige Ursache von Blutarmut sind auch dauernde, bisweilen unbemerkt vor sich gehende Blutverluste, beispielsweise Blutungen aus Magen- oder Darmgeschwüren, aus Hämorrhoiden oder durch besonders starke Menstruationen.

So helfen Sie sich selbst

Reich an Eisen sind Apfelmus, Kürbis, Petersilie, Bohnen, Erbsen, Mangold, Vollkornbrot und Hirse. Die beste Resorptionsquote – nämlich immerhin 15 Prozent – haben jedoch Fleisch, Innereien

und Fisch, d. h., dass von 100 durch den Fleischverzehr aufgenommenen Eisenmolekülen immerhin 15 in unseren Blutkreislauf gelangen. An diese Werte kommt Gemüse nicht heran, es hat in der Regel eine Resorptionsquote von gerade einem Prozent. Doch dies ist noch lange kein Freifahrschein für eine überwiegend tierische Kost. Denn Vitamin C vermag bei Fleisch die Resorptionsquote bis auf 30 Prozent zu steigern, und dieses Vitamin gibt es hauptsächlich in Pflanzen.
Ein frischer Salat zum mageren Steak, ein Obstquark zum Nachtisch oder ein Glas frisch gepresster Orangensaft ist daher eine ideale Ergänzung zu einer eisenreichen Kost.

Warnung!
Nehmen Sie nie hochprozentige Eisenpräparate ohne ärztliche Anleitung ein. Diese haben mitunter starke Nebenwirkungen. Ein langfristiger Missbrauch kann zu gefährlichen Eiseneinlagerungen, d. h. letztendlich zu Vergiftungen führen.

Nur weiches Müsli gibt uns Eisen!

Auch überzeugte Müsliesser müssen umdenken. Denn die morgendliche Biospeise enthält so genanntes Phytat, eine Substanz, die sich den Eisenmolekülen auf ihrem Weg in den Organismus regelrecht in den Weg stellt. Es zerfällt allerdings, wenn man das Müsli 1 bis 2 Stunden in Milch oder Wasser aufweichen lässt. Zur Geschmacksverbesserung kann man noch frische Früchte und Nüsse hinzufügen.

Rotbuschtee

Der südafrikanische Tee gehört zu den wenigen Teesorten, die viel Eisen enthalten. Sein Eisenanteil wird außerdem von unserem Körper gut verwertet, da er viel Vitamin C und im Unterschied zu anderen Teesorten nur wenig Tannine enthält, die die Eisenresorption beeinträchtigen.
Rotbuschtee eignet sich vorzüglich als Alltagsgetränk, er kann auch in köstlichen Desserts und Fleischsuppen verarbeitet werden. Trinken Sie täglich mindestens 1/2, besser 1 ganzen Liter von ihm. Die Zubereitung finden Sie auf Seite 411. Bewahren Sie das Kraut nach dem ersten Aufguss auf, denn es kann noch für den zweiten Aufguss verwertet werden.

Eisenkrauttee
Bei Blutarmut können Sie auch einen Tee aus Eisenkraut trinken. Kochen Sie dazu 1 Esslöffel Eisenkraut 15 Minuten lang in 1/2 Liter Wasser, danach abgießen und mit etwas Honig süßen. Trinken Sie über den Tag verteilt 3 Tassen.

Lapachotee

Der südamerikanische Tee ist ein guter Eisenlieferant: 100 Gramm Lapachorinde enthalten 25 Milligramm des wichtigen Spurenelements (die allerdings nicht vollständig in den Teeaufguss übergehen). Trinken Sie täglich mindestens 1/2 Liter des schmackhaften Tees (Zubereitung siehe Seite 405).

Eisenhaltige Gewürze

Die folgenden Gewürze enthalten viel Eisen und sollten daher zur Therapie von Eisenmangel, wann immer es geht, in der Küche eingesetzt werden:

Sorgen Sie für eine ausgewogene Ernährung, bei der die vollwertigen Produkte überwiegen, und essen Sie auch viel frisches Obst. So können Sie Mangelerscheinungen wie dem Eisenmangel mit all seinen Folgen erfolgreich vorbeugen.

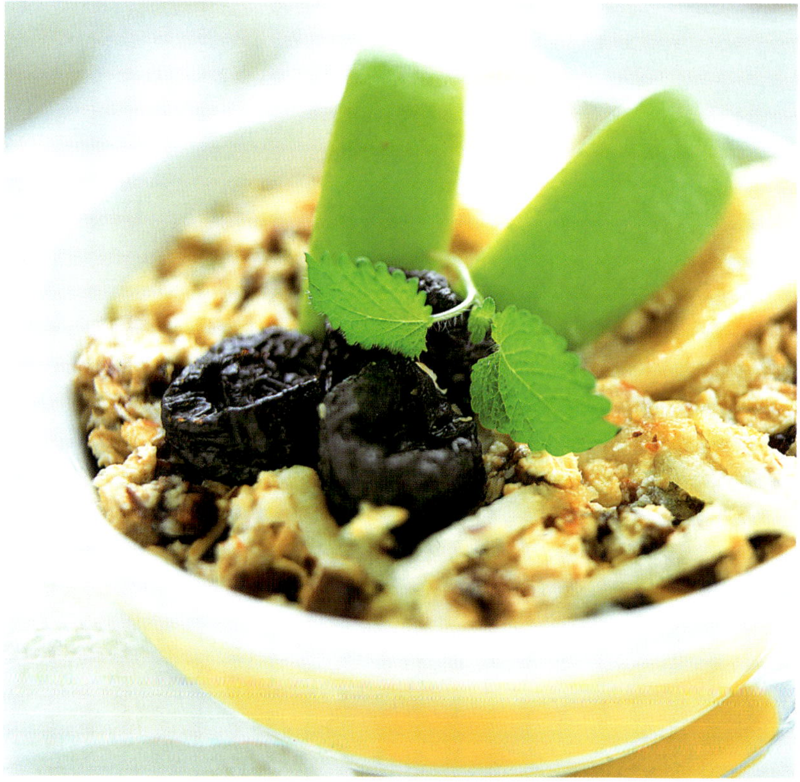

Basilikum, Dillkraut, Estragon, Petersilie und Thymian. Petersilie und Dill enthalten außerdem noch viel Vitamin C, das die Eisenverwertung unterstützt.

Kefir

Das kaukasische Milchgetränk enthält bis zu 0,2 Milligramm Eisen auf 100 Gramm, seine Hefen und Bakterien unterstützen außerdem unseren Organismus bei der Verwertung des wichtigen Metalls. Trinken Sie täglich 1 bis 2 Glas Kefir.

Spinat ist out!

Fast jedem ist wohl noch der Satz seiner Eltern oder Großeltern in Erinnerung, dass man nur seinen Spinat essen solle, und dann würde das schon in Ordnung gehen mit der Eisenversorgung. Doch der grüne Kinderalptraum trägt diesen Ruf vollkommen zu Unrecht. Spinat besitzt zwar viel Eisen (der früher angenommene extrem hohe Wert beruhte leider auf einem Rechenfehler), doch es ist durch eine stabile chemische Verbindung an Oxalsäure gekettet und kann daher nur in ganz geringen Mengen von unserem Körper aufgenommen werden.

Sinnvoll ergänzen!

Generell können Sie wohl Lapacho, Rotbusch und Kefir in der Behandlung von Blutarmut kombinieren, doch die Naturheilkunde empfiehlt in der Regel, dass man nicht mit mehreren unterschiedlichen Teekuren gleichzeitig arbeiten sollte, da über die Wechselwirkungen zwischen Heilpflanzen zu wenig bekannt ist. Entscheiden Sie sich daher für einen der Tees, ihn können Sie dann mit Kefir kombinieren.

Am besten roh!

Der Eisenanteil in den Lebensmitteln wird durch das Kochen, Braten und Grillen reduziert! Essen Sie deshalb viel rohes Gemüse und Salat, und vermeiden Sie lange Kochzeiten.

Homöopathische Mittel

Ferrum metallicum gilt als allgemeines Stärkungsmittel bei durch Blutarmut hervorgerufener Müdigkeit und bei Konzentrationsschwäche.
Dosierung: 3-mal täglich 5 Kügelchen.
Ferrum Pentarkan ist ein Kombinationspräparat aus verschiedenen homöopathischen Substanzen.
Es enthält nicht nur Eisen, sondern verbessert auch die Eisenaufnahmefähigkeit des Körpers.
Dosierung: 3-mal täglich 1 Tablette.

Gänseblümchen im Salat

Auch das Gänseblümchen wirkt gegen Blutarmut. Es ist ein wahres Blutreinigungsmittel, das in keinem Frühjahrssalat fehlen sollte.

Vorbeugen – so bleiben Sie gesund

- Eine eisenbewusste Ernährung enthält nicht nur viel Eisen, sondern auch viel Vitamin C, um die Resorptionsquote zu erhöhen. Vitamin C befindet sich vor allem in Holunderbeeren, Kiwis, Orangen, Tomaten und Zitronen. Auch mit Kartoffeln kann ein hoher Anteil des Vitamin-C-Bedarfs gedeckt werden.
- Eine ausgewogene Vollwertkost mit frischem Obst und Gemüse trägt wesentlich zur Regulierung des Eisenhaushalts bei.
- Keine Zigaretten! Nikotin raubt Ihr Vitamin-C-Depot aus und senkt dadurch die Eisenresorptionsquote.
- Auch die Wahl des Verhütungsmittels kann einem Eisenmangel vorbeugen. Die Antibabypille verringert den Bedarf an Eisen, da sie den Blut- und Eisenverlust bei der Monatsregel um bis zu 60 Prozent reduzieren kann. Ganz anders die Spirale (Intrauterinpessar): Durch sie wird der Verlust um bis zu 60 Prozent gesteigert; damit gehört sie zu den Hauptrisikofaktoren für Eisenmangel und Blutarmut.
- Vorsicht vor Magensäurehemmern und Verdauungshelfern, mit denen man gegen sein Sodbrennen und Aufstoßen zu Felde rücken will. Die meisten dieser Mittel enthalten Metallverbindungen (vorwiegend mit Aluminium und Magnesium), die sich in unserem Organismus als echte Eisenfresser betätigen. Sie sollten also nicht über längere Zeit eingenommen werden. Besser ist es, die Ernährung so zu ändern, dass der Magen erst gar nicht Säureprobleme bekommt (also vor allem weniger opulente Mahlzeiten).
- Gehen Sie regelmäßig zur ärztlichen Vorsorgeuntersuchung (Gesundheitscheck). Bei den routinemäßigen Blutuntersuchungen wird festgestellt, ob im Blut ausreichend Eisen vorhanden ist.

Kräftigen Sie Ihren Organismus!

Trockenbürsten, Massagen und auch kneippsche Kaltwasseranwendungen wirken anregend auf den Kreislauf. Sie können dadurch einer Blutarmut entgegenwirken.

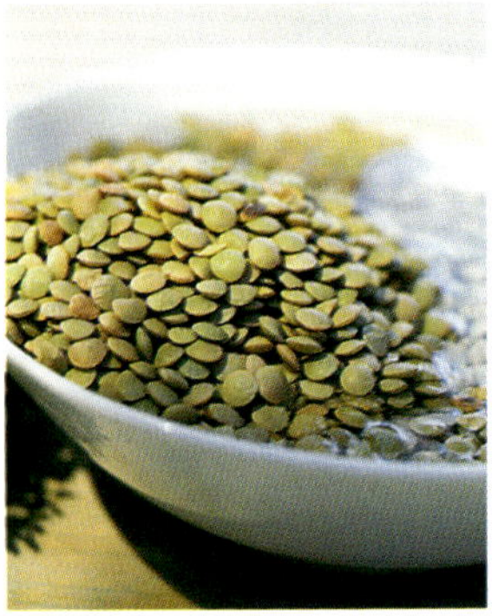

Linsen haben einen hohen Gehalt an Purin, d. h., Gichtpatienten sollten auf sie verzichten.

Gicht

Symptome

- Der zum rheumatischen Formenkreis gehörende Gichtschmerz kommt in Schüben, meistens in der Nacht
- Die Haut wird rot und heiß, das betroffene Gelenk schwillt an, und es kommt zu teilweise extrem starken Schmerzen
- Die Anfälle können mehrere Tage dauern

Ursachen

Gichtursache sind die so genannten Purine (Hauptbestandteile allen organischen Lebens), die wir mit der Nahrung aufnehmen. Sie werden im Körper des Menschen zu Harnsäure abgebaut, deren Kristalle sich vorzugsweise an Gelenken, Sehnen und Muskeln ansammeln und dort für schmerzhafte Veränderungen sorgen können.

Physiologische Hintergründe

Laut einer Umfrage sind 76 Prozent aller Rheumapatienten davon überzeugt, dass ihnen eine spezielle Diät helfen könnte. Wissenschaftler warnen jedoch davor, die diesbezüglichen Möglichkeiten zu überschätzen.

Denn eine Rheumadiät im engeren Sinne, die heilend wirkt und grundsätzlich für jeden Rheumatiker – also auch für den Gichtkranken – empfohlen werden kann, gibt es leider nicht. Es hat sich allerdings gezeigt, dass so genannte Entsäuerungskuren bei Gicht und anderen rheumatischen Erkrankungen Erfolge erzielen können.

Auch das Erbgut spielt eine Rolle

Die Wahrscheinlichkeit, an Gicht zu erkranken, ist um vieles höher, wenn ein oder beide Elternteile bereits davon betroffen waren. Informieren Sie sich daher frühzeitig über Ihre Familiengeschichte, so dass Sie im Zweifelsfall gezielt vorbeugen können.

Psychische Hintergründe

Gicht- und Arthritiskranke haben in der Regel Probleme, mit ihren Aggressionen umzugehen. Wenn sie auf jemand wütend sind, lassen sie ihre Gefühle nicht heraus, sondern sie lenken ihre zerstörerischen Energien auf sich selbst. Gegenüber ihren Mitmenschen verhalten sie sich nur selten spontan aufbrausend und aggressiv.

Im Gegenteil: Sie sind überdurchschnittlich hilfsbereit und mitfühlend, regelrechte Samariter unter den räuberischen Wölfen ihrer Umgebung – und gerade dieser ehrenwerte Charakterzug scheint sie für rheumatische Gelenkerkrankungen anfällig zu machen.

Altbewährt – so helfen Sie sich selbst

Trinken Sie viel Wasser!

Mindestens fünf Gläser pro Tag, denn Wasser unterstützt die Ausscheidung der Harnsäure.

Vorsicht bei wassertreibenden Mitteln und Diäten!

Saft- und Wasserkuren sowie Birkenblätter- und Brennnesseltees wirken harntreibend und verlangen daher von Nieren, Harnblase und Blutkreislauf eine Menge Leistung. Patienten mit eingeschränkter Herz-, Nieren- und Blasentätigkeit sollten sie deshalb meiden.

Achtung, Arachidonsäure!

Gicht gehört wie die Arthritis zu den Krankheiten des rheumatischen Formenkreises, bei denen die Arachidonsäure als Ausgangsstoff von schmerz- und entzündungsfördernden Stoffen eine entscheidende Rolle spielt. Eine Senkung der Arachidonsäurezufuhr über die Nahrung kann daher einen lindernden Effekt auf das Ausmaß und die Schmerzen der Gichtschübe haben. Reduzieren Sie daher folgende Nahrungsmittel: Geflügel (Ausnahmen: Putenbrust, Hühnerbrust, Wachtelfleisch), Hammelfleisch, Lammfleisch, Rinderfleisch (Ausnahme: Tatar), Schweinefleisch, Schweineschmalz, Wurstwaren aller Art, Hühnerei und Aal.

Fisch

Fisch ist ein echter Schmerz- und Entzündungskiller. Die so genannten Omega-3-Säuren, die vor allem in Makrelen, Lachs und Heringen zu finden sind, hemmen die Bildung von Entzündungsmediatoren; das sind Stoffe, die die typischen Gelenkschwellungen und Schmerzen des Rheumakranken auslösen. Eine Fischart muss allerdings unbedingt gemieden werden: Aal. Denn er enthält viel Arachidonsäure, die Substanz, aus der die erwähnten Entzündungsmediatoren gebildet werden.

Birkenblättertee

Dieser Tee mobilisiert den Stoffwechsel und fördert die Harnsäureausscheidung.
Rezept: 2 gehäufte Teelöffel Birkenblätter mit 1/4 Liter kochendem Wasser übergießen. 10 Minuten ziehen lassen, abseihen. Trinken Sie 2 bis 3 Tassen pro Tag, am besten in einer Kur über 4 bis 8 Wochen.

Gichtbad mit Moor und Schwefel

Im Badewasser gelöste Schwefel- und Moorschwebstoffe (aus der Apotheke) gehören zu den traditionellen Hausmitteln bei Gicht. Sie enthalten erwiesenermaßen Humin- und Salizylsäure, die den

Einlauf mit Basensalz

Dieser Einlauf hilft bei Gicht: Zuerst einen Einlauf mit klarem Wasser durchführen, sofort den Darm entleeren; danach einen zweiten Einlauf mit 1 Liter Wasser, in dem 2 Esslöffel Bullrichsalz gelöst sind, einlaufen lassen (auf der linken Seite liegend). Der Einlauf sollte 15 Minuten im Darm verbleiben.

Keine Bedenken bei Kakao, Tee und Kaffee

All diese Getränke enthalten wohl Purine, doch es handelt sich dabei um eine spezielle Sorte, die in unserem Körper nicht zu Harnsäure abgebaut wird. Sie dürfen daher von Gichtkranken ohne Bedenken getrunken werden.

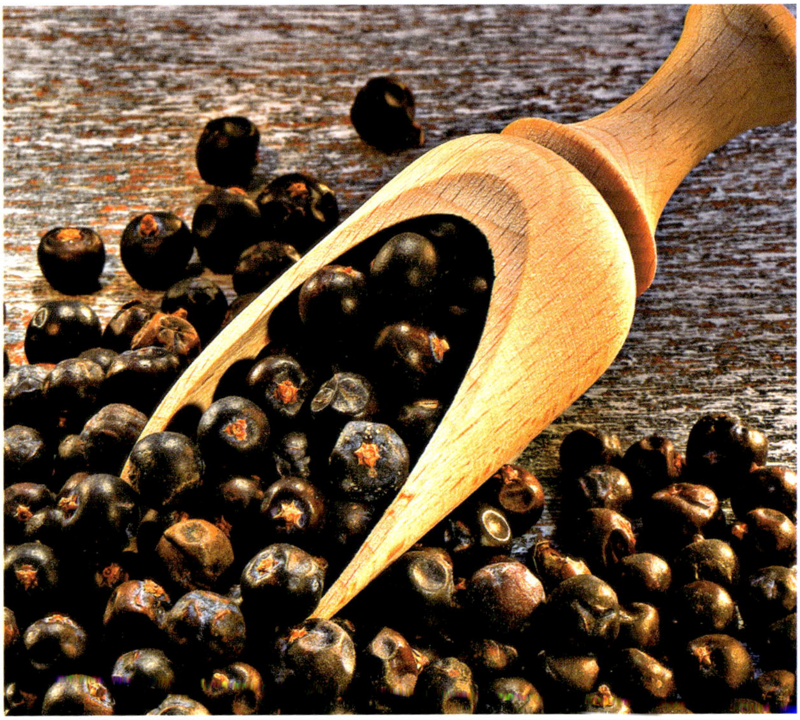

Das ätherische Öl der Wacholderbeeren wird wirksam bei Gicht angewendet.

Stoffwechsel verbessern und den Abtransport von Schadstoffen wie z. B. der Harnsäure fördern. Eine fertige Moor- und Schwefelbadmischung findet sich in LEUKONA-Sulfomoor-Bad N. Die Dosierung ist in einem Vollbadbeutel vorgegeben, die Badedauer beträgt 10 bis 20 Minuten. Nehmen Sie Ihr Gichtbad 3-mal pro Woche, über einen Zeitraum von mindestens 3 Wochen.

Basische Salze

Basische Mischungen aus Karbonaten, Zitronaten und anderen Salzen senken den Säuregehalt in unserem Körper und wirken dadurch den Harnsäureablagerungen der Gicht entgegen. Als alleiniges Heilmittel bei der Behandlung von Gicht reichen sie jedoch nicht aus. Man erhält basische Salze in Apotheken, Drogerien und Reformhäusern. Die genaue Anwendung entnehmen Sie den Packungsaufschriften oder Packungsbeilagen.

Aromatherapie

Reiben Sie die schmerzenden Stellen mit Aromaöl ein: Kamille, Rosmarin und Wacholder. Nehmen Sie von einem Öl 6 Tropfen, und mischen Sie es mit 40 Milliliter Mandelöl. Vorsicht: Aromaöle dürfen Sie nicht gleichzeitig mit homöopathischen Mitteln anwenden!

Kombuchatee

Seine Glukuronsäure bindet im menschlichen Organismus Gifte, Säuren und Abfälle des Stoffwechsels und lässt sich dann zusammen mit ihnen auf dem Harnweg fortspülen. Die Zubereitung finden Sie auf Seite 403. Trinken Sie mindestens 1/2 Liter Kombuchatee täglich.

Stiefmütterchen, Birke, Wacholder

Eine harntreibende Mischung mit einem schmerzhemmenden Salizylsäureanteil (Stiefmütterchen). Mischen Sie 2 Teile Stiefmütterchenkraut mit 1 Teil Birkenblätter und 1 Teil Wacholderbeeren. Übergießen Sie 1 Esslöffel der Mischung mit 1 Tasse kochendem Wasser. 10 Minuten ziehen lassen, schließlich abseihen. Trinken Sie davon 2 Tassen pro Tag, jeweils zwischen den Mahlzeiten.

Homöopathische Mittel

Belladonna D30 hilft beim akuten Schmerzschub mit starker Hitzeentwicklung. Auch verstärkt es das Durstgefühl; der Patient wird mehr trinken, was die Ausscheidung von Harnsäure fördert.
Dosierung: beim akuten Anfall 1-mal 10 Kügelchen.
Bryonia D4 hilft, wenn die Schmerzen langsam aufkommen.
Dosierung: 3-mal täglich 1 bis 2 Tabletten.
Ledum oligoplex ist ein Kombinationsmittel zur Linderung der Hitze- und Schmerzerscheinungen am betroffenen Gelenk.
Dosierung: 3-mal täglich 30 Tropfen.
Auch homöopathische Konstitutionsmittel können helfen. Ihre Auswahl sollte aber ein für Homöopathie ausgebildeter Arzt vornehmen.

Vitaminmangel
Ein Harnsäureanstieg kann auch ein Zeichen für einen Mangel an Antioxidanzien (Schutzfaktoren gegen Stress und Gifte) sein. Sie sollten daher vermehrt frisches Obst und Gemüse essen, um so die Zufuhr von Vitamin E, Beta-Karotin und Magnesium zu erhöhen.

Vorbeugen – so bleiben Sie gesund

- Reduzieren Sie Ihr Übergewicht! Wer übergewichtig ist, verschleißt die Gelenke und mindert ihre Regenerationsfähigkeit.
- Meiden Sie Alkohol! Er bremst Ihre Harnsäureausscheidung. Besonders schlimm ist die Verbindung von Alkohol mit Zucker, etwa in Likören, Bowlen und süßen Weinen.
- Reduzieren Sie Ihre Purinzufuhr!
  Essen Sie weniger Fleisch und Wurst, dafür mehr Fisch! Eine vorwiegend vegetarische Ernährungsweise ist – ebenso wie Rohkost und Vollkornprodukte – sehr hilfreich. Als regelrechte Purinbomben gelten Innereien wie Herz, Leber und Nieren. Auch weiße und rote Bohnen sowie Erbsen und Toastbrot können den Harnsäurespiegel nach oben treiben.
- Treiben Sie regelmäßig Sport (mindestens dreimal die Woche), um Ihre Gelenke zu stärken und sie durch kräftige Muskeln zu entlasten. Meiden Sie schnelle Sportarten mit häufigen Richtungsänderungen wie Squash und Badminton! Joggen Sie nur auf Waldböden und nur, wenn Sie bereits Ihr Übergewicht abgebaut haben! Ansonsten weichen Sie auf sanftere Sportarten aus. Gymnastik und ein wohl dosiertes Kraftausdauertraining an Kraftmaschinen und Hanteln sind für den Gelenkschutz optimal.

Vorsicht, Vorurteile!
Nicht wenige Gichtpatienten glauben, den Purinen schon aus dem Weg gehen zu können, indem sie auf die üblichen Schweineschnitzel verzichten. Ein Trugschluss, der vom Kneipp-Verband als purer Unsinn bezeichnet wurde. Denn auch das Fleisch von Rindern und Lämmern enthält Purine – und wer dazu ein Gläschen zur Verdauung trinkt, sorgt per Alkoholbremse gleich noch dafür, dass die Harnsäureausscheidung in seinem Körper gehemmt wird.

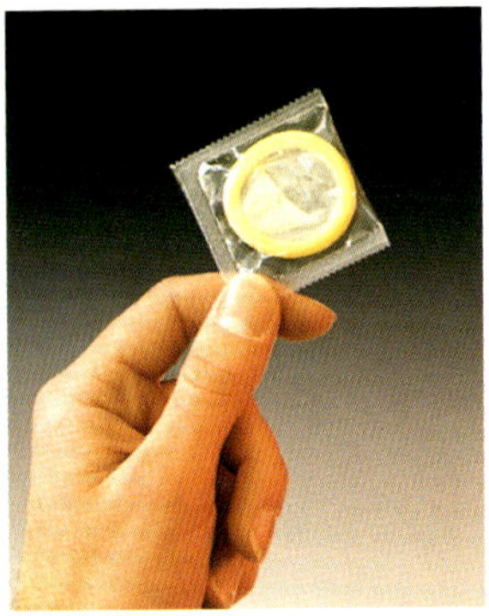

Mit Kondomen können Sie sich vor Ansteckung schützen.

Herpes genitalis

Symptome

- Juckreiz und Spannungsgefühl an Scheide oder Penis
- Später: Gruppen von Bläschen auf rotem Grund, die zu Krusten trocknen und spätestens nach zehn Tagen narbenlos abheilen sollten
- Bei Frauen: Bläschen auch auf dem Bauch, den Innenseiten der Oberschenkel, am Gebärmutterhals und am After möglich
- Bisweilen geschwollene Lymphknoten in der Leiste und Fieber

Ursachen

Auslöser von Herpes genitalis ist ein Virus (Herpes simplex, Typ 2), das zumeist durch Geschlechtsverkehr übertragen wird. Der Virusträger selbst muss keineswegs äußerlich sichtbar an Herpes erkrankt sein.

Organische Hintergründe

Biostress macht das Herpesvirus stark. Reibung an den Geschlechtsorganen reizt die Haut und ebnet den Viren den Weg. Achten Sie daher darauf, dass Unterhosen, Slips und Hosen bequem sitzen und keinen Druck auf die Geschlechtsorgane ausüben! Überlastungen und Unterkühlung provozieren die Herpesviren ebenfalls.

Wichtig!

Wer das erste Mal die typischen Herpesbläschen an seinen Geschlechtsorganen beobachtet, ist in der Regel erstaunt und verunsichert. Sie sollten daher auf jeden Fall zum Arzt gehen. Er kann mit verschiedenen Tests feststellen, ob Sie an Herpes leiden. Erst bei wiederkehrender Bläschenbildung werden Sie die notwendige Sicherheit für eine Selbstdiagnose haben. Und leider treten bei einigen Menschen nach der Erstinfektion immer wieder Rückfälle auf.

Psychische Hintergründe

Herpes besitzt einen gewissen Zusammenhang mit dem Gefühl des Ekels. Herpes genitalis kann daher generell ein Zeichen für Abscheu vor einem bestimmten Geschlechtspartner oder aber auch vor dem Geschlechtsverkehr an sich sein.

Altbewährt – so helfen Sie sich selbst

Nicht reiben! Hände waschen!

Knibbeln Sie nicht an Herpesbläschen herum. Das erzeugt möglicherweise Narben; außerdem besteht das Risiko, dass Sie das Virus über Ihre Finger auf andere Körperteile (Augen und Mund) übertragen.

Aciclovir

Dieses Medikament gehört zu den wenigen Substanzen, die gegen das Virus wirken. Aciclovir, ein Eiweißstoff, blockiert die Vermehrung der Viren, ohne die gesunden Körperzellen anzugreifen. Es ist als Salbe (z. B. Zovirax) rezeptfrei in Apotheken erhältlich. Andere

Darreichungsformen sind nur auf Rezept zu bekommen. Doch Vorsicht: Nehmen Sie Aciclovir nur in schweren Fällen. Bei längerem Gebrauch werden die Viren resistent.

Melissentinktur
Sie hemmt die Virusvermehrung, ohne unsere Zellen zu schädigen. *Rezept:* 10 Gramm Melissenblätter werden in 100 Milliliter 70-prozentigem Alkohol gelöst. Diese Tinktur kann mehrmals täglich auf die betroffenen Stellen getupft werden.

Homöopathische Mittel
Ranunculus Pentarkan, ein Kombinationspräparat mit dem Hauptwirkstoff Hahnenfuß, fördert den Heilungsprozess.
Dosierung: 2-mal täglich 1 Tablette.
Sulfur Pentarkan hilft bei starkem Brennen im Genitalbereich.
Dosierung: 2-mal täglich 1 Tablette.

Ringelblume
Einige Ringelblumenwirkstoffe hemmen das Wachstum von Herpesviren. Außerdem sorgt die Ringelblume (Calendula officinalis) dafür, dass die Haut weicher wird und weniger schmerzt. Bei Herpes kommt Calendula am besten in Form von Salbe aus der Apotheke zum Einsatz. Sie wird bereits bei den ersten Anzeichen von Herpes mehrmals täglich aufgetragen!

Zinkcreme
Ein altes Hausmittel bei Herpes. Das Wirkungsprinzip: Die Membranen der Herpesviren werden durch Zinkionen derartig verändert, dass die Parasiten nicht mehr in die Körperzellen eindringen können. Präparat: Virudermin Gel, 4-mal täglich auftragen, am besten schon bei den ersten Anzeichen!

Vorbeugen – so bleiben Sie gesund

- Schützen Sie sich mit einem Kondom, wenn Sie häufig wechselnde Geschlechtspartner haben.
- Kurieren Sie Ihre Krankheiten richtig aus! Erkältungen können das Herpesvirus stark machen.
- Vermeiden Sie übermäßigen Stress! Gönnen Sie sich Phasen der Erholung und Entspannung.
- Stärken Sie Ihre Immunabwehr! Wechselduschen und sportliche Betätigung an der frischen Luft tragen dazu bei. Nehmen Sie viel Vitamin C, und trinken Sie viel Milch.

Medikamente

- Deutschland
Acerpes Creme, Zovirax Creme
- Österreich
Zovirax 5% Creme (rezeptpflichtig)
- Schweiz
Zovirax Creme

Sitzbäder lindern
Gegen den Juckreiz von Herpes genitalis können Sie auch Sitzbäder mit Ringelblumen oder Kamille machen. Sie sind gleichzeitig auch desinfizierend und entzündungshemmend.

Eine kleine Ausnahme
Herpes genitalis wird fast nur durch Geschlechtsverkehr übertragen. Allerdings gibt es manchmal Bläschen unter der Gürtellinie, die gar kein Genitalherpes sind, sondern vielmehr durch Viren des Lippenherpes entstanden – verursacht durch oral-genitale Kontakte.

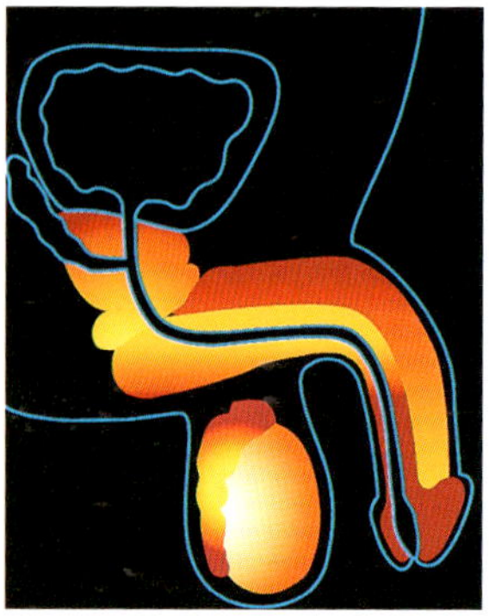

Ob organische Ursachen zugrunde liegen, muss der Arzt abklären.

Impotenz

Symptome

- Erektionsstörungen aller Art
- Keinerlei Erektion trotz sexueller Erregung

Ursachen

Gelegentliche Impotenz bei jüngeren Männern hat meistens psychische Ursachen. Bei Männern über 40 dominieren jedoch körperliche Faktoren und ungesunder Lebenswandel: verkalkte Blutgefäße, Bluthochdruck, Bewegungsmangel, zu fette Ernährung, Drogen- oder Medikamentenmissbrauch. Rauchen verdoppelt das Risiko, impotent zu werden.

Organische Hintergründe

Die Erektion des Penis ist letztlich nichts anderes als das Resultat einer Blutverlagerung; und diese klappt umso besser, je leistungsfähiger das Herz-Kreislauf-System ist. Fettablagerungen in den Blutgefäßen und ein schwaches Herz – beides hervorgerufen durch Bewegungsmangel und fettreiche Kost – spielen bei der Entstehung von Impotenz eine wesentliche Rolle.

Wichtig!
Jede länger andauernde Impotenz kann ein Hinweis auf eine schwer wiegende Erkrankung (z. B. Zuckerkrankheit) sein. Grund genug, um einen Arzt aufzusuchen.

Psychische Hintergründe

Grundsätzlich kann alles, was Männer unter permanente Anspannung setzt, zur Impotenz führen. Dazu gehören Stress, Kummer, Trauer, Depressionen und chronische Ängste. Sie sorgen für eine erhöhte Ausschüttung des Hormons Adrenalin; dadurch wird das Blut in den Muskeln anstatt im Penis konzentriert. Ein echter Potenzkiller ist das Gefühl der Erniedrigung: Wenn ein Mann sich zurückgesetzt oder bedeutungslos und als Versager fühlt, verliert er das Gefühl, ein »richtiger Mann« zu sein.

Aber auch andauernde Probleme im partnerschaftlichen Zusammenleben, körperliche Abneigung, Streitigkeiten, uneingestandene homosexuelle Neigungen und auch eine unbewusste Angst vor einer Schwangerschaft der Frau münden oft in Erektionsschwierigkeiten und Ejakulationsstörungen. Hinzu kommt, dass viele Männer immer noch dem – in ihrer Pubertät erworbenen – Glauben anhängen, nur ein langer, voll erigierter Penis könne eine Frau sexuell befriedigen. Dabei hängt der Orgasmus der Frau in keinster Weise von der Größe des männlichen Geschlechtsorgans ab.

Keine Seltenheit
Wenn Sie betroffen sind, sollten Sie Folgendes wissen: Jeder zweite Mann jenseits der 40 hat mehr oder weniger mit Potenzproblemen zu kämpfen, 15 Prozent aller 70-jährigen Männer sind dauerhaft impotent.

Die Psychoanalyse sieht die Ursache von Impotenz hauptsächlich in den folgenden Konflikten:

- Kastrationsangst: Der Mann hat eine unbewusste Angst, sein Glied in der Vagina der Frau zu verlieren.
- Ödipale Fixierung: Der Mann empfindet eine permanente Konkurrenz zu – tatsächlich existierenden oder vermeintlichen – Nebenbuhlern. Seine typische Frage nach dem Geschlechtsverkehr: »Na, wie war ich?«
- Angst vor der eigenen Aggression: Der Mann sieht im Geschlechtsverkehr vor allem den Akt des Eindringens, den er unbewusst als widerlich und zerstörerisch empfindet.

Altbewährt – so helfen Sie sich selbst

Pankreatinenzyme

Der Mann braucht für seine Erektion so genannte VIP-Peptide; das sind Eiweißstoffe, die im Penisbereich die Blutgefäße öffnen. Bei nicht wenigen Männern ist ein VIP-Mangel die Ursache des Potenzproblems. Man kann diesem Mangel durch die Einnahme von Pankreatinenzymen (Bauchspeicheldrüsenenzyme) entgegenwirken, da sie die Eiweißverwertung des Körpers verbessern. Fragen Sie hierzu am besten in Ihrer Apotheke nach!

Verabschieden Sie sich von alten Sexklischees!

Die Klischeevorstellung vieler Männer, dass nur (beruflich) erfolgreiche Männer einen Anspruch auf Frauen hätten, passt nicht mehr zu unserer Lebenssituation. Der Glaube, dass die Qualität eines Geschlechtsverkehrs von Koitusdauer, Penislänge und Anzahl der Orgasmen abhängig sei, kann allenfalls noch beim Männerstammtisch zum Besten gegeben werden, gehört aber weder in unsere heutige aufgeklärte Zeit, noch hat er jemals zu einer erfüllten Sexualität gehört.

Kalmuswurzel

Die Kalmuswurzel ist bekannt dafür, dass sie die Durchblutung fördert und zur Entspannung beiträgt. Kalmus ist eine sehr alte Heilpflanze; schon die Araber schrieben ihr eine Steigerung der Liebeskraft zu. Sie können diese Wurzel als Tinktur oder als Tee zu sich nehmen.

Tinktur: 50 Gramm der Wurzel in 2,5 Liter reinem Apfelmost kalt ansetzen und in einer verschlossenen Flasche 6 Wochen lang ziehen lassen. Täglich 1/4 Liter von diesem Kalmustrunk, schluckweise über den ganzen Tag verteilt, trinken – und zwar 6 Tage lang. Dann wird der restliche Saft abgeseiht, und der wurzellose Saft wandert wieder in die Flasche zurück. Dieser Rest wird in den nächsten Tagen wie zuvor getrunken.

Lustmacher?

Gewarnt werden muss vor bestimmten Hausmitteln, wie Spargel oder Sellerie, bzw. vor Aphrodisiaka, wie Yohimbin, Strychnin u. Ä. Die Wirkung der Ersteren beruht wohl eher auf dem Glauben an eine potenzsteigernde Wirkung; die Letzteren hingegen können sogar zu körperlichen Schäden führen.

Hormone spielen keine Rolle

Immer noch hält sich das Vorurteil, dass Impotenz durch Hormonstörungen verursacht werde. Wissenschaftler konnten bislang keinen Beleg dafür finden. Auch ein Mangel am männlichen Hormon Testosteron spielt beim Verlust der Manneskraft offenbar keine Rolle.

Vor dem »Nichtkönnen« haben bereits junge Männer große Angst. Falls es doch einmal passiert, ist das keine Katastrophe. Sprechen Sie gemeinsam darüber, ob eventuell zu viel Stress, Kummer, Trauer oder Ängste die Ursache sind. Oft hilft es bereits, die Probleme auszusprechen.

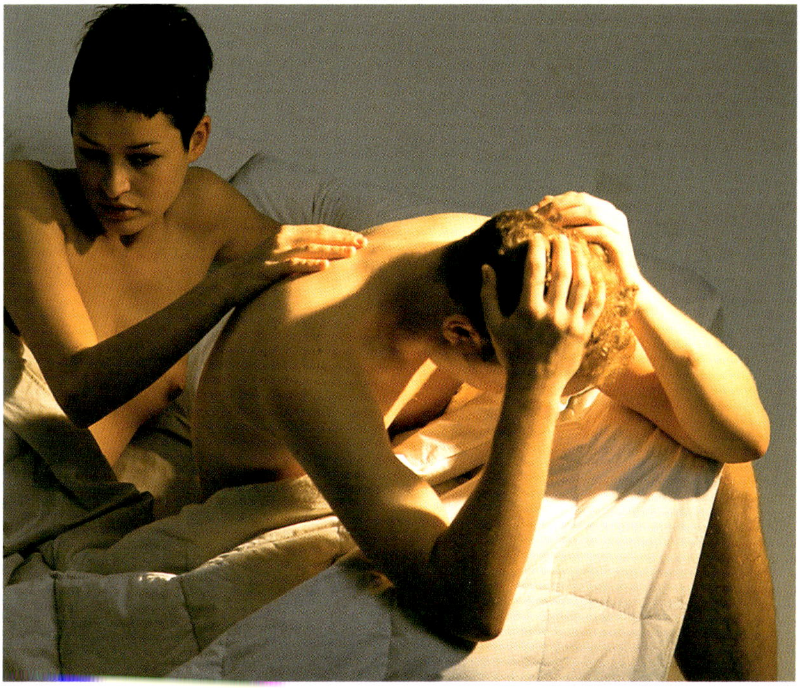

Tee: 1 Teelöffel der zerkleinerten Wurzel für 1/4 Liter Tee berechnen. Der Tee muss 8 Stunden kalt angesetzt werden, dann wird er abgeseiht. 2 bis 3 Tassen Tee pro Tag trinken.
Achtung: Kalmus eignet sich nicht für den Dauergebrauch. Er sollte auch nicht bei Durchfallerkrankungen verwendet werden.

Aromatherapie

Düfte wirken stark auf unser Unbewusstes und können daher mitunter bemerkenswerte Erfolge bei der Behandlung von Impotenz erzielen. Zu den Duftnoten, die gleichzeitig entspannend und anregend auf das sexuelle Verhalten des Mannes wirken, gehören: Ingwer, Kardamom, Kümmel und Sandelholz.
Holen Sie sich die betreffenden ätherischen Öle in Reformhaus oder Apotheke, träufeln Sie ein paar Tropfen davon (einzeln oder gemischt) in eine Duftschale, die Sie dann natürlich am günstigsten dort aufstellen sollten, wo Sie üblicherweise den Geschlechtsverkehr praktizieren.

Wichtig!
Verwenden Sie Aromaöle nicht zusammen mit homöopathischen Mitteln, da dies die Wirkung von beiden beeinträchtigen kann.

Homöopathische Mittel

Avena sativa hilft, wenn die Potenz durch psychischen Stress nachlässt. Behalten Sie das Mittel vor dem Hinunterschlucken möglichst lange im Mund!
Dosierung: 3-mal täglich 10 Tropfen.

Neu und sanft – unser Tipp

Erektionsmassageöl und Aromabäder

Folgendes Massageöl gehört ebenfalls zur Aromatherapie.
Rezept: Mischen Sie jeweils 2 Tropfen Ingwer-, Schwarzer-Pfeffer- und Bohnenkrautöl mit 10 Millilitern Jojobaöl in einer Karaffe zusammen. Tragen Sie das Öl an folgenden Stellen auf: unterer Rücken, Steiß, Innenseite der Oberschenkel. Bringen Sie es bitte nicht auf die Genitalien oder den After. Massieren Sie das Massageöl an den genannten Stellen gut ein.
Oder gönnen Sie sich vor dem Sex ein duftendes Vollbad (am besten mit Ihrem Partner/Ihrer Partnerin). Anregend wirken die ätherischen Öle Kümmel und Geranium.
Rezept: Verrühren Sie 15 bis 20 Tropfen des Öls bzw. der Öle mit 1 bis 2 Esslöffeln Sahne, Milch, Honig oder Pflanzenöl. Geben Sie diese Mischung ins Badewasser.
Zur sexuellen Einstimmung eignet sich auch eine Mischung aus Patschuli, Vetiver, Ylang-Ylang, Sandelholz und Jasmin. In dieser Kombination sind männliche und weibliche Düfte enthalten.

Vorbeugen – so bleiben Sie gesund

- Wenig Alkohol und wenig Zigaretten. Alkohol steigert zwar das sexuelle Verlangen, beeinträchtigt aber die Erektions- und Orgasmusfähigkeit. Rauchen verschlechtert den Zustand der Blutgefäße.
- Der Gehalt an Zink in der Spermienflüssigkeit ist recht hoch, daher sollte eine ausreichende Zufuhr von Zink mit der Nahrung immer gewährleistet sein. Zinkreiche Lebensmittel sind z. B. Austern, Leber, Vollkornprodukte, Naturreis, Samen und Nüsse.
- Treiben Sie regelmäßig Sport – nur nicht zu viel. Denn vor allem übermäßiger Ausdauersport (Marathon, Triathlon etc.) bringt Ihren Körper dazu, natürliche »Glückshormone« (Endorphine) im Überfluss auszuschütten. Dadurch nimmt die sexuelle Erregbarkeit ab.
- Vermeiden Sie so genannte Sexrituale! Wenn eine Frau jedes Mal im Schlafzimmer die Heizung andreht, wenn sie Sex will, ist das genauso unromantisch wie der regelmäßige »Samstagabendverkehr«, der vom Mann nach der Fußballübertragung eingefordert wird. Sex ist am erregendsten, wenn er überfallartig die Gefühle aufwühlt und spontan bzw. zumindest ungeplant stattfindet, also ohne Rituale und festgelegte Uhrzeiten.
- Entdecken Sie die Zärtlichkeit! Sex ist kein Leistungssport. Und: Der Koitus ist nicht das Ein und Alles. Es gibt auch andere Varianten des Liebesspiels, darunter solche, die Ihren Partner/Ihre Partnerin möglicherweise mehr begeistern, als Sie dachten.

Nebenwirkungen

Es gibt einige hundert Medikamente, die als Nebenwirkung die Potenz beeinträchtigen können. Dazu gehören vor allem Schlaf- und Beruhigungsmittel, blutdrucksenkende Präparate, Antihistaminika und harntreibende Medikamente. Achten Sie deshalb auf den Beipackzettel, oder fragen Sie den Apotheker!

Nehmen Sie fachliche Hilfe an!

Wenn Sie unter dem »Nichtkönnen« leiden, sollten Sie sich an einen Arzt mit dem Ziel einer sexualtherapeutischen Beratung wenden. Darüber reden kann manchmal schon hilfreich sein – aber bitte mit Fachleuten!

Periode, zu schwache

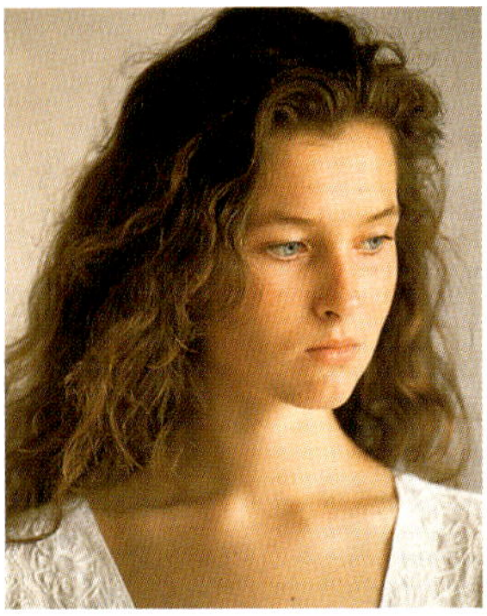

Bei jungen Mädchen sind schwache Regelblutungen kein Grund zur Besorgnis.

Symptome

- Schwache Regelblutungen von nur ein bis zwei Tagen
- Eher hellrötliche Farbe des Bluts
- Bisweilen auch als eine Art Schmierblutung mit bräunlich schwarzen Absonderungen

Ursachen

Biologische Ursache Nummer eins ist eine mangelhafte Ausbildung der Gebärmutterschleimhaut und der Eierstöcke. Auch die meisten Antibabypillen führen zu einer deutlichen Verringerung der Regelblutmenge. Psychisch bedingte Ursache Nummer eins ist ein gestörtes Verhältnis zur Monatsregel und zum Frausein an sich.

Wichtig!
Es besteht kein Zusammenhang zwischen Blutungsstärke und Unfruchtbarkeit. Mehrere schwache Regelblutungen hintereinander, die Sie sich nicht erklären können, sollten Sie allerdings zwecks näherer Hormonbestimmung zum Frauenarzt führen.

Biologische Hintergründe

Bei Mädchen, die noch keinen regelmäßigen Zyklus haben, sind schwache Blutungen erst mal kein Grund zur Aufregung. Bei Frauen im Alter von 40 bis 50 Jahren können schwache Regelblutungen einfach ein Zeichen für die beginnenden Wechseljahre sein.

Psychische Hintergründe

Nicht alle Mädchen und Frauen lernen, sich wirklich mit ihrem Monatszyklus und ihrer Regelblutung zu identifizieren. In unserer Gesellschaft steht die Menstruation immer noch häufig für etwas Schmutziges und Unreines – und als Zeichen dafür, in nächster Zeit kein Kind zu erwarten und damit seiner »biologischen Aufgabe« als Mutter nicht nachzukommen. Diese Einschätzung bleibt für einige sensible Frauen nicht ohne psychosomatische Folgen: Viele Monatsblutungen fallen nur deshalb so kurz aus, weil sie von den betreffenden Frauen am liebsten totgeschwiegen würden.

Kein Grund zur Panik!
Nur wenige Frauen haben Menstruationsblutungen, die gleichmäßig wie ein Uhrwerk kommen und keinerlei Varianten aufweisen. Die Hormonausschüttung der Eierstöcke ist zu schwankend, als dass man Unregelmäßigkeiten ausschließen könnte.

Altbewährt – so helfen Sie sich selbst

Akupressur

Ein Punkt, über den Sie die Gebärmutterschleimhaut kräftigen können, liegt am äußeren Ansatz des großen Zehennagels. Mitten auf der Kuppe des großen Zehs liegt der Massagepunkt, mit dem Sie Ihre Hirnanhangsdrüse und damit Ihren Monatszyklus stabilisieren können. Massieren Sie beide Punkte 3-mal täglich in kreisenden Bewegungen 3 Minuten lang bei beiden Zehen.

Aromatherapie

Zu den Düften der ersten Wahl gehören Majoran und Wacholder; sie regen die Hormonausschüttung an. Geben Sie ein paar Tropfen der betreffenden ätherischen Öle in eine Duftlampe oder ein Schälchen mit Wasser, und stellen Sie es in Ihrem Schlafzimmer auf.

Ansteigende Fußbäder

Sie wirken anregend und sorgen für eine kräftigere Regelblutung. Füllen Sie eine Fußbadewanne mit warmem Wasser (etwa 33 °C), und stellen Sie Ihre Füße hinein. Dann steigern Sie die Badetemperatur durch Nachgießen von sehr heißem Wasser bis auf etwa 42 °C. Das Nachgießen sollte schrittweise erfolgen und mindestens 15 Minuten dauern. Schließlich trocknen Sie Ihre Füße gut ab und wickeln sie in ein flauschiges Handtuch!
Beginnen Sie mit täglichen Fußbädern etwa 8 Tage vor dem erwarteten Beginn Ihrer Monatsregel.

Homöopathische Mittel

Rosmarinus oligoplex ist ein bewährtes Kombinationspräparat bei schwachen und schmierigen Regelblutungen.
Dosierung: 3-mal täglich 15 Tropfen auf die Zunge träufeln.

Neu und sanft – unser Tipp

Farbtherapie

Gelbtöne aktivieren Ihre Hormonausschüttung und sorgen dadurch für eine bessere Durchblutung und Kräftigung der Gebärmutterschleimhaut. Kleiden Sie sich also vorzugsweise in gelbe Stoffe; auch sollten in Ihrer Ernährung vermehrt gelbe Farbnuancen auftauchen (z. B. Zitronen, Nudeln, Käse).

Vorbeugen – so bleiben Sie gesund

- Viel Bewegung an der frischen Luft, aber kein Leistungssport! Gerade Leistungssport führt nämlich bei Mädchen und jungen Frauen zu starken Zyklusstörungen und schwachen bzw. ausbleibenden Monatsblutungen. Eine Studie bei Hochleistungssportlerinnen ergab, dass der Zyklus von einer bestimmten Menge an Körperfett abhängig ist. Wenn ein Körper fast nur noch aus Muskeln besteht, bleiben Eisprung und Regel sogar völlig aus.
- Vermeiden Sie Stress! Extreme Stress- und Belastungsphasen führen zu hormonellen Schwankungen, die sich auf den Zyklus auswirken können. Erlernen Sie eine Entspannungstechnik, um Stresssituationen besser zu bewältigen.

Vorsicht, Schilddrüse!

Schilddrüsenfunktionsstörungen können zu schwachen Blutungen oder zu deren Ausbleiben führen. Wenn Sie über einen längeren Zeitraum sehr schwache Blutungen haben und Ihr Frauenarzt nichts Beunruhigendes festgestellt hat, könnte es unter Umständen an der Schilddrüse liegen.

Wichtig!

Bitte verwenden Sie homöopathische Mittel nicht zusammen mit ätherischen Ölen; beide können sich in ihrer Wirkung nämlich beeinträchtigen.

Körperfett, aber nicht zu viel!

Fett speichert Östrogene. Aus diesem Grund haben untergewichtige Frauen oder fehlernährte Frauen (z. B. nach Crashdiäten und bei Eisenmangel) oft nur eine schwache Blutung oder gar keine mehr. Gleiches gilt für übergewichtige Frauen; ihr Zuviel an Fett bringt ebenfalls den Hormonhaushalt durcheinander.

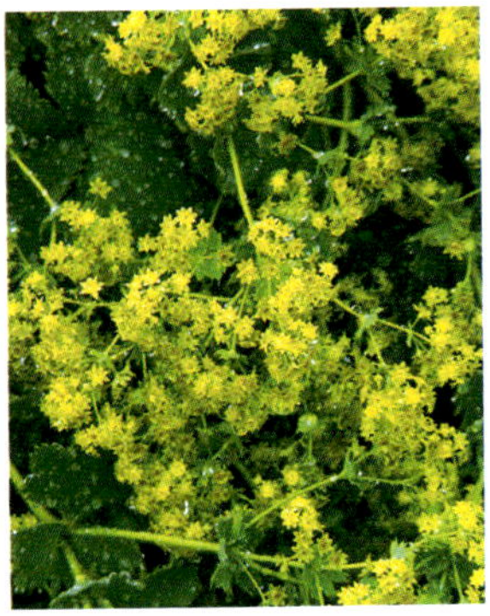

Der Tee aus Frauenmantel ist ein beliebtes Hausmittel bei starken Regelblutungen.

Periode, zu starke

Symptome

- **Starke Blutungen, oft mit krampfartigen Unterleibsschmerzen**
- **Bei erkältungsbedingten stärkeren Blutungen oft auch Rückenschmerzen**

Ursachen

Starke und schmerzhafte Regelblutungen können viele Ursachen haben – beispielsweise Drüsenstörungen, Endometriose (versprengte Gebärmutterschleimhaut, z. B. im Bauchraum), krankhafte Veränderungen von Eierstöcken oder Gebärmutter sowie psychische Belastungen wie Stress, Angst, Partnerschaftskonflikte und Trennungen.

Physiologische Hintergründe

Auslöser für Regelschmerzen sind die so genannten Prostaglandine, hormonähnliche Stoffe, die überall im Körper gebildet werden und die Muskelspannung in den Blutgefäßen, im Darm und in der Gebärmutter beeinflussen. Eine Überproduktion dieser Substanzen führt zu Gebärmutter- und Darmkrämpfen, zu Übelkeit, Schwindelanfällen, Schweißausbrüchen und Kreislaufschwäche.

Nach mehreren Geburten

Bei Frauen, die mehrere Geburten hinter sich haben, kommt es zu einer Vergrößerung und starken Verschleimung der Gebärmutter. Hier ist dann mit starken Regelblutungen zu rechnen, die allerdings glücklicherweise meistens ohne Schmerzen ablaufen.

Psychische Hintergründe

Einige tausend Jahre Kultur- und Medizingeschichte haben nichts daran geändert, dass die Regelblutung immer noch von Vorurteilen mitgeprägt wird. Bei einigen Menschen gilt sie nach wie vor als schmutzig, unrein – oder man empfindet sie als Strafe dafür, dass die Frau ihrer »Pflicht zum Gebären« nicht nachgekommen ist. Wenn jedoch ein körperlicher Vorgang, der ohnehin nicht ganz unproblematisch ist, zudem noch als Strafe interpretiert wird, führt das entweder zu großen Ängsten und schmerzauslösenden Verspannungen oder aber dazu, dass die betreffende Frau die Regelschmerzen als eine wohlverdiente Bestrafung erwartet und ein masochistisch geprägtes Lustgefühl dabei empfindet, für die Zeit der Regelblutung »darniederzuliegen« und zu leiden.

Altbewährt – so helfen Sie sich selbst

Akupressur

Sie hat bei psychosomatischen Leiden oft große Erfolgsaussichten. Starke und überlange Blutungen können mittels eines Punkts gedämpft werden, der etwa 1 Handbreit unterhalb des Knies an der Beininnenseite liegt. Massieren Sie ihn mit Zeigefinger und Daumen 3 Minuten lang an beiden Beinen 3-mal pro Tag.

Ruhe tut gut!

Meiden Sie während Ihrer Regelblutung körperliche Tätigkeiten, die das Krampfgefühl in der Gebärmutter verstärken. Dazu gehören kraftintensive Sportarten wie beispielsweise Bodybuilding, Aerobic und Turnen.

Kräutertees

Kräutertees haben als Heilmittel bei starken Regelblutungen eine lange Tradition. Hirtentäschel und Ackerschachtelhalm wirken blutstillend, Schafgarbe entkrampfend. Taubnesselblüten lindern den Regelschmerz. Frauenmantel wirkt stark zusammenziehend.
Rezept: 2 Teelöffel des von Ihnen ausgesuchten Krauts werden mit 1/4 Liter siedendem Wasser übergossen; 10 Minuten ziehen lassen, dann abseihen. Trinken Sie den jeweiligen Tee bereits 1 bis 2 Tage vor dem erwarteten Regelbeginn, am besten 2-mal pro Tag.

Mönchspfeffer

Er balanciert Ungleichgewichte im Hormonhaushalt aus und kann dadurch die Periode regulieren. Die preiswertesten Präparate sind: Agnolyt (als Tropfen und Kapseln), Agnucaston (als Filmtabletten und Tropfen), Strotan (als Kapseln preiswert, als Tropfen sehr teuer).

Ringelblume

Die Ringelblume (Calendula officinalis) zählt in der Naturheilkunde als Emmenagogum, also als ein Heilmittel, das die Menstruation stabilisiert. Ihre Stärke besteht darin, die Blutung zu dämpfen und den Kreislauf zu stabilisieren. Bei gleichzeitig auftretenden Unterleibskrämpfen sollte sie mit einer krampflösenden Heilpflanze wie etwa Gänsefingerkraut oder Schafgarbe kombiniert werden.
Die Wirkung von Calendula ist stärker, wenn sie als Öl oder Extrakt zur Anwendung kommt, da viele ihrer Inhaltsstoffe nicht wasserlöslich sind und daher beim Tee nicht aktiv werden können. Zur innerlichen Anwendung kommen bei Menstruationsbeschwerden die Präparate Befelka-Oel und Cesrasanol infrage. Die Dosierung richtet sich nach der Packungsbeilage.

Kalte Unterleibswickel

Kalte Unterleibswickel wirken blutungsstillend. Breiten Sie für die Wickel auf dem Bett ein Wolltuch aus, das Ihnen vom Oberschenkelansatz bis zu den unteren Rippenbogen reicht und mindestens

Keine Bagatelle

Starke Regelblutungen führen in den meisten Fällen zu schleichender Blutarmut mit Konzentrations- und Kreislaufschwäche. Lesen Sie hierzu bitte auch unter »Eisenmangel«, Seite 80, nach.

Nachtkerzenöl

Mit seinen Fettsäuren und seinem Mineralienprofil (viel Magnesium) besitzt es bei der Behandlung von Menstruationsbeschwerden große Chancen. Die Nachtkerzenölpräparate erhalten Sie in Apotheken, Drogerien und Reformhäusern; die Dosierung richtet sich nach den Packungsbeilagen.

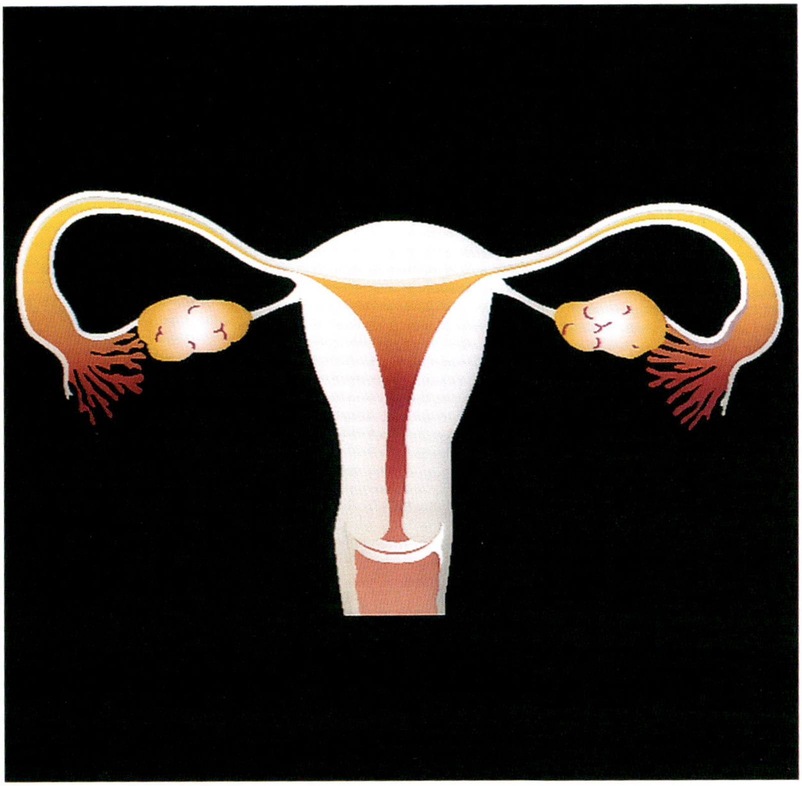

Die inneren weiblichen Geschlechtsorgane: In der Mitte befindet sich die Gebärmutter (Uterus), deren Schleimhaut während der Menstruation abgestoßen wird. In die Gebärmutter münden rechts und links oben die beiden Eileiter (Tuben) ein. An die äußeren Enden der Eileiter grenzen jeweils die beiden Eierstöcke (Ovarien), in denen die Eizellen liegen und Hormone produziert werden.

doppelt so breit ist wie Ihr Oberkörper. Darüber kommt ein Leinen- oder Baumwolltuch (von gleicher Größe), das Sie in kalten Hirtentäscheltee getaucht und dann ausgewrungen haben. Dann legen Sie sich selbst auf die beiden Tücher und schlagen die freien Hälften über Ihren Unterleib. Bleiben Sie mit leicht gespreizten Beinen etwa 20 Minuten liegen. Machen Sie diese Anwendung 2-mal pro Tag, am besten morgens und abends.

Tai Chi Chuan

Das Zentrum, von dem die Bewegungen beim Tai Chi Chuan ausgehen, ist das so genannte untere Dantian. Es liegt ein paar Zentimeter unterhalb des Bauchnabels in der Körpermitte – also ungefähr da, wo bei Frauen die Gebärmutter ist. Tai Chi Chuan kann längerfristig Menstruationsprobleme regulieren.

Homöopathische Mittel

Arnica D6 wirkt verengend auf die gereizten Blutgefäße.
Dosierung: 3-mal täglich 1 bis 2 Tabletten. Beginnen Sie mit der Einnahme unmittelbar vor dem erwarteten Blutungsbeginn.
Viburnum opulus D2 wirkt blutungshemmend und krampflindernd.
Dosierung: 3-mal täglich 5 Tropfen.
Hamamelis D3 hilft bei starken Regelblutungen, die einige Tage zuvor starke Schmerzen bereitet haben.
Dosierung: 3-mal täglich 5 Tropfen.
Millefolium Pentarkan ist ein Kombinationsmittel, das Sie anwenden können, wenn die oben genannten homöopathischen Präparate bei Ihnen nicht angeschlagen haben.

Dosierung: 20 Tropfen des homöopathischen Mittels in 1/2 Glas Wasser auflösen und alle 10 bis 15 Minuten einen kleinen Schluck davon trinken.

Neu und sanft – unser Tipp

Farbtherapie

Farben haben einen großen Einfluss auf unsere Stimmungen und unsere Körperspannung. Bei starken Regelblutungen empfehlen sich vor allem violette Farbtöne, die Sie mit etwas Blau vermischen können. Bevorzugen Sie also unmittelbar vor und während der Monatsregel violette Kleidungsstücke und violette Bettwäsche. Sehr wirksam sind auch 20-minütige Bestrahlungen mit Blaulicht. (Die entsprechenden Leuchten und Lampen sind mittlerweile fast überall im Elektrohandel erhältlich.)

Vorbeugen – so bleiben Sie gesund

- Die wirksamste »Vorsorge« leisten bereits die Eltern während der Pubertät ihrer Kinder, indem sie nämlich die Monatsregel nicht tabuisieren, sondern zum Thema von ernsthaften – aber nicht moralisierenden – Gesprächen machen. Hier sollten auch die Vor- und Nachteile von Tampons und Binden besprochen werden, ohne das Mädchen von einer der beiden Alternativen überzeugen zu wollen. Besonders wichtig ist es jedoch, dem Kind die Periodenblutung als ein natürliches Frauenerlebnis näher zu bringen, das keinerlei symbolische oder moralische Bedeutung hat und bei entsprechender Hygiene zu keinerlei körperlichen oder medizinischen Nachteilen führt.
- Trinken Sie zwei bis fünf Tage vor dem erwarteten Eintritt der Blutung etwas weniger Flüssigkeit, um die Blutmenge zu senken. Essen Sie dafür mehr Vollkornkost, und beginnen Sie bereits drei bis vier Tage vor Ihrer Regel mit einer blutungsdämpfenden Kur, indem Sie zwei Tassen Hirtentäscheltee pro Tag trinken oder – noch wirksamer – dreimal täglich 15 Tropfen Hirtentäschelöl (aus der Apotheke) einnehmen.
- Bevorzugen Sie eine Ernährung mit viel krampflösendem Magnesium. Sie finden dieses Mineral vor allem in Obst und Gemüse. Unmittelbar vor der Menstruation empfiehlt sich bei Frauen mit einer Neigung zu sehr schmerzhaften Regelblutungen die Einnahme von preiswerten Magnesiumpräparaten wie Magnesium-Diasporal N (Lutschtabletten) und Mg-5-Longoral (Kautabletten).
- Verzichten Sie – zumindest während der Periode – auf Koffein, Teein und Nikotin. Sie verengen die Blutgefäße und machen dadurch eine Entspannung sehr schwierig.

Antibabypille

Wer keine Kinder haben will und unter starken, schmerzhaften Blutungen leidet, sollte die Einnahme einer Antibabypille in Erwägung ziehen. Lassen Sie sich von Ihrem Frauenarzt oder Ihrer Frauenärztin beraten!

Massagen

Frauengesundheitszentren bieten diverse Massagen gegen Menstruationsbeschwerden an.

Medikamente

- **Deutschland**
  Magnesium-Diasporal N, Mg-5-Longoral
- **Österreich**
  Magnesium-Diasporal, Magnesium Genericon
- **Schweiz**
  Magnesium-Diasporal, Mg-5-Longoral

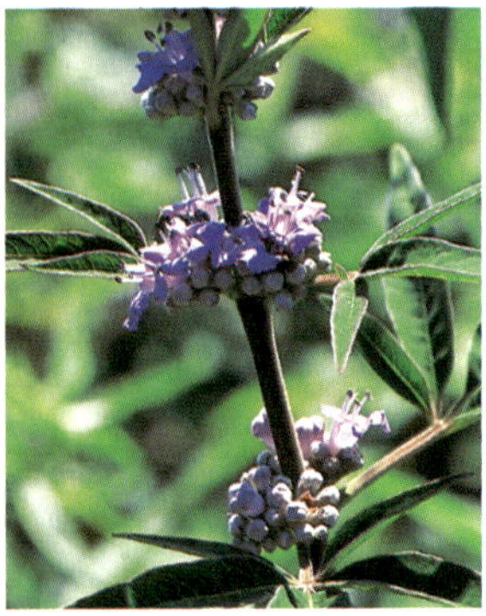

Mönchspfeffer ist ein beliebtes Heilmittel bei prämenstruellen Beschwerden.

Prämenstruelle Beschwerden

Symptome

- Die Symptome erscheinen im letzten Drittel des Monatszyklus und steigern sich bis zum Beginn der Menstruation
- Körperlich: Blähungen, Verstopfung, Unterleibsschmerzen, Brustspannen, Hautjucken, Wasserstau in den Beinen, Kopf- und Rückenschmerzen
- Psychisch: depressive oder aggressive Stimmung

Ursachen

Die Ursachen für das so genannte prämenstruelle Syndrom (PMS) sind nicht genau geklärt. Sicher ist jedoch, dass bestimmte Veränderungen im Hormon- und Mineralstoffhaushalt die Symptome verstärken. Das Beschwerdebild scheint auch stark davon abzuhängen, wie eine Frau psychisch zu ihrer Monatsblutung steht, ob sie ihr »Frausein« akzeptiert.

Periodische Krisen

Ungefähr jede zweite Frau hat leichtere oder stärkere Beschwerden vor dem Einsetzen der Regel. Andererseits: Frauen mit ausgeprägten PMS-Beschwerden haben während ihrer Regel dann wiederum weniger Schmerzen als manche anderen Frauen.

Hormonelle und psychische Hintergründe

In den »Tagen vor den Tagen« spielen sich entscheidende Hormonveränderungen ab, die Gestagenproduktion sinkt ab, und auch die Östrogenproduktion geht nochmals leicht zurück. Das kann einschneidende Folgen für die psychische Stabilität haben: Die betroffenen Frauen werden unkonzentriert, bisweilen aggressiv und neigen zu Depressionen.

Altbewährt – so helfen Sie sich selbst

Joghurttorte mit Schwarzen Johannisbeeren

Diese Torte versorgt Sie mit ausreichend Gamma-Linolensäure und Kalzium, außerdem befriedigt sie Ihren Heißhunger auf Süßes, ohne dass man zu ungesunden Kalorienbomben gegriffen hätte.

Zutaten: 100 Gramm Zwieback, 400 Gramm Schwarze Johannisbeeren, 300 Gramm Biojoghurt, etwas Zitronensaft (Menge nach Geschmack), abgeriebene Schale von 1 Orange, 6 Blatt weiße Gelatine, 3 Eiweiße

Legen Sie den Boden einer Springform lückenlos mit dem Zwieback aus, kleiden Sie den Innenrand mit Backpapier aus. Die Johannisbeeren waschen, entstielen und gut abtropfen lassen. Den gekühlten Joghurt mit Zitronensaft und Orangenschalen glatt rühren. Die eingeweichte, gut ausgedrückte Gelatine in 2 Esslöffel heißem

Medikamente

- **Deutschland**
  Efamol, Quintesal
- **Österreich**
  Nur rezeptpflichtige Präparate
- **Schweiz**
  Efamol

Wasser lösen und mit den Johannisbeeren unter die Joghurtcreme rühren. Wenn die Creme zu gelieren beginnt, das steif geschlagene Eiweiß unterziehen und die Mischung in die Springform füllen. Streichen Sie die Oberfläche des Kuchens glatt, und verzieren Sie sie nach Belieben mit Obst oder Nüssen. Der Kuchen sollte vor dem Verzehr noch einige Stunden im Kühlschrank stehen.

Medikamente

▸ Deutschland
Agnolyt, Agnucaston, Strotan, Remifemin
▸ Österreich
Agnumens (rezeptpflichtig), Agnukliman (rezeptpflichtig)
▸ Schweiz
Emoton, Remifemin

Mönchspfeffer

Der Mönchspfeffer reguliert die Aktivität der Eierstöcke und lindert das Brustspannen und das Jucken der Haut. Preiswerte Präparate sind: Agnolyt (Kapseln und Tropfen), Agnucaston (Filmtabletten und Tropfen), Strotan (Kapseln, die Tropfen sind sehr teuer).
In homöopathischen Kombinationen gibt es den Mönchspfeffer als: Mastodynon N (Tropfen), Mulimen (Tropfen) und Agnus castus Nevert (Tropfen).

Farbtherapie

Farben haben einen großen Einfluss auf Hormonausschüttung und Psyche und können daher bei der PMS-Therapie sehr hilfreich sein. Gelb regt die Hirnanhangsdrüse an; sie ist einer der wichtigsten Hormonproduzenten in unserem Körper.
Violett beruhigt und dämpft Aggressionen, sollte aber nicht zum Einsatz kommen, wenn Sie an depressiver Verstimmung leiden.
Rot hingegen dämpft Depressionen und weckt die Lebenskraft. Nehmen Sie von dieser Farbe allerdings Abstand, wenn Sie eher zu den PMS-Aggressiven gehören.
Achten Sie darauf, dass die Farben in Ihrer Kleidung und Bettwäsche dominieren. Gelbe und rote Farben können Sie auch in Ihre Mahlzeiten einbauen (beispielsweise Nudeln, Käse und Bananen für gelbe Töne; Erdbeeren und Rote Bete für rote Farbtöne).

Hormonelle Veränderungen während des Monatszyklus

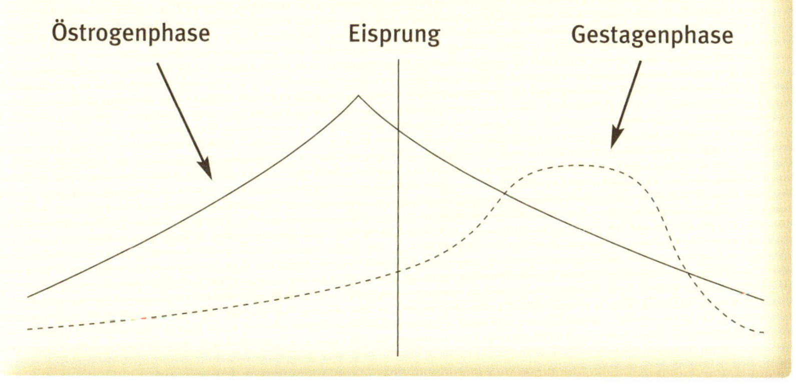

Nach dem Ende der Menstruation wird zunehmend Östrogen produziert, und auch das zweite Hormon, das Gestagen, nimmt langsam zu. In dieser Phase wird die Gebärmutterschleimhaut wieder aufgebaut. Nach erfolgtem Eisprung nimmt das Östrogen ab, und es kommt zu einem kräftigen Anstieg von Gestagen. Danach fällt es rasch wieder ab, und es beginnt eine neue Menstruation.

Traubensilberkerze

Die Wurzeln der Traubensilberkerze enthalten so genannte Triterpenalkaloide, die stabilisierend in den Sexualhormonstoffwechsel eingreifen und dadurch prämenstruelle Beschwerden lindern können. Die entsprechenden Präparate erhalten Sie in den Apotheken (Cefakliman mono, Cefakliman N, Femaplus spezial Dr. Hagedorn, Klimadynon Lösung, Remifemin). Achten Sie bei der Dosierung auf die Packungsbeilage.

Bei Nervosität

Zincum valerianicum (von Hevert) ist ein Mittel, das besonders gut bei vorwiegend nervösen Patientinnen anspricht und ihre prämenstruellen Beschwerden lindert.

Hanfsamen- und Nachtkerzenöl

Die essenziellen Fettsäuren von Hanfsamen- und Nachtkerzenöl aktivieren den Fettstoffwechsel und sorgen dadurch für eine Beruhigung des Verdauungstrakts. Eine Beruhigung der anderen PMS-Symptome wie Brustspannen und Hautjucken kann ebenfalls beobachtet werden. Sie erhalten die beiden Öle in Apotheken und Drogerien, mitunter auch in Reformhäusern. Achten Sie bei der Dosierung auf die Packungsbeilage.

Hanfsamen aus dem Reformhaus eignen sich ansonsten auch komplett zum normalen Verzehr (in dieser Form kommt man am preiswertesten an ihre Öle!), man kann sie – gewissermaßen als Ersatz für Erd- oder Walnüsse – vor allem in Desserts und Obstsalaten verarbeiten.

Wichtige Biostoffe gegen PMS-Beschwerden

Vorsicht vor Hormontherapien!

Nur in sehr seltenen schweren Fällen von PMS ist es sinnvoll, sich vom Arzt das Gelbkörperhormon Progesteron verordnen zu lassen. Ansonsten sollte man PMS mit natürlichen Mitteln aus der Hausapotheke behandeln.

▶ **Pyridoxin**

Dieses B-Vitamin ist an der Synthese wichtiger Überträgerstoffe im Nervensystem beteiligt. Pyridoxinmangel führt zu einer verringerten Synthese von Serotonin, und dies führt wiederum zu den typischen psychischen Symptomen des PMS (depressive Verstimmungen, Heißhunger). Außerdem konnte nachgewiesen werden, dass auch Brustschmerzen unter Pyridoxinmangel erheblich stärker auftreten. Besonders reich an Pyridoxin sind Nüsse, Samen, Sojabohnen, Avocados, Bananen, Sultaninen, Mangos, Hummer, Thunfisch, Sardinen, Sardellen, Makrelen und Heringe. Bei starken PMS-Beschwerden empfiehlt sich die Einnahme von entsprechenden Präparaten.

▶ **Vitamin E**

Einige Ärzte erzielen Erfolge bei der PMS-Therapie, indem sie ihren Patientinnen hoch dosiertes Vitamin E verschreiben. Die Wirkung des Vitamins besteht im Wesentlichen darin, dass es die Gamma-Linolensäuren vor dem Angriff aggressiver Substanzen schützt. Über eine Umstellung der Ernährung sind wirkungsvolle Vitamin-E-Dosierungen jedoch nicht zu erreichen, hier ist man also auf dementsprechende Präparate angewiesen. Die Dosierungen richten sich nach den Packungsbeilagen.

Gamma-Linolensäure

Hierbei handelt es sich um eine mehrfach ungesättigte Fettsäure, aus der im Körper das Prostaglandin E1 gebildet wird, ein hormonähnlicher Botenstoff, der imstande ist, Periodenschmerzen (vor allem Brustspannen und Unterleibsschmerzen) zu lindern. PMS-Patientinnen weisen fast immer einen zu niedrigen Prostaglandinwert im Blut auf, weil ihre Ernährung zu viele gesättigte Fette und zu wenige ungesättigte Fette enthält.

Gamma-Linolensäure kann vom Körper selbst hergestellt werden, unter Alkohol- und Nikotineinfluss sowie kalziumarmer und salz- und fleischreicher Ernährung ist die Produktion jedoch stark eingeschränkt. Zufuhr von außen tut also in fast allen Fällen Not. Zu den natürlichen Lieferanten von Gamma-Linolensäure gehören alle pflanzlichen Samen. Darüber hinaus findet man die wichtige Fettsäure auch in Schwarzen Johannisbeeren sowie einigen Pilz- und Algensorten.

Ein häufiges Problem
Nach einer Erhebung der Universitätsfrauenklinik Freiburg sollen 10 bis 20 Prozent der Frauen vom PMS betroffen sein.

Die ideale Ernährung gegen PMS

- Versuchen Sie, etwas mehr Käse, Joghurt und Dickmilch in Ihre Ernährung einzubauen. Denn die enthalten Kalzium, das bei der Produktion der körpereigenen Gamma-Linolensäure wichtig ist.
- Essen Sie mehr Salat, und machen Sie ihn vorzugsweise mit Pflanzenöl an (z. B. Weizenkeim- oder Olivenöl)! Dadurch verbessert sich Ihre Vitamin-E-Zufuhr.
- Essen Sie weniger Fleisch und Salz! Trinken Sie weniger Alkohol, Kaffee und Tee! Hören Sie mit dem Rauchen auf!
- Legen Sie pro Woche 2- bis 3-mal einen Linolensäuretag ein, vor allem in den 2 Wochen vor Ihrer Monatsblutung. Dazu eignen sich Gerichte aus Nüssen und Johannisbeeren.

Mehr Licht!
Eine Studie der Universität von Kalifornien in San Diego zeigte, dass bei Frauen mit PMS-Symptomen während des Schlafs deutlich weniger Melatonin ausgeschüttet wird als bei anderen Frauen. Dieses Hormon ist für unsere emotionale Stabilität und für unseren Schlaf von entscheidender Bedeutung. Produziert wird Melatonin nachts in der Zirbeldrüse, und die ist wiederum am aktivsten, wenn ein deutlicher Wechsel zwischen Hell und Dunkel, also von Tag und Nacht, eingehalten wird.

Vorbeugen – so bleiben Sie gesund

- Stellen Sie Ihre Ernährung auf entschlackende und entwässernde Mahlzeiten um. Trinken Sie regelmäßig Säfte aus Ananas, Petersilie oder Wacholder.
- Steigern Sie Ihren Konsum an Vitamin B6 (Pyridoxin), denn es erfüllt in Ihrem Monatszyklus wichtige Aufgaben. Außerdem wirkt es auch als Stimmungsaufheller. Sie finden es besonders in Leber, Sojabohnen, Weizenkeimen, Walnüssen und Fisch. Bei Neigung zu starken PMS-Symptomen sollten Sie im letzten Drittel des Zyklus zu Vitamin-B6-Präparaten greifen.
- Weniger Kaffee, Tee und Schokolade; reduzieren Sie den Konsum vor allem im letzten Drittel Ihres Zyklus!

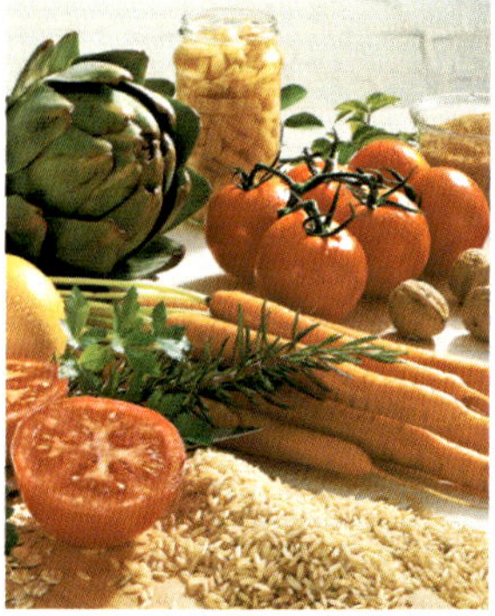

Ernährung mit wenig Fleisch und viel Gemüse trägt zur Vorbeugung und zur Linderung bei.

Prostatavergrößerung

Symptome

- Kleiner, schwacher Urinstrahl
- Plötzlicher Zwang zur Blasenentleerung
- Vermehrter Harndrang, vor allem nachts
- Harnträufeln vor oder nach der Blasenentleerung
- Verzögerter Beginn des Harnabflusses

Ursachen

Warum das Gewebe der Prostata (Vorsteherdrüse) plötzlich zu wachsen beginnt, ist medizinisch ungeklärt. Vermutet werden hormonelle Ursachen; die Verschiebung des Verhältnisses männlicher Hormone zugunsten der weiblichen könnte nach dem 40. Lebensjahr das Gewebewachstum verursachen.

Ernährung als Ursache

Als Vietnam noch französische Kolonie war, fanden Militärärzte auch bei alten Einheimischen kaum je eine Prostatavergrößerung. Lebten sie aber wie ihre Kolonialherren, wiesen sie wie diese die gleich hohe Anzahl von Prostatavergrößerungen auf. Offenbar ist die Degeneration der Vorsteherdrüse eine Folge der westlichen Ernährungsweise.

Organische Hintergründe

Ab dem 40. Lebensjahr vergrößert sich allmählich die Prostata. Im Pensionsalter hat fast die Hälfte aller Männer eine Drüsengeschwulst (Adenom), aber nur drei von zehn Männern klagen über Symptome. Eine stark vergrößerte Prostata engt den Ausgang der Harnblase ein, weswegen es zu den beschriebenen Symptomen kommt.

Diese gutartige Vergrößerung (Hypertrophie) der Vorsteherdrüse führt nicht zu Krebs, aber neben der Vergrößerung kann auch Krebs vorliegen. Deswegen sollte sich ein Mann mit Prostatabeschwerden regelmäßig – einmal im Jahr – untersuchen lassen. Das Anfangsstadium von Prostatakrebs ist oft über Jahre beschwerdefrei, ein Grund mehr für Vorsorgeuntersuchungen.

Altbewährt – so helfen Sie sich selbst

Ernährung

Eine Ernährung mit möglichst wenig tierischen Fetten ist bei einer Prostatavergrößerung angebracht: fettarme Fische statt Schweinefleisch, weniger Wurst, keine scharfen Gewürze und keine Süßigkeiten. Essen Sie stattdessen viel frisches Obst und Gemüse, und trinken Sie 2 bis 3 Liter täglich. Jedoch sollten Sie treibende Getränke wie Bier meiden; und trinken Sie abends nicht mehr viel – so vermeiden Sie das lästige Aufstehen in der Nacht. Alkohol sollte generell tabu sein.

Kürbiskerne

Kürbiskerne und Kürbiskernöl werden schon länger zur Therapie von Blasen- und Prostatabeschwerden eingesetzt – eine Indikation, die mittlerweile auch durch klinische Untersuchungen von Wissenschaftlern belegt wird. Hauptverantwortlich für ihre heilende Wirkung sind wahrscheinlich die Phytosterine im Kürbiskernöl.

Wichtig!
Häufiger Harndrang besteht auch bei der Prostatitis, einer Entzündung der Vorsteherdrüse. Dazu kommen aber meist noch Fieber und Schmerzen im unteren Rücken, Schmerzen sind auch beim Urinieren möglich. Manchmal enthält der Harn Blutbeimengungen. Das ist ein Fall für den Urologen!

Brennnesselwurzeln

Sie reduzieren die Produktion der so genannten sexualhormonbindenden Globuline (SHBG), die bei gutartigen Prostatavergrößerungen die Schlüsselrolle spielen. Die Anwendung kann in Form von Tee oder Präparaten aus der Apotheke erfolgen.
Brennnesseltee: 1 Esslöffel der getrockneten Wurzeln zusammen mit 200 Milliliter Wasser aufkochen und bei geringer Hitze 5 Minuten kochen lassen. Trinken Sie davon 3 Tassen pro Tag.
Brennnesselpräparate: Bazoton N, Cletan, Prostaforton N, Prostagalen, Prostaherb N, Prostaneurin, Prostawern Urtica liquidum, Urtica APS, Urtica plus N, Urtipret Kapseln, utk/-uno, Urticaprostat. Die Anwendung und Dosierung richtet sich nach den jeweiligen Packungsbeilagen.

Homöopathische Mittel

Arnica D3 hilft bei Harnstauung und einer Verschlimmerung der Beschwerden bei Bewegung.
Dosierung: 3-mal täglich 5 Tropfen.
Belladonna D4 hilft bei plötzlichem Harndrang und Unruhe.
Dosierung: 3-mal täglich 5 Tropfen.
Rhus toxicodendron D4 nehmen Sie bei Nässeempfindlichkeit und wenn die Beschwerden bei Wärme nachlassen.
Dosierung: 3-mal täglich 5 Tropfen.

Vorsicht!
Kaltes Bier und kalter Sekt können die Prostata innerhalb weniger Stunden bis zum Verschluss der Harnröhre anschwellen lassen. Dann muss der Arzt mit einem Katheter für die Entleerung der Blase sorgen. Trinken Sie deshalb keine eiskalten Getränke.

Vorbeugen – so bleiben Sie gesund

- Meiden Sie Pfeffer, Paprika und andere sehr scharfe Gewürze.
- Setzen Sie sich nicht auf kalte Bänke und Steine, vor allem nicht auf nasskalte.
- Vermeiden Sie möglichst lange Autofahrten. Gehen Sie bei Reisen in der Eisenbahn von Zeit zu Zeit auf dem Gang spazieren.
- Radfahren und Reiten sind keine geeigneten Sportarten für Patienten mit Prostatabeschwerden.
- Gehen Sie bei Harndrang sofort zur Toilette. Das entlastet die Harnblase, deren Wände bei älteren Männern sowieso schon verdickt sind und sich nicht mehr leicht zusammenziehen können.

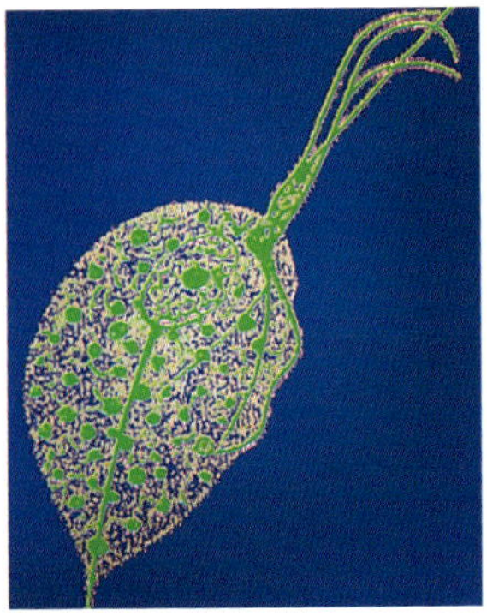

Trichomonas vaginalis ist ein Keim, der Scheidenentzündungen hervorruft.

Scheidenentzündung

Symptome

- Starker, juckender Scheidenausfluss, der eine weißliche, grünliche und rötliche Verfärbung haben kann
- Geschwollene Scheide, auf Berührungen (vor allem beim Geschlechtsverkehr) empfindlich reagierende Schleimhaut
- Brennen beim Wasserlassen

Ursachen

Ursache Nummer eins ist eine Pilzinfektion, gefolgt von Infektionen durch die so genannten Trichomonaden (mikroskopisch kleine Geißeltierchen).

Biologische Hintergründe

Verantwortlich für vaginale Pilzinfektionen sind Hefepilze, die normalerweise unauffällig in der Scheide und im Magen-Darm Trakt leben, ohne Beschwerden zu verursachen. Unter Einfluss von Antibiotika, sexuellen Ängsten und Verspannungen, Diabetes, Östrogenmangel oder auch einer übertriebenen Intimhygiene verändert sich jedoch das Scheidenmilieu, und die Pilze geraten außer Kontrolle.

Wichtig!
Wenn nach einwöchiger Behandlung mit Hausmitteln keine Besserung eingetreten ist, sollte der Frauenarzt aufgesucht werden, um die Diagnose zu sichern. Denn für die aufgelisteten Symptome der Scheidenentzündung können viele Unterleibsinfektionen (oft auch Mehrfachinfektionen) verantwortlich sein.

Psychische Hintergründe

Das Scheidenmilieu wird stark durch psychische Stimmungen beeinflusst. Ein unerfülltes Liebesleben kann zu einer Scheidenstörung führen, die sich in einem so genannten Libidofluor äußert – einem ständigen Fließen, das den Hefepilzen die idealen Vermehrungsbedingungen schafft. Dies hört meistens erst dann auf, wenn es der Frau gelingt, sich aus angstbesetzten Partnerschaften zu lösen und zu einem erfüllten Liebesleben zu kommen.

Altbewährt – so helfen Sie sich selbst

Milchsäurebakterien

Milchsäurebakterien sind bei Scheideninfektionen sehr wirksam. Und so bringen Sie die Bakterien an ihren Einsatzort: Ziehen Sie 20 Milliliter verflüssigten Biojoghurt in einer Spritze (selbstverständlich ohne Nadel) auf, und spritzen Sie ihn ins Scheideninnere. Noch besser sind Milchsäurebakterien in Form von Scheidentabletten oder -zäpfchen aus der Apotheke. Sie sind auf jeden Fall frei von Verunreinigungen und wesentlich einfacher anzuwenden.

No sex
Während einer Scheideninfektion sollten Sie auf Geschlechtsverkehr verzichten. Er behindert durch seine mechanischen Reizungen den Heilungsverlauf.

Teebaumöl

Teebaumöl hat fungizide (pilztötende) Eigenschaften.
Spülung: Geben Sie 4 bis 5 Tropfen des Öls in 1 Tasse mit warmem Wasser. Lassen Sie die Mischung langsam über den Genitalbereich laufen, das lindert den Juckreiz.
Vollbad: Geben Sie 10 Tropfen Teebaumöl ins Badewasser (das keine schäumenden Badezusätze enthalten sollte).

Homöopathische Mittel

Hepar sulfuris D3 hilft bei stark riechendem Ausfluss und Scheidenjucken, das sich unter Wärme bessert.
Dosierung: 3-mal täglich 5 Tropfen.
Belladonna D6 wirkt bei Pilzinfektionen, wenn die Scheide eher trocken und entzündet ist.
Dosierung: 3-mal täglich 10 Kügelchen.
Staphisagria D10 ist das Mittel der Wahl bei weißlich krümeligem, geruchlosem Ausfluss, wenn die Scheide stark juckt und beim Harnlassen ein Brennen auftritt.
Dosierung: 2-mal täglich 10 Tropfen.

Ernährung ändern – unser Tipp

Alles, was das Scheidenmilieu säuert, hindert Parasiten in ihrem Wachstum. Trinken Sie daher bei einer Scheidenentzündung 2 bis 3 Wochen lang jeden Tag 3 Gläser Preiselbeersaft. 1 Becher Kefir oder Sauermilch pro Tag erzielt ähnliche Wirkungen. Essen Sie außerdem viel Zwiebeln, Lauch, Joghurt und Salat.

Vorbeugen – so bleiben Sie gesund

- Stärken Sie Ihre Abwehrkräfte! Treiben Sie regelmäßig Sport, am besten Ausdauersportarten wie Jogging (nicht bei Übergewicht!), Aquajogging, Walking oder Radfahren. Im Winter und bei Stress sollten Sie Ihre Immunabwehr mit Sonnenhutpräparaten (Echinacea) aufpäppeln.
- Meiden Sie parfümhaltige Badezusätze und -gels sowie Intimsprays; sie haben negative Auswirkungen auf das Scheidenmilieu.
- Vermeiden Sie empfängnisverhütende Gels; die darin enthaltenen Spermizide sorgen ebenfalls für eine Veränderung im Scheidenmilieu und begünstigen das Auftreten von Entzündungen.
- Wechseln Sie täglich Ihre Unterwäsche, und verzichten Sie auf Slipeinlagen – auf ihnen gedeihen Keime besonders gut.
- Tragen Sie luftige, bequeme Kleidung und möglichst keine engen Mieder, Slips oder Bodys aus Synthetikmaterial.

Wichtig!
Wenden Sie Teebaumöl nicht gleichzeitig mit homöopathischen Präparaten an; sie können sich sonst gegenseitig in ihrer Wirkung beeinträchtigen.

Eigenimpfstoff
Eine mikrobiologische Behandlung mit einer Autovakzine (das ist ein Eigenimpfstoff aus Krankheitserregern, die dem Organismus des Patienten entnommen und dann abgetötet worden sind) ist sinnvoll, wenn die Entzündungen immer wiederkehren.

Wichtig!
Falls Sie sich mit Bakterien oder Pilzen, die durch Geschlechtsverkehr übertragen werden, infiziert haben, muss der Partner immer mitbehandelt werden, auch wenn er keine Symptome hat. Und in diesem Fall können Sie sich nicht mit Hausmitteln kurieren. Bitte gehen Sie dann zum Arzt.

Unlust, sexuelle

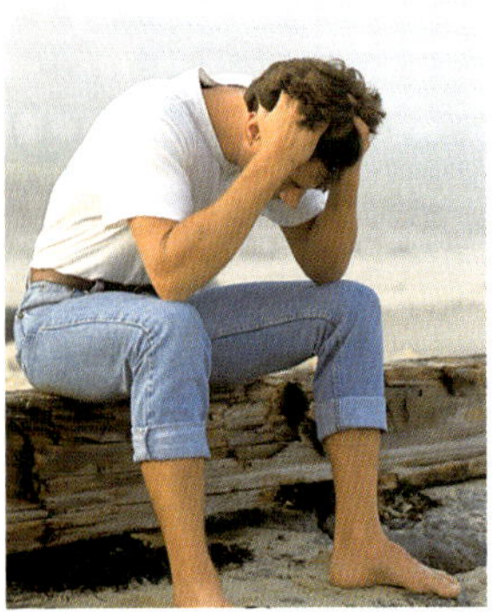

Mangelndes sexuelles Verlangen eines Partners ist ein häufiger Grund für Spannungen innerhalb einer Beziehung.

Symptome

- Sexuelle Unlust, die sich auf das Verhältnis zum Partner beschränkt
- Libidoverlust, der sich auf das Verhältnis zum anderen Geschlecht generell ausweitet

Ursachen

Beschränkt sich die sexuelle Unlust auf den Partner, müssen als Hauptauslöser auch partnerschaftliche Konflikte vermutet werden. Bei generellem Libidoverlust kommen verschiedene Ursachen infrage: organische oder psychische Störungen, sexuelle Frustrationen oder eine homosexuelle Veranlagung, die zuvor unterdrückt wurde.

Gesellschaftliche Hintergründe

Nach Ansicht nicht weniger Wissenschaftler befindet sich das Sexualverhalten in Deutschland und in den USA generell in einer Krise. Die Gründe hierfür: Arbeitslosigkeit, Stress und Hektik in einer immer unübersichtlicher werdenden Zeit führen dazu, dass die Partner sexuelle Erregung als zusätzliche kraftraubende Stressfaktoren empfinden und sich lieber wie Hänsel und Gretel aneinander binden – geschwisterlich und ohne erotische Spannung.

LSD-Syndrom

Es gibt bereits einen Namen für die grassierende Unlust: LSD-Syndrom (LSD = low sexual desire = geringes sexuelles Verlangen). Vor allem bei Paaren, die schon längere Zeit liiert sind, läuft irgendwann im Bett immer weniger. Man versteht sich gut, man hat viel gemeinsam – doch die Leidenschaft ist weg. Manche Paare hören dann auf, miteinander zu schlafen. Falls das eine akzeptable Lösung für beide ist, ist es in Ordnung. Wahrscheinlicher ist jedoch, dass früher oder später einer aus der Beziehung ausbricht.

Neurochemische Hintergründe

Man sollte eine vorübergehende Unlust nicht unnötig dramatisieren. Denn jede Liebe trägt bereits den Untergang der sexuellen Euphorie in sich, da sie neurochemisch immer schon erregend und beruhigend zugleich gewesen ist. An ihrem Beginn sorgen stimulierende Hormone (u. a. Adrenalin) für starkes Verlangen und ungehemmte Libido, später hingegen gewinnen eher besänftigende Substanzen wie das Endorphin die Oberhand.

So helfen Sie sich selbst

Zerstören Sie die Friede-Freude-Eierkuchen-Harmonie!

Auch wenn es paradox klingt: Zu viel Harmonie wirkt sich negativ auf das sexuelle Verlangen aus. Sexualität braucht das Gefühl, dass der Partner etwas Fremdes und Begehrenswertes ist. Aus diesem Grund empfinden viele Paare den Geschlechtsverkehr nach einem heftigen Streit als besonders erregend. Versuchen Sie, aus dem Trott Ihrer Zweisamkeit auszubrechen.

Verabschieden Sie sich von alten Rollenvorstellungen!
Der Glaube, dass die Qualität eines Geschlechtsverkehrs von Koitusdauer, Penislänge und Anzahl der Orgasmen abhänge, passt allenfalls noch zum Männerstammtisch, gehört aber nicht mehr in unsere heutige Zeit. Probieren Sie neue Dinge aus. Übernehmen Sie als Frau mal die aktive Rolle, und verführen Sie Ihren Partner nach allen Regeln der Kunst – mit ein paar Neuigkeiten, die noch nicht zu Ihrem bisherigen gemeinsamen Repertoire gehören. Phantasie ist Trumpf!

Wieder entdeckt und sanft – unser Tipp

Aromatherapie

Düfte wirken stark auf unser Unbewusstes und können mitunter bemerkenswerte Erfolge bei der Behandlung von sexueller Unlust erzielen. Es gibt einige Duftnoten, die gleichzeitig entspannend und anregend auf das sexuelle Verlangen wirken.

- Die männlichen Duftnoten: Ingwer, Kardamom, Kümmel, Sandelholz und Zeder
- Die weiblichen Duftnoten: Iris, Jasmin, Rose, Neroli und Ylang-Ylang

Träufeln Sie ein paar Tropfen der Öle (einzeln oder gemischt) in eine Duftschale, die Sie in den Raum aufstellen, wo Sie gerne Sex haben möchten.

Vorbeugen – so bleiben Sie gesund

- Trinken Sie wenig Alkohol, und rauchen Sie wenig Zigaretten. Alkohol steigert zwar kurzfristig das Verlangen, beeinträchtigt aber die Erektions- und Orgasmusfähigkeit. Nikotin verschlechtert den Zustand der Blutgefäße in den Geschlechtsorganen und verbraucht das Lusthormon Adrenalin.
- Treiben Sie regelmäßig Sport, allerdings nicht zu viel. Denn vor allem übermäßiger Ausdauersport (Marathon, Triathlon etc.) bringt Ihren Körper dazu, natürliche Glückshormone, die so genannten Endorphine, im Überfluss auszuschütten. Dadurch verringert sich die sexuelle Erregbarkeit.
- Vermeiden Sie Sexrituale! Öfter mal was Neues ist zwar eine banale Weisheit – doch sie ist sehr wirksam. Machen Sie's nicht immer am selben Ort zur selben Zeit. Veränderungen sind angesagt.
- Viele Paare, die schon lange zusammenleben, hören auf, sich um ihr äußeres Erscheinungsbild zu kümmern. Kein Wunder, dass man dann immer mehr in die Langeweile abrutscht. Pflegen Sie sich, und verändern Sie ab und zu Ihren Look.

Libido und Ernährung

Unsere Lusthormone können sich nur entwickeln, wenn wir genügend Eiweiß zu uns nehmen (Geflügel, Sojabohnen, Fisch). Auch die Vitamine B3, B5, C und E sowie Zink spielen eine wichtige Rolle für unsere Hormonregelkreise. Essen Sie daher viel Bierhefe sowie frisches Obst und Gemüse!

Gemeinsame Lektüre

Lesen Sie doch einmal zusammen erotische Literatur. Vielleicht erhalten Sie dabei Anregungen und entdecken neue gemeinsame Gebiete in der Sexualität, an die Sie vorher vielleicht noch nicht gedacht haben bzw. sich nicht getraut haben, sie auszuprobieren.

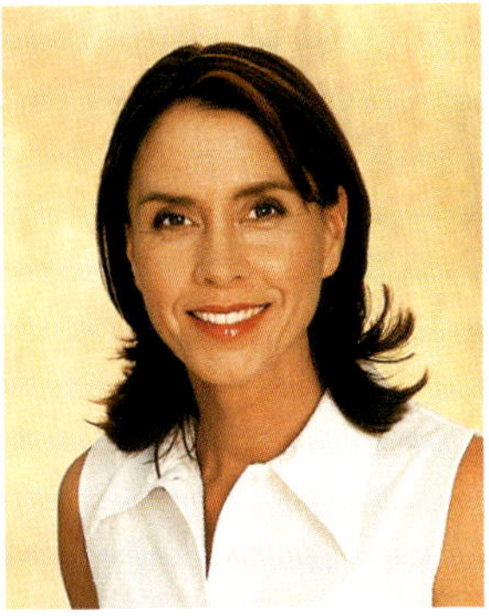

Wechseljahre – Krisenjahre? Das muss keineswegs sein.

Wechseljahrebeschwerden

Symptome

- Unregelmäßiger Periodenzyklus
- Hitzewallungen mit Schweißausbrüchen
- Stimmungsschwankungen und Ängste
- Kopfschmerzen
- Sexuelle Unlust
- Haarausfall

Ursachen

Etwa Ende des 40. Lebensjahres schränken die Eierstöcke der Frau immer mehr ihre Hormonproduktion ein; doch die beiden wichtigen Hormonregler im Gehirn – Hypothalamus und Hypophyse – arbeiten noch eine Zeit lang mit einer intensiven Hormonproduktion dagegen an. Das kann zu Umstellungsproblemen führen, muss aber nicht. Die weiblichen Wechseljahre (Klimakterium) werden oft nur dann zu einem Gesundheitsproblem, wenn die Frau psychisch Probleme damit hat, sich von ihrer Fruchtbarkeit zu verabschieden.

Öfter mal ein Nickerchen!
Das Klimakterium ändert Ihre Schlafbedürfnisse. Legen Sie öfter ein Nickerchen ein, versuchen Sie nicht krampfhaft, Ihre alten Schlaf- und Wachgewohnheiten beizubehalten.

Psychische Hintergründe

Es sind vor allem zwei psychische, meistens unbewusst ablaufende Grundeinstellungen, die bei einer Frau die Wechseljahre zu einem Problem machen:

- Die Einstellung, dass mit der Fruchtbarkeit auch der eigentliche Sinn im Leben einer Frau verloren geht. Diese Einstellung führt vor allem zu Verspannungen der Muskulatur, Kopfschmerzen und sexueller Unlust.
- Die Einstellung, dass die Wechseljahre eine Befreiung vom Körperlichen und vom Schmutz des Sexuellen und der Monatsregel sind. Das führt zu einer regelrecht euphorischen Beschleunigung der Hormonumstellung mit allen daraus resultierenden Konsequenzen wie Hitzewallungen und Schweißausbrüchen.

Altbewährt – so helfen Sie sich selbst

Ringelblume

Die Ringelblume (Calendula) ist keine Allzweckwaffe bei Wechseljahrebeschwerden, doch sie trifft einige Teilaspekte. So hilft sie bei Bluthochdruck und Herzrhythmusstörungen, die infolge des Kli-

makteriums auftreten. Ihre Saponine senken den Cholesterinspiegel, äußerlich aufgetragen hilft sie gegen das Austrocknen der Haut. Nicht zu vergessen: Die Calendulafarben Gelb und Orange wirken drüsenanregend und verlangsamen dadurch den hormonellen Umstellungsprozess während der Wechseljahre.
Bei trockener Haut empfiehlt sich der Einsatz von Calendulasalben (aus Apotheke oder Drogerie), die mehrmals täglich aufgetragen werden. Zur innerlichen Anwendung reicht das Trinken von 2 Tassen Calendulatee (2 Teelöffel Kraut mit 1 Tasse kochendem Wasser überbrühen, 12 Minuten zugedeckt ziehen lassen, anschließend abseihen) pro Tag. Zur Farbtherapie sollten Sie Ringelblumen auf Ihrem Balkon oder in Ihrem Garten pflanzen.

Johanniskraut

Johanniskraut hilft jenen Frauen, die während der Wechseljahre häufiger unter depressiven Zuständen, Ängsten und Schlafstörungen leiden. Sie sollten zum Beginn der Therapie 2 Tassen Johanniskrauttee pro Tag trinken. Wenn sich die ersten Erfolge einstellen und sich die Stimmung stabilisiert hat, wird auf 1 Tasse pro Tag reduziert. Als Alternative kommen natürlich auch standardisierte Johanniskrautpräparate infrage.

Aromatherapie

Zur allgemeinen Entspannung und Harmonisierung eignen sich die Düfte von Lavendel, Melisse, Orange; Rose und Ylang-Ylang helfen bei sexueller Unlust. Tropfen Sie die Öle in Duftsteine oder Aromalampen, die Sie in Wohn- und Schlafzimmer aufstellen.

Salbei

Salbei hilft gegen die Schweißausbrüche.
Rezept: Überbrühen Sie 1 Teelöffel fein geschnittener Salbeiblätter mit 150 Milliliter kochendem Wasser. 10 Minuten ziehen lassen, abseihen. Trinken Sie täglich 2 Tassen!

Wechselfußbäder

Wechselfußbäder sorgen für Ruhe und Entspannung, außerdem können sie Hitzewallungen verhindern. Füllen Sie 2 Fußwannen mit je 1 Hand voll Hopfenblüten und Wasser; eine Wanne 38 °C warm, die andere 10 °C kalt. Stellen Sie zunächst Ihre Füße für 5 Minuten ins warme, dann für 10 Sekunden ins kalte Wasser. Mindestens 2-mal, besser 4- bis 5-mal wiederholen!

Homöopathische Mittel

Bei Wechseljahrebeschwerden empfehlen sich vor allem die Konstitutionsmittel der klassischen Homöopathie.

Leinsamen und Sojamehl

Beide Nahrungsmittel enthalten Wirkstoffe mit östrogenähnlichem Effekt und sollten daher einen Stammplatz im Speiseplan bekommen. Unverzichtbar sind auch Milchspeisen und Fisch, um den Kalziumgehalt im Körper zu stabilisieren und Osteoporose vorzubeugen.

Pflanzliche Östrogene

Gegen den Östrogenabfall in den Wechseljahren können so genannte Phytoöstrogene aus Pflanzen eine gute Hilfe sein; im Unterschied zur sonstigen Hormontherapie haben sie kaum Nebenwirkungen. Ergiebige Lieferanten an pflanzlichen Hormonen sind die Extrakte von Rotklee, Soja und Traubensilberkerze sowie die Granulate der Venusurkicher. Man erhält sie allesamt in Apotheken.

Wer in den Wechseljahren unter Angstzuständen leidet, sollte einmal eine Behandlung mit der Bach-Blütenessenz Rock Rose, dem Sonnenröschen, allein oder in einer Mischung mit anderen Bach-Blüten versuchen.

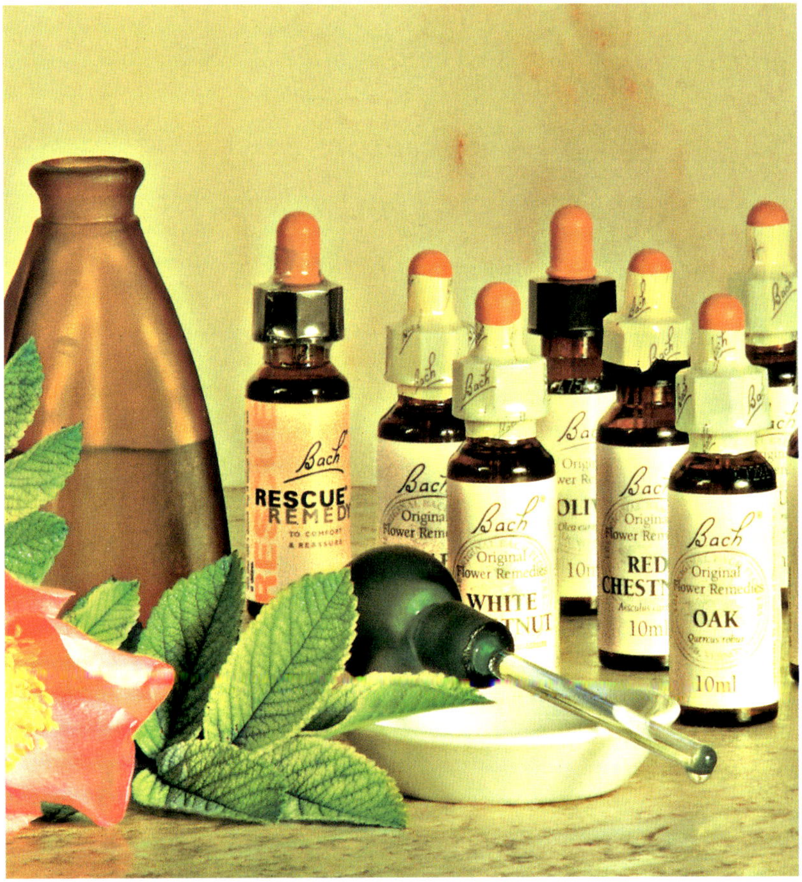

Sepia D3 hilft Morgenmuffeln mit Hang zu Blutunterdruck auf die Beine, außerdem verringert es die Anzahl der Schweißausbrüche. Dosierung: 3-mal täglich 1 bis 2 Tabletten.
Gelsemium D6 ist geeignet bei Nervosität, Mattigkeit, Konzentrationsschwäche und Reizbarkeit.
Dosierung: 3-mal täglich 10 bis 15 Kügelchen.
Thallium metallicum D6 und *D12* helfen gegen Haarausfall.
Dosierung: D6 für 6 Wochen einnehmen, 3 Tabletten täglich; danach abermals 6 Wochen 1 Tablette D12 täglich.

Immer wenn der Mond kommt

Viele Frauen reagieren mit dem Ende ihrer Wechseljahre sehr intensiv auf den Wechsel des Monds. Daran ist nichts Unnormales; auf diese Weise versucht der Körper vielmehr, den verloren gegangenen Periodenzyklus durch einen anderen, ähnlich rhythmisierten Zyklus zu ersetzen.

Bach-Blüten

Bei vager Angst hilft die Blütenessenz Aspen, bei akuter Angst Rock Rose. Wer unter mangelndem Selbstvertrauen leidet, sollte Cerato ausprobieren; Frauen mit Selbstzweifeln ist Hornbeam zu empfehlen. Den Unentschlossenen und Unzufriedenen hilft Wild Oat. Vor der Behandlung ist ein ausführliches Gespräch mit einem auf Bach-Blüten spezialisierten Heilpraktiker empfehlenswert.

Heublumen

Kaufen Sie Heublumen in der Apotheke, und bereiten Sie sich damit einen Badezusatz. So wird's gemacht: 4 Esslöffel Heublumen mit 1 Liter kochendem Wasser übergießen, 10 Minuten ziehen lassen und unmittelbar vor dem Bad zugießen. Wichtig ist, dass der Sud frisch ist und die ätherischen Öle aus den Blumen noch nicht verflogen sind. Sie können sich auch entsprechende Badezusätze kaufen, z. B. von Kneipp. Oder gehen Sie einmal mit einem feuchtwarmen Heusäckchen (aus der Apotheke) ins Bett!

Natürlich frisch – unser Tipp

Vitamine E, B2, B5 und D

- Vitamin E hemmt den Abbau des Sexualhormons Progesteron und kann auf diese Weise sogar eine Östrogentherapie ersetzen. Essen Sie daher besonders viel Salat mit Sonnenblumenöl, außerdem viel Margarine sowie Wal- und Erdnüsse.
- Die Vitamine B2 und B5 unterstützen die Nebennieren, die imstande sind, den Östrogenausfall in den Eierstöcken eine Zeit lang auszugleichen. Beide Vitamine sind besonders in Fisch, Milchprodukten, Nüssen und Bierhefe enthalten.
- Vitamin D wirkt dem durch Östrogenmangel ausgelösten Knochenabbau entgegen. Es steckt vor allem in Milch- und Quarkspeisen sowie Fisch.

Zypresse

Die typischen Wechseljahrebeschwerden wie Hitzewallungen und nächtliches Schwitzen vertreibt das ätherische Öl der Zypresse. Nehmen Sie abends ein Vollbad mit 6 bis 8 Tropfen Zypressenöl. Baden Sie bei etwa 38 °C, aber nicht länger als 15 Minuten. Oder reiben Sie sich mit Zypressenöl ein: 4 Tropfen Öl mit 2 Esslöffeln Mandelöl mischen und den ganzen Körper damit einreiben.

Vorbeugen – so bleiben Sie gesund

- Gehen Sie mit der richtigen Einstellung an diese normale Veränderung in Ihrem Körper heran. Streichen Sie am besten schon das Wort »Wechseljahre« aus Ihrem Wortschatz, denn von der Pubertät zur Heirat und bis zur Entbindung hat es schon viele andere Wechsel in Ihrem Leben gegeben.
- Begreifen Sie das Klimakterium als Neuanfang und die Menopause als Metamorphose zu einem neuen und viel versprechenden Lebensabschnitt.
- Reduzieren Sie Ihren Kaffeekonsum! Koffein kann Hitzewallungen auslösen.
- Gehen Sie regelmäßig in die Sauna, treiben Sie viel Sport, vor allem schweißtreibende Ausdauersportarten wie Joggen (nicht zu empfehlen bei Übergewicht) und Radfahren. Wenn Sie beim Sport und in der Sauna regelmäßig Ihre Temperatur und Schweißproduktion ansteigen lassen, bleibt Ihr Temperaturregulationszentrum in Schuss, und Sie werden weniger unter Hitzewallungen und Schweißausbrüchen leiden.

Arteriosklerose

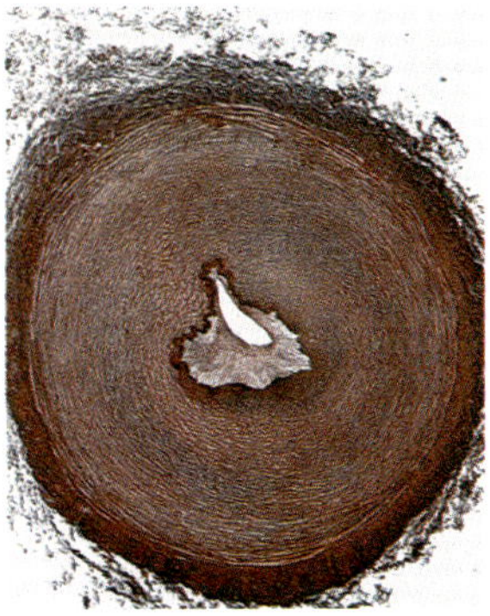

Massive Ablagerungen in einer Arterie; das Blutgefäß ist fast verschlossen.

Symptome

- Die Arteriosklerose verläuft schleichend; die allmählichen Verengungen der Blutgefäße werden vom Betroffenen in der Regel erst dann bemerkt, wenn sie zu einer schweren Herz-Kreislauf-Erkrankung geführt haben.
  Zu den Folgeerkrankungen der Arteriosklerose gehören:
- Angina pectoris
- Herzrhythmusstörungen
- Herzinsuffizienz
- Herzinfarkt
- Schlaganfall

Biologische Hintergründe

Bei der Arteriosklerose handelt es sich um Verhärtungen und Verengungen der Blutgefäße, die durch hohe Blutfettwerte, Bluthochdruck, Vitamin-C-Mangel, Nikotin, mechanische Beanspruchungen (die Herzkranzgefäße werden durch die Herzschläge stark beansprucht und sind daher besonders gefährdet) und so genannten oxidativen Stress (Attacken von aggressiven Sauerstoffmolekülen) gefördert werden.

Cholesterin

Auch wenn es immer mehr kritische Stimmen zur Bedeutung des Cholesterins gibt, sollte das Gallenfett nicht einfach ignoriert werden. Denn erst kürzlich wurde eine Studie an über 4400 Herz-Kreislauf-Patienten in Schweden abgeschlossen. Sie ergab deutliche Hinweise darauf, dass die Senkung des Cholesterinspiegels sehr wohl zur Besserung arteriosklerotischer Veränderungen beitragen kann.

Altbewährt – so helfen Sie sich selbst

Grüner Tee

Der grüne Tee hat bei Arteriosklerose aus mehreren Gründen heilende Wirkung:

- Er verbessert die Fließeigenschaft des Bluts, setzt die Neigung zur Blutgerinnung herab, so dass die Wahrscheinlichkeit von Ablagerungen in den Blutgefäßen deutlich abnimmt.
- Er senkt den LDL-Cholesterinspiegel im Blut, so dass für den Aufbau von Cholesterinplaques an den Blutgefäßwänden kein Fundament mehr zur Verfügung steht.
- Der Anteil an positiven HDL-Cholesterinen, die gefährliche Plaques von den Blutgefäßwänden »abschmirgeln«, nimmt im Blut unter Einfluss von grünem Tee deutlich zu.
- Grüner Tee senkt den Blutdruck, indem er direkt in die Blutdruckregulierung unseres Körpers eingreift. Hoher Blutdruck gehört zu den Hauptauslösern der Arteriosklerose, weil er Verletzungen an den Blutgefäßwänden provoziert.

Seine positiven Einflüsse auf Blutdruck und Cholesterinspiegel entfaltet der grüne Tee am besten, wenn er zu den Mahlzeiten getrunken wird. Trinken Sie daher zu jeder Mahlzeit ein Kännchen (200 bis 300 Milliliter) grünen Tee (Zubereitung siehe Seite 399). Verwenden Sie lediglich eine Portion des getrockneten Tees, der morgens zum ersten, mittags zum zweiten und abends zum dritten Mal aufgegossen wird. Auf diese Weise erreichen Sie, dass der Koffeingehalt des Teegetränks zum Abend hin immer weiter abnimmt, so dass Sie in der Nacht nicht mit Schlafstörungen rechnen müssen.

Ingwer

Ingwer besitzt ein überdurchschnittlich breites Profil an ätherischen Ölen. Hervorzuheben sind vor allem seine Gingerole, die in ihrer chemischen Struktur und in ihrer Wirksamkeit dem Aspirin sehr ähnlich sind. Sie hemmen die Zusammenballung von Thrombozyten, wodurch das Risiko von Blutgefäßverschlüssen und Arteriosklerose deutlich verringert wird. Eine dänische Studie deutet darauf hin, dass mit dem Verzehr von fünf Gramm frischem Ingwer täglich das Thrombose- und Schlaganfallrisiko deutlich vermindert wird.

Ingwer kann man gut in Form von Tee zu sich nehmen (einige Stückchen mit heißem Wasser übergießen, 10 Minuten ziehen lassen, abseihen). Von diesem Tee sollten täglich 3 Tassen getrunken werden. Außerdem lässt er sich als Würzzutat für sehr viele Speisen verwenden. Am größten ist seine Wirkung natürlich, wenn er entsprechend großzügig eingesetzt wird, also auch geschmacklich im Vordergrund steht (beispielsweise in Gebäck, Joghurt- und Kefirspeisen oder in Gemüse- und Fleischgerichten).

Gut dokumentiert

Die antisklerotischen Effekte von grünem Tee sind mittlerweile wissenschaftlich gut belegt. Wer also täglich seine zwei bis drei kleinen Kännchen grünen Tee trinkt, hat tatsächlich gute Chancen, am Herzinfarkt vorbeizukommen.

Gelbwurz

Gelbwurz (Curcuma xanthorrhiza) ist auch als Kurkuma bekannt. Seine Farbstoffe Kurkumin, Mono- und Bisdesmethoxykurkumin sind in jüngerer Zeit von Wissenschaftlern ausführlich untersucht worden. Demzufolge schützen sie die in unserem Organismus kursierenden Fette vor dem Angriff durch aggressive Sauerstoffmoleküle. Dadurch bewahren sie unsere Arterien vor schädlichen Fettablagerungen. Gelbwurz ist also ein wirksames Mittel zur Vorbeugung von Arteriosklerose und ihrer Folgeerkrankungen (Herzinfarkt, Schlaganfall). Der große Vorteil von Gelbwurz: Er entfaltet seine positiven Herz-Kreislauf-Wirkungen bereits in relativ geringen Dosierungen.

Gelbwurz kann als Tee verabreicht werden, die Tagesmenge sollte bei 2 bis 3 Tassen liegen. Als Gewürz verwendet gibt er vor allem Gerichten aus der indischen und chinesischen Küche eine pikante Note. Um seine antisklerotischen Effekte entfalten zu können, sollte

Bereits Pfarrer Kneipp wusste, wie heilsam intensive Kaltwasserreize für unsere Blutgefäße sind. Er empfahl daher das Wassertreten zur Vorbeugung und zur Behandlung von Arteriosklerose, der so genannten Gefäßverkalkung.

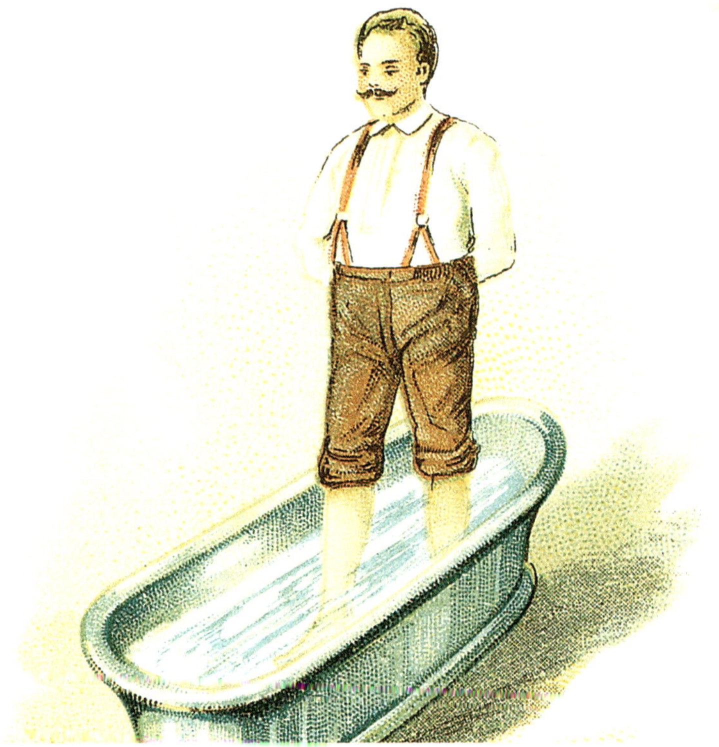

Gelbwurz natürlich möglichst regelmäßig auf dem Speiseplan stehen. Er kann übrigens sehr gut mit Ingwer kombiniert werden, und seine leuchtend gelbe Farbe wertet viele Gerichte auch optisch auf.

Chancenreiche Wurzel
Die hierzulande weithin unbekannte chinesische Yamswurzel wirkt bei Arteriosklerose und ihren Folgeerkrankungen auf verschiedenste Weise. Sie zählt daher bei diesen zu den Mitteln der ersten Wahl. Allerdings ist ihre Anwendung bei Bluthochdruck problematisch, da sie unter Umständen zu einer weiteren Steigerung des Blutdrucks führen kann.

Yamswurzel

Die chinesische Yamswurzel (Dioscorea opposita) enthält Phytosterine, die den Cholesterinspiegel senken. In einer Laborstudie konnte außerdem nachgewiesen werden, dass sie Muskelkraft und Pumpleistung des Herzes steigert, gleichzeitig verringert sich die Neigung zu Herzrhythmusstörungen. Die traditionelle chinesische Heilpflanze ist daher ein wirkungsvolles Mittel zur Vorbeugung gegen Herzschwäche, Angina pectoris und Herzinfarkt.
Die Yamswurzel ist in der Apotheke erhältlich. Trinken Sie täglich 3 Tassen Yamswurzeltee. Aufgrund seines hohen Stärkeanteils schmeckt er angenehm süß.

Zwiebeln und Knoblauch

Diese beiden Zwiebelpflanzen enthalten Allizin, Ajoen und Adenosin, die eine starke hemmende Wirkung auf die Blutgerinnung haben. Dadurch wird das Risiko von Blutgerinnseln deutlich verringert.

Wer allerdings einen nennenswerten Effekt auf sein Herz-Kreislauf-System erzielen will, muss mindestens 4 Gramm frischen Knoblauch oder 200 Gramm frische Zwiebeln pro Tag essen. In Knoblauchpräparaten konnte das gerinnungshemmende Ajoen bislang nicht nachgewiesen werden.

Wichtige Biostoffe

Vitamin C

Das wasserlösliche Vitamin wirkt im Körper als Stabilisator der Blutgefäße, indem es die Produktion von Kollagen, Elastin und anderen Stabilitätsmolekülen im Körper fördert. Zusammen mit Vitamin E, Karotinoiden und Selen schützt es außerdem die Gefäßwände vor dem Angriff durch die freien Radikale. Große Mengen an Vitamin C finden sich in Kiwis, Zitronen und Orangen sowie in Tomaten, Paprika und Salat.

Lysin und Prolin

Diese beiden Aminosäuren heften sich an die gefährlichen Fettstoffe im Blut und verhindern dadurch die Plaquebildung, außerdem kratzen sie bereits bestehende Ablagerungen regelrecht von den Arterienwänden ab. Nennenswerte Mengen an Lysin und Prolin enthalten Kartoffeln, Fisch und Bohnen.

Vorbeugen – so bleiben Sie gesund

- Allgemeine Verhaltensregeln: Hören Sie auf zu rauchen, trinken Sie weniger Alkohol, reduzieren Sie den Stress.
- Treiben Sie regelmäßig Sport. Besonders geeignet sind die Ausdauersportarten wie Joggen, Radfahren oder Schwimmen. Sie sollten dabei jedoch nicht zu sehr aus der Puste kommen. Optimal ist, wenn Sie sich beim Sport noch ohne Probleme mit dem Partner unterhalten können.
- Meiden Sie durchwachsenes Fleisch von Rind und Schwein sowie Dauerwurst und Innereien (Leber, Niere, Zunge).
- Hände weg von cholesterinreichen Fischsorten und Fischprodukten wie Aal, Kaviar und Fischfrikadellen.
- Zurückhaltung bei Eierspeisen: Essen Sie nicht mehr als drei Eidotter pro Woche, und verzichten Sie auf Mayonnaise.
- Vorsicht mit fetten Kartoffelzubereitungen wie Pommes frites, Bratkartoffeln und Kartoffelchips.
- Süßwaren: Bedingt erlaubt sind Marmelade, Honig und Kakao, zu meiden dagegen Schokolade, Sahnetorte, Nuss-Nougat-Creme, Schokoriegel, Marzipan u. Ä.

Tiere sind geschützt

Arteriosklerose und Herzinfarkt sind im Tierreich sehr selten. Der Grund: Tiere sind bis auf wenige Ausnahmen imstande, körpereigenes Vitamin C herzustellen. Der Mensch dagegen ist auf die Zufuhr über die Nahrung angewiesen.

Alkohol?

Es kommt auf das Was und Wieviel an. Hoher Alkoholkonsum – mehr als 0,4 Liter Wein oder 1 Liter Bier – lässt den Cholesterinspiegel ansteigen und verschleißt wichtige Vitamine. Schnaps ist in jedem Fall ungesund, Rotwein hingegen enthält Substanzen, die einen positiven Einfluss auf die Blutgefäße haben.

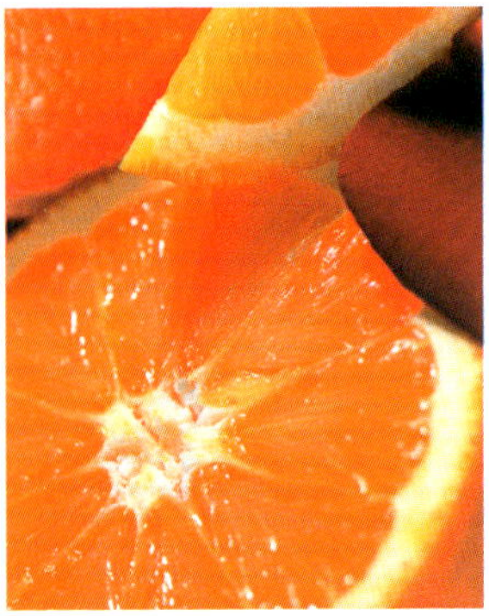

Vitamin C stärkt die Venenwände.

Durchblutungsstörungen

Symptome

- **Arterielle Durchblutungsstörungen: kalte blaue Finger bis zu plötzlichen Schmerzen in der betroffenen Region bei fehlendem arteriellem Puls und kühler blasser Haut**
- **Funktionelle Durchblutungsstörungen: Blässe, bläuliche Verfärbung, gesteigerte Kälteempfindlichkeit; in manchen Fällen Gefäßkrämpfe und Schmerzen; auch Migräne kann durch Durchblutungsstörungen im Kopf ausgelöst werden**

Ursachen

Durchblutungsstörungen entstehen durch Gefäßverengungen oder Gefäßkrämpfe, die die Blutzufuhr zu verschiedenen Körperregionen drosseln. Nach und nach wird dadurch die Nährstoffversorgung verschiedener Organbereiche behindert. Grundsätzlich werden zwei Arten von Durchblutungsstörungen unterschieden:

- Arterielle Durchblutungsstörungen können an Armen und Beinen auftreten, am Herz, an den Nieren oder als arterielle Verschlüsse, z. B. an Fingern und Zehen, bis hin zum akuten, plötzlich auftretenden Verschluss. Der Gang zum Arzt ist unerlässlich.
- Funktionelle Durchblutungsstörungen treten vorwiegend an Händen, Füßen, Armen, Beinen und im Gesicht auf und lassen sich mit eigener Unterstützung recht gut verbessern.

Ginkgo

Die Wirkstoffe der Ginkgoblätter helfen bei Durchblutungsstörungen gleich in mehrerlei Hinsicht: Sie steigern die Fähigkeit des Gewebes, Blutmangel zu überstehen, verbessern die Fließeigenschaften des Bluts und fangen freie Radikale ab, was die Plaquebildung an den Blutgefäßwänden verhindert. Präparate: Gingium, Ginkobil-ratiopharm, Kaveri, Rökan, Tebonin.

Organische Hintergründe

Häufig ist eine Gefäßschwäche konstitutionell gegeben oder ererbt. Durchblutungsstörungen können aber auch durch Kälte oder Stressfaktoren ausgelöst werden. Es ist sehr wichtig, schon gegen geringfügige Durchblutungsstörungen vorzugehen, denn die späteren Folgen können gravierend sein. Bisweilen sind ganz andere Störungen mit schuld, etwa Erkrankungen der Halswirbelsäule, die geheilt werden müssen, damit die Blutzufuhr nicht blockiert wird.

Altbewährt – so helfen Sie sich selbst

Paprika

Das in Paprika enthaltene Kapsaizin reduziert die Neigung zur Blutgerinnung, so kann Durchblutungsstörungen wirksam entgegengesteuert werden. Daher sollten Sie vermehrt Paprikapulver und Paprika essen!

Rosskastanie

Arzneien aus Rosskastanienextrakten wirken positiv auf Gefäßwände und Blutzufuhr. Am sinnvollsten kommt die Rosskastanie als Mittel zum Einnehmen zur Wirkung.
Präparate: Lindigoa S (Tropfen), Venostasin N forte (Dragees), Venostasin retard, Venostasin S (beides Kapseln), Venostasin S (Tropfen).

Gefäßtraining

Zur besseren Durchblutung der unteren Extremitäten, d.h. der Beine, eignen sich folgende Übungen:

- Wippen Sie im Stehen auf die Zehenspitzen und wieder zurück. Wiederholen Sie dies mehrmals am Tag, am besten 20-mal.
- Wippen Sie auf die Zehenspitzen, doch lassen Sie abwechselnd eine Ferse unten. Wiederholen Sie dies am Tag 20- bis 30-mal.
- Kniebeugen sollten Sie täglich ungefähr 10-mal durchführen.
- Nehmen Sie nicht den Aufzug, sondern die Treppe! Steigen Sie die Stufen möglichst auch noch auf den Zehenspitzen hoch.

Ansteigende Bäder

Steigern Sie die Temperatur beim Baden langsam von 18 auf 20 °C. Bürstenmassagen nach einem Bad sind ebenfalls hilfreich.

Kneippgüsse

Sie sind das wohl effektivste Training gegen Durchblutungsstörungen. Wandern Sie langsam mit dem kalten Wasserstrahl Ihrer Dusche am rechten Fuß außen bis zur Leiste hoch, dann auf der Innenseite wieder zurück bis zum Fuß. Wiederholen Sie die Anwendung am linken Bein. Machen Sie die Güsse 2-mal pro Bein und mindestens 2-, besser 3-mal pro Tag.

Vorbeugen – so bleiben Sie gesund

- **Nehmen Sie viel Vitamin C zu sich, denn es stärkt die Venenwände. Man findet es vor allem in Kiwis, Holunderbeeren, Zitronen, Orangen, Grapefruits und Tomaten.**
- **Die Wirkstoffe von Zwiebel und Knoblauch mindern die Produktion von Gerinnungsstoffen im Blut.**
- **Reduzieren Sie Ihr Gewicht. Zu viele Pfunde setzen Ihre Venen (vor allem die Beinadern) nur unnötig unter Druck.**
- **Keine Zigaretten! Nikotin verändert die Gerinnungseigenschaften des Bluts.**
- **Spazieren gehen, Jogging oder Aquajogging und Schwimmen sind ideal, um gegen Durchblutungsstörungen vorzugehen.**

Medikamente

Deutschland
Lindigoa S,
Venostasin N forte,
Venostasin retard /S

Österreich
Venostasin retard

Schweiz
Aesculaforce N,
Venostasin special

Homöopathie
Lachesis D12 und Plumbum aceticum D12 haben sich als Mittel bei Durchblutungsstörungen bewährt.

Hämorrhoidalleiden

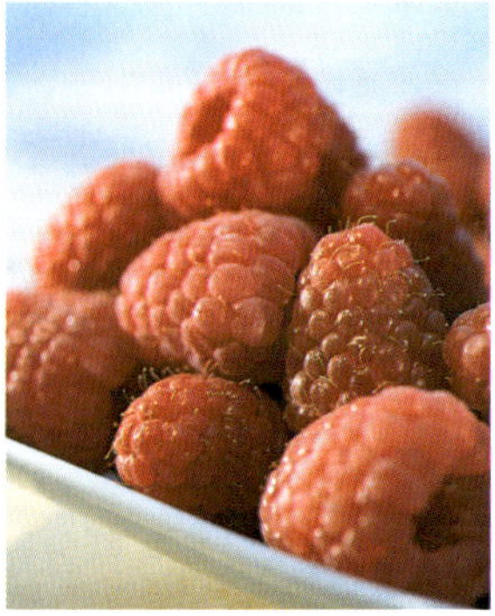

Himbeeren sind ein effektives Mittel zur Regulierung der Verdauung.

Symptome

- Krankhafte Gefäßerweiterungen im unteren Darm
- Afterjucken und mitunter stechende Schmerzen, vor allem während und nach der Darmentleerung
- Hellrotes Blut auf dem Kot

Ursachen

Die genetische Veranlagung spielt bei Hämorrhoidalleiden eine wesentliche Rolle. Unabhängig davon trägt alles zu ihrer Entstehung bei, was die Region am Afterausgang überdurchschnittlich beansprucht, etwa Schwangerschaften, Verstopfung und zu weicher Stuhlgang.

Organische Hintergründe

Etwa 80 Prozent der Hämorrhoidenkranken befinden sich im ersten Stadium: Zwar ist gelegentlich Blut auf dem Kot zu sehen, aber die Gefäßknoten sind noch nicht zu ertasten, und es treten noch keine Schmerzen auf. Wenn die Therapie zu diesem Zeitpunkt einsetzt, bestehen günstige Aussichten, die Hämorrhoiden mit sanften Mitteln in den Griff zu bekommen.

Weitere mögliche Ursachen

Mittlerweile werden bei Hämorrhoidalleiden auch noch weitere Ursachen diskutiert:

- Alkohol
- Allergien im Analbereich, beispielsweise gegen bestimmte Duftstoffe im Toilettenpapier
- Prostataveränderungen
- Nahrungsmittelallergien
- Leberstörungen.

Altbewährt – so helfen Sie sich selbst

Weiches Toilettenpapier!

Am besten feuchten Sie Toilettenpapier mit etwas Wasser an, bevor Sie es benutzen.

Ein kleiner weicher Pfropfen

Wenn Sie starken Juckreiz und Schmerzen haben: Ein ölgetränkter Wattebausch zwischen den Gesäßhälften verhindert, dass sich die Knoten aneinander reiben.

Kalte Waschungen

Waschungen nach dem Stuhlgang hemmen den Juckreiz und schließen die beschädigten Blutgefäße. Außerdem werden viele Keime fortgespült.

Eichenrinde

Eichenrinde wirkt durch seine Gerbstoffe adstringierend auf das erkrankte Gewebe im unteren Darmabschnitt. Ein altbewährtes

Heilmittel gegen Hämorrhoiden ist das Eichenrindensitzbad. *Rezept:* 1 Hand voll Eichenrinde mit 1 Liter Wasser zum Kochen bringen und auf kleiner Hitze 15 Minuten lang kochen lassen. In eine kleine Wanne geben, auf Körperwärme abkühlen lassen und darin ein 10-minütiges Sitzbad nehmen. Führen Sie diese Anwendung 2-mal pro Tag durch. Sie können die Eichenrinde natürlich auch ins Badewasser geben, je nach Größe der Badewanne muss dann allerdings die Dosis deutlich erhöht werden.

Himbeeren

Diese Früchte mobilisieren durch ihre Vitamine die Selbstheilungskräfte des Körpers. Außerdem wirken sie positiv auf die Darmtätigkeit, so dass die Hämorrhoiden nicht mehr durch harten Stuhl belastet werden. Himbeeren sollten deshalb als ergänzende Maßnahme – beispielsweise in Form einer täglichen Nachtischportion – in keiner Hämorrhoidentherapie fehlen.

Hamamelis

Die Extrakte der Hamamelis hemmen Entzündungen und Blutungen im Analbereich. Salben mit Hamamelis (Präparate: Eulatin NN, Sagittaproct Salbe) gibt es in der Apotheke.

Homöopathische Mittel

Hamamelis D6 wirkt gegen Juckreiz und Schmerzen.
Dosierung: 3-mal täglich 1 bis 2 Tabletten.

Vorbeugen – so bleiben Sie gesund

- Ballaststoffreiche Ernährung, also vor allem Datteln, Feigen, Pistazien sowie faserreiches Gemüse, Getreide und Brot; von Letzteren vor allem: Süßkartoffeln, Schwarzwurzeln, Steinpilze, Linsen, dunkles Mohnbrot, Vollkornmüsli, Vollkornnudeln, Weizenkeime, Leinsamen, Pumpernickel und Knäckebrot.
- Regelmäßiger Sport massiert die Verdauungsorgane, kräftigt die darmunterstützende Bauchmuskulatur und sorgt für einen regelmäßigeren Rhythmus beim Stuhlgang. Am besten geeignet sind Ausdauersportarten wie Aquajogging, Radfahren und Schwimmen.
- Ruhe auf der Toilette und bei der Darmentleerung ist wichtig, um die Belastungen im Afterbereich in Grenzen zu halten. Sie brauchen übrigens nicht jeden Tag Stuhlgang zu haben; jeden zweiten oder dritten Tag reicht aus.
- Sparen Sie nicht am Toilettenpapier! Es muss nicht dreilagig sein, aber es soll Ihren After sanft reinigen und nicht sauber schmirgeln.

Auch Ringelblume hilft

Die Ringelblume (Calendula) bewährt sich bei Hämorrhoiden vor allem durch ihre entzündungshemmenden Eigenschaften. Darüber hinaus macht sie den After geschmeidiger, so dass bei der Stuhlentleerung die mechanische Belastung geringer ist.
Verteilen Sie 2-mal täglich Calendulasalbe (aus der Apotheke) um den After. Nehmen Sie zusätzlich 1-mal pro Tag ein Sitzbad aus Eichenrinde.

Wichtig!

Hämorrhoiden müssen nicht unbedingt äußerlich sichtbar sein. Ihre Symptome ähneln denen anderer Erkrankungen des unteren Darmabschnitts – beispielsweise Analfissuren, Analekzemen und Pilzbefall. Zur Absicherung der Diagnose sollten Sie also auf jeden Fall erst einmal den Arzt aufsuchen.

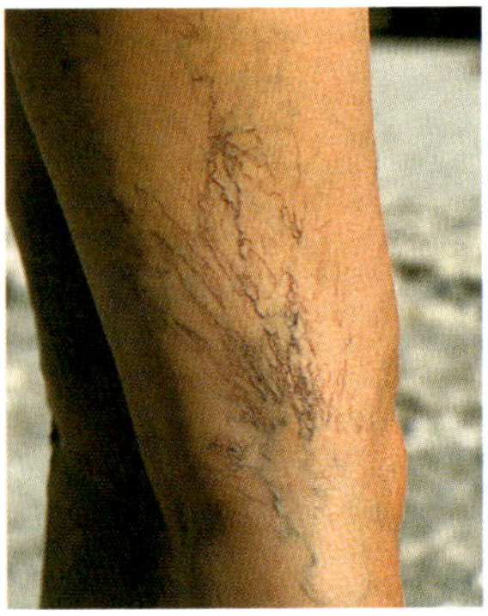

Krampfadern sind eine Volkskrankheit. Etwa 25 Prozent der Männer und die Hälfte aller Frauen über 40 leiden daran.

Krampfadern

Symptome

- **Vergrößerte, wurmartig gewundene und verdickte bläulich rote Venen, die sich unter der Haut abzeichnen oder sie deutlich nach oben ausbeulen; vor allem an den Unterschenkeln**
- **Bei stärkerer Ausprägung: Neigung zu Blutstauungen und Ödemen**

Ursachen

Krampfadern entstehen durch Blutstau aufgrund mangelhaft versorgter Venenwände. Die Veranlagung dafür kann in die Wiege gelegt sein; Bewegungsmangel, langes Stehen und Vitaminunterversorgung erhöhen das Risiko. Für die Entstehung spielt auch Bindegewebsschwäche eine Rolle. Fettsucht begünstigt ebenfalls die Bildung von Krampfadern.

Nicht zu lange stehen!

Überwiegend stehende Tätigkeiten können die Krampfadernbildung begünstigen. Vermeiden Sie zu langes Stehen. Legen Sie öfter die Beine hoch.

Organische Hintergründe

Menschen mit Krampfadern haben nicht nur dünne Venenwände, sondern auch eine verringerte Fähigkeit, den Blutgerinnungsstoff Fibrin abzubauen. Dieser Stoff wird vom Körper – gewissermaßen aus Angst vor Verletzungen und Blutungen – in der Nähe der Gefäßwände gelagert, wo es dann rasch zu Verklumpungen und Blutdurchflussstörungen kommen kann. Wer also Krampfadern im Vorfeld verhindern will, muss zwei Dinge in die Wege leiten:

- Eine Stärkung der Venenwände
- Eine Senkung des Fibrinspiegels (vermeidet Blutklumpungen).

Altbewährt – so helfen Sie sich selbst

Stützstrümpfe und aktive Entstauung

Stützstrümpfe bringen Erleichterung und fördern den Blutfluss. Legen Sie sich auf den Rücken, Beine anheben, 10-mal die Fußgelenke beugen und strecken, danach 1 Minute ruhen, dann erneut beugen und strecken; insgesamt 5-mal wiederholen.

Vorsicht bei Schwangerschaft!

Bei Frauen, die eine Neigung zu Krampfadern haben, kann sich eine Schwangerschaft verschlimmernd auswirken. Es gibt mittlerweile allerdings Kurse für Venengymnastik. Erkundigen Sie sich bei Ihrer Krankenkasse.

Yoga

Yoga fördert den Blutfluss. Legen Sie sich auf den Rücken, die Beine deponieren Sie im rechten Winkel auf einem Stuhl, die Arme liegen entspannt neben Ihnen. Atmen Sie 10 Minuten lang langsam und tief aus dem Bauch heraus (also unter Zwerchfelleinsatz). Wiederholen Sie diese Übung 2-mal pro Tag, morgens und abends.

Rosskastanien

Die Extrakte der Rosskastanie vermögen bis zu einem bestimmten Grad die Venenwände abzudichten. Dadurch gelangt keine Flüssigkeit mehr ins umliegende Gewebe, der Patient bleibt wenigstens von den Schwellungen verschont; außerdem erscheinen die Krampfadern weniger groß. Am sinnvollsten kommt die Rosskastanie als Mittel zum Einnehmen zur Wirkung.

Kneippgüsse

Sie sind das wohl effektivste Training für die Blutgefäße. Wandern Sie langsam mit dem kalten Wasserstrahl Ihrer Dusche am rechten Fuß außen bis zur Leiste hoch, dann auf der Innenseite zurück bis zum Fuß. Wiederholen Sie die Anwendung am linken Bein. Machen Sie die Güsse mindestens 2-, besser 3-mal pro Tag.

Japanischer Schnurbaum

Der japanische Schnurbaum (Sophora japonica) enthält den Wirkstoff Oxerutin. Dieser konnte in klinischen Studien seine Wirksamkeit bei Venenerkrankungen wie Krampfadern unter Beweis stellen. Offenbar ist er in der Lage, entzündliche Vorgänge in den Venenwänden zu stoppen. Die Anwendung erfolgt am besten über einen entsprechenden Extrakt (Venoruton). Bei der Dosierung halten Sie sich bitte an die Angaben der Packungsbeilage. Das Tragen von Kompressionsstrümpfen unterstützt die Wirkung sinnvoll.

Ingwer

Das alte indische Gewürz verbessert die Fließeigenschaften des Bluts, hauptverantwortlich für diesen Effekt ist das Gingerol. Setzen Sie daher Ingwer so oft wie möglich in Ihrer Küche ein.

Vorbeugen – so bleiben Sie gesund

- Nehmen Sie viel Vitamin C zu sich, denn das stärkt die Venenwände. Man findet es in Kiwis, Holunderbeeren, Zitronen, Orangen und Grapefruits.
- Die Wirkstoffe von Zwiebel und Knoblauch mindern die Produktion von Gerinnungsstoffen im Blut. Dasselbe gilt für Pfeffer und Ingwer.
- Reduzieren Sie Ihr Gewicht. Zu viele Pfunde setzen Ihre Beinadern nur unnötig unter Druck.
- Keine Zigaretten! Nikotin verändert die Gerinnungseigenschaften des Bluts. Enzympräparate helfen sie zu verbessern.
- Spazieren gehen, Aquajogging und Schwimmen sind echter Balsam für strapazierte Beinvenen.

Wichtig!

Eine Krampfader bildet sich nicht von selbst zurück. Für ihre Entfernung durch Operation oder Verödung gibt es jedoch meistens nur kosmetische Gründe. Sie muss allerdings entfernt werden:

- Wenn die Beine nach der Arbeit schmerzen und sich taub anfühlen
- Wenn die Beine ständig geschwollen sind
- Wenn es zu Blutungen kommt.

Bockshornklee

Auch das traditionelle Ayurveda-Gewürz bietet bei Venenerkrankungen realistische Chancen, da es die Entzündungen in den Blutgefäßen reduziert. Am wirkungsvollsten ist der aktivierte Bockshornklee aus der Apotheke. Die Dosierung: 3 bis 5 Kapseln pro Tag.

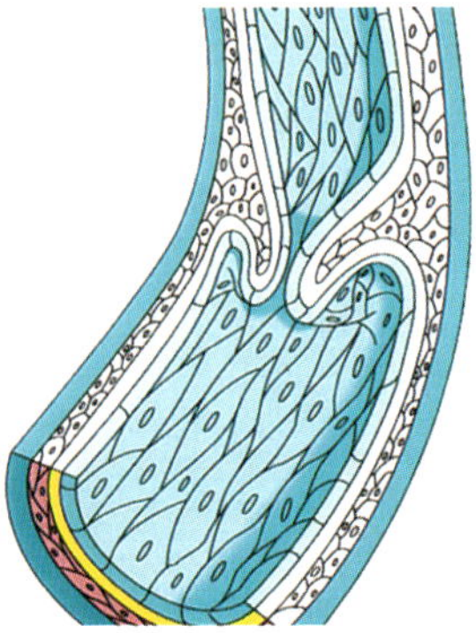

Die Klappen in den Venen sollen den Rückfluss des Bluts nach unten verhindern.

Venenentzündungen

Symptome

- Anschwellen der Beine, oft mit Schmerzen entlang einer Vene; bei oberflächigen Venen Rötung und Überwärmung der Haut
- In anderen Fällen: Muskelkrämpfe, erhöhte Müdigkeit, Brennen in den Beinen, vor allem nach langer Anstrengung (z. B. nach langem Stehen), Juckreiz oder Ekzeme oberhalb des Knies
- Häufig Hautverfärbungen, vor allem auf der Innenseite des Unterschenkels über den Knöcheln
- Komplikationen: Geschwüre (offene Füße oder offene Beine)

Ursachen

Die bisherige medizinische Lehrmeinung lautete, dass Venenerkrankungen überwiegend physikalisch bedingt seien und durch eine Überfüllung des Venensystems in den Beinen verursacht würden. Doch diese Erklärung scheint nicht mehr auszureichen: Nach heutiger wissenschaftlicher Erkenntnis müssen bei Venenerkrankungen auch die aktiven Leistungen der Gefäßwand selbst betrachtet werden. Hier steht vor allem die Gefäßinnenwand, das so genannte venoläre Endothel, im Blickpunkt. Es kontrolliert normalerweise den Stoffaustausch zwischen dem venösen Blut und dem umliegenden Gewebe. Doch durch den Einfluss von Giften, Infekten und Immunzellen entzündet es sich, und seine Kontrollfunktionen lassen deutlich nach. Die Folge: Der Stoffaustausch gerät aus dem Gleichgewicht, aus dem venösen Blut wird Wasser ins umliegende Gewebe gedrückt, das Blut stockt und kann nur noch schlecht fließen.

Frühzeitig behandeln

Allein in den alten Bundesländern führen Venenerkrankungen zu einer Million Krankenhaustagen und 2500 Frührenten jährlich, die Kosten für die Arbeitsausfälle belaufen sich in Gesamtdeutschland auf 250 Millionen Euro pro Jahr. Der Grund: Die Betroffenen beginnen zu spät mit der Behandlung.

Altbewährt – so helfen Sie sich selbst

Entlasten Sie Ihre Beine!

Wenn Sie einen Beruf haben, bei dem Sie viel stehen müssen, sollten Sie immer wieder für die Entlastung der Beine sorgen. Machen Sie zwischendrin eine der folgenden Übungen:

- Wippen Sie mit den Füßen (schnell in den Zehenstand gehen und zurück).
- Auf einem Bein stehend die Ferse des anderen ans Gesäß bringen und so einige Sekunden verharren.
- Beine in der Pause hochlagern, z. B. auf den Tisch. Oder legen Sie sich mit dem Rücken auf den Boden, und stützen Sie die Füße an der Wand ab (etwa im 90-Grad-Winkel).

Stützstrümpfe
Stützstrümpfe bringen Erleichterung und fördern den Blutfluss. In schwereren Fällen (z. B. bei Entzündungen) kann ein Stützverband getragen werden. Lassen Sie sich von einer Arzthelferin zeigen, wie man so einen Verband richtig anlegt.

Wärme schadet
Menschen mit Venenproblemen haben von April bis September nichts in warmen Zonen (z. B. Mittelmeerraum) zu suchen. Auch in gemäßigten Zonen sollten sie ihre Beine nicht der Sonne aussetzen. Legen Sie sich im Freibad in den Schatten, oder decken Sie notfalls die Beine mit einem nassen Handtuch ab. Sauna ist verboten.

Lassen Sie die Schwerkraft für sich arbeiten!
Stellen Sie Ihr Bett am Fußende ein paar Zentimeter höher. So fließt das Blut leichter zurück. Allerdings sollten Sie davon Abstand nehmen, wenn Sie schnarchen oder Herzprobleme haben.

Japanischer Schnurbaum
Der japanische Schnurbaum (Sophora japonica) enthält den Wirkstoff Oxerutin. Wie dieser wirkt und angewendet wird, siehe Seite 123.

Ringelblume
Die Ringelblume (Calendula) gehört bei Venenentzündungen zu den wirkungsvollsten Heilpflanzen überhaupt. Sie hilft nicht nur gegen die akuten Entzündungen, sondern verbessert auch Blutfluss und Wundheilung. Voraussetzung ist allerdings, dass man der Heilpflanze ihre Wirkstoffe optimal entlockt. Sie werden mit Kohlendioxid extrahiert, und das Extrakt wird mit Schweinefett (dieses zieht optimal ins menschliche Hautgewebe ein) vermischt. Das entsprechende Präparat erhalten Sie in der Apotheke (Dr. Theiss Ringelblumensalbe). Verteilen Sie die Salbe mehrmals täglich auf den erkrankten Stellen, für die Nacht empfiehlt sich ein Salbenverband.

Heilende Ringelblume
Ein Test an Patienten mit Krampfadern und Venenentzündungen ergab, dass Ringelblumensalbe in 75 Prozent der Fälle das Schweregefühl in den Beinen und in 87 Prozent die Entzündungen verschwinden ließ.

Enzyme helfen
Enzympräparate (aus der Apotheke) verbessern die Durchblutung, helfen, die Schwellungen abzubauen, und fördern das Abklingen der Entzündungsreaktion.

Vorbeugen – so bleiben Sie gesund

- Viel Gehen, Wandern, Laufen, Rad fahren, Schwimmen.
- Versuchen Sie, Ihr Normalgewicht zu halten.
- Vermeiden Sie Dauerwärme, z. B. mit den Beinen nahe an einem Heizkörper sitzen oder Heizkissen und Wärmflasche im Bett.
- Keine Zigaretten! Nikotin verändert die Blutgerinnungseigenschaften.
- Gift sind alle den Blutkreislauf störenden Einengungen: z. B. enge Mieder, einschnürende Gummizüge in Strümpfen und Socken.

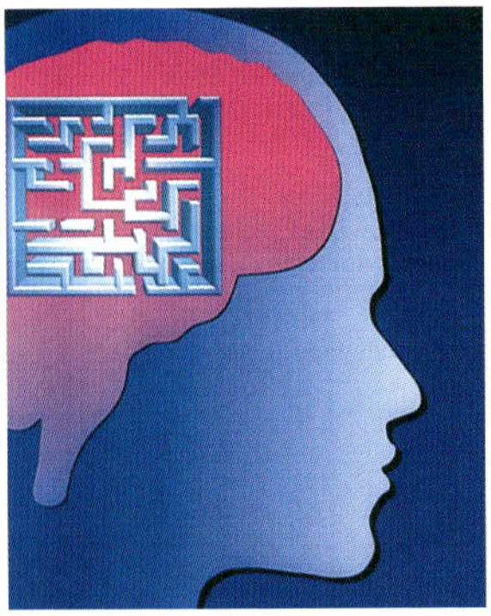

Konzentration kann man trainieren.

Konzentrationsstörungen

Symptome

- Von Objekt zu Objekt springende Gedanken ohne einheitliche Linie
- Vergesslichkeit, Lernschwäche, Blackouts

Ursachen

Konzentrationsschwäche hat vor allem zwei Ursachen – eine organische und eine psychische:

- Unterversorgung des Gehirns mit Sauerstoff und Nährstoffen. Hierfür können auch falsche Ernährung und Stress verantwortlich sein.
- Das Denken kommt aufgrund innerer Konflikte oder falscher Denkmuster nicht zur Ruhe.

Organische Hintergründe

Unser Gehirn ist immer aktiv, egal ob wir konzentriert sind, Sport treiben oder schlafen. Es hat daher sehr hohe Ansprüche an seine Ernährung. Vor allem braucht es Cholin, aus dem der Körper den wichtigen Nervenreizstoff Azetylcholin herstellt.

Angst

Wer unter starken Erwartungsängsten leidet, setzt seinen Organismus unter ständige Leistungsbereitschaft mit der Folge, dass seine Energien frühzeitig aufgebraucht werden. Überprüfen Sie also, ob Ihre Konzentrationsschwäche nicht das Produkt von Angststress sein könnte! In diesem Fall müssen Sie natürlich erst einmal diesen beseitigen. Lesen Sie dazu bitte auch unter »Angstzustände«, Seite 286, nach.

Psychische Hintergründe

Das geistige Springen von Objekt zu Objekt gehört zu den typischen »Denkfehlern« des Abendlands. Aus Angst, irgendetwas zu vergessen oder von irgendjemandem vergessen zu werden, werden oft mehrere Dinge zur gleichen Zeit erledigt (beispielsweise Auto fahren, mit dem Handy telefonieren und im Kopf gleichzeitig den nächsten Geschäftsabschluss planen). Die Folge: Die Erlebnisintensität sinkt, und damit erhöht sich – ganz im Gegensatz zur ursprünglichen Absicht – die Vergesslichkeit. Wissen Sie beispielsweise noch, was es gestern Abend im Fernsehen gab?

Altbewährt – so helfen Sie sich selbst

Das Kraut der Denker

Bockshornklee galt schon bei den antiken Griechen als bewährtes Mittel gegen die Schwäche von Körper und Geist. Er enthält viel Cholin und zahlreiche Mineralien zur Förderung der Konzentration. Der Tee der ungerösteten Samen ist jedoch aufgrund problematischer Saponine nicht zu empfehlen; am besten ist der aktivierte Bockshornklee aus der Apotheke (3 bis 5 Kapseln pro Tag).

Aromatherapie

Rosmarin, Basilikum, Lorbeer und Pfefferminze gelten als bewährte Fitmacher für den Geist. Ein paar Tropfen des jeweiligen Öls (Sie können auch Ihre individuelle Lösung aus den einzelnen Ölen zusammenmischen!) in die Duftlampe oder ein Duftschälchen geben, und schon bald kehrt die Konzentration zurück.

Homöopathische Mittel

Sie zeigen gerade bei Problemen wie Konzentrationsschwäche, dass sie mehr sind als bloße chemische Wirkstoffe und dass sie unseren Energiehaushalt ganzheitlich zu beeinflussen vermögen.
Avena sativa hilft bei Schwächegefühlen, Appetitmangel und Reizbarkeit.
Dosierung: 3-mal täglich 5 bis 10 Tropfen.
Damiana Pentarkan S wirkt bei körperlicher und geistiger Erschöpfung mit Konzentrationsproblemen.
Dosierung: 3-mal täglich 15 Tropfen.
Gelsemium D6 sollte bei Mattigkeit, Spannungskopfschmerzen, Trägheit und Gefühl von Dumpfheit angewandt werden.
Dosierung: 3-mal täglich 10 bis 20 Kügelchen.

Hilfreiche Gewürze

Gewürze können bei Konzentrationsschwäche besonders hilfreich sein, da sie auch über den Geruchssinn wirken. Und dieser ist ja bekanntlich mit unserem Konzentrations- und Erinnerungsvermögen eng verflochten. Zu empfehlen sind: Beifuß, Paprika, Pfefferminze, Safran und Senf.

Sanft und wohlschmeckend – unser Tipp

Lezithin

Lezithin ist ein kleines »Wundermittel«, wenn Sie unter Konzentrationsschwäche leiden. Denn diese Fettart wirkt direkt auf die so genannten Synapsen des Gehirns, die der Informationsvermittlung dienen. Lezithinhaltig sind: Eigelb, Sojaprodukte, Buttermilch, Pilze sowie Bananen und Schokolade.

Zahnfüllungen

Befinden sich unterschiedliche Metalle nebeneinander im Mund, kann es zu galvanischen Strömen kommen, die möglicherweise Ihre Konzentration beeinflussen.

Vorbeugen – so bleiben Sie gesund

- Üben Sie die Fähigkeit, Ihre Gedanken auf ein einziges Objekt zu konzentrieren: Beißen Sie ein Stück Brot ab, und kauen Sie es mit langsamen und behutsamen Kieferbewegungen, wobei Sie es mit der Zunge von einer Seite zur anderen schieben. Halten Sie das Brotstück möglichst lange im Mund, ohne es hinunterzuschlucken. Achten Sie dabei auf die wechselnden Geschmacks- und Tastempfindungen auf Ihrer Zunge; Sie werden staunen, was ein einfaches Stück Brot für ein Sinneserlebnis sein kann!
- Damit die Hirnzellen lang andauernd mit Energie versorgt werden, müssen dem Körper komplexe, also langkettige Kohlenhydrate zugeführt werden. Diese findet man in Bananen, Gemüse, Kartoffeln und Vollkornprodukten.

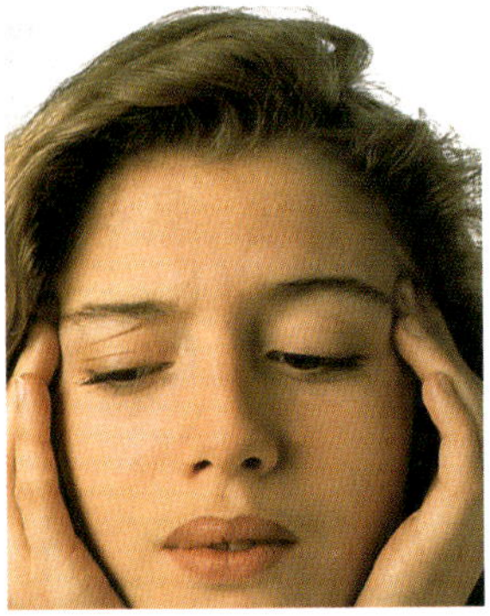

25 Prozent aller Frauen leiden an Migräne, gegenüber acht Prozent bei den Männern.

Migräne

Symptome

- Meistens halbseitig auftretender Kopfschmerz
- Begleitsymptome: Übelkeit, Erbrechen, Lichtscheu, Sehstörungen (z. B. Augenflimmern), Sprechstörungen
- Bei einigen Patienten kündigt sich die eigentliche Schmerzattacke durch eine so genannte Aura an: Sternchen vor den Augen, Einschränkung des Gesichtsfelds, Schwindel, Hautkribbeln, Sprachprobleme

Ursachen

Frauen sind häufiger betroffen als Männer. Hauptursache scheinen die hormonelle Struktur bei Frauen sowie die Veranlagung zu niedrigem Blutdruck zu sein, der von Wissenschaftlern gern als klassischer Risikofaktor für Migräne bezeichnet wird. Bei Erwachsenen sind es vor allem »kopfgesteuerte« Menschen mit übersteigertem Hang zum »Zerdenken«, die von Migräne heimgesucht werden. Demgegenüber wird Kindermigräne hauptsächlich durch Überlastungen, wie langes Fernsehen und Computerspielen, ausgelöst. Einige Kinder sitzen länger als sechs Stunden am Tag vor dem Bildschirm – selbst zähe Augen und Nervensysteme sind so weit überfordert. Häufiger Ärger und Stress in Schule und Familie können ebenfalls zu Migräne führen.

Tabletten führen in einen Teufelskreis

Migränemittel helfen auf Dauer nicht weiter. Entspannungstechniken und Lebensumstellung sind weitaus besser geeignet, das Übel an der Wurzel zu packen.

Wenn Kinder beinahe täglich, vor allem nach den Mahlzeiten, unter Migräneattacken leiden, kann eine Unverträglichkeit auf bestimmte Nahrungsmittel vorliegen. Migräneauslöser sind z. B. Konservierungs- und Lebensmittelfarbstoffe, die sich vor allem in süßen Getränken (Limonade, Colagetränke), Süßigkeiten und Konserven finden. Hier muss man zunächst durch Umstellung der Ernährung die betreffenden Stoffe herausfinden, um schließlich zu einer gezielten Migränediät zu gelangen. Oft reicht es schon aus, Süßigkeiten zu streichen.

Mit Migräne bei Kindern richtig umgehen

- Ermutigen Sie Ihr Kind, seine normalen Aktivitäten beizubehalten (außer bei sehr starken Schmerzen).
- Fördern Sie einen ruhigen und sachlichen Umgang mit den Schmerzen. Dazu gehört, Schmerzen nicht zu dramatisieren.
- Helfen Sie Ihrem Kind, Entspannungsphasen in den Alltag einzubauen. Es gibt Volkshochschulen, die Kurse zu autogenem Training und andere Entspannungstechniken für Kinder anbieten.

- Ziehen Sie die Schmerzen Ihres Kindes nicht in Zweifel. Ein Infragestellen der Kopfschmerzen führt zu vermehrtem Schmerzverhalten.
- Zeigen Sie gegenüber den Schmerzausdrücken Ihres Kindes eine gewisse Ignoranz. Erlauben Sie nicht, dass Ihr Kind aufgrund von Kopfschmerzen seine Pflichten vernachlässigt. Sie können erledigt werden, wenn die Schmerzen nachgelassen haben.
- Geben Sie ein gutes Vorbild. Denn wenn Sie selbst sich als »Schmerzsensibelchen« aufführen, wird Ihr Kind dieses Verhalten natürlich von Ihnen übernehmen.
- Räumen Sie Ihrem Kind keine Privilegien für seine Schmerzen ein. Wenn es krank ist, sollte es zu Hause bleiben, ohne dabei fernsehen oder anderen Vergnügungen nachgehen zu dürfen.

Altbewährt – so helfen Sie sich selbst

Salz-Eis-Packungen

Bei akutem Migräneschmerz füllen Sie einen Stoffbeutel mit 1 Teil Salz und 4 Teilen Eiswürfeln. Legen Sie ihn auf die Stirn, oder drücken Sie ihn leicht gegen die Schläfen. Die durch das Salz stabilisierte Kälte betäubt den Schmerz.

Akupressur

Sie zählt bei psychosomatischen Erkrankungen wie der Migräne zu den Mitteln der Wahl. Am besten sollte sie nicht nur zu den Attacken, sondern regelmäßig (3- bis 5-mal) über den Tag verteilt zum Einsatz kommen.

Tai Yang: Der chinesische Akupressurpunkt Tai Yang (die Sonne) liegt etwa 1,5 Fingerbreit hinter und knapp unterhalb des äußeren Endes der Augenbrauen. Sie sollten diesen Punkt am besten mit Hilfe eines Spiegels suchen; dass Sie sich an der richtigen Stelle befinden, wissen Sie dann, wenn Sie eine Vertiefung spüren. Massieren Sie diesen Punkt mit Ihren Fingerspitzen etwa 1,5 Minuten lang (erst die geringer schmerzende, dann die stärker schmerzende Kopfseite).

Pian Tou Dian: Dieser Punkt liegt am Mittelgelenk des Ringfingers, und zwar auf der dem kleinen Finger zugewandten Seite. Massieren Sie ihn 1,5 Minuten lang kräftig mit einer Fingerkuppe: zunächst den Ringfinger auf der geringeren Kopfschmerzseite, dann den Finger auf der stärkeren Schmerzseite.

Gewürznelke

Das Öl der Gewürznelke hat in einer Studie seine Wirksamkeit bei Migräne unter Beweis stellen können. *Rezept:* In eine Kanne grünen Tee (Zubereitung Seite 399) 2 Gewürznelken sowie etwas Zimt und Zitronensaft geben. Trinken Sie über den Tag verteilt 4 bis 5 Tassen.

Kindheitserbe

Bereits 37 Prozent aller Kinder haben bis zum siebten Lebensjahr schon einmal Kopfschmerzen gehabt. Besonders hartnäckig ist der berüchtigte Halbseitenkopfschmerz der Migräne: Etwa zwei Drittel der migränekranken Kinder übernehmen die Krankheit ins Erwachsenenalter.

Fußbäder

Ansteigende Fußbäder haben sich bei Kopfschmerzattacken bewährt, denn sie beeinflussen das vegetative Nervensystem günstig.

Nicht nur zur Vorbeugung von Migräneanfällen ist es sinnvoll, sein Gefäßsystem zu trainieren. Regelmäßig betriebene Ausdauersportarten, wie z. B. Radfahren, fördern die Durchblutung, stärken die Gefäßwände und halten sie elastisch.

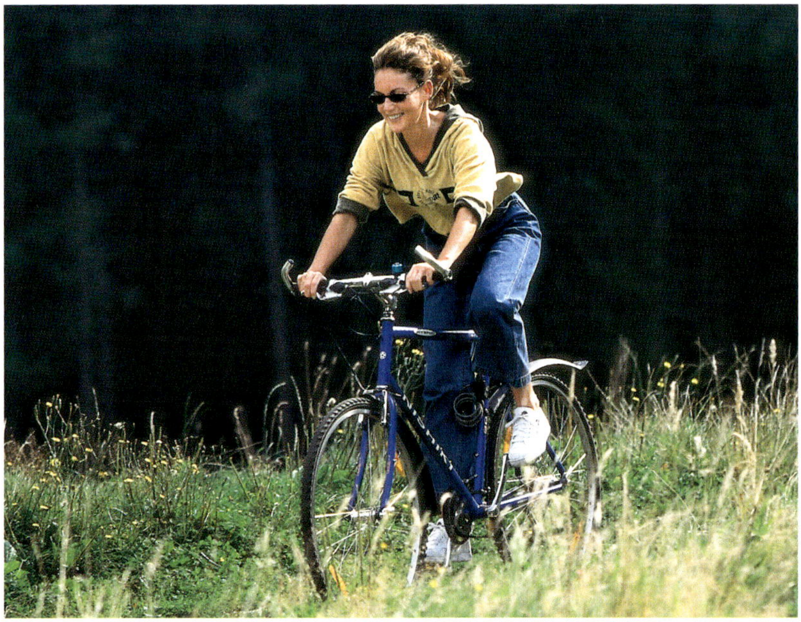

Pestwurz

Bei einer Testreihe mit Pestwurz war dieser in der Lage, die Zahl der Migräneattacken und Migränetage pro Monat um mehr als die Hälfte zu verringern. Für eine Teetherapie eignet er sich jedoch aufgrund seiner giftigen Alkaloide nicht! Verwenden Sie nur Extrakte, bei denen die Alkaloide durch flüssiges Kohlendioxid herausgelöst sind (z. B. Petadolex). Bei der Dosierung richten Sie sich bitte nach den Angaben der Packungsbeilage. Bitte beachten Sie: Während der Pestwurzanwendung sollten keine anderen Schmerzmittel eingenommen bzw. deren Einnahme stark reduziert werden.

Migränekalender

Am besten kommt man den Ursachen der Migräne auf die Schliche, indem man einen Schmerzkalender anfertigt: Bringen Sie vier bis sechs Wochen lang alle wesentlichen Merkmale der Krankheit zu Protokoll: Dauer der Migräneattacke, ihre Stärke, die Begleitsymptome, was Sie zuvor gegessen haben und was bereits gegen die Schmerzen unternommen bzw. auf welche Medikamente zurückgegriffen wurde.

Mutterkraut

In einer Studie an Migränepatienten konnte durch die Einnahme des Extrakts von Mutterkraut die Rate der Migräneanfälle um 24 Prozent gesenkt werden. Das Medikament half allerdings nur auf lange Sicht: Es musste über einen Zeitraum von vier Monaten eingenommen werden. Mutterkrautextrakte gibt es leider nur in der Schweiz (z. B. Parthenelle), als Alternative steht das homöopathische Produkt Nemagran zur Verfügung, das Mutterkraut-Urtinktur enthält. Dosierungen richten sich nach der Packungsbeilage.

Mutterkraut besitzt gute Wirkmöglichkeiten bei hartnäckiger Migräne, vorher sollte jedoch ein Versuch mit Pestwurz gemacht werden. Auch sollte während der Anwendung von Mutterkraut die Einnahme anderer Schmerzmittel unterbleiben oder deutlich reduziert werden.

Vitamin B2

Als »klassisches Neurologievitamin« besitzt Vitamin B2 eine realistische Chance bei Migräne. Die Dosierung muss jedoch ziemlich hoch sein und daher unbedingt mit dem Arzt abgesprochen werden.

Neu und sanft – unser Tipp

Aromatherapie

Immer öfter empfehlen naturheilkundlich orientierte Ärzte bei (gelegentlichen) Kopfschmerzen eine Aromatherapie. Düfte wirken über den Geruchssinn auf das vegetative Nervensystem und haben eine beruhigende und entspannende Wirkung. Gegen Kopfschmerzen kann man Pfefferminzöl auf Stirn und Schläfen auftragen.

Vorbeugen – so bleiben Sie gesund

- Viel Bewegung, denn diese trainiert auch die Blutgefäße zum Kopf. Am besten eignen sich Ausdauersportarten wie Radfahren, Jogging (nicht bei Übergewicht!), Aquajogging und stramme Spaziergänge.
- Kein Parfüm! Wenn Sie häufiger unter Migräneanfällen leiden, sollten Sie auf Parfüm verzichten. Bestimmte Duftstoffe gehören zu den Hauptauslösern von Kopfschmerzen.
- Weniger Fleisch, dafür mehr Fisch in den Speiseplan essen. Schmerz- und Entzündungssubstanzen werden meistens aus der so genannten Arachidonsäure gebildet, einer Fettsäure, die vor allem in Fleisch enthalten ist. Essen Sie lieber Fisch (Ausnahme Aal: Er enthält sehr viel Arachidonsäure).
- Entspannungstechniken wie Qi Gong, autogenes Training, Muskelentspannung nach Jacobson helfen, den Alltag stressfreier zu gestalten.
- Führen Sie ein Migränetagebuch, und ermitteln Sie Ihre persönlichen Auslösefaktoren (Wetterveränderungen, Alkohol, bestimmte Nahrungsmittel wie Käse oder Schokolade, Stress, der Eisprung, Lichtreize, langer Schlaf etc.). Versuchen Sie dann, die Auslöser gezielt zu vermeiden.
- Bemühen Sie sich um einen gleichmäßigen Lebensrhythmus. Erwiesenermaßen gibt es am Wochenende – also in relativen Ruhephasen – mehr Migräneattacken als sonst.
- Mindestens genauso häufig wie Migräne sind einfache Spannungskopfschmerzen. Von Ärzten oder von der Deutschen Migräne- und Kopfschmerzgesellschaft (DMKG) erhalten Sie den »Kieler Kopfschmerzfragebogen«, mit dem man die Kopfschmerzen genau analysieren und identifizieren lassen kann (Adresse siehe Randspalte).

Kein Sport bei akutem Schmerz!

So gut intensiver Sport sich zur Vorbeugung von Migräneattacken eignet, so schlecht ist er für den akuten Migräneanfall. Meistens steigert sich hier der Schmerz bis zur Unerträglichkeit.

Wichtige Adresse

Nähere Informationen für Migränekranke gibt es bei der Deutschen Migräne- und Kopfschmerzgesellschaft (DMKG). Die Adresse:
DMKG
z. Hd. Dr. Arne May
Neurologische Universitätsklinik
Universitätsstraße 84
93053 Regensburg
Tel. 09 41 / 9 41 30 70
Internet: www.dmkg.org

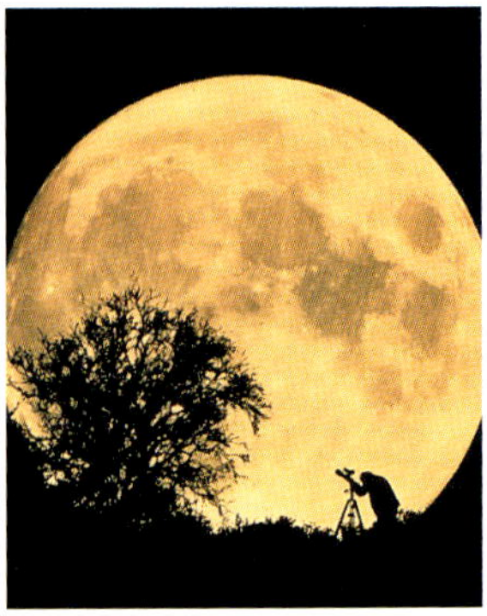

Der Vollmond beeinflusst möglicherweise bei empfindlichen Menschen den Schlafrhythmus.

Schlafwandeln

Symptome

- **Schlafwandler stehen mitten in der Nacht auf, um das Bett zu verlassen und umherzulaufen**
- **Einige von ihnen haben geöffnete Augen, verrücken Gegenstände und geben auch ganz sinnvolle Antworten, wenn sie auf ihr Tun angesprochen werden; am nächsten Morgen können sie sich jedoch an nichts mehr erinnern**

Ursachen

Die Erbanlagen tragen eine große Mitschuld am Schlafwandeln. Wenn beide Elternteile schlafwandeln, gehören ihre Kinder mit einer Wahrscheinlichkeit von 60 Prozent ebenfalls zur Gruppe der Nachtspaziergänger. Auch psychische Belastungssituationen fördern das Schlafwandeln – allerdings fungieren sie weniger als Auslöser, sondern eher als Verstärker.

Neurologische Hintergründe

Schlafwandler haben eine gestörte »Schlafarchitektur«. Im Unterschied zum Durchschnittsschläfer wechseln sie nicht kontinuierlich, sondern abrupt vom Tiefschlaf in die so genannte REM-Phase (REM = rapid eye movements = schnelle Augenbewegungen), ein leichtes Schlafstadium, das auch durch intensives Träumen gekennzeichnet ist. Durch diesen plötzlichen Wechsel wird das Gehirn regelrecht überrumpelt. Es muss urplötzlich zahlreiche »Actionszenen« im Traum produzieren und gleichzeitig das Bewegungszentrum blockiert halten. Damit ist es häufig überfordert. Die Folge: Die Schleusen des Bewegungszentrums bleiben offen und lassen Nervensignale zu den Muskeln durch; der Schlafende macht sich auf den Weg.

Ein echtes Kinderproblem

Bis zu 30 Prozent aller Kinder gehören zumindest vorübergehend zu den Schlafwandlern. Die nächtlichen Ausflüge beginnen im Alter von drei bis vier Jahren, bis zum 14. Lebensjahr sind sie in der Regel verschwunden. Doch immerhin bleibt ein Prozent von ihnen bis ins hohe Alter dabei.

Auch der Mond spielt mit

Nicht wenige Schlafwandler beschränken sich bei ihren Touren ausschließlich auf Vollmondnächte. Die restliche Zeit schlafen sie friedlich. Noch ist nicht geklärt, wie es der Erdtrabant schafft, ihnen im Schlaf Beine zu machen. Sein Licht hat jedenfalls nichts damit zu tun. Möglicherweise vermag sein Magnetfeld den Schlafrhythmus zu beeinflussen – der Einfluss von Magnetfeldern auf den menschlichen Schlaf, beispielsweise durch Wetterverhältnisse, Elektrizität oder Erdmagnetismus, ist nahezu gesichert.

So helfen Sie sich und Ihrem Kind!

Festbinden

Binden Sie den kleinen Schlafwandler mit dem Bein oder Arm am Bett fest! Um nicht missverstanden zu werden: Hier soll nicht einer Grausamkeit gegenüber Kindern das Wort geredet werden. Aber nur so können Sie Ihr Kind letzten Endes vor Unfällen schützen. Erklären Sie Ihrem Kind, was Sie tun und warum Sie es tun. Sie können das Ganze auch als Spiel gestalten: Nehmen Sie dazu ein elastisches Seil oder einen langen dünnen Stoffschal, und lassen Sie den Schlafwandler auf keinen Fall selbst die Befestigungsknoten machen! Denn das Kind weiß ja, wie es sich den Knoten geschlungen hat, und das würde es ihm ziemlich leicht machen, sich zu Beginn seiner nächtlichen Exkursionen wieder zu entfesseln.

Aromatherapie

Schaffen Sie ein beruhigendes, angenehmes Raumklima im Schlafzimmer – mit Duftölen wie Geranium, Kamille, Melisse, Sandelholz oder Ylang-Ylang.

Sie können diese Düfte einzeln oder in Mischungen entweder im Raum versprühen (5 bis 8 Tropfen zusammen mit destilliertem Wasser) oder in eine Duftlampe bzw. auf einen Duftstein geben.

Schlummertee

Melisse, Baldrian und Lavendel wirken stabilisierend auf den Schlafzyklus.

Rezept: Jeweils 1 Teelöffel der drei Pflanzen in 1 großen Tasse mischen und mit 1/2 Liter siedendem Wasser übergießen, 10 Minuten ziehen lassen, dann abseihen.

Trinken Sie diesen Tee vor dem Schlafengehen. Kinder sollten ihn 1 Stunde vorher trinken und unmittelbar vor dem Schlafengehen noch einmal zur Toilette gehen, um nächtliche Harndrangprobleme zu vermeiden.

Vorbeugen – so bleiben Sie gesund

- Beenden Sie den Tag immer mit einem intensiven Zwiegespräch mit Ihrem Kind, wobei die wichtigsten Tagesereignisse noch einmal in Erinnerung gebracht werden sollten.
  Loben Sie, was Sie an diesem Tag bei Ihrem Kind gut fanden, tadeln Sie es bitte nur wenig. Den Abschluss kann ein gemeinsames Lied bilden. Keine Märchen und Abenteuergeschichten! Das Vorlesen von Texten eignet sich für Kinder mit Schlafproblemen weniger, da es ihr Gehirn zu nächtlichen »Ausflügen« veranlassen könnte.

Aktive Schläfer

Durch den plötzlichen Wechsel vom Tiefschlaf zur so genannten REM-Phase kommt es nicht nur zum Schlafwandeln, sondern bisweilen auch zum Sprechen im Schlaf oder – bei Kindern – zum Einnässen.

Abenteuerlich

Schlafwandler treiben mitunter die abstrusesten Dinge. Da gab es z. B. die Frau, die jeden Abend vom ersten Stock ihres Hauses in die Küche hinunterging, um dort den Kühlschrank leer zu essen. Sie verdächtigte das Hausmädchen, wurde aber selbst merkwürdigerweise immer dicker. Die Wahrheit kam schließlich ans Tageslicht, als eines Morgens eine Zigarettenkippe im Kühlschrank lag. Sie stammte von der Marke, die die Frau zu rauchen pflegte.

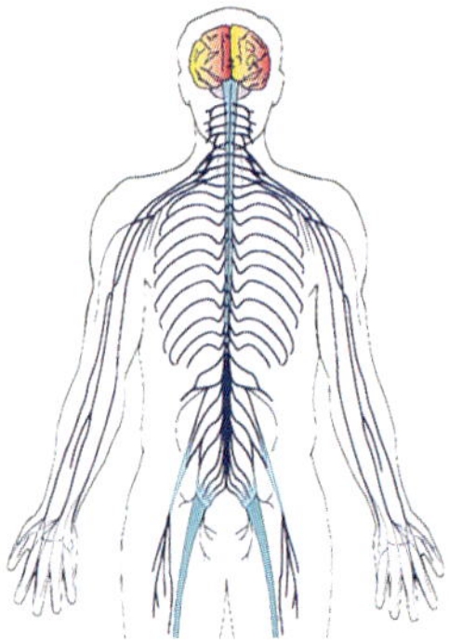

Der Sitz des Schmerzzentrums ist das Gehirn.

Schmerzen

Symptome

- Schmerzen sind komplexe Sinneswahrnehmungen, die je nach Ursache und auch nach Persönlichkeit des Schmerzempfindenden starke Unterschiede aufweisen können
- Der wesentliche Charakterzug des Schmerzes – und damit gleichzeitig seine biologische Aufgabe: Er schränkt unser Wohlbefinden ein und hindert uns an bestimmten Bewegungen (Beispiel: die Schonhaltung beim Hexenschuss) und ungünstigen Verhaltensweisen (Beispiel: der Magenschmerz, der uns am Essen hindert)

Ursachen

Der Schmerz kann zahlreiche körperliche Ursachen haben, von der Verletzung bis zur Ausschüttung von chemischen Schmerzauslösern ins Blut. In jüngerer Zeit rückt sein psychischer Aspekt zunehmend in den Vordergrund.

Das Zahnarztwunder

Wie stark Angst und Hilflosigkeit unser Schmerzempfinden beeinflussen können, wird schon mancher beim Phänomen des nächtlichen Zahnschmerzes verspürt haben, der wohl kaum von einem anderen Schmerz an Heftigkeit zu schlagen ist. Beim darauf folgenden Zahnarztbesuch ist er jedoch oft wie weggeblasen. Der Grund: Unser Gehirn empfindet jetzt den Schmerz als überflüssig, denn es naht ja fachkundige Hilfe, die in der Nacht noch in unerreichbarer Ferne war.

Psychische Hintergründe

Wie heftig ein Schmerz empfunden wird, ist individuell verschieden. Auch die Kultur spielt hier eine große Rolle. Menschen in unseren Breiten sind wesentlich schmerzanfälliger als beispielsweise die Angehörigen von Urwaldstämmen in Afrika und Lateinamerika. Auf dem afrikanischen Kontinent gibt es Chirurgen, die ohne den Einsatz von Betäubungsmitteln, Hypnose oder anderen schmerzdämpfenden Verfahren Schädeloperationen vornehmen. In diesen Kulturen zählt der Schmerz einfach nichts, er ist kein Wert, dem man Beachtung schenken müsste. Durch diese Einstellung wird nicht nur der Drang zur Schmerzmitteilung gedämpft, sondern auch das Schmerzempfinden selbst. Darüber hinaus vertrauen die Menschen dort sehr auf die Künste ihrer Heilkundigen. Und damit ist nach Ansicht von Psychologen ein wesentliches Kriterium zur Schmerzdämpfung erfüllt, nämlich: keine Furcht zu haben.

Altbewährt – so helfen Sie sich selbst

Weidenrinde

Die Weidenrinde enthält Salizylglykoside, die im Körper zu Salizylsäure umgewandelt werden, einer Verwandten des allgemein bekannten Schmerzmittels Azetylsalizylsäure (ASS). Die Anwendung erfolgt am besten über Präparate mit pulverisierter Weidenrinde oder Weidenrindenextrakt (Tamanybonsan Dragees, Rheumakaps Steigerwald, Rheumatab Salicis, Salix Bürger). Beachten Sie bei der Dosierung die Angaben der jeweiligen Packungsbeilagen. Andere Schmerzmittel sollten während der Behandlung mit Weidenrinde nicht eingenommen werden.

Vorsicht bei Schmerzmitteln!
Regelmäßiger Schmerzmittelkonsum lässt Körper und Gehirn verlernen, wie sie selbsttätig mit Schmerzen umgehen können. Darüber hinaus kann er zu eigenen Schmerzsymptomen (z. B. Schmerzmittelkopfschmerzen) und zur Sucht führen.

Ingwer

Die Gingerole des Ingwers wirken schmerzhemmend, im Darm sind sie die Gegenspieler des Hormons Serotonin. Ingwer zählt daher zu den hilfreichen Mitteln bei Föhnkopfschmerzen, Wetterfühligkeit, Reiseübelkeit, Kater nach übermäßigem Alkoholgenuss, Blähungen und Krämpfen im Darmbereich.
Ingwerpräparate gibt es in unterschiedlichen Formen. Gegen Reiseübelkeit helfen Zintona Kapseln, die aus pulverisiertem Ingerwurzelstock bestehen, bei Wetterfühligkeit und Föhnkopfschmerzen hat sich eine Kombination aus Ingwer und Weißdorn bewährt (Fövysat mite Bürger Tropfen).

Shiitakepilz

Aus Lateinamerika stammt die Entdeckung, dass Shiitake bei Migräne und rheumatischen Erkrankungen hilfreich sein kann. Eine dort ansässige deutsche Unternehmerin brachte aufgrund ihrer Beobachtungen ein Shiitakeprodukt namens Mykofarina auf den Markt, das unter ärztlicher Aufsicht an Schmerzpatienten getestet wurde. Von Migräne geplagte Frauen nahmen täglich fünf Gramm davon ein und waren fünf bis sieben Tage später beschwerdefrei. Bei Personen mit Gelenkschmerzen ließen die Schmerzen bei derselben täglichen Dosis nach sechs bis acht Tagen deutlich nach.
Auch bei uns sind Fertigprodukte aus Shiitake zu haben, sie sind als Nahrungsergänzungsmittel deklariert.
Präparate: Mykofarina, Shi-taker.

Shiitake in der Küche
Der Shiitakepilz ist auf dem besten Weg, unsere Küchen zu erobern. Man bekommt ihn mittlerweile auf vielen Wochenmärkten und in gut sortierten Gemüseläden. Klein geschnitten und in Butter und etwas Wasser kurz gedünstet eignet er sich als Beilage zu allen möglichen Gerichten.

Akupressur

Die Akupressur spielt in der traditionellen chinesischen Medizin bei der Schmerzlinderung eine wichtige Rolle. In modifizierter Form findet sie auch mehr und mehr Eingang in die westliche Medizin. Im Folgenden sind einige der wichtigsten Akupressurpunkte angeführt. Beachten Sie bei der Massage bitte folgende Grundsätze: Massieren Sie stets beide Seiten, jeweils für 1 bis 2 Minuten. Behandeln Sie immer diejenige Seite zuerst, auf der Sie Schmerzen haben.
Schmerzen im unteren Rücken: Massieren Sie mit den Fingerspitzen die beiden »Lenden-Bein-Punkte«. Sie liegen auf dem Handrücken

Durch das Zusammenspiel verschiedener Ursachen kommt es zu einer so genannten Schmerzspirale. Im abgebildeten Schema wird gezeigt, welche Faktoren einen chronischen Spannungskopfschmerz bewirken können. Am wichtigsten ist jedoch: Ursachenklärung. Bitte gehen Sie bei fortdauernden Schmerzen zum Arzt, um sich von ihm eine Diagnose stellen zu lassen.

Schema einer so genannten Schmerzspirale am Beispiel von Spannungskopfschmerzen

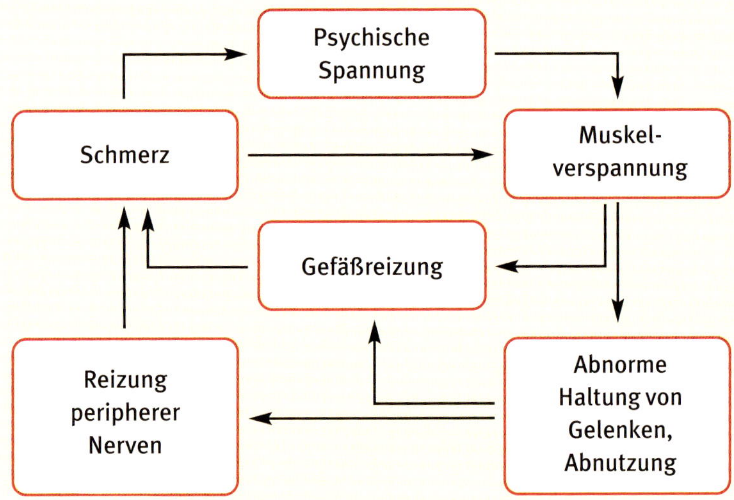

an der Außenseite der Zeigefingersehne und an der Innenseite der Kleinfingersehne, 2 Fingerbreit von den Fingerknöcheln entfernt.

Schulterschmerzen: Der Schulterpunkt liegt direkt unterhalb des Zeigefingergrundgelenks in der Kuhle zwischen Daumen und Zeigefinger.

Nackenschmerzen: Der Nackenpunkt liegt zwischen den Knöcheln des Zeige- und Mittelfingers, genau in der Mulde.

Kopfschmerzen: Hier hilft Massage am Tai Yang. Er liegt oberhalb der Schläfe, 2 Fingerbreit hinter den Augenbrauen in einer deutlich spürbaren Mulde.

Kopf, Lende und Bein: Der Punkt Jing Gu liegt am äußeren Fußrand, in einer Mulde vor dem Mittelfußknochen. Sie finden ihn am besten, wenn Sie mit dem Zeigefinger vom kleinen Zeh in Richtung Ferse wandern.

Oberkörperbereich: Der Punkt Koun Lun liegt am Fuß, und zwar in der Mitte einer gedachten Linie zwischen der Spitze des Außenknöchels und dem hinteren Achillessehnenrand, an der Oberkante des Fersenbeins. Die Massage dieses Punkts hilft gegen fast alle Schmerzen im Oberkörperbereich.

Akupunktur und Akupressur

Beide Formen der Schmerzbehandlung wirken durch Reizung: im ersten Fall durch einen Stich, im zweiten durch sanfte Berührung und Massage der Körperoberfläche. Durch diese äußerliche Reizung wird reflektorisch auf das Nervensystem eingewirkt.

Aromatherapie

Ätherische Öle wirken auf das vegetative Nervensystem und können Schmerzen dämpfen. Geben Sie 5 bis 8 Tropfen der jeweiligen Öle auf einen Lappen oder ein Leinentuch, die Sie auf die betroffe-

nen Stellen legen. Bei Zahnschmerzen hat es sich bewährt, das Nelkenöl mit einem Wattestäbchen an die schmerzende Stelle zu tupfen. Bei Kopfschmerzen sollten sowohl Schläfen, Stirn als auch Nacken eingerieben werden.
Schmerzen in Nacken, Kopf und Ohren: Lavendel, Rosmarin, Pfefferminze.
Muskelschmerzen: Jasmin, Rosmarin, Lavendel.
Schmerzen bei Wunden, Abszessen, Ekzemen, Geschwüren und Insektenstichen: Lavendel, Cajeput.
Bauchschmerzen: Basilikum, Kamille.
Rückenschmerzen: Ingwer, Lavendel, Rosmarin.
Zahnschmerzen: Kamille, Nelke.

Neu und sanft – unser Tipp

Tennisballtherapie am Kopf

Die Tennisballtherapie am Kopf wurde von einer deutschen Krankengymnastin entwickelt. Der Patient lernt hier, seine »Schmerzkanäle« zu schließen, indem er seine Aufmerksamkeit auf den intensiven Körperkontakt mit der Filzkugel lenkt. Darüber hinaus führen die Übungen zu einer umfassenden und schmerzlindernden Muskelentspannung. Hierzu eine Übung:

- Legen Sie sich mit dem Rücken auf eine harte Matte. Dann deponieren Sie einen Tennisball unter dem Hinterkopf. Balancieren Sie so lange, bis der Kopf in einem stabilen Gleichgewicht bleibt. Setzen Sie dabei Ihre Nacken- und Kiefermuskeln ein, bis Sie schließlich keine Muskelspannung mehr nötig haben, um das Gleichgewicht zu halten.
- Jetzt erfolgt die so genannte Visualisierung, d. h., Sie bemühen sich bei der Übung um eine bildhafte Vorstellung. Am besten schließen Sie dazu die Augen. Stellen Sie sich vor, der Tennisball sei eine heiße Kugel, aus der Wärme in den Kopf einströmt. Der Knochen des Hinterhaupts schmilzt regelrecht mit dem Ball zusammen und verleibt ihn sich ein. Stellen Sie sich diese Verschmelzung ganz intensiv vor. Die Halswirbelsäule als Verbindung zwischen Kopf und Rumpf sollte nicht als Steg, sondern als Hängebrücke erlebt werden.
  Die Übung kann ruhig 3 bis 5 Minuten dauern. Genießen Sie die Wärme, die sich an Nacken und Hinterkopf einstellen wird.

Nähere Auskünfte zu dieser Therapieform erteilt:
Neuromedizinisches Fortbildungszentrum
An der Obergeis 13
36251 Bad Hersfeld

Plazebo – der Schummeltrick!
In der Medizin scheut man nicht mehr davor zurück, »problematische« Patienten zu »beschummeln«, indem man ihnen anstelle eines Schmerzmittels ein so genanntes Plazebomedikament gibt. So besserten sich beispielsweise laut einer Studie bei 35 Prozent der Patienten die Schmerzen, als man ihnen lediglich eine Kochsalzlösung verabreichte – die Patienten wussten das allerdings nicht, sie waren im Glauben, dass sie Morphium erhielten.

Neuraltherapie
Bei chronischen Schmerzzuständen sollten Sie sich Hilfe bei einem Arzt holen, der eine Neuraltherapie durchführen kann.

Spannungskopfschmerzen

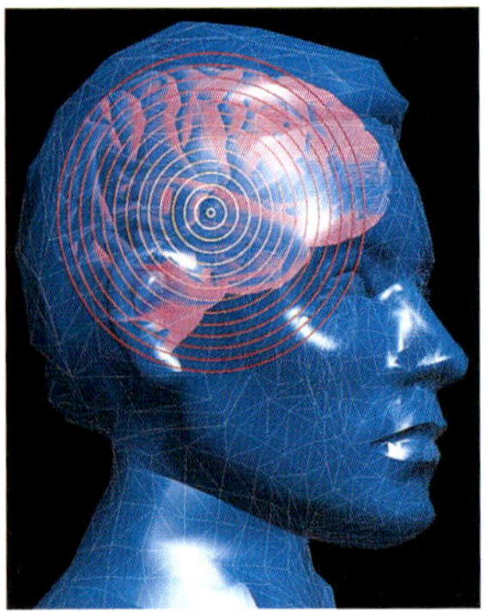

Kopfschmerzen können sich in konzentrischen Ringen verteilen.

Symptome

- Der Schmerz verteilt sich, vom Hinterhaupt kommend, diffus über die gesamte Schädeldecke
- Die Betroffenen haben oft das Gefühl, als ob sie einen zu klein geratenen Helm aufgesetzt hätten oder ihr Schädel in einem Schraubstock gefangen wäre
- Nachts lassen die Schmerzen nach; sie werden auch – im Gegensatz zur Migräne – beim Treppensteigen oder bei anderen Anstrengungen nicht schlimmer

Ursachen

Ausgelöst werden die Spannungskopfschmerzen meistens durch ein psychisches Problem. Die andere Möglichkeit: Sie rühren von Verspannungen im Nackenbereich her.

Körperliche Hintergründe

Bei Kindern werden Spannungskopfschmerzen oft durch falsches Sitzen ausgelöst. Der häufigste Sitzfehler: Der Tisch ist im Verhältnis zum Stuhl zu hoch, es kommt zu einer falschen Sitzposition und damit zu einer Verspannung der Schultermuskeln, die schließlich bis in den Kopf hinaufzieht.

Ein häufiges Übel

Von Spannungskopfschmerzen – die Bezeichnung erhielt dieser Typ Kopfschmerz 1988 von der International Headache Society – sind etwa 88 Prozent der Frauen und 69 Prozent der Männer betroffen. Im Gegensatz zur Migräne ist der Schmerz beidseitig, verstärkt sich nicht bei körperlicher Arbeit und steigert sich auch langsamer.

Altbewährt – so helfen Sie sich selbst

Akupressur

Sie zählt bei Spannungskopfschmerzen zu den Mitteln der ersten Wahl. Am besten sollte sie nicht nur während der Attacken, sondern regelmäßig, etwa 3- bis 5-mal täglich, eingesetzt werden.

Tai Yang: Der »Sonnenpunkt« liegt etwa 1,5 Fingerbreit hinter und knapp unterhalb des äußeren Endes der Augenbrauen. Suchen Sie diesen Punkt mit Hilfe eines Spiegels; wenn Sie mit den Fingern eine Vertiefung spüren, sind Sie an der richtigen Stelle. Massieren Sie diesen Punkt etwa 1 Minute lang mit den Fingerspitzen – erst die geringer schmerzende, dann die stärker schmerzende Kopfseite. Massieren Sie im Uhrzeigersinn von innen nach außen.

Pian Tou Dian: Der Punkt liegt am Mittelgelenk des Ringfingers, auf der dem kleinen Finger zugewandten Seite. Massieren Sie ihn mit einer Fingerkuppe kräftig 1 Minute, erst auf der geringer schmerzenden, dann auf der stärker schmerzenden Kopfseite.

Pfefferminzöl

Jüngste Untersuchungen der Universität Kiel zeigen, dass Pfefferminzöl – mehrmals täglich oberhalb der Schläfen leicht einmassiert – Kopfschmerzattacken die Spitze nimmt. Es werden damit ähnlich gute Wirkungen wie mit den gängigen Schmerzmitteln ASS und Parazetamol erzielt.

Zimt-Ginseng-Abkochung

Mit diesem alten chinesischen Hausmittel konnte in einer klinischen Studie bei Patienten mit Spannungskopfschmerzen in 50 Prozent der Fälle ein Heilerfolg erzielt werden.
Rezept: Eine Mischung aus 4 Gramm Zimtrinde, 3 Gramm Süßholzwurzel, 3 Gramm Speichelkrautwurzel, 2 Gramm Ginsengwurzel und 1 Gramm Ingwerwurzel mit 4 Tassen Wasser zum Kochen bringen. 10 bis 15 Minuten zugedeckt kochen lassen, dann abseihen. Trinken Sie täglich 2 Tassen dieser Abkochung.

Ruhe tut gut

Suchen Sie die Ruhe oder ein ruhiges Plätzchen. Bisweilen werden Spannungskopfschmerzen auch durch Lärm ausgelöst. Auf jeden Fall werden sie bei Lärm nicht besser.

Farbtherapie

Farben wirken auf unsere Psyche; sie lassen uns Schmerzen weniger stark fühlen und aktivieren Selbstheilungskräfte. Zu den wirksamen Farben bei Kopfschmerzen gehören Violett und Blau. Bevorzugen Sie diese Farben in Ihrer Kleidung. Während der Kopfschmerzattacke hilft es, wenn Sie die Augen schließen und sich ein kühlendes Blau vorstellen, wie es langsam am Horizont emporsteigt und immer größer wird. Schließlich sollten Sie geistig Ihren ganzen Körper vom Blau umschließen bzw. umspielen lassen und sich vergegenwärtigen, wie die Farbe alle Ihre Verspannungen löst und die Schmerzen aus Ihrem Kopf heraussaugt.

Chinesische Heilkräuter richtig einkaufen

Noch gibt es hierzulande keine chinesischen Kräuterapotheken; in der Regel muss man sie über die Apotheke oder den Versand bestellen. Die wichtigsten Versandhändler sind:
biomed, Hattingen,
Tel. 0 23 24 / 3 37 41
Chinamed, Holzhausen,
Tel. 0 86 66 / 79 51
China purMed, Karlsruhe,
Tel. 07 21 / 3 60 40
Peter Weinfurth, Bochum,
Tel. 02 34 / 9 53 67 55

Aromatherapie

Düfte wirken auf unser Unterbewusstsein und helfen uns dabei, uns zu entspannen. Bei Kopfschmerzen heißt das ätherische Öl der ersten Wahl Pfefferminze. Geben Sie das Aromaöl in eine Duftlampe, die Sie im Zimmer aufstellen.

Entspannung

Bei Kopfschmerzen, die durch Verkrampfungen, Verspannungen und Stress ausgelöst werden, gibt es nur ein bewährtes langfristiges Gegenmittel – Entspannung. Sie haben die Möglichkeit, zwischen einer Vielzahl von Entspannungsübungen zu wählen: u. a. Yoga, autogenes Training, progressive Muskelrelaxation nach Jacobson, Qi Gong, Biofeedback.
Suchen Sie sich eine Entspannungstechnik aus, die Ihnen persönlich liegt, und versuchen Sie, die Übungen wirklich regelmäßig (täglich) durchzuführen.

Die Tai-Yang-Punkte sind Akupressurpunkte, die am äußeren Ende der Augenbrauen liegen. Manche Menschen langen bei Kopfschmerzen fast automatisch an diese Stellen und massieren sie.

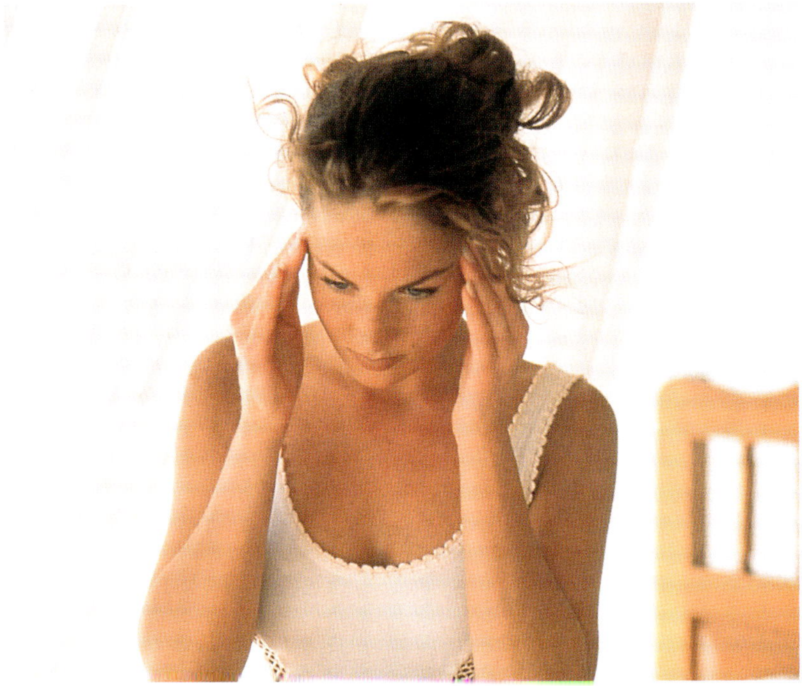

Kühlung oder Wärme?
Manchen Menschen hilft ein Eisbeutel auf Schläfen oder Stirn gegen die Schmerzen. Anderen hingegen geht es nach einer warmen Kompresse (eventuell mit Kräuterzusatz) besser. Probieren Sie es einfach aus!

Kneippsche Anwendungen

Wassermassagen am Kopf helfen gegen Verspannungen. Führen Sie dazu den Wasserstrahl aus der Dusche (bei abgenommenem Duschkopf) von rechts unterhalb der Schläfe mehrmals kreisförmig rund um das Gesicht. Dann bewegen Sie den Strahl ebenfalls mehrmals über die Stirn und schließlich ein paar Mal von der Stirn bis zum Kinn. Der kneippsche Gesichtsguss sollte nicht bei roten Äderchen im Gesicht durchgeführt werden.
Auch Kniegüsse haben sich bei Kopfschmerzen bewährt. Dazu den kalten Wasserstrahl vom Fußrücken außen am Bein bis unter das Knie führen, kurz verweilen und an der Innenseite zum Fuß zurückführen.

Homöopathie

Nux vomica D6. Dieses Mittel hilft vor allem, wenn der Kopfschmerz stressbedingt und mit hohem Nikotinkonsum gepaart ist. Dosierung: Bei akuten Kopfschmerzen stündlich 5 Globuli oder 1 Tablette, bis eine deutliche Besserung eintritt. Sollte es in den ersten Minuten zu einer kurzfristigen Verschlimmerung der Schmerzen kommen, setzen Sie die Einnahme in jedem Fall fort – denn die Erstverschlimmerung ist ein Zeichen, dass das Mittel wirkt.
Wie alle homöopathischen Mittel darf auch Nux vomica nicht gleichzeitig mit Pfefferminzöl angewendet werden.

Achten Sie auf die Sitzposition!

Richtiges Sitzen kann Kopfwehattacken verhindern. Einige Schulen sind schon dazu übergegangen, ihre Schüler auf Sitzbälle zu setzen, da sie den natürlichen Bewegungsdrang und die orthopädischen Ansprüchen der Kinder unterstützen. Diese Anschaffung würde sich auch für den Kinderschreibtisch zu Hause lohnen!

Dehnen Sie Ihren Hals – unser Tipp

Gymnastik für die Nackenmuskeln

Diese Gymnastik ist ganz einfach, die beiden Übungen kann man sogar im Sitzen machen.

- Führen Sie die rechte Hand ans linke Ohr, und ziehen Sie den Kopf entspannt nach rechts, bis Sie eine deutliche Dehnung, aber keine Schmerzen spüren. Bleiben Sie etwa 10 Sekunden lang in dieser Position, wechseln Sie anschließend die Seite. Dann wiederholen Sie die Übung.
- Legen Sie beide Hände ineinander gefaltet an den Hinterkopf, wobei die Ellbogen möglichst nach hinten geführt werden. Drücken Sie den Kopf locker nach vorn und dabei ganz gerade sitzen bleiben. Kein Rundrücken! Drücken Sie so weit, bis Sie eine deutliche Dehnung im Nacken oder Brustwirbelbereich spüren. Diese Position 10 Sekunden halten, kurze Pause und wiederholen.

Vorbeugen – so bleiben Sie gesund

- Kein Parfüm! Wenn Sie häufiger unter Kopfweh leiden, sollten Sie auf Duftstoffe verzichten, denn diese gehören zu den Hauptauslösern von Kopfschmerzen.
- Essen Sie weniger Fleisch, und nehmen Sie dafür mehr Fisch in Ihren Speiseplan auf. Schmerz- und Entzündungssubstanzen werden meistens aus der so genannten Arachidonsäure gebildet, einer Fettsäure, die vor allem in Fleisch enthalten ist. Vorsicht: Es gibt bei den arachidonarmen Fischen eine Ausnahme: Aal bitte meiden!
- Vorsicht bei Koffein! Reduzieren Sie Ihre Kaffeemenge auf zwei Tassen pro Tag.
- Gehören Sie zu den Kaugummikauern? Versuchen Sie, es aufzugeben, denn durch ständige Kaubewegungen kann sich die Kiefermuskulatur verspannen und zu Spannungskopfschmerzen führen.
- Viel Bewegung an frischer Luft! Als Sportarten sind Jogging und Walking ideal; weniger geeignet sind Radfahren und Brustschwimmen, da hier die Nackenmuskeln unter permanenter Anspannung stehen.
- Schlafen Sie wie ein Baby gekrümmt oder auf dem Bauch? Das kann ebenfalls den Nacken verspannen. Besser: auf dem Rücken schlafen.

»Kieler Kopfschmerzfragebogen«

Den »Kieler Kopfschmerzfragebogen« gibt es bei Ärzten und bei der Deutschen Migräne- und Kopfschmerzgesellschaft (DMKG). Mit seiner Hilfe lassen sich Kopfschmerzen ganz genau analysieren.

- DMKG
z. Hd. Dr. Arne May
Neurologische Universitätsklinik
Universitätsstraße 84
93053 Regensburg
Tel. 09 41 / 9 41 30 70
Internet: www.dmkg.org

Halsentzündung

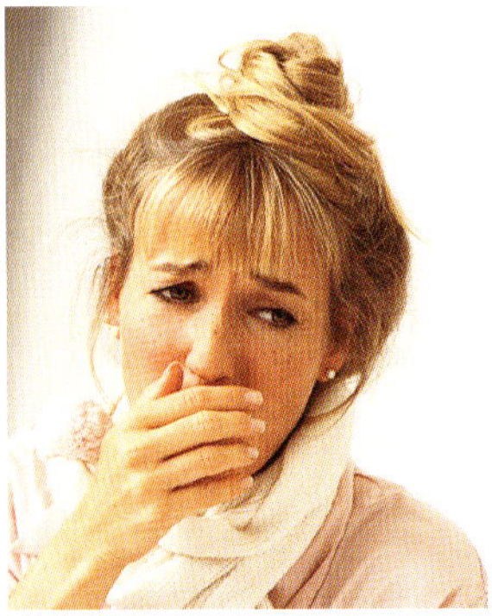

Bei Halsentzündung und Heiserkeit empfehlen sich Inhalationen mit Salzwasser oder Kamillenlösung, um die strapazierten Stimmbänder wieder zu beruhigen.

Symptome

- Trockenheit und Brennen im Hals- und Rachenbereich
- Sprech- und Schluckbeschwerden

Ursachen

Halsentzündung ist der etwas unpräzise Name für eine Entzündung der Rachenschleimhaut, die meistens durch Viren ausgelöst wird. Folgende Faktoren erleichtern den Viren den Schleimhautbefall:

- Bestehende Grippe oder Erkältung
- Langes und lautes Sprechen bzw. Brüllen (etwa im Fußballstadion, als Lehrer)
- Starker Zigarettenkonsum, zu viel Alkohol und feuchte Witterung

Organische Hintergründe

Wichtig!
Halsschmerzen sind ein Fall für den Arzt, wenn folgende Begleitsymptome auftauchen:
- **Atembeschwerden**
- **Empfindlichkeit bei Berührungen am Hals**
- **Ohrenschmerzen**
- **Fieber über 39,5°C**
- **Wenn Halsschmerzen und Heiserkeit länger als zwei Wochen andauern**
- **Wenn Sie Blut aushusten.**

Bitte behandeln Sie Halsentzündungen keinesfalls mit antibiotischen Mitteln, die Sie möglicherweise noch von einer Bronchitistherapie übrig haben! Denn lediglich Mandelentzündungen werden zu 50 Prozent von Bakterien ausgelöst, die auf Antibiotika reagieren. Die gängigen Entzündungen der Rachenschleimhaut werden hingegen zu 90 Prozent von Viren verursacht – und Viren lässt ein Antibiotikum in der Regel völlig kalt.

Psychische Hintergründe

Rachenschleimhäute werden nicht nur durch lautes, sondern auch durch gepresstes Sprechen gereizt. Gepresstes Sprechen heißt: Die Worte fließen nicht entspannt aus dem Mund, sondern werden unter großem Muskeleinsatz herausgedrückt, als ob der Sprecher die Worte einerseits nachdrücklich betonen, andererseits immer wieder zurückholen wollte, weil er ihre Wirkung nicht einschätzen kann. Diese Art des Sprechens gehört nach Ansicht von Sprachtherapeuten zu den Hauptsprechfehlern unserer Zeit, und sie ist vor allem ein Zeichen von Unsicherheit und Versagensangst.

Altbewährt – so helfen Sie sich selbst

Schonen Sie Ihren Hals!

Nehmen Sie hauptsächlich flüssige Nahrung zu sich, am besten mäßig kalte Fruchtsäfte (keine Zitrusfrüchte) und stilles Mineralwasser.

Kalter Halswickel

Halswickel hemmen die Entzündungsprozesse. Für einen solchen Wickel falten Sie ein Leinentuch (etwa 20 mal 60 Zentimeter) der Länge nach zusammen und tauchen es in kaltes Leitungswasser. Dann das Tuch abtropfen lassen und locker um den Hals wickeln. Darüber legen Sie ein trockenes Handtuch, um Wasserflecken auf der Kleidung zu vermeiden. Wenn der Wickel warm geworden ist (nach etwa 15 bis 20 Minuten), müssen Sie ihn erneuern. Wiederholen Sie die Anwendung 2-mal pro Tag.

Inhalationen mit Kamille, Thymian und Oregano

Sie wirken entzündungshemmend und lindern den Reiz.
Rezept: Mischen Sie jeweils gleiche Teile von Kamille, Thymian und Oregano zusammen. Geben Sie 2 Esslöffel dieser Mischung in eine Schüssel, und übergießen Sie sie mit 1 Liter heißem Wasser. Bedecken Sie Kopf, Oberkörper und die Schüssel mit einem Handtuch, und atmen Sie die Dämpfe wechselweise durch Mund und Nase ein. Wichtig: Das Atmen darf Ihnen nicht wehtun. Gehen Sie nicht zu nahe an die Flüssigkeit heran! Dauer der Anwendung: 8 bis 10 Minuten. Inhalieren Sie 2-mal pro Tag.

Inhalationen mit Salbei

Salbei enthält keimabtötende Wirkstoffe.
Rezept: Geben Sie 2 Esslöffel Salbei in eine Schüssel, und übergießen Sie ihn mit 1 Liter heißem Wasser. Bedecken Sie Kopf, Oberkörper und die Schüssel mit einem Handtuch, und atmen Sie die Dämpfe wechselweise durch Mund und Nase ein. Wichtig: Das Atmen darf Ihnen nicht wehtun. Dauer der Anwendung: 10 bis 15 Minuten. Sie können mehrmals pro Tag inhalieren, da Salbei (im Gegensatz zu Kamille) nicht austrocknend wirkt.

Gurgeln mit Blutwurztee

Er hemmt Entzündungen und trägt dazu bei, den Rachenschleim wieder aufzubauen. Seine Gerbstoffe wirken lang und sanft.
Rezept: 2 Teelöffel Blutwurz zusammen mit 1/4 Liter Wasser zum Kochen bringen. Danach von der Kochstelle nehmen und 10 Minuten ziehen lassen. Seihen Sie den Tee ab, und warten Sie, bis er nur noch lauwarm ist. Ausgiebig gurgeln, am besten 1-mal pro Stunde.

Homöopathische Mittel

Sie setzen eine präzise Beobachtung der Entstehungsursachen und Symptome voraus.
Belladonna D6 hilft bei Schluckschmerzen, wenn der Rachen hochrot und trocken ist und die Mandeln geschwollen sind.
Dosierung: 3-mal täglich 2 Tabletten.

Kalter Quarkwickel

Bestreichen Sie ein nasses Tuch dick mit Quark (der Quark kann auch einen Schuss Essig enthalten). Das Tuch mit der Quarkseite auf die Haut legen und darüber einen Wollschal wickeln. Einen Quarkwickel sollte man mehrere Stunden wirken lassen – am besten über Nacht.

Wichtig!

Nach einer Inhalation dürfen Sie nicht sofort wieder zum normalen Tagesablauf zurückkehren. Gönnen Sie sich wenigstens zehn Minuten Ruhe, und gehen Sie vor allem nicht nach draußen! Die kalte Luft wirkt sonst auf Ihre frisch durchbluteten Bronchien wie ein Schock!

Häufiges Gurgeln mit einem Tee aus Blutwurz oder mit verdünntem Teebaumöl (nicht schlucken!) lindert die Schmerzen und Schluckbeschwerden bei einer Halsentzündung. Zusätzlich sollten Sie Bonbons – am besten zuckerfreie – mit Salbei oder Isländisch Moos lutschen.

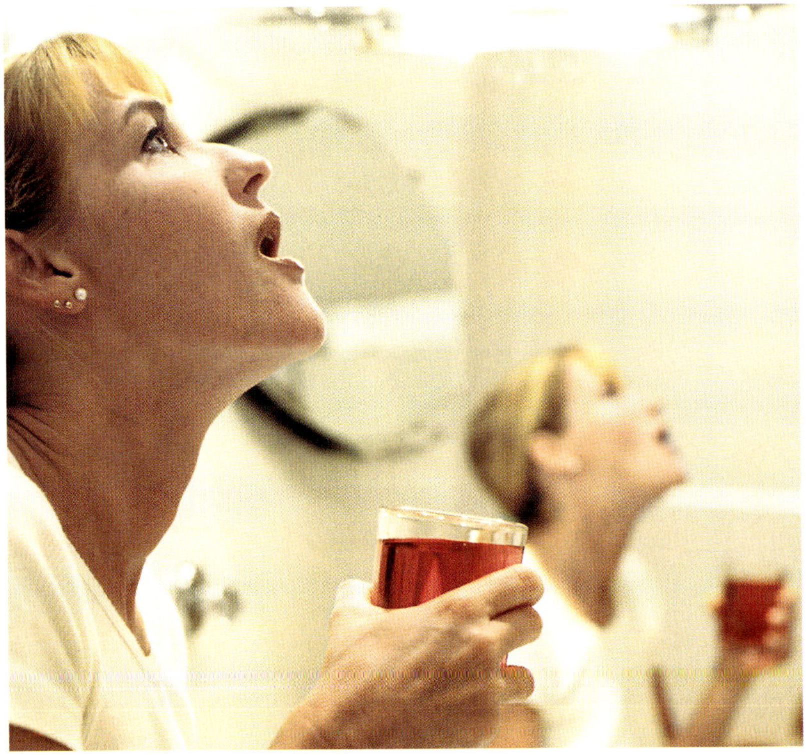

Aromatherapie
Geben Sie 4 Tropfen Zitronenöl in 1 Tasse heißes Wasser, und gurgeln Sie täglich damit. Oder inhalieren Sie mit Zitronen- und Eukalyptusöl: Je 2 Tropfen in eine Schüssel heißes Wasser geben, den Kopf darüber halten und die Dämpfe einatmen.

Apis D6 hilft Ihnen, wenn Belladonna keinerlei Wirkung (also auch keine vorübergehende Erstverschlimmerung der Beschwerden) bei Ihnen erzielen konnte.
Dosierung: 3-mal täglich 2 Tabletten.
Phytolacca D6 ist das Mittel der Wahl bei starken Halsschmerzen, tiefrotem Rachen und einem Schmerz, der zu den Ohren hinaufzieht und bei Druck auf den Hals nachlässt.
Dosierung: 3-mal täglich 2 Tabletten.
Lachesis D12 hilft, wenn Ihr Hals sehr berührungsempfindlich ist und wenn Sie nach dem Schlucken einer warmen Flüssigkeit spüren, wie sich Ihnen die Kehle zuschnürt.
Dosierung: 2-mal täglich 1 Tablette.
Aconitum D6 ist das richtige Mittel, wenn die Halsschmerzen durch trockene, kalte Luft oder Fahrtwinde ausgelöst wurden. Es hilft allerdings nur vorbeugend oder zu Beginn der Erkrankung.
Dosierung: 3-mal täglich 2 Tabletten.

Akupressur

Sie ist bei der Behandlung von Halsentzündungen äußerst wirksam, da die Schleimhäute gut durch äußerliche Massage an bestimmten Reizpunkten beeinflusst werden können.

Der zuständige Punkt für Halsschmerzen ist die »Talsenke«. Er liegt auf der Rückseite Ihrer Hand. Am leichtesten finden Sie ihn, wenn Sie mit dem Zeigefinger (der anderen Hand) vom linken Handgelenksrand in Richtung Daumenkuhle wandern. Etwa 1 bis 2 Zentimeter vor der Kuhle endet der Handknochen, und Sie geraten in eine Vertiefung – die »Talsenke«. Drücken Sie diesen Punkt in kräftigen, kreisenden Bewegungen etwa 5 Minuten lang, danach wechseln Sie die Hand. Machen Sie diese Übung morgens und abends.

Neu und sanft – unser Tipp

Gurgeln mit Cystus-Sud

Eine Studie der Berliner Charité-Klinik erbrachte deutliche Hinweise darauf, dass selbst schwere Halsschmerzen schneller abheilen, wenn man täglich mindestens 4-mal für 90 Sekunden mit Cystus-Sud gurgelt. Die Gerbstoffe der griechischen Heilpflanze stabilisieren die Schleimhäute und wirken sanft antibiotisch. Man erhält den fertig gemischten Cystus-Sud in den Apotheken.

Vorbeugen – so bleiben Sie gesund

- Überprüfen Sie die Luftfeuchtigkeit in Ihren Wohn- und Arbeitsräumen. Liegt sie unter 45 Prozent, trocknen Ihre Schleimhäute aus und werden anfälliger für Entzündungen. In diesem Fall muss die Raumluft angefeuchtet werden. Stellen Sie einen Kessel Wasser auf die Heizung; auch das Aufhängen von nassen Handtüchern trägt zur Luftfeuchtigkeit bei.
- Hören Sie auf zu rauchen. Rauchen reduziert die Durchblutung der Schleimhäute und setzt wichtige Schutzmechanismen in den oberen Atemgängen matt.
- Atmen Sie hauptsächlich durch die Nase ein. Durch die Haare und Schleimhäute in der Nase sowie durch den längeren Atemweg werden bereits viele Fremdkörper abgefangen, bevor sie in den Rachenraum gelangen können.
- Seien Sie beim Sprechen entspannt! Lassen Sie die Worte fließen. Versuchen Sie, mit möglichst wenig Krafteinsatz zu sprechen. Bewegen Sie die Lippen, und lassen Sie die Vokale ungehindert durch Ihren Mund »wehen«, ohne sie zurückhalten zu wollen.
- Stärken Sie Ihre Abwehrkräfte! Treiben Sie viel Sport an der frischen Luft!
- Bei psychischen und körperlichen Belastungen: Stärken Sie Ihre Abwehrkräfte mit Sonnenhut (Echinacea). Die entsprechenden Präparate gibt es in der Apotheke.

Pharmazeutische Hustenmittel im Test

Die Stiftung Warentest überprüfte 19 pharmazeutische Halsschmerzmedikamente, die man ohne Rezept in deutschen Apotheken erwerben kann. Das Ergebnis: Kein einziges wurde als geeignet eingestuft, um Halsschmerzen und Rachenentzündungen zu behandeln.

Sich gesund lutschen

Salbei- und Eibischbonbons sowie Pastillen aus Isländisch Moos sorgen für eine verstärkte Speichelbildung. Dadurch wird der Rachen besser befeuchtet, und Hustenreiz, Brennen und Schluckbeschwerden lassen nach.

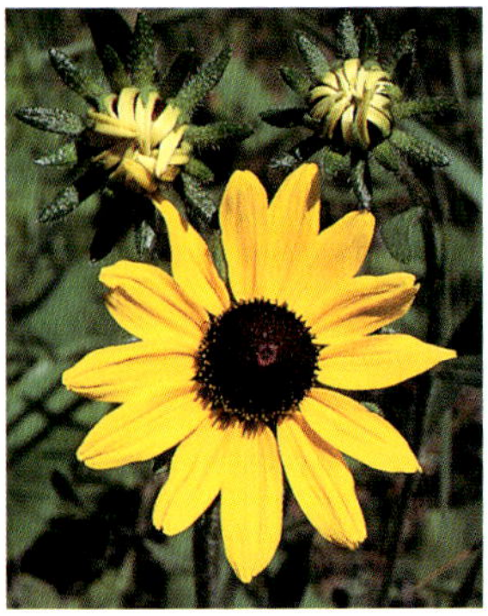

Der Sonnenhut (Echinacea) kann auch der Heiserkeit vorbeugen.

Heiserkeit

Symptome

- Trockenes Kratzen im Hals, häufiges Räuspern
- Heisere Stimme, bisweilen Verschlucken von Tönen

Ursachen

Heiserkeit kann eine Begleiterscheinung von anderen Erkrankungen sein: von Erkältungen, Mandel-, Rachen- und Halsentzündungen. Oft ist sie auch die Folge einer Überbeanspruchung der Stimmbänder, etwa nach langen Vorträgen, Sprechen in einer lauten Umgebung oder ausgiebigem Alkoholgenuss (Alkohol lässt die Stimmbänder in rascher Folge an- und abschwellen).

Organische und psychische Hintergründe

Die Stimmbänder bestehen nicht nur aus dem eigentlichen Stimmband, sondern auch aus dem so genannten Stimmmuskel. Er erhält seine Befehle – wie alle Muskeln – aus dem Nervensystem. Bei Menschen, die viel sprechen und mit ihren Worten ständig andere Menschen überzeugen müssen, steht er unter Dauerstress mit der Folge, dass sich seine Durchblutung verschlechtert und damit die Sprache brüchiger und unkontrollierbarer wird.

Vorsicht!

Länger anhaltende Heiserkeit kann bedeuten, dass sich bereits so genannte Sänger- oder Schreiknötchen entwickelt haben. Dabei handelt es sich um Schleimhautverdickungen des Bindegewebes in der vorderen Stimmbandhälfte. Der Betroffene muss sich in diesem Fall unbedingt schonen, da sonst seine Stimme irreparabel geschädigt werden kann.

Altbewährt – so helfen Sie sich selbst

Möglichst wenig und leise sprechen!

Wenn Sie Ihre Stimme häufig beruflich einsetzen müssen, sollten Sie zumindest leise sprechen.

Meiden Sie kalte Getränke!

Trinken Sie am besten lauwarmen Kräutertee oder temperiertes stilles Mineralwasser.

Kartoffelwickel

Ein solcher Wickel unterstützt die Stimmbänder bei ihrem Bemühen, sich zu erholen. Zerdrücken Sie zunächst 3 bis 5 gekochte Kartoffeln; den Brei auf einem dünnen Tuch verstreichen und einschlagen. Legen Sie den Umschlag so um den Hals, dass er vom Kinn bis zu den Schultern reicht. Jetzt wickeln Sie ein weiteres Tuch darum, um die Wärme zu halten. Der Wickel bleibt so lange um den Hals, bis die Wärme nachlässt. 3-mal pro Tag wiederholen.

Zwiebelwickel

Der Zwiebelwickel gehört zu den alten Hausmitteln bei Heiserkeit. Sie brauchen dazu etwa 5 zerhackte warme Küchenzwiebeln. Die Zwiebeln auf einem dünnen Tuch verteilen und das Tuch einschlagen. Legen Sie den Umschlag so auf Ihren Hals, dass er vom Kinn bis zu den Schultern reicht. Jetzt wickeln Sie noch ein weiteres Tuch um den Hals. Den Wickel sollten Sie so lange tragen, bis die Wärme nachgelassen hat. Die Anwendung kann 3-mal pro Tag wiederholt werden.

Akupressur

Sie vermag die Durchblutung der Stimmbänder, vor allem die der Stimmmuskeln, zu verbessern. Drücken Sie mit den Zeigefingern links und rechts vom Adamsapfel leicht auf die Schilddrüse. Dann wandern Sie mit den in Kreisbewegungen massierenden Fingern nach unten, bis Sie zu den vorspringenden Knochen der Schlüsselbeine gelangen. Dauer der Anwendung: etwa 1 Minute. Sie können sie 5-mal am Tag wiederholen.

Neu und sanft – unser Tipp

Gurgeln mit Teebaumöl

Teebaumölspülungen desinfizieren die Mundhöhle und besänftigen angegriffene Stimmbänder.
Rezept: Geben Sie 5 bis 10 Tropfen reines Teebaumöl in warmes Wasser, und rühren Sie das Ganze gut durch. Danach kräftig mit dieser Mischung gurgeln. Bitte spucken Sie dann alles wieder aus – Teebaumöl sollte auf keinen Fall geschluckt werden! Falls Sie Teebaumöl in die Augen bringen, müssen Sie diese gut mit Wasser ausspülen.

Vorbeugen – so bleiben Sie gesund

- Hören Sie auf zu rauchen. Nikotin reduziert die Durchblutung der Schleimhäute und setzt wichtige Schutzmechanismen in den oberen Atemwegen matt.
- Seien Sie beim Sprechen entspannt! Lassen Sie die Worte fließen! Versuchen Sie, mit möglichst wenig Krafteinsatz zu sprechen, bewegen Sie die Lippen, lassen Sie die Vokale ungehindert durch Ihren Mund »wehen«, ohne sie zurückhalten zu wollen!
- Stärken Sie Ihr Immunsystem! Treiben Sie viel Sport an frischer Luft! Bei psychischen und körperlichen Belastungen: Stärken Sie Ihre Abwehrkräfte mit Sonnenhut (Echinacea)! Geeignete Präparate gibt es in der Apotheke.

Quarkwickel

Sie können es bei Heiserkeit auch mal mit einem kalten Quarkwickel versuchen. Dazu streichen Sie ein nasses Tuch dick mit Quark ein. Legen Sie das Tuch mit der Quarkseite auf den Hals, und umhüllen Sie es mit einem weiteren trockenen Tuch oder Wollschal. Am besten wirkt der Wickel über Nacht.

Wichtig!

Ist die Heiserkeit die Folge einer Erkältung, Grippe, Halsentzündung oder dergleichen, sollten natürlich in erster Linie diese Erkrankungen geheilt werden. Schlagen Sie dazu bitte die entsprechenden Stichwörter nach!

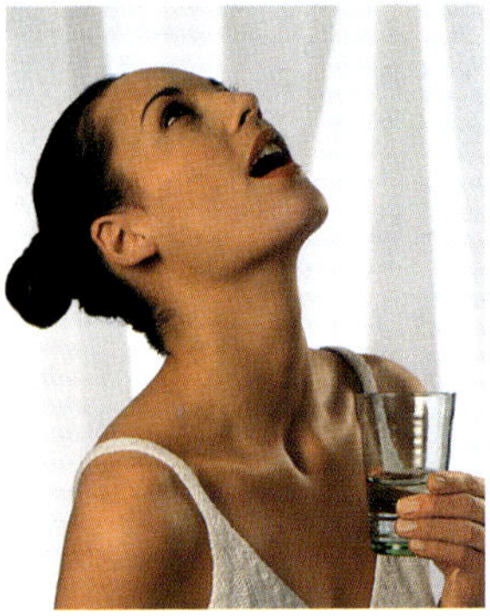

Gurgeln Sie mehrmals am Tag!

Mandelentzündung

Symptome

- Halsschmerzen, hohes Fieber und Schwellungen am Hals
- Bisweilen ziehende Schmerzausstrahlung bis in Ohren oder Zähne

Ursachen

Eine akute Entzündung der Mandeln wird durch Bakterien, meistens durch so genannte Streptokokken (eine harmlose Gruppe dieser Streptokokken gehört übrigens zu den ganz normalen Bewohnern der Mundhöhle), verursacht.

Organische Hintergründe

Die Gaumen- und Rachenmandeln dienen als natürliche Schranke gegen Krankheitserreger, die über Mund oder Nase in den Körper eindringen wollen. Sie gehören also zu unserem Immunsystem, und ihre Entzündung und Schwächung führen dazu, dass andere Teile dieses Systems übermäßig belastet werden. Eine Mandelentzündung ist daher keineswegs als Bagatellerkrankung zu sehen. Sie muss behandelt und vor allem völlig auskuriert werden.

Komplikationen

Wenn sich die Mandeln öfter entzünden, werden sie zu einem idealen Stützpunkt für Bakterien, die dann von dort aus mühelos in den Blutkreislauf und zu allen Organen gelangen können. Eine Mandelentzündung muss daher gut ausgeheilt werden. Chronisch entzündete Mandeln müssen eventuell entfernt werden.

Altbewährt – so helfen Sie sich selbst

Cystus-Sud

Eine Studie der Berliner Charité-Klinik erbrachte deutliche Hinweise darauf, dass Mandelentzündungen schneller abheilen, wenn man täglich mindestens 4-mal für 90 Sekunden mit Cystus-Sud gurgelt. Hauptverantwortlich für diesen Effekt sind die Gerbstoffe der griechischen Heilpflanze. Sie machen die Schleimhäute robuster gegenüber Infekten und Umweltreizen, außerdem wirken sie sanft antibiotisch. Man kann den in Apotheken erhältlichen Cystus-Sud nach dem Gurgeln ausspucken oder herunterschlucken.

Teebaumöl

Ähnlich antibiotisch wie Salbeiöl wirkt Teebaumöl, allerdings birgt es ein größeres Allergierisiko. Vor der Anwendung sollte also durch einen einfachen Test (1 Tropfen Teebaumöl auf die Haut geben und die Reaktion abwarten) das Allergiepotenzial abgeklärt werden.
Rezept: 4 Tropfen Teebaumöl in 100 Milliliter warmes Wasser geben. Mit dieser Mischung mindestens 4-mal täglich je 3 Minuten gurgeln. Danach den Mund mit klarem Wasser ausspülen.

Grapefruitkernextrakt

Wirkt antibiotisch, verbessert außerdem das Mundmilieu und hilft bei Mundgeruch.
Rezept: Geben Sie 10 Tropfen Grapefruitkernextrakt in 1 Glas lauwarmes Wasser. Mehrmals täglich mit dieser Lösung gurgeln. Zusätzlich sollten Sie täglich 3-mal je 3 Tropfen des Extrakts – in Wasser oder Fruchtsaft gelöst – einnehmen.

Kalte Halswickel

Sie hemmen die Entzündungsprozesse. Falten Sie ein Leinentuch (etwa 20 mal 60 Zentimeter) der Länge nach zusammen, und tauchen Sie es in kaltes Leitungswasser. Lassen Sie es abtropfen, dann wickeln Sie es locker um den Hals. Darüber legen Sie noch ein trockenes Handtuch, um Wasserflecken auf der Kleidung zu vermeiden. Dauer der Anwendung: 20 Minuten. Wenn der Wickel warm ist, erneuern Sie ihn. 2-mal pro Tag wiederholen.
Nicht jedermanns Geschmack, aber wirkungsvoll: Tränken Sie die Halswickel zusätzlich in Eigenurin (Mittelstrahl des Morgenurins nehmen). Ein Urinwickel ist ein bewährtes Mittel gegen die Schmerzen.

Homöopathische Mittel

Belladonna D4 hilft im Anfangsstadium der Erkrankung, wenn die Mandeln geschwollen sind und der Rachen gerötet und trocken ist.
Dosierung: 3-mal täglich 5 bis 10 Tropfen.
Phytolacca D6 wirkt, wenn der Schmerz zu den Ohren hinaufzieht und das Schlucken Probleme bereitet.
Dosierung: 3-mal täglich 1 bis 2 Tabletten.

Vorbeugen – so bleiben Sie gesund

- Hören Sie auf zu rauchen! Nikotin reduziert die Durchblutung der Schleimhäute und setzt wichtige Schutzmechanismen in den oberen Atemgängen matt.
- Atmen Sie hauptsächlich durch die Nase ein.
  Durch die Haare und Schleimhäute in der Nase sowie den längeren Atemweg werden bereits viele Fremdkörper abgefangen, bevor sie zu den Mandeln gelangen können.
- Stärken Sie Ihre Abwehrkräfte!
  Treiben Sie viel Sport an der frischen Luft! Bei psychischen und körperlichen Belastungen sollten Sie Ihre Abwehrkräfte mit Sonnenhut (Echinacea) stärken. Die entsprechenden Präparate gibt es in der Apotheke.

Kälte im Hals

Eine angenehme und wirksame Methode der Schmerzlinderung: Essen Sie Eis. Bevorzugen Sie aber eher Milcheis, denn die Säuren des Fruchteises können unter Umständen die entzündeten Stellen reizen.

Mikrobiologische Behandlung

Mandelentzündungen sprechen recht gut auf eine mikrobiologische Therapie mit Symbioflor I an. Sie kann auch sehr erfolgreich bei Kindern eingesetzt werden.

Nasenbluten

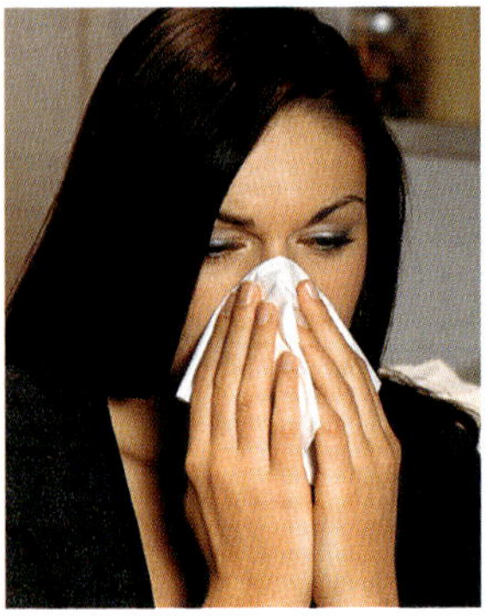

Nasenbluten tritt spontan oder nach Unfällen auf.

Symptome

- Mehr oder weniger starkes Bluten aus den Nasenlöchern, bisweilen in Verbindung mit Kopfschmerzen

Ursachen

Meistens wird Nasenbluten durch äußere Faktoren wie Schläge, Tritte, Stürze, Balltreffer und Luftdruckveränderungen (beispielsweise beim Tauchen, Bergsteigen oder bei Flügen) hervorgerufen. Andere Ursachen sind Bluthochdruck, blutverdünnende Medikamente, bestimmte Antibabypillen und Stress.

Wichtig!
Kommt es regelmäßig zu Nasenbluten, obwohl eigentlich kein ersichtlicher Grund vorliegt, muss der Arzt aufgesucht werden. Es kann eine ernsthafte Krankheit dahinter stecken!

Organische Hintergründe

90 Prozent aller Nasenblutungen gehen vom vorderen Teil der Nase aus, und zwar meistens von der Nasenscheidewand. Bei solchen Blutungen kann das Blut glücklicherweise auch relativ schnell gestoppt werden. Länger andauerndes Bluten, das auch nicht durch Erste-Hilfe-Maßnahmen gestillt werden kann, wird meistens durch eine Verletzung im hinteren Teil der Nase hervorgerufen. In diesem Fall muss der Patient ins Krankenhaus gebracht werden.

Psychische Hintergründe

Bei Menschen mit anfälligen Blutgefäßen in den Nasenscheidewänden ist das Nasenbluten ein Indikator für starken Stress und hohe psychische Spannungen. Denn da sich ihr Blutdruck aufgrund von nervlichen Erregungen erhöht, platzen die kleineren Gefäße, und dann läuft ihnen das Blut aus der Nase.

Hilfestellung bei Unfällen
Bei Unfällen sollten Sie das Unfallopfer, das einen Schlag auf die Nase erhalten hat, dazu veranlassen, den Kopf leicht nach vorn zu beugen. Kühlen Sie die Stirn (an der Nasenwurzel) und den Nacken mit kalten Kompressen. Bei nicht zu stillender Blutung unbedingt den Notarzt rufen!

Altbewährt – so helfen Sie sich selbst

Nasenpfropfen und Druck

Stopfen Sie Watte in die Nase, und drücken Sie bei leicht nach vorn geneigtem Kopf die Nasenflügel zusammen. Vorher sollten Sie sich die Nase putzen, um Schmutz und Blutklumpen hinauszubefördern, die möglicherweise das rasche Schließen der beschädigten Blutgefäße verhindern könnten. Durch das Andrücken beider Nasenflügel auf die Nasenwand (mit Daumen und Zeigefinger) kann bereits manche Blutung gestillt werden. Drücken Sie einige Minuten lang, und atmen Sie während dieser Zeit durch den Mund. Wichtig ist, dass Sie den Kopf leicht nach vorn gebeugt halten!

Kühlung

Eine Eiskompresse, die Sie auf die Nasenwurzel drücken, verringert den Blutfluss zu den Nasenscheidewänden. Nehmen Sie einen Waschlappen oder ein Taschentuch, in die Sie einige Eiswürfel wickeln. Pressen Sie die Kompresse fest gegen die Nasenwurzel. Zusätzlich können Sie sich eine kalte Kompresse auf den Nacken legen.

Akupressur

Der Punkt fürs Nasenbluten liegt im Nacken, genau dort, wo die Wirbelsäule beginnt. Massieren Sie diesen Punkt mit Ihrem Zeigefinger in kreisenden Bewegungen, bis das Bluten aufhört.

Homöopathische Mittel

Homöopathische Präparate helfen längerfristig gegen immer wieder auftretendes Nasenbluten.
Ferrum phosphoricum D6 hilft bei regelmäßig auftretendem Nasenbluten, wenn das Blut hellrot ist und gleichmäßig fließt.
Dosierung: 3-mal täglich 1 bis 2 Tabletten.
Millefolium Pentarkan S verbessert die Blutgerinnung, eignet sich allerdings nicht für ältere und übergewichtige Menschen mit einer Neigung zu Arterienverkalkung.
Dosierung: 1-mal pro Tag 20 Tropfen in 1/8 Liter Wasser auflösen; alle 10 bis 15 Minuten einen kleinen Schluck trinken.

Aus der Trickkiste – unser Tipp

Der Löschblatttrick

Dieser kleine Trick besitzt oft eine erstaunliche Wirkungskraft: Öffnen Sie den Mund, und legen Sie ein Stückchen Löschblatt (etwa 1 mal 4 Zentimeter) hoch oben zwischen die Oberlippe und die Schneidezähne. Damit lösen Sie einen Reiz aus, durch den sich die kleinen Blutgefäße im Bereich der Riechschleimhaut zusammenziehen. Oft wird dadurch das Nasenbluten gestoppt.

Vorbeugen – so bleiben Sie gesund

- Hände weg von Aspirin, wenn Sie empfindliche Blutgefäße in der Nase haben. Denn das bewährte Schmerzmittel verdünnt das Blut und hemmt die Blutgerinnung.
- Reduzieren Sie Speisen, die viel Salizylat enthalten, denn dieser Stoff verschlechtert die Blutgerinnung. Salizylatreiche Nahrungsmittel sind: Kaffee, Tee, Mandeln, Rosinen, Äpfel, Aprikosen, Beeren, Kirschen, Weintrauben, Pfirsiche, Pflaumen, Minze, Nelken, Tomaten und Gurken.

Wichtig!

Nasenbluten kann auch das Anzeichen einer anderen Erkrankung sein – beispielsweise von Herz- oder Nierenleiden und Blutkrankheiten. Bei Kindern kann es im Zusammenhang mit Scharlach zu Nasenbluten kommen, bei Frauen im Zusammenhang mit ihrer Menstruation. Falls keine ernste Erkrankung vorliegt, sind bei Nasenblutungen keinerlei negative Folgeerscheinungen zu befürchten.

Immer wieder der gleiche Fehler!

Noch immer sieht man, wie Nasenbluter von gut meinenden Helfern dazu überredet werden, den Kopf nach hinten zu legen, damit das Blut wieder zurückläuft. Tatsache ist jedoch, dass das Blut – wenn es einmal draußen ist – nicht mehr in die Adern zurückkehrt, sondern vielmehr die Luftwege und den Rachen hinunterfließt. Und das ist für die Betroffenen alles andere als angenehm!

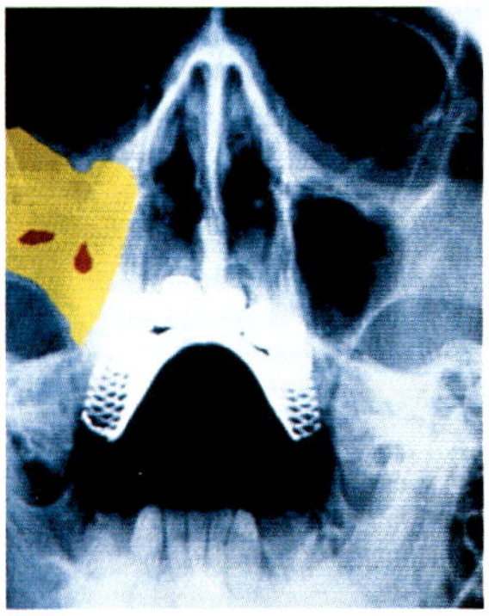

Röntgenaufnahme der Nasennebenhöhlen (die linke vereiterte Kieferhöhle ist markiert).

Nasennebenhöhlenentzündung

Symptome

- Gelegentliche Kopfschmerzen und das Gefühl, nicht frei durch die Nase atmen zu können
- Drückt man auf Stellen ober- und unterhalb der Augen, spürt man einen leichten bis starken Druckschmerz

Ursachen

In den Nasennebenhöhlen kommt es zu einem Schleimstau, der für Bakterien einen idealen Nährboden bildet.

Organische Hintergründe

Die Schleimhaut der Nasennebenhöhlen produziert eine Flüssigkeit, die normalerweise in die Nase abgeleitet wird. Bei einer Entzündung infolge von Erkältungen, grippalen Infekten oder Heuschnupfen ist der ableitende Gang jedoch verstopft, und es kommt zum Schleimstau. Bei vielen Menschen liegt auch eine angeborene Verkrümmung bzw. Verengung des ableitenden Gangs vor.

Wichtig!
Wenn Sie drei Tage lang erfolglos gegen Ihre Beschwerden vorgegangen sind, müssen Sie zum Arzt, um eine Ausweitung der Infektion zu verhindern.

Psychische Hintergründe

Unsichere, ängstliche und nervöse Menschen neigen zu »gerümpfter Nase«, die den Nasenschleim nicht entspannt in ein Taschentuch ausschnäuzt, sondern hinauf in die Nebenhöhlen zieht. Hierdurch wird ein Schleimstau oft schon vorprogrammiert.

Altbewährt – so helfen Sie sich selbst

Inhalationen mit Kamille oder Kochsalz

Sie wirken entzündungshemmend und schleimlösend.
Rezept: Berechnen Sie für das Dampfbad 2 Esslöffel Kamillenblüten auf 1/2 Liter Wasser. Kochen Sie das Ganze auf, und geben Sie die Kamillenlösung in eine Schüssel.
Für das Kopfdampfbad mit Salz nehmen Sie 1 Esslöffel Kochsalz auf 1 Liter Wasser. Inhalieren Sie etwa 10 Minuten lang die Dämpfe: Kopf und Oberkörper sind dabei von einem Handtuch bedeckt.

Knoblauch, Meerrettich und Cayennepfeffer
Diese Gewürze enthalten Substanzen, die die Schleimhäute zum Abschwellen bringen und den Schleimabtransport fördern.

Akupressur

Massieren Sie die »vierfache Helligkeit«! Dabei handelt es sich um einen Punkt unterhalb des Auges. Sie finden ihn am besten, indem Sie mit dem Zeigefinger vom Ende des oberen Wangenknochens nach innen zur Nase wandern. Wenn Sie ein kleines Grübchen spüren, sind Sie am Ziel. Massieren Sie diesen Punkt auf beiden Gesichtshälften etwa 6 Minuten lang, 5-mal pro Tag!

Homöopathische Mittel

Cinnabaris Pentarkan S ist ein wirksames Kombinationsmittel bei verstopften Nebenhöhlen.
Dosierung: 3-mal täglich 1 bis 2 Tabletten, bei akuten Beschwerden 1 Tablette stündlich.
Kalium bichromicum D4 hilft, wenn Sie einen gelbgrünen, fadenziehenden Schnupfen haben und sich Krusten in Ihrer Nase bilden.
Dosierung: 3-mal täglich 5 Tropfen.

Neu und sanft – unser Tipp

Teebaumöl

Das Öl des australischen Teebaums bekämpft die Bakterien und fördert die Durchblutung in den Schleimhäuten. Sie können es auf unterschiedliche Weise anwenden.
Wichtig! Verwenden Sie Teebaumöl nicht zusammen mit homöopathischen Präparaten – das könnte die Wirkung mindern.
Inhalation: Geben Sie 5 Tropfen des Öls in eine Schüssel mit fast kochendem Wasser, und bedecken Sie Kopf und Schüssel mit einem Handtuch. Die Dämpfe bei geschlossenen Augen tief einatmen.
Kompresse: Geben Sie 4 Tropfen Teebaumöl auf ein heißes, feuchtes Taschentuch oder einen Waschlappen. Legen Sie diese Kompresse für 5 Minuten auf Ihre Nase, am besten 3-mal pro Tag.
Aromatherapie: Geben Sie 5 bis 8 Tropfen des Öls in eine Duftlampe oder in ein offenes Schälchen mit Wasser.

Vorbeugen – so bleiben Sie gesund

- Keine Zigaretten! Der Qualm ruiniert Schleimhäute und Schutzbehaarung der Atemwege. Außerdem schwächt Nikotin die Immunabwehr.
- Härten Sie sich ab! Gehen Sie gerade im Winter häufig an die frische Luft. Morgendliche Wechselduschen kräftigen Ihre Blutgefäße, so dass Ihr Körper nicht mehr so sensibel auf äußere Kältereize reagiert.
- Stärken Sie Ihr Immunsystem! Hierzu eignet sich vor allem der Sonnenhut (Echinacea).
- Achten Sie auf ausreichende Versorgung mit Vitamin C! Dieses Vitamin ist die Reinigungsinstanz Nummer eins im Körper, die alle Arten von Abfall quasi aufsammelt. Das Vitamin befindet sich vor allem in Holunderbeeren, Kiwis, Orangen, Zitronen, Sanddorn und Himbeeren.

Nasentropfen?
Die Schleimhaut abschwellende Nasentropfen verschaffen am Anfang Erleichterung, doch längerfristig trocknen sie die Schleimhaut aus und machen sie dadurch noch entzündungsanfälliger. Es kann dann auch ein so genannter Nasentropfenschnupfen entstehen.

Bei chronischen Beschwerden
Wer immer wieder unter Entzündungen der Nasennebenhöhlen leidet (der Arzt spricht von chronischer Sinusitis), sollte eine mikrobiologische Behandlung mit Symbioflor I (5 Tropfen in die Nase hochziehen) durchführen oder Sinusitis-Komplex-Tabletten Hevert lutschen.

Ohrenentzündung

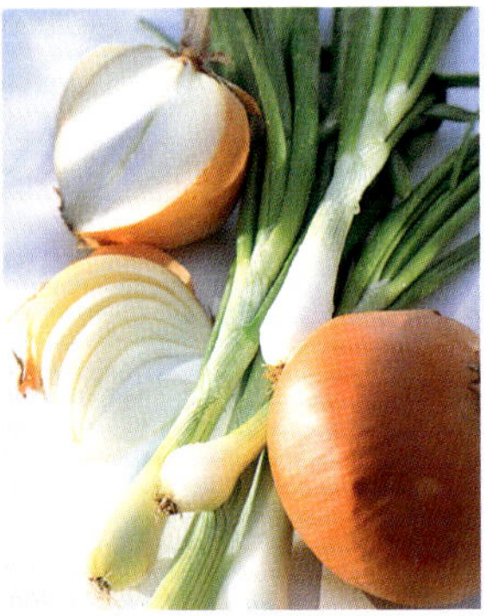

Zwiebeln sind ein bewährtes Hausmittel bei Ohrenentzündungen.

Symptome

- Erste Anzeichen: Völlegefühl im Ohr, danach anhaltende und pulsierende Ohrenschmerzen
- Häufige Begleitsymptome: Geräusche (Brausen, Klingeln, Rauschen etc.), Schwerhörigkeit und Fieber
- In den ersten beiden Tagen der Erkrankung kann es zu einem Trommelfelldurchbruch kommen, und es läuft Flüssigkeit aus dem Ohr. Das hört sich schlimmer an, als es ist: Wenn der eitrige Schleim der Ohrenentzündung über einen Trommelfellriss ablaufen kann, bieten sich bessere Bedingungen für einen Heilungsprozess, oft hören die Schmerzen sogar umgehend auf

Wichtig!
Nicht immer wird eine Mittelohrentzündung von Schmerzen begleitet, mitunter zeigt sie sich nur durch Ohrensausen und Schwerhörigkeit. Hier ist sie dann für den Laien von einem Hörsturz nicht mehr zu unterscheiden. Gehen Sie zum HNO-Arzt, um die Diagnose abzusichern!

Ursachen

Bei einer Ohrenentzündung handelt es sich um eine Erkrankung des Mittelohrs, der meistens Infekte des Nasen-Rachen-Raums vorausgegangen sind.

Anatomische Hintergründe

Kinder bekommen überdurchschnittlich häufig Ohrenentzündungen, da bei ihnen die Kanäle vom Rachen zum Mittelohr kürzer und weiter sind als bei Erwachsenen. Dadurch gelangen schädliche Keime leichter in diese empfindlichen Regionen des Ohrs.

Psychische Hintergründe

Viele Mittelohrentzündungen könnten verhindert werden, wenn die Betroffenen ihre Erkältungen und ihren Schnupfen richtig auskurieren würden. Oft wird beispielsweise aus Scham oder falsch verstandener Rücksichtnahme das Niesen nach innen abgeleitet, wodurch die Keime ins Mittelohr gedrückt werden. Richtig ist es dagegen, dem Niesreiz nachzugeben und Schleim und Bakterien ins Taschentuch hineinzuprusten.

Zur Schmerzlinderung
Kleben Sie ein Cantharidenpflaster (aus der Apotheke) in Briefmarkengröße auf den Knochen hinter dem Ohr. Nach 8 bis 10 Stunden ist eine Blase entstanden. Stechen Sie sie auf, und legen Sie einen kleinen Verband mit einer Hautcreme auf.

Altbewährt – so helfen Sie sich und Ihrem Kind

Kopf hoch!

Wenn Sie den Kopf konsequent hochhalten, können sich die verstopften Verbindungsgänge zwischen Ohr und Rachen besser entleeren. Legen Sie sich daher auch beim Schlafen ein Zusatzkissen unter den Kopf.

Zwiebelkompressen

Zwiebelkompressen sind ein wirksames Hausmittel zur Behand lung von Mittelohrentzündungen.
Rezept: 1 bis 2 Zwiebeln klein hacken, gut zerreiben und auf 2 Taschentücher verteilen. Falten Sie die Tücher zusammen, und legen Sie sie jeweils auf ein Ohr. Zu guter Letzt binden Sie sich einen Schal um den Kopf oder setzen eine Mütze auf.

Homöopathische Mittel

Homöopathische Präparate müssen im Fall einer Ohrenentzündung frühzeitig zum Einsatz kommen.
Aconitum D6 hilft bei Ohrenschmerzen nach Zugluft oder kaltem Wind. Das Ohr ist rot, stark erhitzt und schmerzt.
Dosierung: 3-mal täglich 1 bis 2 Tabletten.
Belladonna D4 wirkt bei Ohrenstechen mit starkem Schwitzen, wenn dieses Stechen synchron mit dem Puls verläuft.
Dosierung: zunächst stündlich 5 Tropfen, bei Besserung 3-mal täglich 5 Tropfen.
Chamomilla D6 ist vor allem bei Kindern wirksam. Es hilft bei Ohrenschmerzen, die durch Wärme schlimmer und durch das Trinken kalter Getränke besser werden.
Dosierung: zunächst 3 Tropfen stündlich, bei Besserung 3-mal täglich 3 Tropfen.

Neu und sanft – unser Tipp

Essigtropfen

Eine Studie der Universität Seoul bestätigt, dass die alte volksmedizinische Essiganwendung bei Ohrenschmerzen auch wissenschaftlich berechtigt ist. Geben Sie täglich mindestens 4-mal einige Tropfen Wein- oder Apfelessig in das schmerzende Ohr.

Vorbeugen – so bleiben Sie gesund

- Geben Sie Ihrem Baby so lange wie möglich die Brust! Das stärkt sein Immunsystem gegen die Angriffe von Bakterien.
- Stärken Sie vor allem im Winter Ihre Immunabwehr durch Sonnenhutpräparate (Echinacea) und Vitamin-C-haltige Kost (z. B. Kiwis, Holunderbeeren und Zitronen).
- Kurieren Sie Erkältungen richtig aus! Mit Schnupfen darf man z. B. weder schwimmen noch joggen gehen. Auch Rauchen ist Gift für angegriffene Rachenräume! Verzichten Sie darauf, Ihre Atemwegserkrankungen mit allerlei Schmerzmitteln und fiebersenkenden Mitteln zu überdecken. Gönnen Sie sich lieber Ruhe und Entspannung!

Viel trinken!
Zur Bekämpfung von Infektionen braucht Ihr Körper besonders viel Flüssigkeit. Trinken Sie in kleinen Schlucken, denn durch die Schluckbewegungen wird die Entleerung der Verbindungsröhren zwischen Rachen und Mittelohr gefördert.

Wichtig!
Bitte verwenden Sie homöopathische Mittel nicht zusammen mit ätherischen Ölen, da sie sich in ihrer Wirkung gegenseitig beeinträchtigen können.

Vorsicht!
Eine Mittelohrentzündung mit Schmerzen und Ohrgeräuschen, die sich trotz Behandlung innerhalb von 48 Stunden nicht bessert, ist ein Fall für den HNO-Arzt, der Ihnen antibiotische Mittel verschreiben kann.

Ohrensausen

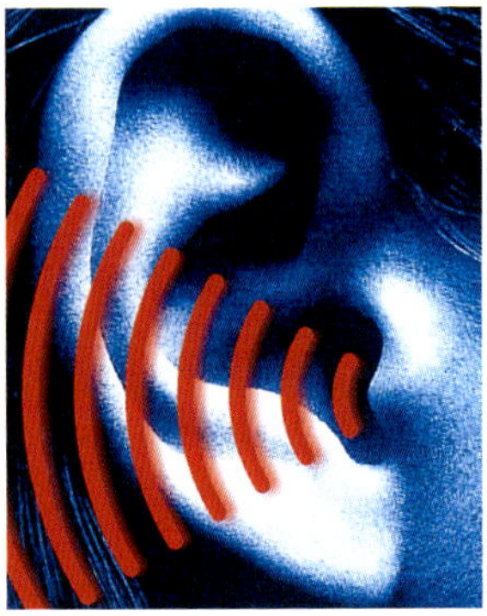

Summ- und Klingelgeräusche im Ohr können viele Ursachen haben.

Symptome

- Sausen, Klingelgeräusch oder auch ein dauernder dumpfer Summton im Ohr
- Bisweilen: grollendes Rumpeln, aber auch hohes Klicken, Zischen oder Knirschen

Ursachen

Über die Ursachen von Ohrensausen (Tinnitus) wird in der Medizin noch spekuliert, sicher weiß man nur wenig. Bei den meisten deutschen Ärzten steht immer noch die These im Vordergrund, Tinnitus werde durch eine Mangeldurchblutung und ihre Folgeschäden im Innenohr verursacht, was wiederum in erster Linie auf Stress zurückzuführen sei. Die Standardbehandlung sieht dementsprechend auch immer noch so aus, den betroffenen Patienten durchblutungsfördernde Medikamente zu verordnen. Überprüfbare Erfolge erzielt diese Therapie freilich in der Regel nicht. Der Grund: Nach neueren Erkenntnissen spielt die Mangeldurchblutung beim Tinnitus allenfalls eine kleinere Rolle, von größerer Bedeutung sind hingegen die nervösen Schallverarbeitungsmuster im Gehirn. Diese sind bei Tinnituspatienten gestört.

Ein prominentes Opfer

»Meine Ohren, die sausen und brausen Tag und Nacht fort, ich kann sagen, ich bringe mein Leben elend zu.« So formulierte Ludwig van Beethoven das Leiden an seinen Ohrgeräuschen. Am Ende war er sogar taub – was ihn allerdings nicht am Komponieren hinderte. Er hatte seine innere Musik gefunden.

Den Tinnitus wegtrainieren

Tinnitus-Retraining

Das Prinzip dieses in den USA entwickelten Heilverfahrens besteht darin, unsere Ohren möglichst lange mit unkorrelierten, d.h. bedeutungslosen Reizen zu umgarnen. Auf diese Weise soll einerseits erreicht werden, dass sich unser Hören nicht mehr mit dem Tinnitus aus der Innenwelt, sondern mit den wirklich interessanten Reizen aus der Außenwelt beschäftigt. Andererseits geht es darum, unseren internen Stillepegel anzuheben – die Distanz zwischen den Lärmspitzen des Tinnitus und dem Grundrauschen, das ohnehin in unseren Hörzellen produziert und von unserem Gehirn als Stille registriert wird, soll verringert werden. Das Ziel bei dieser Art von Therapie ist es also, den Tinnitus im – von uns als Stille empfundenen – Grundrauschen des Innenohrs versinken zu lassen. Bei der Tinnitus-Retraining-Selbsthilfe liegt die Wahrscheinlichkeit für eine Besserung bei 80 Prozent. Damit steht sie weit besser da als die üblichen Behandlungsverfahren bei Ohrensausen.

Wichtig ist, dass die Beschallung, die wir um uns aufbauen, eintönig und deutlich leiser ist als das Ohrensausen. Denn der Kampf zwischen dem Tinnitus und den Schallreizen aus der Umwelt muss geführt werden, damit das Gehirn auch wirklich lernt umzudenken. Es geht nicht darum, den Tinnitus mit anderen Geräuschen zu übertönen, sondern es reicht aus, wenn die Beschallung gerade noch hörbar ist. Von Bedeutung ist weiterhin, dass die Beschallung möglichst konstant aufgebaut wird. Am Anfang sollten es sechs Stunden pro Tag sein, später genügen möglicherweise vier Stunden. Das klingt viel, aber es geht hier ja nicht um eine konzentrierte Arbeit, sondern darum, unser Gehirn durch Hintergrundgeräusche zu überlisten, ohne dass wir aktiv etwas dazutun – und das sollte durchaus mehrere Stunden möglich sein.

- Installieren Sie in den Räumen, in denen Sie sich viel aufhalten, eine dezente Geräuschquelle. Das kann ein kleiner Zimmerspringbrunnen, aber auch ein leise eingestelltes Radio sein.
- Grundsätzlich: Meiden Sie die Stille, meiden Sie aber auch den Lärm, der Ihren Tinnitus überdeckt!
- Setzen Sie sich in die Nähe eines Springbrunnens, jedoch nur so nah, dass Sie außer dem Wasserplätschern noch etwas anderes hören.
- Gehen Sie immer wieder im blätterrauschenden Wald spazieren, aber nicht dann, wenn es stürmisch ist und das Rauschen bedrohlich anschwillt.
- Suchen Sie belebte Straßen auf, meiden Sie aber solche mit einem aggressiven Lärmpegel.

Spontane Anfangserfolge

Mitunter sackt beim Tinnitus-Retraining der Tinnitus in Anbetracht des Hintergrundrauschens schon nach einigen Minuten ab – ein sicheres Zeichen dafür, dass Ihr Gehirn versucht, das innere Ohrensausen mit dem äußeren Schallreiz zu überlagern. Genießen Sie diese Augenblicke, aber überschätzen Sie den Erfolg nicht, denn der Tinnitus kehrt in der Regel zurück. Wirklich stabile Therapieerfolge stellen sich erst nach Wochen oder sogar Monaten ein.

Altbewährt – so helfen Sie sich selbst

Akupressur

Schmerzen und Beschwerden, die nervliche Zusammenhänge aufweisen, lassen sich oft durch Akupressur zwar nicht heilen, aber doch zumindest lindern. Da das Ohrensausen meistens auch auf neurologische Aspekte mit hinweist, kann diese sanfte Art der Massage vielfach helfen. Beachten Sie bitte bei der Anwendung, dass Akupressur immer mit kreisenden Bewegungen bei meist nur leichtem Druck ausgeführt wird. Im Folgenden einige wirkungsvolle Akupressuranwendungen bei Ohrensausen:

- Drücken Sie zunächst 7 Sekunden lang mit Ihrem Zeigefinger auf die Kuhle über der Oberlippe, direkt unterhalb der Nase. Danach folgt ein mittelstarkes Pressen am Ende der Nasenwurzel neben den Augenbrauen, ebenfalls für 7 Sekunden. Wiederholen Sie diese Griffe mehrmals am Tag.
- Die folgenden Akupressurgriffe fördern die Durchblutung im Ohr. Nehmen Sie dort, wo der obere Ohrknorpel beginnt, jeweils den Knorpelrand beider Ohren zwischen Daumen und Zeige-

Schwer heilbar!

Chronischer Tinnitus ist im eigentlichen Sinn kaum heilbar, die Ursachen für seine Entstehung können in der Regel nicht mehr behoben werden. Man kann ihn jedoch wegtrainieren, so dass er nur noch wenig oder gar nicht mehr wahrgenommen wird.

Leiden Sie unter Ohrgeräuschen? Dann greifen Sie zur Selbsthilfe, und lernen Sie, sich richtig zu entspannen. Die einzelnen Techniken, z. B. autogenes Training, Yoga, Meditation, Feldenkrais u. Ä., erlernen Sie am besten in speziellen Kursen. Danach sollten Sie die gelernten Übungen regelmäßig durchführen – nur so wird die Entspannung wirklich effektiv.

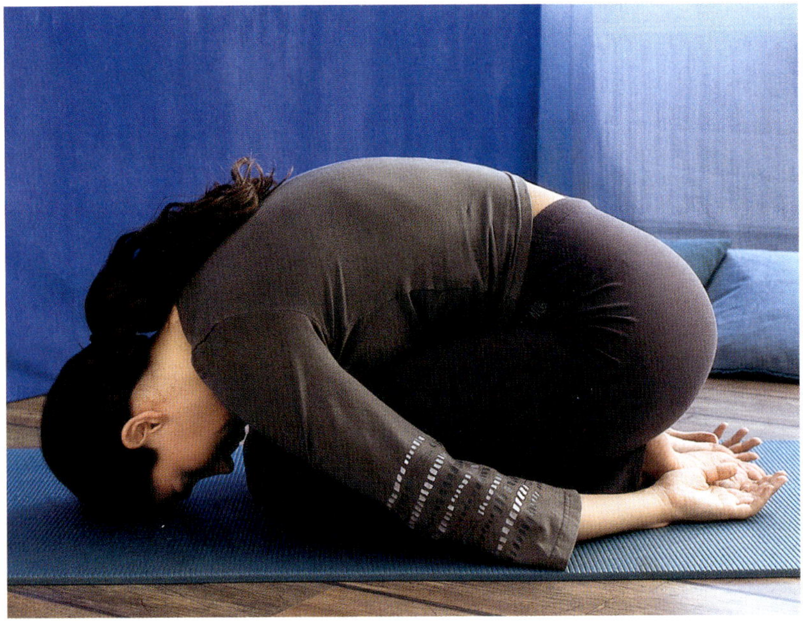

finger. Wandern Sie anschließend mit Ihren Fingern um das ganze Ohr herum, wobei die beiden Finger den Rand kräftig massieren. Nach etwa 1 Minute sollten Sie unten am Ohrläppchenansatz angekommen sein. Wandern Sie jetzt wieder zurück zum Beginn des oberen Rands. Dies sollte ebenfalls nicht länger als etwa 1 Minute dauern.

- Danach drücken Sie 7 Sekunden lang den Mittelfinger kräftig an die Stelle, wo sich das Ohrläppchen mit dem Gesicht verbindet, dann weitere 7 Sekunden direkt vor dem Ohrzäpfchen (Sie spüren dort eine kleine Kuhle) und schließlich noch 7 Sekunden am Beginn des oberen Knorpelrands (auch dort sollten Sie eine Kuhle spüren). Spätestens nach 3 Minuten spüren Sie, wie Ihre Ohren warm und angenehm durchblutet werden.
- Wiederholen Sie die Anwendungen mindestens 4-mal pro Tag!

Magnesiumnikotinat und -adipat

Diese beiden Wirkstoffe verbessern die Erholungsfähigkeit angespannter Hörzellen und fördern kurzfristig die Durchblutung im Innenohr (Präparat z. B. Magnesium compositum).

Homöopathische Mittel

Hypericum D6 wirkt beruhigend auf Gehirn, Rückenmark und die dort entspringenden Nerven und hat daher bei Ohrensausen eine gewisse Erfolgsaussicht.
Dosierung: 3-mal täglich 1 bis 2 Tabletten.

Medikamente

- **Deutschland**
Magnesium 50 Apogepha, Magnesium compositum
- **Österreich**
Kein Präparat
- **Schweiz**
Kein Präparat

Q10

Wissenschaftliche Erhebungen zeigten, dass Tinnituspatienten häufig erniedrigte Werte an Ubichinon (Q10) haben, einem Stoff aus der Gruppe der vitaminähnlichen Substanzen. Deswegen kann es sinnvoll sein, zumindest im Anfangsstadium der Erkrankung Q10-Präparate einzusetzen. Die therapeutische Dosis liegt bei 60 bis 100 Milligramm pro Tag.

So helfen Kräuter – unser Tipp

Johanniskraut

An der HNO-Universitätsklinik in Rostock arbeitet man bei Tinnituspatienten mit Johanniskrautextrakten. Die ursprüngliche Absicht bestand darin, die drohenden Depressionen der Betroffenen aufzufangen. Viele der Patienten berichten nach einer etwa dreiwöchigen Behandlung auch davon, dass ihr Ohrensausen zurückgegangen sei. Ob dies neurologische Gründe hat oder aber nur auf den psychologischen Effekt der Heilpflanze zurückzuführen ist, ist letzten Endes gleichgültig. Hauptsache ist, dass der Leidensdruck weniger wird.

Medikamente

Deutschland
Craton forte, Gingium, Ginkobil-N-ratiopharm, Rökan, Tebonin forte

Österreich
Ceremin, Tebofortan, Tebonin retard

Schweiz
Gincosan, Ginkovit

Vorbeugen – so bleiben Sie gesund

- Meiden Sie die für Sie typischen »Klingelsituationen«! Ein gelegentliches Geräusch im Ohr hat wohl schon jeder gehabt. Beobachten Sie, bei oder nach welchen Situationen diese Geräusche auftreten. (Sie werden feststellen, dass es häufiger psychisch bedrückende als akustisch belastende Momente sind!) Möglicherweise können Sie diese Situationen ja entspannter angehen oder vermeiden.
- Setzen Sie sich auf »Lärmdiät«! Rockkonzerte, Diskotheken, Walkman, aber auch Alltagsbegleiter wie Straßenverkehr und der Lärm in Kantinen, Büros und Kneipen setzen unsere Ohren unter Stress. Überlegen Sie, ob Sie nicht gelegentliche Ohrenerholungspausen einlegen, beispielsweise ein Waldspaziergang oder ein Nickerchen.
- Entspannen Sie sich! Wenn wir wirklich (!) entspannt sind, können wir mit allen möglichen Stressoren – seien es Hektik oder Geräusche – sehr viel besser umgehen; sie wirken sich dann nicht gleich körperlich aus. Hierfür ist es aber unabdingbar, sich für eine Entspannungstechnik zu entscheiden – zur Auswahl stehen u. a. autogenes Training, progressive Muskelrelaxation nach Jacobson, Biofeedback, Qi Gong, Kinesiologie, – und diese möglichst bei einem Experten zu erlernen und regelmäßig auszuführen. Vor allem die Regelmäßigkeit ist ein entscheidender Faktor. Ein schwungvoller Beginn, dem dann keine oder nur sporadische Übungen folgen, bringt nichts. Der Erfolg dieser Techniken stellt sich oft erst nach längerer Zeit ein.

Vorsicht!
Hüten Sie sich vor den Heilungsversprechungen einiger selbst ernannter Tinnitusexperten, die Ihnen zu allem Möglichen raten. Die Tatsache, dass die Medizin dem Tinnitus mehr oder weniger ratlos gegenübersteht, muss man im Moment leider akzeptieren.

Akne

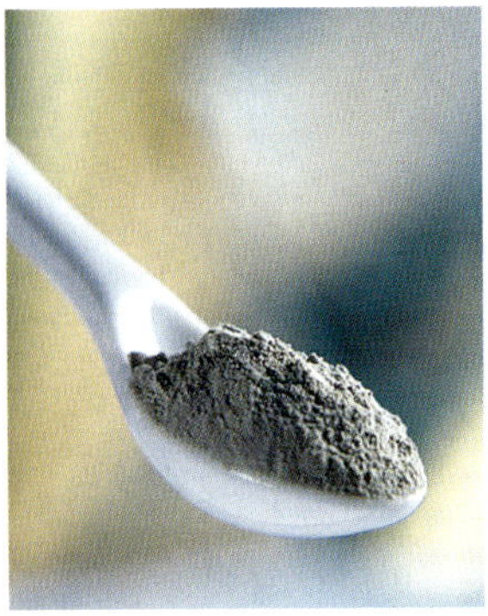

Heilerde, mit warmem Wasser angerührt, lässt Aknepusteln abklingen.

Symptome

- Zunächst Mitesser mit schwarzem Punkt
- Dann Entzündungen, die sich zu großen, eitergefüllten Pickeln auswachsen
- Betroffene Hautpartien: Gesicht, Brust und Rücken

Ursachen

Die Hauptursache der gewöhnlichen Akne sind Verhornungen der Talgdrüsengänge. Der Talg kann nicht mehr abfließen, die Gänge verstopfen und entzünden sich. Gefördert wird dieser Prozess durch eine übermäßige Aktivität der Talgdrüsen. Sie wird durch Geschlechtshormone gesteuert, und deren Ausschüttung verändert sich während der Pubertät teilweise dramatisch. Jugendliche im Alter von 14 bis 18 Jahren leiden daher besonders häufig an Akne.

Frauen und Akne

Auch die Menstruation ist eine Phase, die durch starke Hormonschwankungen gekennzeichnet ist. Viele Frauen können Akne durch die passende Antibabypille in den Griff bekommen. Fragen Sie Ihren Frauenarzt!

Medizinische Hintergründe

Viele Betroffene glauben, Akne verschlimmere sich nach dem Verzehr von Süßigkeiten. Bislang konnte jedoch nicht bestätigt werden, dass Akne durch bestimmte Ernährungsgewohnheiten ausgelöst wird. Selbst der Verzehr großer Mengen Schokolade bleibt für die Aknepatienten in der Regel ohne Auswirkungen.

Auch die Psyche scheint bei der Entstehung der Krankheit keine besondere Rolle zu spielen. Die oft zu beobachtenden psychischen Schwierigkeiten bei Aknepatienten sind weniger die Ursache als vielmehr das Resultat der Hautkrankheit, die ja von den Betroffenen als große Belastung erlebt wird. Von größerer Bedeutung sind die Faktoren Vererbung und Hormonhaushalt. Die Wahrscheinlichkeit, dass ein Kind in der Pubertät an Akne erkrankt, wenn beide Elternteile eine Akne durchgemacht haben, liegt bei 50 Prozent. Auch Vergleichsstudien an ein- und zweieiigen Zwillingen zeigen einen deutlichen Zusammenhang zwischen Akne und Erbanlagen.

Verschiedene Behandlungsansätze

Bei Akne kann z. B. eine mikrobiologische Therapie, eine Behandlung mit Eigenblut oder eine Impfung mit einer Autovakzine (aus dem eigenen Blut hergestellter Impfstoff) gute Erfolge erzielen.

Altbewährt – so helfen Sie sich selbst

Hygiene

Sorgfältige Hygiene dient der Schadensbegrenzung. Wechseln Sie öfter Waschlappen und Handtücher. Die Pickel nur vorsichtig mit einem Kosmetiktuch ausdrücken. Anschließend gut desinfizieren, damit es nicht zu weiteren Entzündungen kommt.

Heilerde

Heilerde wirkt entzündungshemmend und nimmt Talgabsonderungen, abgeschilferte Hautzellen und Bakterien auf. Sie erhalten sie in der Apotheke.
Rezept: Mischen Sie das feinkörnige Pulver mit warmem Wasser zu einem zähen Brei, und streichen Sie diesen etwa 1 bis 2 Millimeter dick auf die betroffenen Stellen. 20 Minuten einwirken lassen, danach mit warmem Wasser entfernen.

Benzoylperoxid

Es setzt in den verschlossenen Drüsengängen Sauerstoff frei, der die Bakterien abtötet; darüber hinaus mindert es die Talgproduktion. Man erhält es als Gel (Aknefug-oxid, Akneroxid, Scherogel, Aknex), Suspension (Cordes BPO), Creme (PanOxyl) und Lotion (Sanoxit) in der Apotheke. Vorsicht ist allerdings geboten: Einige Menschen reagieren auf Benzoylperoxid allergisch.

Ringelblume

Bei Akne hilft die Ringelblume (Calendula) als so genanntes Emolliens, d. h., dass sie die Haut weich macht, von Verhornungen befreit und beruhigt. Darüber hinaus wirkt sie entzündungshemmend und antibiotisch auf viele der typischen Krankheitserreger, die sich bei Akne in den Talgdrüsengängen festsetzen.
Die Anwendung erfolgt über Calendulatinktur (aus der Apotheke). Verdünnen Sie diese im Verhältnis 1:3 mit Wasser, und betupfen Sie die Haut 3-mal täglich mit einem darin getränkten Wattebausch.

Erste Hilfe

Wer am folgenden Tag einen wichtigen Termin hat, braucht natürlich schnelle kosmetische Hilfe. Für diesen Sonderfall folgender Tipp: Aknepusteln reifen schneller, wenn man sie abends mit einem luftundurchlässigen Pflaster überklebt. Am nächsten Morgen können sie dann in der Regel leicht ausgedrückt werden.

Vorbeugen – so bleiben Sie gesund

- Meiden Sie fetthaltiges Make-up!
- Waschen Sie Ihr Make-up jeden Abend gründlich ab!
- Achten Sie bei Ihrer Ernährung auf eine ausreichende Biotinversorgung! Dieses wichtige Hautvitamin befindet sich vor allem in Bierhefe, Soja, Walnüssen, Geflügel, Naturreis und Vollkornprodukten. Eigelb und Leber gelten als Biotinbomben, enthalten allerdings auch viel Cholesterin.
- Meiden Sie Sonnenbäder! Die alte These, dass UV-Licht bei Akne in jedem Fall helfe, ist eine Legende. Auch wenn UV-Strahlen Hautentzündungen hemmen, so regen sie doch vor allem die Schweißdrüsen zu mehr Absonderungen an. Die Konsequenz: Die Haut wird feucht, und die Talgdrüsengänge quellen nach innen auf – eine denkbar ungünstige Voraussetzung, um Akne heilen oder verhindern zu können.

Medikamente

Deutschland
Aknefug-oxid, Akneroxid, Aknex, Cordes BPO, PanOxyl, Sanoxit, Scherogel

Österreich
Akneroxid, Panoxyl-Akne-Gel, Scherogel

Schweiz
Aknefug, Akneroxid, Aknex

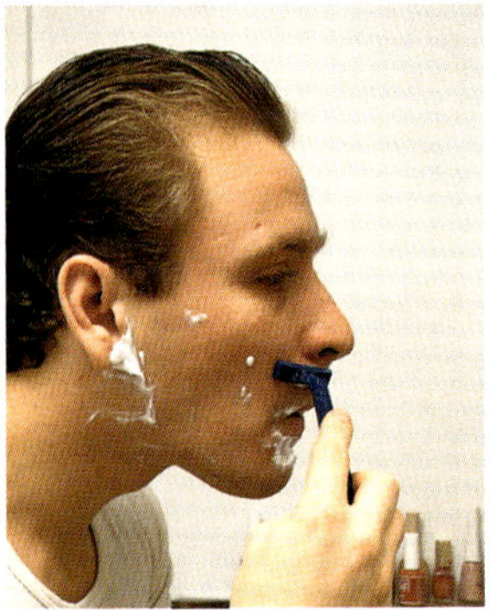

Auf eine Nassrasur sollten Sie bei einer Bartflechte besser verzichten.

Bartflechte

Symptome

- **Ringförmige entzündliche Pilzherde, die überall am Körper auftreten können, vor allem aber Gesicht, Bartstoppeln, Koteletten und Haaransatz befallen**
- **Falls dem Pilz das Vordringen in tiefere Hautschichten gelingt, kommt es zur Bildung von schmerzhaften Knötchen, die zu Abszessen verschmelzen und auf Druck – wie aus einem Sieb – eine eitrige Flüssigkeit abgeben**

Ursachen

Die Verursacher der Bartflechte sind Pilze der Gattung Trichophyton.

Biologische Hintergründe

Die Bartflechte befällt vor allem Männer, die einen starken Bartwuchs besitzen und sich daher sehr intensiv rasieren müssen. Besonders anfällig sind die Partien am Hals, wenn die dortigen Haare beim Wachsen glatt auf der Haut liegen bleiben und von den Klingen des Rasierapparats kaum erfasst werden können.

In der Landwirtschaft häufiger vertreten

Der Erreger der Bartflechte geht meist von Rindern auf den Menschen über (kann aber auch von Mensch zu Mensch übertragen werden); daher sind Landwirte überdurchschnittlich oft betroffen.

Psychische Hintergründe

Wie alle Pilze haben es auch die Erreger der Bartflechte gern feucht. Stressgeplagte Männer mit starker Gesichtsschweißbildung sind daher überdurchschnittlich häufig betroffen.

Altbewährt – so helfen Sie sich selbst

Backpulverpaste

Sie hilft gegen das Jucken und raubt nachwachsenden Pilzen die Lebensgrundlage. Verrühren Sie das Backpulver mit lauwarmem Wasser, und reiben Sie es auf die betroffenen Stellen. 3 Minuten einwirken lassen und wieder abspülen. Danach das Gesicht gut abtrocknen und Puder oder Stärkemehl auftragen.

Im Zweifelsfall zum Arzt!

Die Bartflechte wird oft als bakterielle Infektion eingeschätzt und dann – ergebnislos – mit Antibiotika behandelt. Ziehen Sie im Zweifelsfall einen pilzkundigen Arzt hinzu.

Heilwaschungen

Waschen Sie sich mit Heilkräutern, beispielsweise mit einem Absud aus Eichenrinde.

Rezept: 3 Esslöffel Eichenrinde in 1 Liter kochendes Wasser geben, 30 Minuten kochen lassen, abseihen. Diesen Sud geben Sie ins Waschbecken zur Gesichtswäsche bzw. in die Wanne zum Vollbad.

Verzichten Sie auf Nassrasuren!
Sie reizen Ihre Haut besonders und sorgen außerdem über die Rasierklingen dafür, dass sich die Flechte breitflächig verteilen kann. Lassen Sie sich einen Drei- bis Viertagebart stehen, den Sie vorsichtig mit dem Langhaarschneider Ihres Trockenrasierers schneiden!

Antipilzdiät
Zur Unterstützung der äußerlichen Pilzbehandlung ist es sinnvoll, eine spezielle Antipilzdiät durchzuführen.

Clotrimazolhaltige Salben
Sie sind bewährte Pilzvernichter, die ohne Rezept in allen Apotheken zu kaufen sind. Ihr Spektrum an möglichen Nebenwirkungen ist begrenzt, dafür ist das Spektrum der durch sie abgetöteten Pilze umso breiter. Zu den besonders preiswerten Cremes gegen die Beschwerden der Bartflechte gehören: Azutrimazol, Clotrimazol Maurer, Fungizid-ratiopharm und Antifungol. Wichtig: Tragen Sie die Cremes auch dann noch für ein paar Tage auf, wenn die Krankheitssymptome bereits vollständig verschwunden sind!

Medikamente

- **Deutschland**
Antifungol, Azutrimazol, Clotrimazol Maurer, Fungizid-ratiopharm
- **Österreich**
Clotrimazol Genericon, Mycofug, Myko Cordes
- **Schweiz**
Clocim, cutistad, Eurosan

Neu und sanft – unser Tipp

Teebaumöl
Teebaumöl ist ein wirksames Mittel gegen die Bartflechte, da es eine stark fungizide (pilzabtötende) Wirkung besitzt. Sie können es in unterschiedlicher Weise anwenden.
Kompresse: Geben Sie 5 bis 8 Tropfen reines Teebaumöl in eine Schüssel mit kühlem Wasser (etwa 1,5 bis 2 Liter). Dann tauchen Sie einen Waschlappen oder ein Leinentuch hinein, das Sie auswringen und für 10 Minuten auf die entzündeten Hautstellen legen.
Lotion: Mischen Sie 25 Tropfen Teebaumöl mit 100 Milliliter Wasser. Vor Gebrauch gut durchschütteln und als reinigendes und pflegendes Gesichtswasser verwenden. Bei fettender Haut sollten Sie allerdings lieber eine Mischung aus 100 Milliliter 50-prozentigem Alkohol und etwa 60 Tropfen Teebaumöl wählen. Beide Lotionen eignen sich zur Vorbeugung gegen die Bartflechte.
Achtung: Bringen Sie kein Teebaumöl in die Augen. Falls das passiert ist, müssen Sie die Augen mit viel Wasser gut ausspülen.

Teebaumöl und Haut

Nicht alle Menschen vertragen Teebaumöl auf der Haut. Vor einer Behandlung sollten Sie also zunächst einen Hauttest durchführen, indem Sie einige Tropfen des Öls eine Stunde lang auf Ihrem Handrücken einwirken lassen. Treten Hautreizungen auf, dürfen Sie das Öl nur in starker Verdünnung verwenden.

Vorbeugen – so bleiben Sie gesund

- Dasjenige Familienmitglied, das bereits eine Bartflechte hat, sollte andere Waschlappen und Handtücher benutzen als der Rest der Familie.

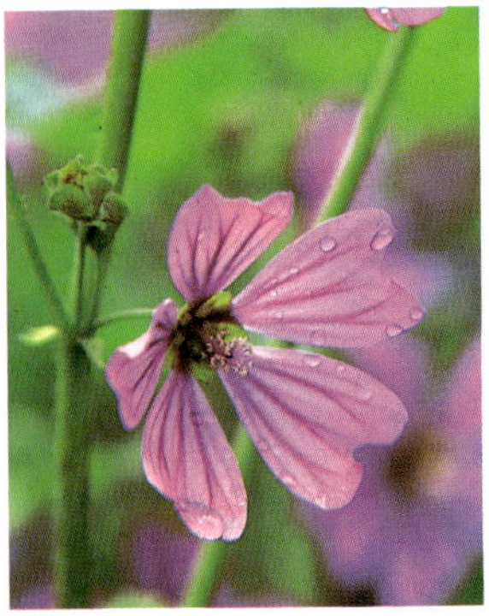

Warme Umschläge mit Malvensud lassen Ekzeme abklingen.

Ekzem

Symptome

- Beim akuten Ekzem: juckende, nässende, gerötete Hautentzündung
- Beim chronischen Ekzem eine weniger gerötete, trockenere Entzündung der Haut – ähnlich einer Schuppenflechte; eine durch physikalische, chemische Reize oder durch Parasiten gereizte Haut ist auf den Ort der Schädigung begrenzt und klingt ab, wenn die Reize verschwinden; ein Ekzem hingegen kann z. B. an den Beinen auftreten, wenn die Hände einem Reiz ausgesetzt worden sind

Ursachen

Stoffwechselstörungen, Unverträglichkeit von Milch oder Überempfindlichkeit gegenüber unterschiedlichsten Stoffen können ein Ekzem hervorrufen. Ständiger Kontakt mit bestimmten Materialien verursacht Berufsekzeme, z. B. das Bäckerekzem, das des Färbers, des Friseurs, des Chemiearbeiters usw. Menschen mit trockener, schlecht ausscheidender Haut sind besonders gefährdet. Ekzeme finden sich am häufigsten an feuchtwarmen Körperstellen, z. B. in Knie- und Ellbeuge, in der Schenkelbeuge, in der Achselhöhle, auf der Fußsohle, in der Handfläche, aber auch im Gesicht (vor allem am Kinn) und am Haaransatz im Nacken; hier ist die Haut besonders empfindlich. Akute und chronische Ekzeme sind die häufigsten Hauterkrankungen.

Diät

Sinnvoll bei einem Ekzem ist es, kein Schweinefleisch zu essen und wenig oder gar kein Salz zu verwenden. Auch einzelne Fastentage sind ideal, da so Stoffwechselschlacken besser aus dem Körper gespült werden.

Organische Hintergründe

Allergene (Fremdstoffe), mit denen wir in Kontakt kommen (durch Berühren, Einatmen, Schlucken, Injektionen), rufen im Körper die Bildung von Antikörpern hervor. Allergene plus Antikörper reizen dann das Gewebe. Auf der Haut kann sich so ein Reiz als Ekzem zeigen. Wichtig! Hinter einem Ekzem kann sich möglicherweise eine Belastung Ihres Organismus mit Schwermetallen oder eine Lösungsmittelvergiftung verstecken.

Altbewährt – so helfen Sie sich selbst

Meiden Sie Reizstoffe!

Bei Berufsekzemen wird erst durch eine andere Beschäftigung eine dauernde Heilung zu erwarten sein. In vielen anderen Fällen genügen oft schon kurzfristige Schutzmaßnahmen, z. B. beim Hausfrauenekzem das Tragen von Gummihandschuhen, am besten mit

Baumwollfutter. So schützt man die Hände vor Chemikalien, etwa Waschmitteln. Die Handschuhe sollten aber nicht länger als 15 Minuten ohne Pause getragen werden. Vermeiden Sie den Kontakt mit heißem Wasser, selbst wenn Sie Gummihandschuhe tragen. Am besten drehen Sie die Gummihandschuhe nach jeder Benützung um: So trocknen sie am besten. Verwenden Sie notfalls eine für Sie gut verträgliche Schutzcreme, die Ihnen ein Arzt oder Apotheker empfehlen kann.

Den Darm aktivieren!

Verstopfung muss unbedingt einer dynamischen Darmarbeit weichen; notfalls ist das mit warmen Einläufen zu erzielen. Stellen Sie bei Verstopfung Ihre Ernährung auf Vollwertkost mit reichlich Ballaststoffen um.
Beginnen Sie den Tag mit einem körnigen Müsli, essen Sie viel Gemüse und Obst, verzichten Sie häufiger auf Fleisch. Und trinken Sie reichlich, 2 bis 2 1/2 Liter mindestens pro Tag, denn bei Verstopfung fehlt meistens Flüssigkeit im Darm.

Bäder

Ansteigende Halb- und Vollbäder haben sich bewährt: Beginnen Sie das Bad in 33 °C warmem Wasser, und lassen Sie allmählich heißes Wasser zufließen, bis 40 °C erreicht sind. Das Bad sollte nicht länger als 20 Minuten dauern. Anschließend ruhen Sie 1/2 Stunde.
Auch warme Dauerbäder von 1 bis 2 Stunden mit anschließender Packung, in der die Haut schwitzen kann, helfen. Für ein Kräuterbad nehmen Sie Zinnkraut als Zusatz.

Ringelblume

Zu den besonderen Stärken der Ringelblume (Calendula) gehört die Behandlung von trockenen Ekzemen. Trockene Ekzeme sind besonders häufig bei chronischen Hautentzündungen. Die Haut ist stark gerötet und gereizt, neigt zu so genannten Rhagaden (Schrunden, spaltförmige Einrisse). Im Unterschied zu nassen Ekzemen bleibt der Juckreiz in der Regel erträglich. Trockene Ekzeme werden häufig durch Tierhaare, meist von Katzen, ausgelöst.
Die Ringelblume vermag die Entzündung zu hemmen und sorgt als Emolliens dafür, dass die Haut weicher und geschmeidiger wird. Die typischen Ekzemschrunden verschwinden bereits nach wenigen Tagen.
Die Therapie erfolgt bei trockenen Ekzemen am besten in Form von Salben. Die betreffenden Produkte sollten keine zusätzlichen Duft- oder Farbstoffe enthalten. Fragen Sie nach einer Calendulasalbe, die ausdrücklich für medizinische Zwecke vorgesehen ist. Tragen Sie die Salbe mehrmals täglich auf den betroffenen Stellen auf.

Malve und Kamille

Umschläge mit milden Kräutern wie Malve und Kamille heilen Ekzeme. Kochen Sie einen starken Tee, feuchten Sie damit ein Leinentuch an, legen Sie es noch warm auf das Ekzem; täglich 2 Stunden lang, bis das Ekzem abgeheilt ist.

Fernwirkung

Sitzt das Ekzem an einem Arm oder Bein, so machen Sie mit dem anderen(!) ein ansteigendes Bad: Beginnen Sie mit 33 °C warmem Wasser, das Sie über 20 Minuten hinweg durch zulaufendes heißes Wasser auf 40 °C erhitzen. Danach ruhen Sie. Die Fernwirkung erzeugt im erkrankten Körperteil eine bessere Durchblutung.

Urintherapie

Eine uralte und bewährte Heilmethode bei Hautkrankheiten ist die Urintherapie. Betupfen Sie dazu mehrmals täglich die betroffenen Hautpartien mit frischem Urin, lassen Sie ihn einige Minuten einwirken und waschen Sie ihn dann mit lauwarmem Wasser ab.

Tierliebe kann ihre Grenzen haben – nämlich dann, wenn allergische Reaktionen auf Tierhaare bestehen. Überprüfen Sie daher bei immer wiederkehrenden Ekzemen, ob Ihr Haustier etwas damit zu tun haben könnte.

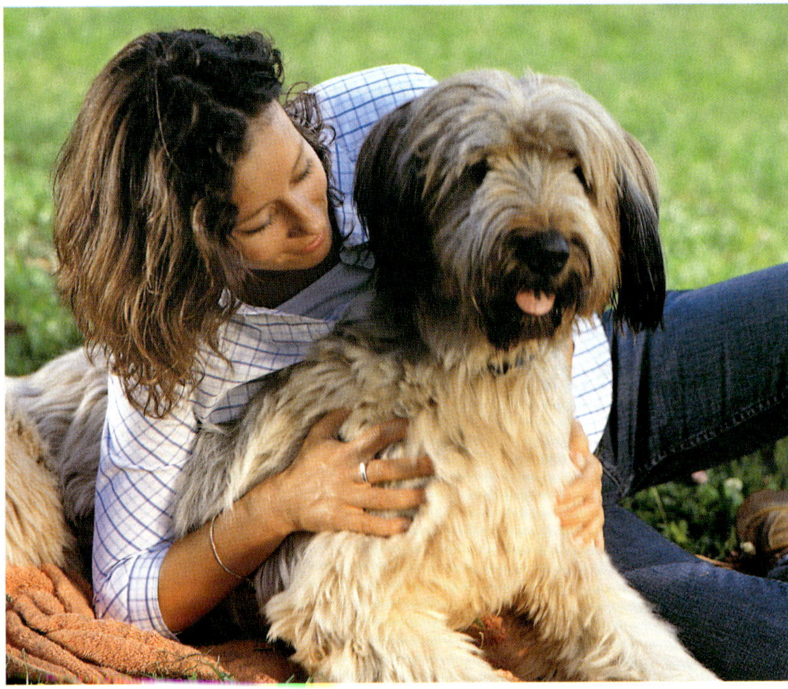

Ekzeme bei Kindern

Kleiden Sie Ihr Kind bei einer Neigung zu Ekzemen ausschließlich in Naturfasern. Sorgen Sie bei der Wäsche dafür, dass die Waschmittel 100-prozentig ausgespült sind, und verzichten Sie auf Weichspüler. Alle verwendeten Körperpflegemittel müssen allergiegetestet sein.

Borretsch

Da Borretsch Gerbstoffe enthält, wirkt er entzündungshemmend und ist die richtige Heilpflanze bei allen Hautentzündungen. Bereiten Sie einen Kräutersud für Umschläge.
Rezept: 4 Esslöffel Borretschkraut mit 1/4 Liter kochendem Wasser überbrühen, 10 Minuten ziehen lassen, abseihen, ein Tuch hineintauchen, auswringen und auf die befallenen Stellen legen. Mehrmals täglich den Umschlag erneuern.

Gänseblümchen

Das Gänseblümchen ist ein Korbblütler und daher nicht für alle geeignet. Wer bereits eine Allergie hat, muss diese Pflanzen meiden, denn sie könnten die allergischen Reaktionen verschlimmern. Die Blüten des Gänseblümchens wirken jedoch entzündungshemmend.
Rezept: Überbrühen Sie 5 Esslöffel Gänseblümchenblüten mit 1/4 Liter kochendem Wasser; 10 Minuten ziehen lassen, Umschläge damit wie mit dem Borretschsud (siehe oben) machen.

Pfennigkraut und Taubnessel

Beide Heilpflanzen wirken bakterientötend und sind daher ideal bei allen Entzündungen auf der Haut.
Rezept: Zerstoßen Sie im Mörser 1 Hand voll Pfennigkrautblätter, und legen Sie sie auf die betroffenen Stellen.

Rezept: 2 Esslöffel Taubnesselblüten mit 1/4 Liter kochendem Wasser überbrühen, 10 Minuten ziehen lassen, abseihen, ein Tuch in den Sud tauchen, auswringen und auf das Ekzem legen. Die Umschläge mehrfach täglich wiederholen.

Homöopathische Mittel

Urtica urens D3 hilft gegen die juckenden, geröteten Flecken. Dosierung: 3 Kügelchen jede Viertelstunde.

Desensibilisierung

Nicht nur die homöopathische Desensibilisierung kann eine Umkehr bringen, auch und vor allem die psychische. Was oder wer juckt Sie im Leben? Gegen wen oder was schlägt Ihre Haut in Form eines Ekzems aus? Haben Sie Antworten gefunden, entspannen Sie sich, und stellen Sie sich Situationen vor, in denen Ihnen diese allergieauslösenden Momente oder Personen völlig gleichgültig sind. Sie werden feststellen, dass nach einiger Zeit die Ekzeme nachlassen.

Feucht auf feucht – unser Tipp

Behandeln Sie feuchte Ekzeme feucht. Machen Sie also feuchte Kompressen mit Stiefmütterchensud und Eichenrindenextrakt (5-prozentig, aus der Apotheke).

Rezept: Setzen Sie 1/2 Esslöffel Stiefmütterchenblüten mit 1 Liter kaltem Wasser an; zum Kochen bringen, 30 Minuten ziehen lassen und den Sud in das Wasser für die Kompressen gießen. Tauchen Sie ein ausreichend großes Stofftuch (Taschentuch, Gästehandtuch) in das warme Wasser mit Sud und Eichenrindenextrakt, legen Sie es zusammengefaltet auf das Ekzem, und halten Sie es mit einem Handtuch oder Schal fest. Die Kompressen wechseln Sie, wenn sie kalt geworden sind.

Die Psyche schlägt aus

So manches Ekzem ist nicht eine Reaktion auf einen nicht vertragenen Stoff, sondern eine auf einen Menschen oder eine Situation, auf die der Betreffende allergisch reagiert. Beobachten Sie sich aufmerksam! Haben Sie das Problem erkannt, können Sie in Zukunft die entsprechenden Personen oder Konflikte meiden.

Vorbeugen – so bleiben Sie gesund

- Pflegen Sie die Haut mit schonenden, auf Ihren Hauttyp abgestimmten Mitteln. Trocknen Sie sich nach dem Duschen und Baden stets gründlich ab, auch zwischen den Zehen.
- Vermeiden Sie Schweiß! Duschen Sie sofort nach schweißtreibenden Sportarten. Und tragen Sie bei Hitze lockere Baumwollkleidung.
- Wenn Sie eine Neigung zu Ekzemen haben, suchen Sie nach der Ursache. Vermeiden Sie künftig den Kontakt mit den ekzemauslösenden Stoffen. Besser, Sie wechseln den Beruf, als dass Sie dauerhaft krank sind.

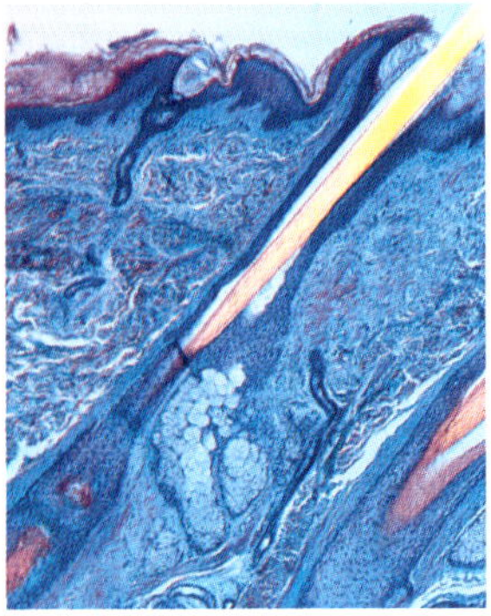

Mikroskopische Aufnahme der Haut mit Haaren und Haarbalg.

Furunkel

Symptome

- Haselnuss- bis pflaumengroße Knoten in der Haut
- Im Unterschied zu Aknepusteln liegen sie recht tief im Gewebe, lediglich ihr Eiterpfropf gelangt nach einer gewissen Zeit an die Oberfläche

Ursachen

Furunkel sind Entzündungen des Haarbalgs. Bakterien gelangen über feine Haarkanäle nach unten zum Haarbalg und finden dort die idealen Bedingungen zum Wachstum. Das Immunsystem schickt daraufhin weiße Blutkörperchen zur betroffenen Stelle, um die Eindringlinge abzutöten. Dabei entsteht Eiter, der sich unter der Hautoberfläche ansammelt. Je länger der Kampf dauert, je erfolgreicher sich die Bakterien der Immunarmee widersetzen können, umso mehr Eiter entsteht und umso größer ist die Wahrscheinlichkeit, dass sich ein großes Furunkel bildet. Die Neigung zu Furunkeln steht daher meistens im Zusammenhang mit einer Schwäche unseres Immunsystems.

Unterschied zwischen Karbunkel und Furunkel

Beim Furunkel geht der Entzündungsprozess von einem infizierten Haarbalg aus, der Eiter mündet in einen Pfropf an der Hautoberfläche. Beim Karbunkel tritt der Eiter an mehreren Stellen an die Hautoberfläche und wird oft von Fieber und Lymphknotenschwellungen begleitet; er sollte ärztlich behandelt werden.

Organische Hintergründe

Die Frage für viele lautet: Wann ist ein Furunkel reif? Die Antwort: Wenn das Immunsystem den Kampf gegen die Bakterien am Haarbalg gewonnen hat und die zugrunde gegangenen Körper- und Bakterienzellen von ihrer Umgebung abgeschottet wurden. Der Furunkel verliert dann deutlich an Spannung, nur in der Mitte zeigt sich noch ein heller Eiterkopf, der dann problemlos (nachdem man den Eiterkopf mit einer desinfizierten Nadel angestochen hat) ausgedrückt werden kann.

Altbewährt – so helfen Sie sich selbst

Bockshornkleesamen

Der in diesem traditionellen indischen Gewürz enthaltene Galaktomannanschleim und sein Trigonellin machen Bockshornkleesamen zu einem so genannten Emolliens. D. h, dass er die Haut aufweichen kann und sich dadurch – äußerlich angewendet – generell zur Behandlung von verhärteten Hautpartien eignet.

Der Einsatz von Bockshornklee speziell bei Furunkeln und Karbunkeln ist auch deshalb sinnvoll, weil dieser Effekt noch durch die

stark entzündungshemmende Wirkung seiner Steroidsaponine ergänzt wird.
Rezept: Kochen Sie etwa 100 Gramm pulverisierte Bockshornkleesamen mit etwa derselben Menge Wasser auf, bis ein zäher Brei entsteht. Streichen Sie den noch warmen Brei auf ein Tuch, und legen Sie dieses auf die erkrankte Stelle. Führen Sie diese Anwendung 4-mal täglich durch.

Ringelblume

Die Ringelblume (Calendula) wirkt antibiotisch auf die meisten der für Furunkel typischen Bakterien – Voraussetzung ist allerdings, dass sie in Form von hautfettähnlichen Salben aufgetragen wird. Nur so können ihre Wirkstoffe auch in tiefere Hautschichten gelangen. Außerdem wirkt Calendula entzündungshemmend, so dass die Schmerzen deutlich gelindert werden.
Am besten helfen medizinische Calendulasalben auf Schweineschmalzbasis (z. B. Dr. Theiss Ringelblumensalbe). Verteilen Sie die Salbe 3- bis 4-mal täglich auf der betroffenen Hautstelle.

Homöopathische Mittel

Sie können Furunkel in verschiedenen Entwicklungsphasen angreifen.
Myristica-sebifera-Tropfen D2 beschleunigen die Reifung der Geschwüre.
Dosierung: 3-mal täglich 5 Tropfen.
Sulfur Pentarkan S hilft bei schlecht heilenden Furunkeln.
Dosierung: 2-mal täglich 1 Tablette.
Hypericum D6 unterstützt den Heilungsverlauf, nachdem sich der Furunkel geöffnet hat bzw. geöffnet wurde.
Dosierung: 3-mal täglich 1 Tablette.
Salben und Gels aus Arnika (es gibt sie in Apotheken und Drogerien) bekämpfen starke Hautschwellungen.

Vorbeugen – so bleiben Sie gesund

- Stärken Sie Ihr Immunsystem! Treffen Sie bei besonderen körperlichen oder psychischen Belastungen auch besondere Vorsorge: Nehmen Sie Sonnenhuttropfen (Echinacea) zur Stärkung Ihrer Widerstandskraft! Die entsprechenden Präparate gibt es in Apotheken. Achten Sie außerdem auf eine ausreichende Vitamin-C-Versorgung (Holunderbeeren, Kiwis, Orangen, Zitronen, Sanddornsaft).
- Falls Sie eine verstärkte Neigung zur Furunkelbildung haben, sollten Sie auf Schweinefleisch verzichten und eine Darmreinigungskur, z. B. nach F. X. Mayr, durchführen.

Achtung!
Bei Furunkeln in der Gesichtsregion müssen Sie unbedingt den Arzt aufsuchen – quetschen Sie keinesfalls an ihnen herum! Denn zwischen dem Venensystem dieser Hautbezirke und den Blutadern im Schädelinneren bestehen direkte Verbindungen, durch die sich die Entzündungen umgehend Richtung Gehirn verlagern können.

Medikamente

- **Deutschland**
Aknichthol N Lotio, Ichtholan
- **Österreich**
Ichtholan, Thiosept-Salbe
- **Schweiz**
Furodermal, Ichtholan

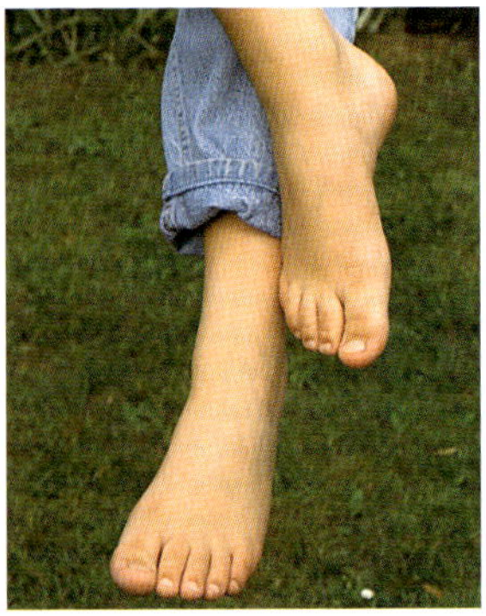

Barfuß durch die Wiese – so stärken Sie Ihre Abwehrkraft und beugen Fußpilz vor.

Fußpilz

Symptome

- Rötungen und Schuppungen an den Fußsohlen oder zwischen den Zehen
- Unangenehmer Juckreiz

Ursachen

Auslöser für einen Fußpilz sind meist Fadenpilze, die als Schmarotzer von Haut und Haaren leben. Sie lieben die Feuchtigkeit; schweißnasse Füße und geschlossene Schuhe bieten ideale Lebensbedingungen. Daher so oft wie möglich luftige Schuhe tragen.

Biologische Hintergründe

Es gibt über 100 000 Pilzarten. Sie bilden einen eigenen Kosmos zwischen Pflanzen- und Tierreich. Pilze leben meist genügsam, was die Parasiten unter ihnen immer wieder zu einem großen medizinischen Problem macht. Die Behandlung eines Fußpilzes dauert häufig mehrere Monate – ohne Gewähr, dass er nicht bald wieder zurückkehrt.

Immer wieder Fußpilz?
Einige Menschen leiden immer wieder unter Fußpilz, auch wenn er zwischenzeitlich auskuriert wurde. Oft liegt das an mangelhafter Fußhygiene. Bei einigen versteckt sich der Pilz jedoch in oder unter einem Zehennagel, wo ihm weder abtötende Salben noch Trockenheit etwas anhaben können. Wenn der Fußpilz nicht verschwinden will oder sogar von Bläschen und Schmerzen begleitet wird, sollte unbedingt der Arzt aufgesucht werden.

Psychische Hintergründe

Menschen mit starker Fußschweißbildung werden besonders häufig auch Opfer von Fußpilzerkrankungen. Bei kalten Füßen und Schweißbildung spielen oft psychische Faktoren eine Rolle.

Altbewährt – so helfen Sie sich selbst

Backpulverpaste

Sie hilft gegen das Jucken und raubt nachwachsenden Pilzen die Lebensgrundlage: Verrühren Sie etwas Backpulver mit lauwarmem Wasser, und reiben Sie es auf die betroffenen Stellen. 3 Minuten einwirken lassen und wieder abspülen. Danach die Füße gut abtrocknen und Puder oder Stärkemehl auftragen.

Salbei und Salbeiöl

Salbei attackiert den Fußpilz gleich von mehreren Seiten, ihm müssen daher besonders große Heilungschancen eingeräumt werden: Die Gerbstoffe des Salbeis schützen die Fußhaut vor neuen Infektionen, indem sie die Haut zusammenziehen und ihre Oberfläche härter machen. Salbei drosselt die Schweißbildung und entzieht dadurch den Pilzen die Überlebensgrundlage. Seine ätherischen

Öle hemmen das Wachstum vieler Hautpilzarten.
Rezept: Geben Sie 5 Esslöffel Salbeiblätter in eine Wanne, die groß genug für Ihre Füße ist. Gießen Sie 2 Liter heißes Wasser über die Pflanzenteile. Wichtig ist, dass die Füße beim Eintauchen bis zum unteren Knöchelrand mit Wasser bedeckt sind – gegebenenfalls also etwas mehr Wasser und auch eine größere Menge Salbei verwenden. Sobald das Wasser eine angenehme Temperatur hat, die Füße 10 Minuten in dem Kräutersud baden. Nach dem Fußbad, das sie 2-mal täglich durchführen sollten, die Füße gut abtrocknen.
Bei hartnäckigem Fußpilz empfiehlt es sich, die betroffenen Hautpartien direkt mit unverdünntem Salbeiöl (aus der Apotheke) zu bestreichen. Verwenden Sie dazu ein Wattestäbchen.

Grapefruitkernextrakt

Er hemmt das Wachstum zahlreicher Hautpilze. Daher bietet er realistische Heilungschancen bei Fußpilz. Betupfen Sie die betroffenen Stellen mehrmals täglich mit einem in reinen flüssigen Grapefruitkernextrakt getauchten Wattebausch.

Wechselfußbäder

Wichtig ist eine gute Durchblutung der Füße. Dafür eignen sich Wechselfußbäder: Die Füße 5 Minuten in heißem Wasser baden, dann für 10 Sekunden in ein Gefäß mit kaltem Wasser tauchen. 2-mal wiederholen, dann die Füße gut abtrocknen. Sie können Ihre Wechselfußbäder auch mit heilenden Badezusätzen wie z. B. Kamille oder Eichenrinde. Für einen Eichenrindenbadezusatz 3 Esslöffel Eichenrinde in 1 Liter kochendes Wasser geben; 1/2 Stunde kochen lassen, abseihen und den Sud ins Fußbad geben.

Vorbeugen – so bleiben Sie gesund

- Laufen Sie öfter mal barfuß im Freien! Ein barfüßiger Marsch durch feuchte Wiesen durchblutet die Füße und dämpft die Schweißbildung. Darüber hinaus stärkt es die Abwehrkräfte.
- Halten Sie Ihre Füße sauber und trocken! Wechseln Sie täglich Socken und Schuhe! Keine Synthetiksocken und Schuhe mit Synthetikauskleidung! Nach dem Duschen oder Baden die Zwischenräume der Zehen gut abtrocknen!
- Tragen Sie in Schwimmbädern und Saunen grundsätzlich Badeschuhe, in Hotelzimmern wenigstens Socken. Benutzen Sie nach dem Schwimmen die zur Verfügung stehenden Fußduschen!
- Fußpilz ist ansteckend! Derjenige, der ihn bereits hat, sollte eigene Waschlappen und Handtücher benutzen.

Keine Bagatelle!
Fußpilz beeinträchtigt die Leistungsfähigkeit und Abwehrkraft der von ihm befallenen Haut. Die Erreger der Wundrose beispielsweise, einer schmerzhaften Infektion der Hautlymphspalten, besiedeln vorzugsweise Hautpartien, die zuvor vom Fußpilz eintrittsfähig gemacht wurden. Fußpilz muss daher stets konsequent behandelt werden.

Teebaumöl
Das Wirkungsprinzip des Teebaumöls ist dem des Salbeiöls ähnlich, allerdings ist sein Allergierisiko höher. Klären Sie also vor der Verwendung durch einen Hauttest Ihr Allergiepotenzial ab (einen Öltropfen auf den Handrücken geben und die Reaktion abwarten).

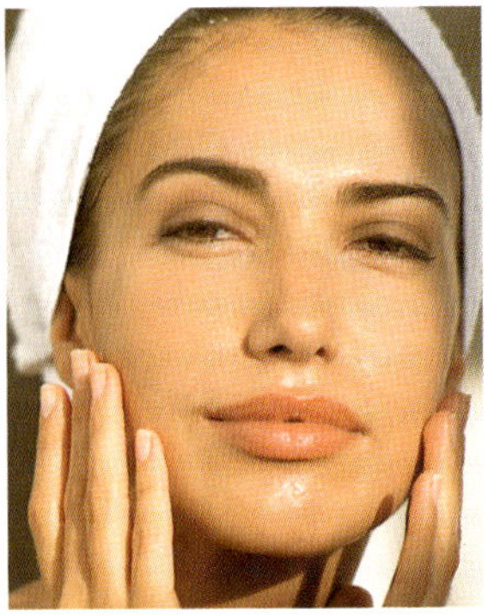

Viele Hautstörungen hängen mit einem gestörten Darmmilieu zusammen. Reinigen Sie daher Ihren Darm, und stellen Sie mit einer mikrobiologischen Therapie die Harmonie im Magen-Darm-Trakt wieder her.

Haut, fettige

Symptome

- Die Haut – vor allem an Nasenrücken, Oberlippe, Stirn und auf dem Kopf – ist fettig
- Überdurchschnittliche Anfälligkeit für Hautentzündungen

Ursachen

Fettige Haut entsteht dadurch, dass die Talgdrüsen mehr Talg als notwendig absondern. Die erhöhte Drüsentätigkeit hat ihre Ursache meistens in einer erblichen Veranlagung, doch auch bestimmte psychische Belastungen können den Talgfluss fördern.

Hormonelle Hintergründe

Die Talgproduktion wird durch Geschlechtshormone gesteuert, und deren Ausschüttung verändert sich während der Pubertät zum Teil dramatisch. Jugendliche im Alter von 12 bis 18 Jahren leiden daher besonders häufig unter fettiger Haut.

Psychische Hintergründe

Die Haut ist unser wichtigstes Kontaktorgan zur Umwelt, und als solches wird sie auch vom Gehirn dazu benutzt, unser psychisches Verhältnis zur Umwelt auszudrücken. Die plötzliche und nicht erbgutmäßig bedingte Produktion einer dicken Talgschicht signalisiert, dass sich der Betreffende per Schutzfilm vor den Ansprüchen seiner Umwelt schützen will. Das Gehirn – unfähig, den Ansprüchen der Umwelt durch konkretes Verhalten zu begegnen – veranlasst über das vegetative Nervensystem die Talgdrüsen zu verstärkter Produktion, um den Körper so wenigstens äußerlich zu schützen.

Ein wichtiges Warnzeichen

Seien Sie sensibel für die Warnzeichen Ihrer Haut. Plötzlich überschießende Fettbildung auf Ihrer Haut ist ein sicheres Zeichen dafür, dass Ihnen psychisch irgendetwas »unter die Haut geht« oder zu nahe gekommen ist. Vielleicht ein aufdringlicher Verehrer, Ihre überfürsorglichen Eltern oder Ihre quengelnden Kinder? Checken Sie Ihre Umwelt auf mögliche Belastungsfaktoren ab!

Altbewährt – so helfen Sie sich selbst

Die richtige Hautpflege

Reinigen Sie Ihre Haut 2-mal täglich mit warmem Wasser, dem Sie etwas Borax hinzugefügt haben. Danach bestreichen Sie die Haut mit einer sanften Feuchtigkeitscreme, in die Sie einige Tropfen Teebaumöl mischen – das reinigt und desinfiziert die Talgdrüsengänge.

Walnusslotion

Walnussblätter enthalten reinigende und fettbindende Substanzen. 1 Hand voll klein geschnittene Walnussblätter mit 200 Milliliter destilliertem Wasser etwa 30 Minuten lang kochen. Abseihen und mit 50 Milliliter Hamameliswasser (aus der Apotheke) mischen. Verwenden Sie die Walnusslotion zur abendlichen Hautreinigung.

Massagen

Massieren Sie die gereinigte und getrocknete Haut mit einer weichen Babybürste aus Ziegenhaar 2-mal wöchentlich.

Joghurt

Bei fetter, meist auch unreiner Haut eignet sich eine Joghurtmaske. Streichen Sie 2 bis 3 gehäufte Esslöffel Vollmilchjoghurt auf die Gesichtshaut; sparen Sie dabei die Augen aus. Lassen Sie den Joghurt antrocknen, und waschen Sie ihn dann mit Vollmilch ab. Anschließend reinigen Sie das Gesicht mit kaltem Wasser. Das belebt!

Brennnessel gegen Pickel

Wer eine fettige Haut hat und immer wieder unter Pickeln leidet, kann sie mit einer Brennnesselmaske bekämpfen.
Rezept: Kochen Sie 1 Tasse Brennnesseltee (siehe Seite 49), verrühren Sie 2 Esslöffel Heilerde darin, geben Sie 5 Tropfen Arnikatinktur dazu, und streichen Sie den so entstandenen Brei ins Gesicht. 20 Minuten einwirken lassen, mit lauwarmem Wasser abwaschen. Bei Pickeln 2-mal wöchentlich anwenden.

Neu und sanft – unser Tipp

Die blaue Maske

Sie wirkt entzündungshemmend und dämpft die Tätigkeit der Talgdrüsen. So wird sie zubereitet und angewandt: Übergießen Sie 1 gehäuften Esslöffel getrockneter Kornblumenblüten mit 1/4 Liter kochendem Wasser. Lassen Sie den Sud auf Körperwärme abkühlen, und geben Sie so viel weißen Ton hinzu, bis Sie eine streichfähige Paste haben. Verteilen Sie die Paste auf Ihrer Haut. 15 Minuten einwirken lassen, danach mit lauwarmem Wasser abwaschen! Wiederholen Sie diese Maske 3-mal pro Woche, am besten abends.

Vorbeugen – so bleiben Sie gesund

- Meiden Sie fetthaltiges Make-up!
- Waschen Sie Ihr Make-up jeden Abend gründlich ab!
- Achten Sie bei Ihrer Ernährung auf eine ausreichende Biotinversorgung! Das wichtige Hautvitamin befindet sich v. a. in Soja, Bierhefe, Walnüssen, Geflügel, Naturreis und Vollkornprodukten. Eigelb und Leber gelten als Biotinbomben, enthalten aber auch viel Cholesterin.

Keine ätzenden Gesichtswässer!

Viele Menschen mit Hautunreinheiten und fettiger Haut neigen zu der Einstellung: Alles, was brennt, reinigt die Haut und zerstört das Fett! Ein folgenschwerer Irrtum! Ätzende Substanzen werden vielmehr von unserer Haut als Attacke verstanden, die sie mit vermehrter Talgproduktion beantwortet.

Mandelkleie

Mischen Sie sich bei fettiger Haut eine Waschpaste aus 1 Tasse Mandelkleie, 1/4 Liter Vollmilch und 15 Milliliter Mandelöl. Massieren Sie sie mit kreisenden Bewegungen der Finger in die Gesichtshaut ein, und waschen Sie die Paste mit lauwarmem Wasser wieder ab. Täglich abends anwenden.

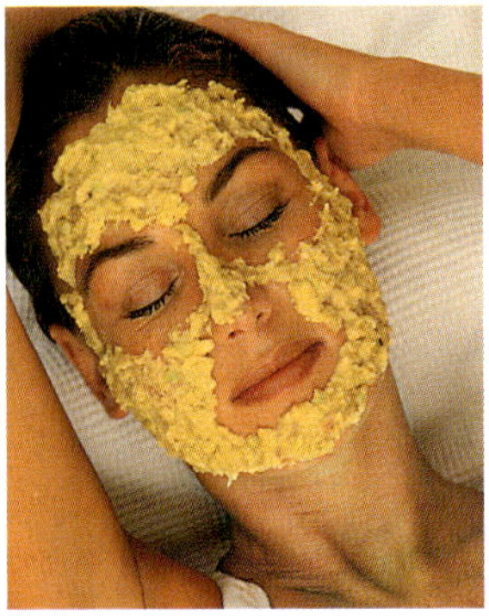

Sie können den Pflegecharakter der Creme erhöhen, indem Sie Ihre eigenen Zutaten beimischen – eine zerdrückte Aprikose (wirkt belebend und glättend) oder zerdrücktes Avocadofleisch (gibt der Haut neue Spannkraft).

Haut, trockene

Symptome

- Die Haut ist trocken wie Schmirgelpapier
- Oft sieht die Haut rot und gereizt aus

Ursachen

Überheizte Räume, feuchtigkeitsfressende Wollpullis, stickige Luft, veraltete Klimaanlagen, mangelnde Hautpflege und Ernährungsfehler trocknen die Haut aus.

Körperliche Hintergründe

Der Zustand unserer Haut hängt nicht zuletzt von der Kalziumverwertung in den Verdauungsorganen ab. Je schlechter diese Verwertung ist, desto mehr überschüssiges Kalzium lagert sich in den Eiweiß-Cholesterin-Krusten der Haut ab und sorgt dort für Falten und einen hässlichen, ausgedörrten Teint.

Finden Sie Ihren Hauttyp

Wer sich nicht sicher ist, ob seine Haut trocken, normal oder eher fettig ist, muss sich beobachten: Normale Haut hat feine Poren, ist glatt und glänzt leicht. Der Feuchtigkeitsgehalt ist normal. Trockene Haut ist spröde und glanzlos. Sie rötet schnell und spannt oft. Fette Haut hat größere Poren und neigt zu Unreinheiten.

Altbewährt – so helfen Sie sich selbst

Wichtig!
Verwenden Sie auf keinen Fall Hautcremes, die Lösungsmittel enthalten, denn sie zerstören die fetthaltigen Zellwände in der Haut.

Hautpflege mit Aromaölen

Jeweils 3 Tropfen Vetiver (regeneriert das Unterhautgewebe), Patschuli (regt die Zellerneuerung in der Haut an) und Bitterorange sowie 1 Tropfen Neroli (versiegelt die Hautzellen gegen schädliche Umwelteinflüsse) mit 30 Milliliter Mandelöl vermischen. Gründlich schütteln und 14 Tage kühl ziehen lassen. Dieses Öl eignet sich vor allem zur Nachtpflege Ihrer Haut.

Sahne-Honig-Maske

Sahne und Honig spenden Ihrer trockenen Haut Feuchtigkeit; Honigauflagen wirken darüber hinaus entzündungshemmend und desinfizierend.

Rezept: Mischen Sie 2 Esslöffel saure Sahne mit 1 Esslöffel Honig, und fügen Sie dann so viele Weizenkeimflocken hinzu, bis ein dickflüssiger Brei entsteht. Verreiben Sie ihn auf Ihrem Gesicht, und lassen Sie ihn 15 Minuten einwirken. Die beste Zeit für Ihre Sahne-Honig-Maske ist der frühe Abend.

Unterstützen Sie die Kalziumverdauung!

Opulente Fleischgerichte mit deftiger Sauce überfordern Ihren Verdauungsapparat, so dass viel ungelöstes Kalzium über die Blutbahnen in die Haut gelangen kann. Reduzieren Sie daher vor allem Ihren Fleischkonsum. Wenn Sie nicht verzichten können, sollten Sie Ihrer Kalziumverdauung mit sauren Früchten wie Kiwis, Zitronen, Orangen und Äpfeln auf die Sprünge helfen.

Natürlich essen – unser Tipp

Das Wichtigste für eine jugendliche und glatte Haut ist Kollagen. Es handelt sich dabei um einen stark quellenden Eiweißkörper im Bindegewebe, der die Hohlräume in der Haut schließt und sie dadurch glatt und fest macht. Damit Ihr Körper diesen Biostoff bilden kann, sollten Sie folgende Ernährungstipps beherzigen:

- Viel Kupfer und Eisen, denn diese Metalle braucht Ihr Körper, um Kollagen herstellen zu können. Kupfer finden Sie vor allem in Müsli und Hülsenfrüchten, Eisen in Leber bzw. Leberwurst, Brokkoli, Vollkornprodukten und Hülsenfrüchten.
- Viel Vitamin C, denn dieses Vitamin motiviert Ihren Körper zur fleißigen Kollagenproduktion. Essen Sie mehrmals täglich frisches Obst. Besonders reich an Vitamin C sind Kiwis, Orangen und Zitronen sowie Sanddornsaft.
- Viel Eiweiß, denn Kollagen ist selbst ein Eiweiß. Ideal sind Tofu und Sojaprodukte, daneben natürlich auch die tierischen Proteinspender Leber, Geflügel und Fisch, da der Darm aus ihnen viel Kollagen beziehen kann.

Alte Fehler

Zu den alten, überholten Kosmetikratschlägen gehört es, bei trockener Haut unbedingt viel Wasser zu trinken, um der Austrocknung von innen zu begegnen. Wenn Ihr Körper jedoch bereits eine normale Menge Wasser enthält, wird Ihnen das nichts gegen Ihre trockene Haut nützen.

Vorbeugen – so bleiben Sie gesund

- **Stellen Sie die Heizung niedriger! Die richtige Raumtemperatur liegt bei 18 bis 20 °C. Die ideale Luftfeuchtigkeit liegt bei 40 bis 50 Prozent.**
- **Nach dem Duschen bzw. Baden sollten Sie Ihre Haut ausgiebig mit einer Feuchtigkeitscreme pflegen. Achten Sie darauf, dass Sie nur Präparate mit einem geringen Fettanteil verwenden!**
- **Trocknen Sie sich nach dem Baden bzw. Duschen nicht zu gründlich ab, denn Cremes und Lotionen wirken am besten auf noch feuchter Haut!**
- **Weniger Seife und Badezusätze verwenden. Sie zerstören bei empfindlichen Menschen den Feuchtigkeitsfilm der Haut.**
- **Meiden Sie lange Sonnenbäder!**

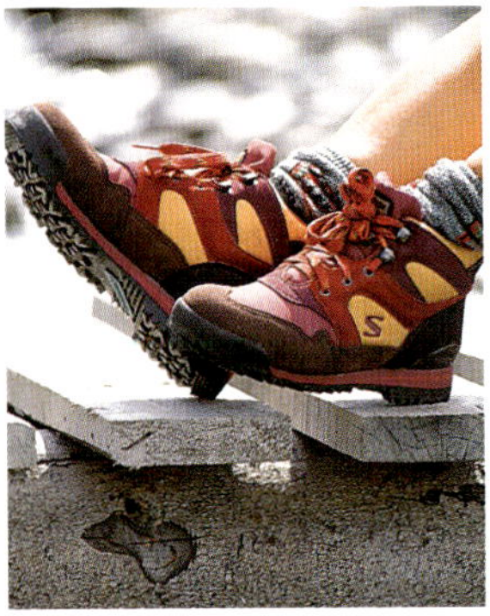

Gutes Schuhwerk schützt nicht nur vor Blasen. Unsere Füße müssen tagtäglich unser Gewicht tragen. Widmen Sie daher Ihren Füßen und Schuhen ein bisschen mehr Aufmerksamkeit.

Hautblasen

Symptome

- Zunächst: Hautrötung
- Später: Entstehung eines mit Flüssigkeit gefüllten Hohlraums, der die Haut nach oben ausbeult

Ursachen

Die meisten Blasen entstehen durch Reibungskräfte aufgrund wiederholter Belastungen oder zu enger bzw. defekter Kleidungsstücke und Schuhe. Durch die Reibung wird die obere Hautschicht gegenüber den tieferen verschoben, bis beide sich schließlich voneinander lösen. Dann bildet sich ein Hohlraum aus, der schon bald mit Gewebewasser gefüllt wird. Blasenort Nummer eins ist der Fuß – aufgrund von unflexiblem oder zu engem Schuhwerk, Löchern in den Socken oder starken Hautbelastungen, wie sie beispielsweise beim Bergwandern entstehen können.

Körperliche Hintergründe

Die Blase bietet der darunter liegenden sehr empfindlichen Haut einen natürlichen Schutz. Sie sollte nur geöffnet werden, wenn sie sehr schmerzt und die Größe einer Erbse deutlich überschreitet.

Altbewährt – so helfen Sie sich selbst

Schützen Sie die Blase!

Bekleben Sie sie mit einem Pflaster, oder legen Sie einen Baumwollring so um die Blase, dass deren Oberfläche frei bleibt.

Wichtig!
Wenn Sie die Blase aufstechen und die dabei austretende Flüssigkeit trübe ist oder übel riecht, kann es bereits zu einer schwerer wiegenden Entzündung gekommen sein. In diesem Fall sollten Sie den Arzt aufsuchen.

Die Blase richtig öffnen

Reinigen Sie zunächst Nadel und Blasenoberfläche samt umliegender Haut mit Alkohol, und sterilisieren Sie die Nadel mit einem Feuerzeug. Dann stechen Sie an der Blasenseite ein kleines Loch und drücken den Inhalt aus. Die Blasenhaut nicht abziehen! Schützen Sie die Stelle tagsüber mit einem Heftpflaster; nachts ziehen Sie es ab, damit Luft herankommen und den Heilungsprozess beschleunigen kann.

Reinigung der geöffneten Blase

Wenn sich die Blase von allein öffnet, sollte sie sorgfältig mit Wasser und Seife gereinigt werden. Die Wunde ist zunächst mit einer sterilen, nicht klebenden Auflage und später mit einer Binde abzudecken.

Homöopathische Mittel

Die Präparate helfen in den verschiedenen Stadien einer Blasenentwicklung.

Calendumed Salbe DHU enthält den entzündungshemmenden Hautreiniger Calendula und die Hautbeschützer Vaselinum album und Paraffinum subliquidum. Calendula eignet sich auch zur Hautreinigung vor dem Anstechen der Blase.

Dosierung: nach Bedarf äußerlich auftragen.

Cantharis D6 hilft im Anfangsstadium der Blasenentwicklung und zur Vorbeugung.

Dosierung: 3-mal täglich 1 bis 2 Tabletten.

Apis mellifica D3 hilft, wenn die Blase stechende Schmerzen bereitet.

Dosierung: 3-mal täglich 1 bis 2 Tabletten.

Vorbeugen – so bleiben Sie gesund

- Tragen Sie Ihre Schuhe möglichst nur mit Socken! Auch bzw. gerade im Sommer empfehlen sich dünne Socken, da – vor allem bei geschlossenem oder fast geschlossenem Schuhwerk – zu dieser Jahreszeit auch die Schweißbildung höher ist.
- Bestreichen Sie Ihren Fuß mit Vaseline, wenn Sie mit neuen Schuhen eine längere Strecke zurücklegen wollen! Sie können die Schuhe auch innen – vor allem an den Fersen und an der Spitze – mit Vaseline bestreichen, um die Reibung zu vermindern.
- Ein altes, etwas anstößiges Hausmittel: Bei neuen Lederschuhen, die drücken, sollten Sie frischen Urin verwenden. Schütten Sie den Urin in die Schuhe, lassen Sie ihn ein paar Minuten darin, und gießen Sie ihn dann wieder aus. Schlüpfen Sie nun in die Schuhe, und tragen Sie diese eine Zeit lang. Keine Angst: Es riecht nicht – dafür hilft es hervorragend bei der Weitung des Schuhwerks.
- Tragen Sie nur Socken, die einen Fersenteil haben! Die so genannten Schlauchsocken neigen dazu, im Schuh blasenträchtige Falten zu bilden. Auch zu große Socken werfen Falten; das sollten Sie vor allem bei Kindern bedenken.
- Sportler und Wanderer sollten wissen, dass Akrylsocken laut neueren wissenschaftlichen Untersuchungen den Fuß doppelt so gut schützen wie Socken aus Naturstoffen (etwa aus Baumwolle). Der Grund: Sie passen sich besser den Fuß- und Schuhformen an, außerdem fühlt sich Akryl selbst bei Nässe noch weich und angenehm an.

Trocken halten!

Je trockener Socken und Füße, desto geringer die Wahrscheinlichkeit für Blasen. Wer eine stärkere Fußschweißbildung hat, sollte seine Füße täglich einpudern. In Drogerien und Apotheken erhalten Sie entsprechenden Fußpuder.

Doppelt schützt!

Ein alter Trick, der beim Tragen von Sportschuhen oder festen Wanderstiefeln vor Blasen schützt: Tragen Sie statt eines Paars dicke Socken zwei Paar dünne übereinander. So reiben die Socken aneinander und nicht an Ihrem Fuß!

Hautfalten

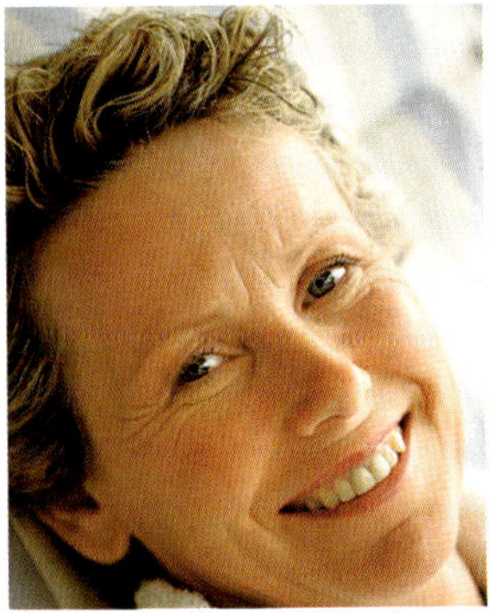

Vergessen Sie nicht, dass Falten ein Gesicht auch interessant und ausdrucksstark machen!

Symptome

- Schlaffe Haut, abnehmende Spannung im Hautgewebe
- Erscheinen von feinen Gräben, die sich später vertiefen

Ursachen

Falten sind keine Krankheit, sondern eine Alterserscheinung, wobei der Prozess der Faltenbildung allerdings durch unterschiedliche Faktoren beschleunigt oder verlangsamt werden kann. Hauptursache sind neben der Austrocknung vor allem Eiweißkrusten, die sich im Lauf des Alterungsprozesses in der Haut ansammeln. Viel Sonne und Wind, Stress, falsche Gesichtspflege und Ernährung, Hauterkrankungen, Bewegungsmangel, zu viel Nikotin und Alkohol beschleunigen ihre Entstehung.

Organische Hintergründe

Radikale Diätkuren fördern die Bildung von Falten, da sie den »Schrumpfapfelprozess« fördern; demnach fällt eine Hülle in sich zusammen, wenn sie nicht mehr prall mit Körpermasse gefüllt ist. Ferner bringen harte Diätkuren den Stoffwechsel durcheinander, und es kommt zum Abzug von Fett und Wasser aus dem Hautgewebe.

Akzeptieren Sie die Grenzen!

Sie dürfen nicht erwarten, dass Sie binnen weniger Wochen alles ungeschehen machen können, was Ihrer Haut über viele Jahre hinweg angetan wurde. Akzeptieren Sie, dass es kein Mittel gibt, das der Haut eines älteren Menschen über Nacht wieder die Frische eines Babyteints verleihen könnte.

Psychische Hintergründe

Unsere Mimik begleitet alles, was wir tun, denken und fühlen. Ein Zuviel an Mimik setzt die Haut unter mechanischen Stress, die ständigen Hautüberdehnungen – vor allem an Mund und Augen – fördern die Faltenentwicklung. Ein Zuwenig an Mimik trägt ebenfalls zu Falten bei, da eine erstarrte und ausdruckslose Gesichtsmuskulatur nur wenig durchblutet wird. Am hautfreundlichsten ist der Mittelweg: Die Haut ist grundsätzlich entspannt und dient zur unterstützenden Visualisierung, nicht aber zum alleinigen Ausdruck unserer Gefühle.

Altbewährt – so helfen Sie sich selbst

Vitamin C

Vitamin C erhöht die Produktion von Kollagen. Bei diesem Stoff handelt es sich um einen stark quellenden Eiweißkörper im Bindegewebe, der die Haut glatt und fest macht. Vitamin C liefern v. a. Holunderbeeren, Kiwis, Orangen, Zitronen, Grapefruits und Sanddornsaft.

Bromelain

Das Enzym Bromelain löst Eiweißverkrustungen im Hautgewebe. Trinken Sie für Ihren Bedarf an Bromelain täglich mindestens 250 Milliliter Ananassaft.

Bienencreme

Sie ist ein Klassiker bei der Pflege alternder Haut.
Rezept: 10 Gramm Bienenwachs in einem Topf schmelzen, dann 3 Esslöffel Honig unterrühren. Erkalten lassen und dünn auftragen.

Vitamin-E-Maske

Vitamin E zählt zu den Fruchtbarkeitsvitaminen; es verlangsamt den Alterungsprozess.
Rezept: Verrühren Sie 1 Eigelb mit 2 Esslöffeln Weizenkeimöl, und setzen Sie diesem Gemisch 5 Gramm Vitamin E zu. Tragen Sie die Masse dünn auf Gesicht und Hals auf, und lassen Sie sie 30 Minuten einwirken. Danach mit viel Wasser abwaschen.

Sojalezithin

Sojalezithin – erhältlich im Reformhaus – enthält viel Phosphatidylcholin. Dies ist eine natürliche Substanz, die die Verdauung mobilisiert und dadurch die Eiweißkrusten in unserer Haut reduziert.

Vorbeugen – so bleiben Sie gesund

- Schönheit kommt von innen! Sorgen Sie für ausreichend Nähr- und Ballaststoffe und Vitamin E in Ihrer Nahrung! Dieses Vitamin verlangsamt die Alterungsprozesse in der Haut. Essen Sie viel Salat mit kaltgepresstem Sonnenblumen oder -sojaöl, Mandeln, Wal- und Erdnüsse.
- Rauchen Sie nicht! Allein das ständige Ziehen an der Zigarette sorgt für Falten am Mund. Darüber hinaus verschließt das Nikotin die kleinen Äderchen, die das Hautgewebe versorgen.
- Nur wenig Alkohol! Exzessive Alkoholpartys treiben Wasser in Ihre Gesichtshaut und quellen sie auf. Danach wird das Wasser wieder abgezogen, und die Haut fällt regelrecht in sich zusammen.
- Betreiben Sie eine angemessene Lichtdiät! Meiden Sie Sonnenstrahlen in der Zeit von 11 bis 15 Uhr. Im Sommer sollten Sie Ihre Haut entweder mit Sonnenmilch (ab Faktor 6) oder mit Kleidungsstücken schützen. Am besten für unsere Haut ist Bewegung bei bewölktem Himmel, dabei bekommt sie genau die richtige Lichtdosis ab.
- Gönnen Sie sich ausreichend Schlaf. Weniger als sechs Stunden Schlaf auf Dauer schädigt nicht nur Ihre Haut, sondern generell Ihre Gesundheit.

Die Haut trainieren

Unsere Haut kann sich selbst am besten schützen, denn sie ist ja ein Schutzorgan für unseren Organismus. Wenn man sie täglich einem gewissen Grad an Kälte, Licht, Trockenheit und Feuchtigkeit aussetzt, hält sie sich gut in Form. Das Schlimmste, was man der Haut antun kann – niemals an die frische Luft zu gehen!

Schlaffer Darm?

Oft ist schlaffe Haut ein Zeichen für einen schlaffen Darm. Führen Sie daher eine Kur, z. B. nach F. X. Mayr, zur Mobilisierung Ihres Darms durch.

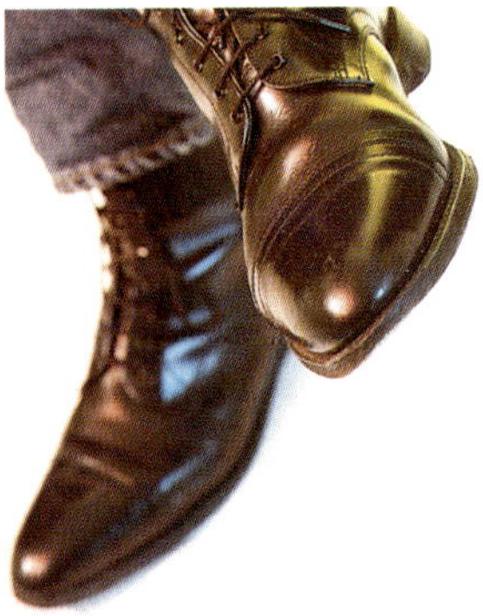

Achten Sie beim Schuhkauf, besonders wenn Sie zu Hühneraugen neigen, unbedingt darauf, dass die Schuhe gut sitzen, nicht drücken, ein gutes Fußbett haben und nicht zu spitz zulaufen.

Hühneraugen

Symptome

- Schwielen an den Zehengelenken
- Ein harter Hornkegel in der Mitte

Ursachen

Bei Hühneraugen handelt es sich um eine Verdickung der Hornhaut infolge von starken Druckbelastungen, meistens dort, wo der Schuh drückt und wo die Zehen so eingeengt werden, dass sie gegeneinander reiben.

Orthopädische Hintergründe

Sollten Sie immer wieder unter Hühneraugen leiden, obwohl das Schuhwerk gewissenhaft ausgewählt wurde, kann es sein, dass Ihre Mittelfußwölbung zu schwach ausgeprägt ist. Gehen Sie dann zum Orthopäden; er kann Ihnen möglicherweise orthopädische Schuhe oder Einlagen verschreiben.

Altbewährt – so helfen Sie sich selbst

Mull und Baumwolle

Schmerzhafte Hühneraugen müssen entlastet werden. Legen Sie ein Mullstück auf die betreffende Stelle, und bedecken Sie es mit einem Stück Baumwolle. Nachts oder beim Duschen bzw. Baden sollten Sie allerdings die Polsterung entfernen, um die Haut atmen zu lassen.

Kamillentee

Kamillenteebäder wirken entzündungshemmend und weichen die Hornhaut auf. Baden Sie die betroffene Stelle mindestens 15 Minuten lang in Kamillentee! Falls dabei gelbe Flecken auf der Haut entstehen sollten, keine Panik – sie lassen sich mit Wasser und Seife entfernen.

Milch- und Salizylsäure

Milchsäurehaltige und salizylsaure Lösungen wirken hornhautablösend und desinfizierend. Preiswerte Präparate sind: Collomack, Duofilm, W-Tropfen. Dosierung laut Packungsbeilage.

Bockshornkleesamen

Das alte indische Gewürz Bockshornklee enthält hautaufweichende Substanzen und wirkt darüber hinaus sanft antibiotisch.

Medikamente

- **Deutschland**
  Collomack, Duofilm, W-Tropfen
- **Österreich**
  Calmurid-Salbe, Duofilm
- **Schweiz**
  Calmurid, Duofilm

Rezept: Kochen Sie 100 Gramm pulverisierte Bockshornkleesamen mit etwa derselben Menge Wasser auf, so dass ein zäher Brei entsteht. Streichen Sie den Brei auf ein Tuch, und legen Sie dieses auf die erkrankte Stelle. Machen Sie täglich 4 Umschläge.

Kampfer, Rosenwasser und Benzoe

Nachdem das Hühnerauge entfernt wurde, muss die natürliche Festigkeit der Haut wiederhergestellt werden. Waschen Sie die betroffene Stelle hierzu mit einer Mixtur aus 60 Gramm Weingeist, 0,5 Gramm Kampfer, 120 Gramm Rosenwasser und 15 Gramm Benzoetinktur (aus der Apotheke).

Hauswurzkur

Auch der Hauswurz hat eine lange Hühneraugentradition. Zerquetschen Sie seine fleischigen Blätter in einer Saftpresse. Den frischen Saft träufeln Sie dann auf die Hühneraugen. Legen Sie außerdem noch eines der zerquetschten Blätter auf die betroffene Stelle, das dann mit einer Mullbinde am Zeh festgebunden wird. Lassen Sie die Hauswurzkompresse über Nacht einwirken.

Homöopathische Mittel

Calendumed Salbe DHU wirkt hornhautaufweichend und pflegend.
Dosierung: nach Bedarf auf die betroffenen Stellen streichen.
Antimonium crudum D6 hilft bei Hornhautverdickungen, die brennen und jucken.
Dosierung: 3-mal täglich 1 bis 2 Tabletten.

Wieder entdeckt und sanft – unser Tipp

Der Zwiebelscheibentrick

Binden Sie eine Zwiebelscheibe auf das Hühnerauge, am besten mit einem Mullverband. Lassen Sie die Scheibe so lange auf der erkrankten Stelle, bis sich der Kern des Hühnerauges löst. Danach gönnen Sie sich ein heißes Fußbad (10 Minuten), trocknen die Füße gut ab und bestreichen die Stelle mit Calendumed Salbe DHU.

Vorbeugen – so bleiben Sie gesund

- Tragen Sie nur Schuhwerk, das Ihren Zehen ausreichend Platz bietet. Hochhackige Modeschuhe ohne Polsterung im Vorderteil bieten Schwielen und Hühneraugen geradezu ideale Wachstumsbedingungen!
- Weiche Lammwolle zwischen den Zehen verhindert, dass sich Ihre Zehen zu nahe kommen und sich Schwielen oder Hühneraugen bilden.

Wichtig!
Hühneraugen sind nichts für den Eingriff eines Hobbychirurgen. Widerstehen Sie der Versuchung, sie mit Rasierklingen, Messern oder spitzen Fingernägeln zu bearbeiten. Dabei können ernste Infektionen entstehen.

Vorsicht, Hühneraugenpflaster!
Viele Hühneraugenpflaster (wie z. B. Cornina-Hühneraugen-Pflaster, Guttaplast) enthalten sehr hohe Mengen an Salizylsäure, was unter Umständen zu Hautreizungen führen kann. Sie sollten bei Schwielen und Hühneraugen lediglich im schmerzhaften Notfall eingesetzt werden.

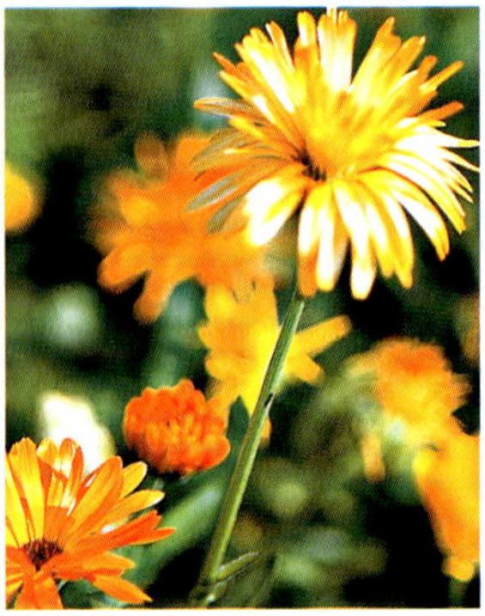

Die Inhaltsstoffe der Ringelblume helfen auch bei Krätze.

Krätze

Symptome

- Knötchenbildung und Juckreiz zwischen den Fingern, am Handgelenk, rund um die Brust, am Gesäß und an den Geschlechtsteilen
- Unter Wärme (beispielsweise unter der Bettdecke) wird das Jucken schlimmer; es verführt zum Kratzen, was Rötungen, offene Wunden und Entzündungen zur Folge haben kann

Ursachen

Die so genannte Krätzmilbe bohrt sich in die Oberhaut und sorgt dort für entzündliche Reaktionen.

Biologische Hintergründe

Nur die Milbenweibchen bohren sich in die Haut, während das Männchen unmittelbar nach der Befruchtung abstirbt. Das Weibchen lässt bei seinem Bohrgang allerlei Kot und Eier zurück. Bei Wärme wird es an die Oberfläche gelockt – was dann die Beschwerden verschlimmert und die Ansteckungsgefahr vergrößert.

Wichtig!
Die Krätze tritt bei Kindern häufiger auf als bei Erwachsenen. Gehen Sie mit Ihren Kindern zum Arzt; er kann Medikamente verschreiben, die der Milbe schnell den Garaus machen, ohne das Kind zu belasten.

Altbewährt – so helfen Sie sich selbst

Ringelblumentee

Ringelblumen enthalten entzündungshemmende Substanzen (Saponin, Flavonoide) und beschleunigen den Heilungsverlauf.
Rezept: Übergießen Sie 1 gehäuften Teelöffel der Blüten mit 1/4 Liter siedendem Wasser; 10 Minuten ziehen lassen, dann abseihen. Trinken Sie den Tee in kleinen Schlucken. Geben Sie zusätzlich jede Stunde etwas von diesem Tee als Tinktur auf die betroffenen Hautstellen.

Antikrätzesalbe

Eine Salbe aus Schwefelblüten und Perubalsam – ein Rezept aus der Naturheilkunde – macht den Krätzmilben den Garaus.
Rezept: Mischen Sie jeweils 10 Gramm der beiden Substanzen mit 100 Gramm Fett in einem stabilen Topf. Sie müssen die Creme gut durchkneten! Tragen Sie die Salbe 3 bis 5 Tage lang 1-mal pro Tag auf die betroffenen Stellen auf.
Am besten wirkt die Salbe, wenn Sie vorher für 15 Minuten ein 36 bis 38 °C heißes Vollbad nehmen, um die Haut aufzuweichen und die Milbengänge zu öffnen.

Herdysches Seifenbad

Dieses Bad zählt zu den uralten und bewährten Hausmitteln zur Krätzetherapie.

So machen Sie's richtig: Der Kranke wird über den ganzen Körper 30 Minuten lang mit grüner Seife eingerieben, darauf im heißen Bad 30 Minuten lang leicht massiert. Danach wird er wiederum 30 Minuten lang mit Schwefelsalbe (6 Gramm gereinigter Schwefel, 3 Gramm rohe Pottasche und 24 Gramm Fett; die Masse gut durchkneten!) eingerieben. Nach etwa 2 Stunden nimmt der Patient noch einmal ein warmes Bad.

Wiederholen Sie die Herdysche Anwendung an 3 aufeinander folgenden Tagen. Normalerweise sollten die Parasiten danach abgestorben sein.

Wichtig!
Verwenden Sie homöopathische Mittel nicht zusammen mit Teebaumöl. Die Wirkungen können sich gegenseitig aufheben.

Homöopathische Mittel

Wenn die Milben abgetötet sind, empfiehlt sich eine Nachbehandlung mit homöopathischen Präparaten.

Ferrum phosphoricum D6 fördert die Erholung der Haut nach Krätzebefall. Dosierung: 3-mal täglich 1 bis 2 Tabletten.

Neu und sanft – unser Tipp

Teebaumöl

Wegen der stark desinfizierenden und tief in die Haut dringenden Wirkung eignet sich Teebaumöl hervorragend zur Bekämpfung von Krätze. Wenden Sie Teebaumöl in mehreren Formen an:

Bad: Geben Sie 8 bis 10 Tropfen Teebaumöl (mit 2 Esslöffeln Sahne vermischt) ins warme Vollbad.

Creme: Betupfen Sie die betroffenen Stellen mit einer neutralen Feuchtigkeitscreme, der Sie Teebaumöl zugesetzt haben (3 Tropfen auf 1 Esslöffel Creme).

Waschmittelzusatz: Geben Sie 50 Tropfen Teebaumöl für die Handwäsche (oder für eine Waschmaschinentrommel voll Wäsche) zu. Auf diese Weise desinfizieren Sie die Wäsche und verhindern eine Wiederansteckung. Sie können auch Taschentücher, auf die Sie ein paar Tropfen Öl gegeben haben, mit in den Wäscheschrank legen.

Achtung!
Die Krätze ist erst überwunden, wenn Sie keine einzige Milbe mehr haben. Andernfalls kann die Krankheit erneut ausbrechen. Deswegen ist penible Hygiene sehr wichtig.

Vorbeugen – so bleiben Sie gesund

- Sollte bereits ein Familienmitglied von der Krätze befallen sein, sorgen Sie dafür, dass es andere Waschlappen und Handtücher benutzt. Hygiene ist extrem wichtig! Auf gar keinen Fall darf der Kranke mit jemandem zusammen unter einer Bettdecke schlafen (akute Ansteckungsgefahr!).

Narben

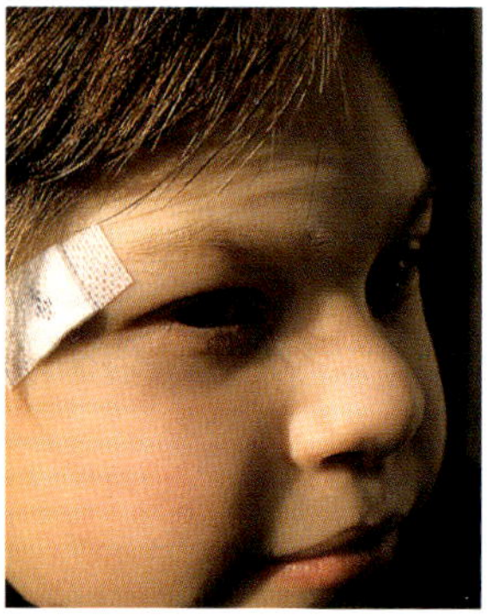

Pflaster verhindern bei Kindern, dass sie an Wunden kratzen und dadurch hässliche Narben entstehen.

Symptome

- Narben bestehen aus stabilem, aber gefäßarmem Gewebe
- Sie enthalten keine Farbstoffe und Haarwurzeln
- Sie bleiben kahl und behalten stets ihre blaßrötliche Farbe

Ursachen

Großflächige Verletzungen oder Verbrennungen der Haut verursachen Narben; ebenso entstehen sie nach Operationen (z. B. Blinddarmnarbe).

Körperliche Hintergründe

In der ersten Phase der Wundheilung bildet sich ein so genanntes Granulationsgewebe, eine Kruste, unter deren Schutz weitere Maßnahmen zur Schadensbekämpfung ergriffen werden können. Diese körpereigenen Maßnahmen bestehen im Wesentlichen darin, das zell- und blutgefäßreiche Granulationsgewebe in ein zell- und blutgefäßarmes, dafür aber faserreiches und sehr stabiles Narbengewebe umzuwandeln.

Dabei gilt folgende Faustregel: Je schneller die Umwandlung vor sich geht, umso kleiner wird schließlich die Narbe sein.

Ein Zeichen von Männlichkeit?

Scarface (Narbengesicht) – dieser Name war in den Gangsterkreisen von Chicago schon fast eine Qualitätsbezeichnung, zeigte doch das entstellte Gesicht, dass man vieles hinter sich hatte und hart im Nehmen war. Der Schauspieler James Dean traktierte sein Gesicht sogar mit rostigen Nägeln, um sich mit Narben mehr Profil zu verleihen. Der Normalbürger von heute freilich hat wenig Interesse an der Entstellung von Gesicht und Haut.

Altbewährt – so helfen Sie sich selbst

Akzeptieren Sie die Narben!

Wenn eine Narbe erst einmal voll entwickelt ist, kann sie nur noch schwer beeinflusst werden. Bei großen, entstellenden Narben greift die Schulmedizin mitunter zu speziellen Gels, Medikamenten, Operationen oder sogar zu Röntgenbestrahlung.

Es ist jedoch praktisch unmöglich, ein fertig entwickeltes Narbengewebe verschwinden zu lassen. Daher ist es in jedem Fall ratsam, sich mit der Narbe als einem Körperteil abzufinden, der andere Menschen möglicherweise am Anfang abschreckt, doch später in der Regel ohne weiteres von ihnen akzeptiert wird. Oft fallen alte Narben kaum oder gar nicht mehr auf.

Vorsicht vor Sonnenlicht und mechanischen Reizungen!

Narbengewebe reagiert am Anfang noch recht empfindlich auf Berührungen, es sollte daher nicht zu stark belastet werden. Darüber hinaus besitzt es keine Pigmente! Schützen Sie es also mit starken Lichtschutzcremes, bei kleineren Narben verwenden Sie am besten die Lichtschutzstifte für die Lippen.

Ringelblumenöl
Das Öl der Ringelblume (Calendula) ist für die Narbenpflege geradezu optimal. Es hält die Haut geschmeidig, hemmt Entzündungen und fördert die Wundheilung. Sie bekommen Calendulaöl in der Apotheke. Behandeln Sie die Narbc, indem Sie das Öl mehrmals täglich sanft auf der Oberfläche verstreichen.

Neu und wirkungsvoll – unser Tipp

Vitamin E
Der Radikalefänger und Zellwandversiegler Vitamin E vermag dramatische Erfolge bei der Wundheilung zu erzielen. Wenn es jedoch über den Mund eingenommen wird, erreicht es die Wunde nur stark verdünnt und verspätet.
Tipp: Brechen Sie 1 oder 2 Vitamin-E-Kapseln genau so auf, dass ihr Öl auf die noch blutende oder frisch vernarbte Wunde träufelt. In vielen Fällen kann hierdurch eine Narbenbildung abgeschwächt oder sogar komplett verhindert werden.

Wundränder

Wenn die Wundränder sauber sind und dicht beieinander liegen, bleibt von der Verletzung oft nur eine kleine Narbe, die bei bloßem Hinsehen noch nicht einmal zu erkennen sein muss. Liegen die Wundränder jedoch weit auseinander – wie beispielsweise bei Verbrennungen oder Schürfwunden vom Fußballplatz –, zieht sich der Heilungsverlauf in die Länge. Am Ende bleibt meistens eine große und hässliche Narbe.

Vorbeugen – so bleiben Sie gesund

- Das Schicksal einer Narbe entscheidet sich in den ersten Minuten nach Eintritt der Verletzung. Eine wirksame erste Hilfe vermag hier bereits das Schlimmste zu verhindern.
- Regel 1
Alle offenen Wunden müssen innerhalb der ersten sechs Stunden gereinigt werden. Dabei ist es wichtig, dass wirklich der gesamte Schmutz entfernt wird: Stark verschmutzte Hautabschürfungen sollten sorgfältig über mehrere Minuten hinweg mit Wasser und Seife sowie einer weichen Nagelbürste gereinigt werden, anschließend müssen sie mit einer sterilen Kompresse abgedeckt werden. Kleinere Abschürfungen heilen allerdings am besten, wenn man sie gut säubert und danach nicht verbindet, sondern an der Luft heilen lässt.
- Regel 2
Bei tiefen und stark blutenden Wunden sollte in jedem Fall der Arzt aufgesucht werden.
- Regel 3
Kein Jod! Denn das tut nicht nur höllisch weh, sondern behindert außerdem den natürlichen Heilungsverlauf. Mittlerweile gibt es genug Desinfektionsmittel im Handel, die den Bakterien den Garaus machen, ohne dass der Verletzte dabei auf die Zähne beißen muss.

Schürfwunden bei Kindern

Bei kleineren Kindern empfiehlt sich mitunter ein Pflaster oder ein Verband – auch bei kleineren Verletzungen. Der Grund: Sie werden dadurch gehindert, an der juckenden Blutkruste herumzuspielen, die Wunde erneut aufzukratzen und so für unnötige Entzündungen zu sorgen.

Schuppenflechte

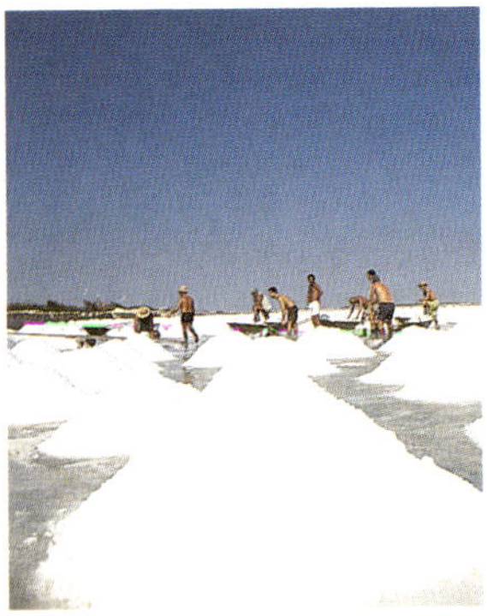

Das Salz aus dem Toten Meer eignet sich hervorragend zur Behandlung der Schuppenflechte. Es ist als Badezusatz in der Apotheke oder als Zusatz in Kosmetika erhältlich.

Symptome

- **Die Haut zeigt gerötete, silbrig schuppende Entzündungen, vor allem an den Streckseiten von Beinen und Armen, an der Kopfhaut, auf dem Rücken und an Finger- und Fußnägeln.**
- **Die Schuppenflechte verläuft meistens in Schüben, wobei die häufigsten Erkrankungsschübe im Winter stattfinden.**

Ursachen

Die Anlage zur Schuppenflechte (Psoriasis) ist vererbt. Wenn beide Eltern an Schuppenflechte erkrankt sind, liegt die Erkrankungswahrscheinlichkeit für das Kind bei ungefähr 60 bis 70 Prozent.
Es gibt einige Faktoren, die das Risiko der Erkrankung erhöhen; dazu gehören vor allem akute Entzündungen wie Grippe und Angina sowie bestimmte psychische Belastungen wie Trauer, Schmerz, Unfall, Prüfungsangst und Partnerschaftsprobleme.

Biologische Hintergründe

Bei der Schuppenflechte spielen die Hautzellen verrückt; sie erreichen nach ihrer Entstehung im tieferen Hautgewebe schon nach vier Tagen die Oberfläche – im Unterschied zu normalen Zellen, die dafür 30 Tage benötigen. Als Folge dieser schnellen Hautzellenbildung kommt es zu heftigem Juckreiz (der bei Jugendlichen sehr stark ausgeprägt sein kann, während er bei älteren Patienten mit chronischer Flechte eher in schwächerer Form auftritt) und starker Schuppenbildung. Der Grund für diese Entwicklungswut der Hautzellen ist ein Mangel an dem chemischen Botenstoff cAMP; dieser Mangel wird vor allem durch eiweißarme Ernährung oder eine unzureichende Eiweißverdauung ausgelöst.

Ein Rätsel

Die Schuppenflechte ist von den Symptomen bis zur Therapie nach wie vor ein großes Rätsel für die moderne Medizin. Es gibt fast so viele Varianten der Krankheit, wie es Patienten gibt. Einige Therapien haben bei bestimmten Patienten zunächst Erfolg, um beim nächsten Schuppenflechtenschub wieder zu versagen. Der Patient ist häufig gezwungen, mit Heilmitteln zu experimentieren.

Psychische Hintergründe

In der Psychosomatik konnte beobachtet werden, dass sich Patienten mit Schuppenflechte einerseits gern in der Öffentlichkeit zeigen, auf der anderen Seite häufiger Ängste und Niedergeschlagenheit verspüren.
Einige Psychotherapeuten verstehen die Schuppenflechte als eine Art Panzer, mit dem sich der Patient vor dem Zugriff anderer Menschen schützen will. Viele Patienten mit Schuppenflechte neigen zu Resignation, nicht zuletzt deswegen, weil ihre Krankheit nicht

abschließend heilbar ist und stets ein gewisses Risiko für die Wiederkehr der Schuppenbildung besteht.

Altbewährt – so helfen Sie sich selbst

Harnstoffhaltige Salben

Harnstoff erfüllt bei der Haut zahlreiche Funktionen, die ihn für die Behandlung von Schuppenflechte zu einem Mittel der ersten Wahl machen.

- Er lockert die Hornschicht auf und fördert die Abschuppung der Haut.
- Er drückt Wasser in die Hornschicht; die Haut des an Schuppenflechte erkrankten erhält dadurch wieder eine gewisse Glätte und Jugendlichkeit.
- Er wirkt entzündungshemmend und lindert den Juckreiz.

Harnstoffpräparate erhalten Sie in der Apotheke. Unsere Empfehlung: Geben Sie z. B. Carbamid Creme Widmer 1- bis 2-mal täglich auf die betroffenen Stellen.

Kältepackungen

Kälte zieht die Hautblutgefäße zusammen und lindert den akuten Juckreiz. Geben Sie einige Eiswürfel in ein Leinentuch oder einen Waschlappen, den Sie für mindestens 15 Minuten auf die betroffenen Stellen legen.

EPA

Bei EPA handelt es sich um eine Fettsäure, die vor allem in Fischen enthalten ist. Viele Psoriasispatienten zeigen eine deutliche Linderung der Symptome, wenn sie regelmäßig Fischölkapseln zu sich nehmen oder viel Makrelen und Lachs essen.

Kneippsche Anwendungen

Wechselwarme Güsse und kalte Morgenduschen stabilisieren Körper und Psyche und sorgen dafür, dass Sie und auch Ihre Haut widerstandsfähiger werden.

Im Folgenden ein paar Anwendungen, die Ihre Konstitution verbessern helfen.

Wechselknieguss: Das heiße Wasser für den Knieguss sollte etwa 36 bis 38 °C haben, das kalte Wasser nehmen Sie so, wie es aus der Leitung kommt. Beginnen Sie am rechten Bein mit der Warmanwendung. Den Schlauch oder Duschkopf vom Fußrücken aufwärts am Bein entlangführen, bis kurz vor das Knie. Dort bleibt der Strahl, bis Sie eine wohlige Durchwärmung spüren. Dann wandern Sie an der Beininnenseite abwärts. Wiederholen Sie diese Prozedur nun am linken Bein, und schreiten Sie dann zur Kaltanwendung, die Sie genau wie die Warmanwendung durchführen.

Medikamente

Deutschland
Basodexan Creme, Carbamid Creme Widmer, Laceran Salbe 10% Urea

Österreich
Basodexan Creme, Nubral-Creme

Schweiz
Carbamid-Emulsion Widmer, Nutraplus Creme

Klimawechsel

Die Schuppenflechte zeigt starke Zusammenhänge mit den Witterungsbedingungen. Längere Aufenthalte in so genannten Reizklimagebieten (Nordsee oder Hochgebirge) können die Beschwerden oft dauerhaft lindern.

Führen Sie Warm- und Kaltanwendung je 2-mal durch, zum Schluss bekommen die Fußsohlen noch eine kurze kalte Dusche.

Wassertreten: Hierzu lassen Sie kaltes Wasser bis ungefähr auf Wadenhöhe in die Wanne einlaufen. Dann gehen Sie im Storchengang (ein Bein immer ganz aus dem Wasser heben und dann wieder eintauchen) in der Badewanne umher, so lange, wie Sie es aushalten können (1 bis 6 Minuten). Danach sollten Sie warme Socken anziehen, denn die Füße brauchen nun unbedingt trockene Wärme.

Wechselwarme Fußbäder: Nehmen Sie für die eine Wanne etwa 38 °C warmes Wasser, für die andere kaltes Wasser (ungefähr 15 °C). Tauchen Sie abwechselnd die Füße bis zu den Waden in die beiden Wannen ein.

Kalte Armbäder: Hierzu reicht ein Waschbecken mit kaltem Wasser aus. Tauchen Sie die Arme für jeweils 15 bis 25 Sekunden in das Becken.

Eine Variante des kalten Armbads ist die *kalte Armwaschung:* Fahren Sie – beginnend mit dem rechten Arm – mit einem nassen kalten Waschlappen (der jedoch nicht tropfen sollte) vom rechten Handrücken bis zur Schulter; dann gehen Sie mit dem Waschlappen am inneren Arm wieder zurück. Waschen Sie anschließend von außen her wieder hoch, und fahren Sie nun mit dem Waschlappen an Achsel, Hals, Brust, Bauch und Hüfte hinunter. Dann wechseln Sie zum anderen Arm und verfahren dort auf die gleiche Weise.

Kneipp für Kinder

Kneippsche Anwendungen eignen sich auch hervorragend für Kinder. Gerade bei Kindern will man ja nicht gleich zu Medikamenten greifen. Deshalb sollte man es auf jeden Fall zunächst einmal mit einer lindernden Wasseranwendung versuchen. Wassertreten und Kaltabwaschungen kann man mit Kindern bestens auch als Spiel gestalten.

Roterlentee

Die Blätter und die Rinde der Roterle enthalten Gerbsäure, die den Reizzustand bei einem Krankheitsschub der Schuppenflechte dämpft.

Rezept: 2 Teelöffel der Blätter und der Rinde mit 1/4 Liter kochendem Wasser übergießen, 10 Minuten ziehen lassen, danach abseihen. Trinken Sie den Tee in kleinen Schlucken, und ein paar Tropfen geben Sie auf einen mit kaltem Wasser getränkten Umschlag, den Sie auf die betroffenen Hautstellen legen.

Übrigens: Diesen Tee können Sie auch bei Ihrem erkrankten Kind anwenden. Er hat keinerlei bekannte Nebenwirkungen und kann längerfristig getrunken werden.

Entspannen Sie sich!

Das autogene Training weist bei Hauterkrankungen wie der Schuppenflechte gute Erfolge auf. Sie können es mittlerweile fast überall in Einrichtungen der Erwachsenenbildung erlernen. Bisweilen bieten auch die Krankenkassen Kurse an.

Farbtherapie

Bestimmte Farben lenken unsere Aufmerksamkeit auf sich und beruhigen uns, so dass der Juckreiz weniger stark empfunden wird. Das gilt vor allem für die Farbe Blau. Tragen Sie also Kleidung in dezenten Blautönen, Ihre Bettüberzüge sollten ebenfalls ein warmes Himmelblau zeigen.

Wenn Sie am Computer mit einem Textverarbeitungsprogramm arbeiten, sollten Sie Folgendes beherzigen: weg von grellen Gelb- und Grüntönen, am besten ist für Psoriatiker ein dunkelblauer Bildschirmhintergrund.

Neu und sanft – unser Tipp

Gelbwurz

Ein Extrakt der Curcumawurzel (auch Gelbwurz genannt) unterdrückte in einer Studie von Dermatologen der Universität Frankfurt die Freisetzung von Zytokinen, die als Hauptauslöser der Schuppenflechte gelten. Die alte indische Heil- und Gewürzpflanze zeigte dabei – mit deutlich weniger Nebenwirkungen – eine ähnliche Effektivität wie Kortison. Bislang wurde Gelbwurz hierzulande lediglich als Heilmittel für Erkrankungen der Galle und Gallenwege eingesetzt. Man erhält die Gelbwurzextrakte in den Apotheken. Präparate: Metophyt N Dragees, Choldestral Krugmann Kapseln und Lösung.

Vorbeugen – so bleiben Sie gesund

- Trinken Sie weniger Alkohol! Eine Menge von 100 Gramm Alkohol pro Tag (das entspricht etwa drei Liter Bier oder einem Liter Wein) steigert das Risiko für einen Psoriasisschub um das Doppelte.
- Suchen Sie die heilenden Sonnenstrahlen! Das bedeutet: Schützen Sie sich vor der sommerlichen Mittagssonne, ansonsten sollten Sie aber so oft wie möglich an die frische Luft gehen. Sie tun Ihrer Haut etwas Gutes, wenn Sie bei leicht bewölktem Himmel einige Zeit spazieren gehen.
- Die richtige Hautpflege vermag viele Krankheitsschübe bereits im Vorfeld zu lindern: Im Sommer braucht die Haut viel Feuchtigkeit. Hierzu eignen sich fettarme Cremes mit wässriger Trägersubstanz. Im Winter braucht die Haut etwas mehr Fett. Jetzt sollte auf Salben mit öliger Trägersubstanz umgestellt werden. Nässende und gereizte Haut pflegt man am besten mit Umschlägen aus physiologischer Kochsalzlösung oder zehnprozentiger essigsaurer Tonerde. Sie erhalten beides in der Apotheke. Trockene Haut sollte möglichst wenig gewaschen werden. Zum Waschen verwenden Sie am besten nur Wasser. Baden Sie höchstens einmal pro Woche, wobei das Wasser nicht über 30 °C warm sein sollte.
- Achten Sie auf eine eiweißreiche Ernährung (Geflügel, Sojabohnen, Fisch, Joghurt) und auf eine ausreichende Zufuhr an Bromelain. Das Enzym Bromelain verbessert Ihre Eiweißverdauung; Sie finden es vor allem in der Ananas.

Fumarsäure

Besonders bekannt unter den alternativen Psoriasistherapien ist die Behandlung mit Fumarsäure. Hier geht man davon aus, dass man dem Stoffwechsel des Psoriasispatienten mit Fumarsäuregaben auf die Sprünge helfen muss. Lange Zeit hatte man allerdings Probleme damit, in welcher chemischen Form die Säure zu verabreichen ist. Das Problem scheint mit der Entwicklung der so genannten Fumarsäureester nun gelöst. Sie beeinflussen jedoch das Immunsystem, und dadurch sind sie alles andere als harmlos: Ihre Dosierung muss strikt überwacht werden.

Wichtige Adresse

Es gibt verschiedene Institutionen und Selbsthilfegruppen, bei denen sich Leute mit Hautproblemen nach neuen Therapieformen erkundigen können.

Eine Adresse, die weiterhilft:

- Deutsche Stiftung für Psoriasis und Neurodermitis
Fontanestraße 14
53173 Bonn
Tel. 02 28 / 35 10 91

Schweißbildung, übermäßige

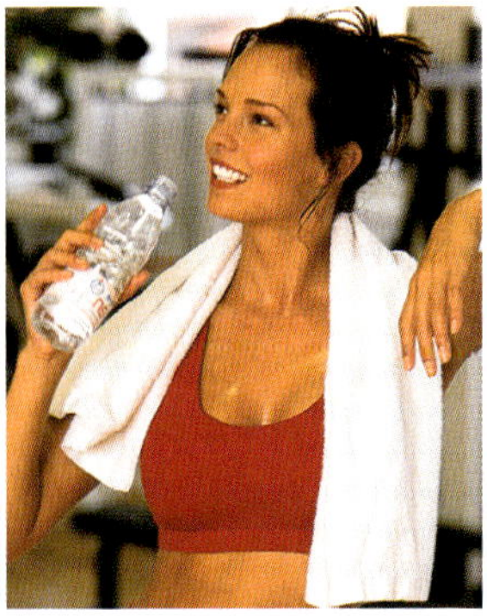

Intensives Training ist oft schweißtreibend.

Symptome

- Starke Schweißbildung, obwohl keine oder nur wenig körperliche Bewegung geleistet wurde und auch keine hohen Außentemperaturen vorliegen
- Betroffene Stellen: meist Hände, Füße, Rücken, Dekolletee und Achseln

Ursachen

Starkes Schwitzen zählt zu den typischen Begleitsymptomen der Wechseljahre, und auch bestimmte Medikamente, wie Salizylsäure oder Kortikoide, weisen eine übermäßige Schweißsekretion in ihrem Nebenwirkungenkatalog auf.
Die häufigste Ursache bei übermäßiger Schweißbildung ist jedoch die psychische Belastung.

Psychische Hintergründe

Die Steuerung der Feuchtigkeitsabgabe erfolgt durch das vegetative Nervensystem, und zwar über sehr empfindlich reagierende Zentren im Zwischenhirn und im Rückenmark.
Diese Zentren stehen in engem Kontakt mit denjenigen Bereichen des Gehirns, die unser Gefühlsleben steuern. Deshalb schwitzen wir, wenn wir uns aufregen, Angst haben oder unter starkem Stress stehen.
Ob die klatschnassen Hände bei der Führerscheinprüfung oder die gefürchteten kalten Füße vor dem Examen – all dies erklärt sich aus der Abhängigkeit der Schweißdrüsen von den Gefühlszentren in unserem Gehirn.

Angstschweiß aus Angst vor dem Schweiß

Schwitzen in unpassenden Situationen wird gemeinhin als Unsicherheit oder sogar als Ausdruck mangelnder Hygiene interpretiert. Ein sensibler Mensch gerät schnell in die Situation, dass er beispielsweise bei einem Vorstellungsgespräch vor Angst schwitzt und dann aus Furcht, dass sein Gegenüber dies sehen oder sogar riechen könnte, noch stärker zu schwitzen anfängt – ein kleiner Teufelskreis.

Altbewährt – so helfen Sie sich selbst

Bockshornkleesamen

Die Samen des Bockshornklees enthalten Substanzen, die unsere Haut und ihre Schweißdrüsen beruhigen. Wirksam sind sie beispielsweise als Badezusatz.
Rezept: 12 gehäufte Esslöffel Bockshornkleesamen in 1 Liter kaltem Wasser ansetzen, 6 Stunden einweichen lassen. Danach den Sud kurz zum Sieden bringen, etwas abkühlen lassen und in eine Wanne füllen. Baden Sie täglich zunächst die Hände, dann die Füße darin – jeweils 15 Minuten. Am besten setzen Sie den Bockshornklee am Morgen an und nehmen dann am Abend das Bad.

Salbei

Die Pflanzenheilkunde kennt kein Heilmittel, das die Produktion der Schweißdrüsen besser drosseln kann als der Salbei. Hauptverantwortlich für diesen Effekt sind seine ätherischen Öle, die nicht nur direkt auf die Schweißdrüsen, sondern auch auf das schweißsteuernde Wärmeregulationszentrum in unserem Gehirn wirken. Salbei kann innerlich und äußerlich eingesetzt werden. Bei Schweißfüßen empfehlen sich Fußbäder (4 bis 6 Esslöffel getrocknete Salbeiblätter auf 2 Liter warmes Wasser), bei Schweißattacken an mehreren Körperteilen hilft Salbeitee (Zubereitung siehe Seite 111). Trinken Sie täglich 3 Tassen. Ebenso wirkungsvoll ist die Einnahme von Salbeitinktur. Dosierung: 3-mal täglich 2 Milliliter.

Aluminiumchlorid

Aluminiumchlorid schließt überaktive Schweißdrüsen. Am besten verwenden Sie es als Gelee.
Rezept: 20 Gramm Aluminiumchlorid und 100 Milliliter destilliertes Wasser mischen, danach 1- bis 2-prozentige Methylzellulose so lange zugeben, bis Sie eine verstreichbare Geleemasse vor sich haben (die man auch in einen Rollstift füllen kann). Tragen Sie die Masse 2-mal wöchentlich auf diejenigen Stellen auf, die besonders stark schwitzen.

Tomatenbad

Eigentlich ist das Tomatenbad ein bewährtes Mittel gegen Körpergeruch, doch es hilft auch gut bei übermäßiger Schweißbildung.
Rezept: Geben Sie etwa 3 Liter Tomatensaft zu einem Vollbad hinzu. Nehmen Sie in dieser roten Lauge ein etwa 15-minütiges Bad.

Alternative Medizin – unser Tipp

Chinarinde

Die trockene Zweigrinde des Chinarindenbaums enthält mehrere Substanzen, die besonders bei starker Achselschweißbildung helfen. Nehmen Sie Chinarinde am besten als homöopathisches Präparat *China D4*. Dosierung: 3-mal täglich 1 Tablette vor dem Essen im Mund zergehen lassen.

Vorbeugen – so bleiben Sie gesund

- **Waschen Sie sich morgens mit einem Lappen, den Sie in kaltes Wasser mit einem duftenden Bodyshampoo tauchen! Das verleiht Ihnen nicht nur einen angenehmen Duft, sondern hemmt auch Ihre Schweißdrüsen in der Überproduktion.**

Entspannen Sie sich!

Gegen übermäßiges Schwitzen sind Entspannungsübungen, wie das Tiefenentspannungstraining nach Jacobson und das autogene Training, besonders wirksam. Autogenes Training sollte jedoch bei Experten (z. B. an Volkshochschulen) erlernt werden.

Naturfasern bevorzugen!

Naturfasern, wie beispielsweise Baumwolle oder Seide, nehmen den Schweiß besser auf als Kunststofffasern und lassen ihn schneller abdampfen.

Ärzteseife bevorzugen!

Versuchen Sie es einmal mit einer antibakteriell wirkenden Seife, wie sie Chirurgen verwenden. Fragen Sie Ihren Apotheker, wo Sie diese Seife bekommen können.

Sonnenbrand

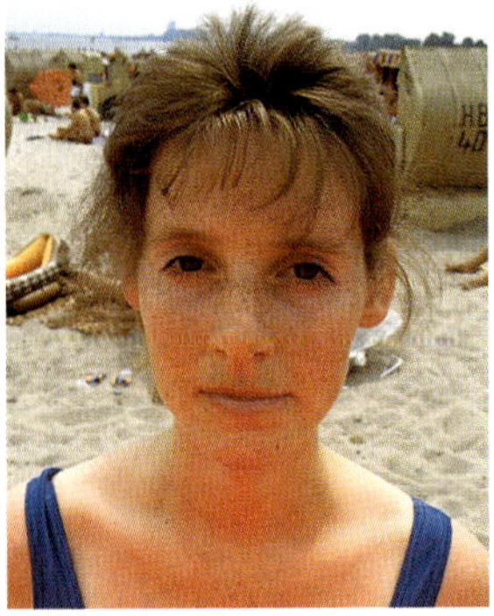

Menschen mit rötlichen Haaren und blasser Haut bekommen schnell einen Sonnenbrand.

Symptome

- Die Haut ist rot, gespannt und heiß
- In schweren Fällen bilden sich Bläschen

Ursachen

Das Sonnenlicht enthält zwei Typen ultravioletter Strahlung: UV-A und UV-B. UV-A gilt als Hautbräuner, während UV-B schnell zu entzündlichen Veränderungen in der Haut führt. Darüber hinaus produziert die Sommersonne durch Infrarotstrahlen eine Hitze, die der Haut Feuchtigkeit entzieht. Dadurch wird sie anfälliger für Entzündungen.

Körperliche Hintergründe

Die Menschen reagieren je nach Hauttyp auf UV-Strahlen sehr unterschiedlich:

- Typ I – weiche und blasse Haut, rötliche Haare – darf lediglich 5 bis 10 Minuten ungeschützt in der Sommersonne bleiben, danach bekommt er einen schmerzhaften Sonnenbrand.
- Typ II – helle Haut, blonde bzw. braune Haare – hat eine Eigenschutzzeit von 10 bis 20 Minuten.
- Typ III – hellbraune Haut, blonde bzw. braune Haare – hat eine Eigenschutzzeit von 20 bis 30 Minuten.
- Typ IV – hellbraune (angegerbte) bis olivfarbene Hautfarbe, dunkle Haare – darf immerhin ungeschützt 30 bis 45 Minuten in der Sonne bleiben, erst danach bekommt er einen Sonnenbrand.

Wichtig!
Wenn Sie den Eindruck haben, dass sich der Sonnenbrand ausweitet, obwohl Sie sich schon seit Stunden aus der Sonne zurückgezogen haben, und wenn Sie Übelkeit und Fieber verspüren, müssen Sie sofort den Arzt aufsuchen (Infektionsgefahr!).

Altbewährt – so helfen Sie sich selbst

Quarkwickel

Quarkwickel kühlen und lindern den Schmerz. Mischen Sie den Quark (ersatzweise Joghurt) mit etwas Buttermilch, und streichen Sie ihn auf ein Leinentuch, das Sie auf die geröteten Stellen legen. Dauer der Anwendung: 20 bis 30 Minuten, 2-mal pro Tag. Wechseln Sie den Wickel, wenn Sie merken, dass er warm wird.

Viel trinken!

Sonnenbrand ist auch ein Zeichen für akuten Wasserverlust, deshalb müssen Sie viel trinken. Am besten eignen sich Tees oder eine Mischung aus Saft und Mineralwasser (Verhältnis 1:4).

Viel Vitamin E und C!

Diese beiden Vitamine wirken entzündungshemmend und fördern den Wiederaufbau von beschädigten Hautzellen, indem sie die bei Verbrennungen frei werdenden Radikale einfangen. Freie Radikale im Körper können zu Krebs führen. Verzehren Sie also viel frisches Obst, natürliche Öle und Gemüse. Bei starkem Sonnenbrand sollten Sie sich auch nicht vor Vitaminpräparaten (aus Apotheke oder Drogerie) scheuen. Preiswertesten Präparate sind: Eunova, Multibionta, Hermes Multi Brause, Multivitamin Woelm Brausetabletten.

Aspirin

Die Azetylsalizylsäure im Aspirin ist ein wirkungsarmer Entzündungshemmer und lindert die Verbrennungsschmerzen. Sie sollten aber nur dann zur Tablette greifen, wenn die Haut großflächig verbrannt ist, Blasen aufweist oder die Schmerzen sehr stark sind.

Hilfe aus der Küche – unser Tipp

Kopfsalat

Geben Sie die Blätter des Kopfsalats in siedendes Wasser; etwa 5 Minuten kochen lassen. Dann entfernen Sie die Blätter (gut abtropfen lassen) – der verbleibende Sud enthält jetzt genau die Substanzen, die Ihrer strapazierten Haut Feuchtigkeit zurückgeben und den Reizzustand mildern. Lassen Sie den Sud abkühlen, und tupfen Sie ihn dann mit einem Wattebausch auf die verbrannten Stellen; das kühlt und lindert die Schmerzen.

Vorbeugen – so bleiben Sie gesund

- Gewöhnen Sie sich langsam an die Sonne! Verlängern Sie Ihr Sonnenbad täglich um etwa 20 Prozent. Die Sonnenmilch (mindestens Lichtschutzfaktor 6) eine halbe Stunde vor dem Sonnenbad aufzutragen!
- Das stärkste Sonnenlicht kommt zwischen 11 und 16 Uhr! In dieser Zeit sollten Sie sich im Schatten aufhalten.
- Schätzen Sie Ihren Hauttyp realistisch ein! Wenn Sie Schwierigkeiten mit Ihrer Selbsteinschätzung haben: Schauen Sie sich Ihre Eltern an! Ihr Hauttyp wird ungefähr in der Mitte von beiden liegen.
- Essen Sie in der Sommerzeit besonders viel Weizenkleie, -keime, Vollkornprodukte und Bierhefe. Diese Nahrungsmittel enthalten viel Paraaminobenzoesäure, die die Hautpigmentierung verbessert.
- Die Sonneneinstrahlung hängt nicht nur von Witterung und Jahreszeit ab. Die Höhenstrahlung in den Alpen ist auch im Winter gefährlich; Schnee, Sand und Wasser können die UV-Strahlen ebenfalls deutlich verstärken.

Medikamente

Deutschland
Eunova, Hermes Multi Brause, Multibionta, Multivitamin Woelm Brausetabletten

Österreich
Irocombivit, Multibionta, Vit. E+C Agepha

Schweiz
Halibut Multivit, Multibionta, Multivitamin Kapseln Phytomed

Kinder in der Sonne

Schützen Sie besonders Kinder vor der Sonne! Vertieft in ihr Spiel, achten sie nicht auf die gefährlichen Strahlen, und schnell ist die empfindliche junge Haut rot. Schützen Sie die Augen Ihrer Kinder mit einer Sonnenbrille! Die noch sehr klare Augenlinse kleiner Kinder lässt viel Strahlung durch, so dass auch ein Sonnenbrand auf der Netzhaut möglich ist.

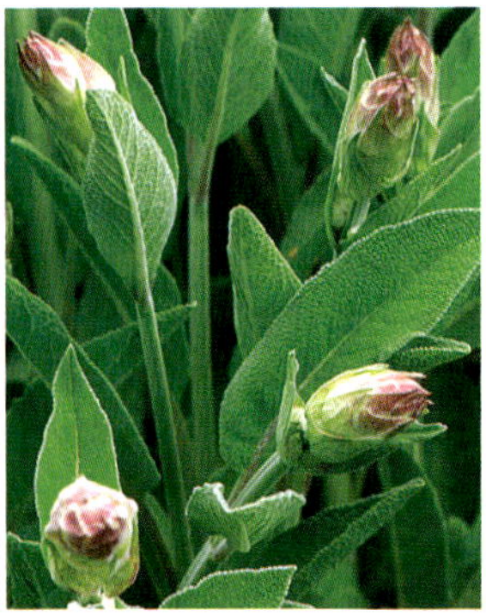

Die Natur stellt die Heilmittel bereit: Salbei tötet Hefepilze ab.

Soor

Symptome

- Weiße Punkte auf Zunge und Wangenschleimhaut

Ursachen

Soorauslöser ist ein Hefepilz. Die Erkrankung zeigt sich immer häufiger bei Säuglingen, etwa ab der ersten Lebenswoche, seltener bei Erwachsenen – hier v. a. bei Immunschwachen oder Zuckerkranken.

Biologische Hintergründe

Der Soorpilz wird meistens von der infizierten Scheide der Mutter während der Geburt auf den Säugling übertragen. Er braucht dann ungefähr eine Woche, um in der Mundhöhle die beschriebenen Symptome hervorzurufen.

Gefährlich?
Noch in den dreißiger Jahren wurde Soor als lebensbedrohlich eingestuft. Doch diese Einstufung beruhte wohl auf einem Beobachtungsfehler. Wahrscheinlich starben die Säuglinge an einer Lungenentzündung oder anderen schweren Erkrankungen, in deren Begleitung dann Soor auftrat. Die heutige Medizin betrachtet Soor als eine Krankheit, die meistens komplikationslos innerhalb von acht bis zehn Tagen vollständig abheilt.

Altbewährt – so helfen Sie Ihrem Baby!

Myrrhetinktur

Die richtige Myrrhetinktur besteht aus 1 Anteil pulverisierter Myrrhe und 5 Anteilen Alkohol.
Präparate sind z. B. Myrrhetinktur Hetterich und Thüringer Myrrhetinktur. Sie wirken desinfizierend und beseitigen die Entzündungen an der Mundschleimhaut.
Dosierung: 2- bis 3-mal täglich auf die betroffenen Stellen pinseln.

Salbei

Bei Soor hemmt Salbei nicht nur das Wachstum der für die Krankheit zuständigen Pilze, sondern lindert auch die dabei auftretenden Entzündungen. Die Anwendung erfolgt am besten über Salbeigels oder leimige Salbeilösungen, die es in der Apotheke gibt (Aperisan, Viru-Salvysat). Diese Präparate haben den Vorteil, dass sie vom Speichel nicht so schnell fortgespült werden wie etwa Tee oder Öl, außerdem enthalten sie zuckerfreie Geschmacksstoffe, die von Kindern akzeptiert werden. Das Gel oder den Leim mehrmals täglich mit einem Wattestäbchen auf die betroffenen Stellen streichen.

Miconazol

Miconazol ist ein klassisches Mittel aus der Schulmedizin, um gegen Hefepilzerkrankungen im Mundraum vorzugehen. Es wird in der Regel auch von Säuglingen nebenwirkungsfrei vertragen.

Entsprechende Präparate (z. B. Daktar) eignen sich als Nothilfe, wenn kein Arzt in Reichweite ist. Ansonsten sollte die Einnahme mit dem Kinderarzt abgesprochen werden, vor allem dann, wenn bereits andere Medikamente bei dem Baby eingesetzt wurden. Außerdem kann der Arzt das relativ teure Präparat verschreiben.

Kamille

Die Heilpflanze Kamille wirkt entzündungshemmend und heilt Hauterkrankungen. Trinken Sie – solange die weißen Pünktchen sichtbar sind – täglich mehrmals 1 Tasse Kamillentee.
Rezept: 2 Esslöffel Kamillenblüten mit 1/4 Liter kochendem Wasser überbrühen, 10 Minuten ziehen lassen, abseihen und möglichst noch warm trinken.
Sie können die betroffenen Schleimhautstellen auch mit Kamillensud bestreichen. Kochen Sie einen besonders starken Kamillentee, und verwenden Sie Wattetupfer, die Sie anschließend wegwerfen.

Homöopathische Mittel

Mercurius cyanatus D6 hilft bei Soorinfektion.
Dosierung: 5 Tropfen vor jeder Mahlzeit.
Borax D6 hat sich ebenfalls zur Behandlung bewährt.
Dosierung: zusammen mit Mercurius 5 Tropfen vor jeder Mahlzeit.

Nur für Erwachsene – unser Tipp

Teebaumöl

Das australische Teebaumöl besitzt eine fungizide, also pilzabtötende Wirkung. Es sollte jedoch nicht innerlich angewendet werden. Aus diesem Grund eignet es sich nur zur Behandlung von erwachsenen Soorpatienten, die sich im Unterschied zu Säuglingen auf schluckfreies Gurgeln verstehen.
So wird's gemacht: Geben Sie 5 bis 10 Tropfen Teebaumöl in 1 Glas mit warmem Wasser, und rühren Sie die Mischung gut durch. Machen Sie dann 1 bis 2 Minuten lang eine gründliche Mundspülung. Wiederholen Sie diese Anwendung wie das Zähneputzen jedes Mal nach den Mahlzeiten.

Vorbeugen – so bleiben Sie gesund

- Mütter müssen während der Schwangerschaft besonders gründlich auf die Hygiene ihrer Scheide achten! Vermeiden Sie Ansteckungen bei der Geburt!
- Bei bestehenden Scheideninfektionen mit Ausfluss sollten Schwangere den Arzt aufsuchen.

Wichtig!
Sollte sich beim Säugling der Soorbelag im Mund nach einer Woche nicht deutlich verringert haben, muss der Kinderarzt hinzugezogen werden. Er kann möglicherweise eine so genannte Symbioselenkung vornehmen, um das gestörte biologische Gleichgewicht im Babymund wieder in Ordnung zu bringen.

Medikamente

Deutschland
Myrrhetinktur Hetterich, Thüringer Myrrhetinktur, Daktar
Österreich
Drovitol-Mund- und Rachentropfen, Daktarin 2%-orales Gel
Schweiz
Myrrhetinktur, Daktarin Mundgel

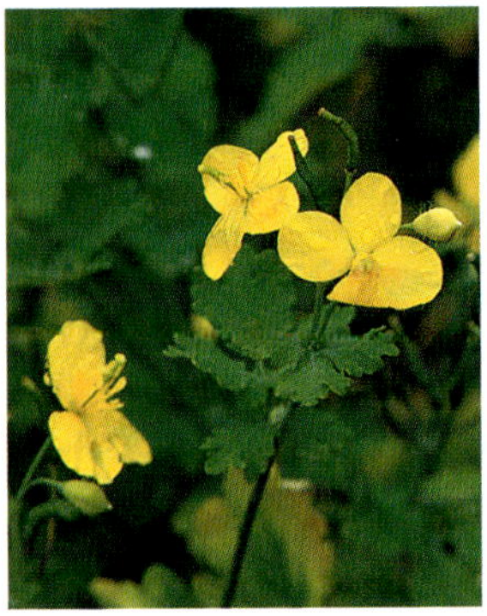

Das 30 bis 50 Zentimeter hohe Schöllkraut ist den ganzen Sommer hindurch überall an Mauern, Schuttplätzen und verwilderten Gärten zu finden. Man erkennt sie an den in lockeren Gruppen formierten gelben vierblättrigen Blüten und ihren gefiederten Blättern.

Warzen

Symptome

- Linsen- bis bohnengroße Geschwülste
- Dunkle Verfärbung

Ursachen

Verschiedene Arten des so genannten Papillomavirus sind für Warzen verantwortlich.

Körperliche Hintergründe

Warzen bevorzugen schlecht durchblutete Körperteile wie Hände und Füße, mitunter befallen sie auch Gesicht und Genitalien. Menschen mit sensibler, gereizter Haut sind anfälliger für Virusinfekte und daher überdurchschnittlich häufig von Warzen betroffen.

Vorsicht ist geboten!

Warzen gehören zu den verbreitetsten Hauterkrankungen überhaupt, etwa zehn Prozent aller jungen Erwachsenen im Alter bis zu 30 Jahren haben eine oder mehrere Warzen an ihrem Körper. Auch wenn die meisten der stecknadel- bis erbsengroßen Knötchen keine Schmerzen verursachen, können sie bei den Betroffenen doch einen enormen Leidensdruck auslösen, vor allem dann, wenn sie sich im Gesicht ansiedeln.

Die Warze bringt alle äußeren Eigenschaften mit, die einen Menschen dazu verführen, an ihr herumzuspielen oder sie einzureißen: Sie ist deutlich von der Hautoberfläche abgegrenzt, schrumpelig und wirkt dadurch wie ein Fremdkörper, der doch eigentlich leicht aus der Haut zu entfernen sein müsste. Doch das Gegenteil ist der Fall. Warzen dürfen Sie keinesfalls selbst operieren. Gehen Sie zu einem Arzt!

Altbewährt – so helfen Sie sich selbst

Vitamine A und C

Diese Vitamine gelten als wirkungsvolle Antreiber unserer Hautimmunabwehr, sollten aber nur auf die betroffene Stelle aufgetragen werden, um Überdosierungen zu vermeiden. Holen Sie am besten entsprechende Kapseln (z. B. Kneipp Vitamin Trio) aus der Apotheke! Die Kapseln aufbrechen und den Inhalt vorsichtig auf der Warze verteilen!

Medikamente

- **Deutschland**
Collomack, Duofilm, W-Tropfen
- **Österreich**
Calmurid-Salbe, Duofilm
- **Schweiz**
Calmurid, Duofilm

Salizylsäurehaltige Cremes oder Emulsionen

Salizylsäure lockert das starre Warzengewebe.
Präparate: Collomack, Duofilm, W-Tropfen. Dosierung laut Beilage.

Thuja

Thuja gehört zu den pflanzlichen Heilmitteln, die das Warzenwachstum nicht nur oberflächlich behandeln können. In der Homöopathie kommt es als übergreifendes Medikament für die sensible Warzenpersönlichkeit zum Einsatz. Ihre Charakteristik: Sie ist schnell emotional verletzt (dünnhäutig), empfindlich gegen Feuchtigkeit und Kälte und neigt zu öliger Haut.
Dosierung: Thuja D6 3-mal täglich 1 bis 2 Tabletten.

Verwechslungsgefahr

Warzen werden leicht mit Hautkrebsgeschwüren verwechselt. Warzen, die sich nach dem 30. Lebensjahr entwickeln, sollten zur Diagnoseabsicherung von einem Hautarzt untersucht werden.

Rizinusöl

Das uralte Hausmittel konnte in Studien unlängst den Nachweis erbringen, dass es das Wachstum der Warzen- bzw. Papillomaviren hemmt. Mehrmals täglich die betroffenen Stellen bestreichen.

Homöopathische Mittel

Causticum D12 vertreibt harte, gezackte Warzen erfolgreich.
Dosierung: 2-mal täglich 5 Kügelchen.
Thuja D12 hilft gegen weiche Warzen.
Dosierung: 2-mal täglich 5 Kügelchen.

Hartnäckig und flexibel

Wenn Sie mit einem Mittel eine Ihrer Warzen entfernen konnten, heißt das noch lange nicht, dass es auch auf andere Warzen wirkt. Es kann durchaus sein, dass Sie fünf verschiedene Warzen auf Ihrem Körper mit fünf verschiedenen Methoden behandeln müssen.

Hilfe aus dem Pflanzenreich – unser Tipp

Schöllkraut und Ringelblume

Der gelbe Saft des Schöllkrauts enthält etwa 20 Alkaloide, die große Erfolge bei virusbedingten Warzen zeigen. Wirksam ist vor allem der frische Milchsaft (Achtung: giftig!), der aus den Blättern herausgepresst und auf die erkrankten Hautstellen aufgetragen wird. Für Gesichtswarzen eignen sich besser die milderen Substanzen der Ringelblumenblüte. Entsprechende Salben und Cremes in der Apotheke.

Vorbeugen – so bleiben Sie gesund

- Reduzieren Sie die Infektionsgefahr! Nach dem Baden oder Duschen gut abtrocknen, besonders zwischen den Zehen. In öffentlichen Bädern und Hotelzimmern nie barfuß laufen. Bei der Hautpflege die Warzen aussparen, um eine Schmierinfektion auszuschließen. Wenn ein Familienmitglied Warzen hat, sollte es andere Cremes, Waschlappen und Handtücher als die übrigen Familienmitglieder benutzen.
- Verbessern Sie die Hautdurchblutung. Gehen Sie viel an die frische Luft! Gönnen Sie Händen und Füßen einmal eine kältere Dusche!

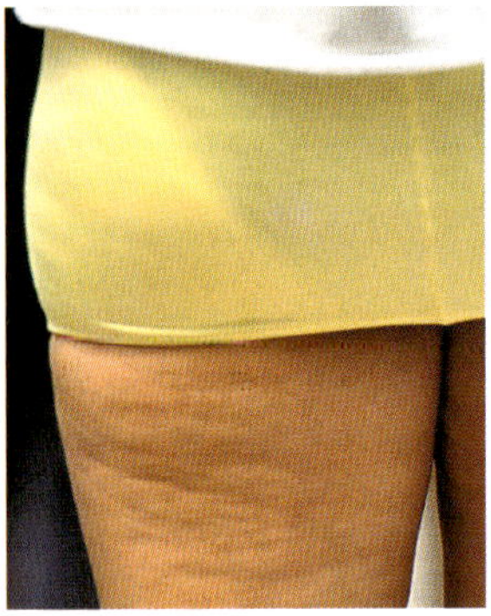

Die Wirkung von Bürstenmassagen auf die Orangenhaut ist umstritten. Zur Vorbeugung sind sie jedoch in jedem Fall geeignet, da sie die Durchblutung und den Abtransport von Schadstoffen aus der Haut fördern.

Zellulite

Symptome

- Die Haut zeigt große Poren – wie bei einer Orange (daher die Bezeichnung »Orangenhaut«) –, einen deutlichen Spannungsverlust und mehr oder weniger große Dellen
- Betroffen sind vor allem die Hautpartien an Oberschenkeln, Hüften und Gesäß

Ursachen

Bei der Zellulite handelt es sich um eine Fettverteilungsstörung, die durch die weicheren Bindegewebestrukturen der weiblichen Haut gefördert wird. Die Zellulite trifft zu 98 Prozent Frauen. Weitere Risikofaktoren sind Übergewicht und Bewegungsmangel.

Körperliche Hintergründe

Die Chancen zur Beseitigung einer Zellulite sind begrenzt, weil Unterhautfettgewebe nur schwer zu beeinflussen ist. Alle seriösen Maßnahmen zielen darauf, die Haut zu durchbluten sowie die Verdauung zu verbessern und die Ernährung umzustellen.

Psychische Hintergründe

Zellulite ist medizinisch gesehen absolut harmlos, aber ein großes psychisches Problem. Es gibt nicht wenige Frauen, die für eine Beseitigung ihrer Zellulite bereit sind, alles zu tun. Die Fettabsaugung an Oberschenkeln und Po nimmt mittlerweile einen Spitzenplatz unter den kosmetischen Operationen ein.

Cremes?

Die Wirkung von Cremes und Salben gegen Zellulite ist umstritten. Einige Kräuter wie Salbei, Zypresse und Wacholder besitzen zumindest einen gewissen Durchblutungseffekt, sind aber im Vollbad wirksamer als in Form von Pflegeölen.

Altbewährt – so helfen Sie sich selbst

Kneippsche Anwendungen

Der kneippsche Unterguss fördert die Durchblutung an den problematischen Stellen und behebt Stauungszustände in Magen, Darm, Bauchspeicheldrüse und Leber. So machen Sie's richtig:

- Entfernen Sie von Ihrer Dusche den Duschkopf, oder stellen Sie ihn auf einen harten Strahl ein. Außerdem sollten Sie einen Lattenrost ins Duschbecken legen, um das Auskühlen Ihrer Füße zu verhindern.
- Danach lassen Sie den kalten Wasserstrahl vom rechten Fußrücken über die Außenseite der Wade und des Oberschenkels bis zum Schulterblatt wandern. Anschließend fahren Sie mit

dem Wasserstrahl rechts neben der Wirbelsäule zurück über die Innenseite des rechten Beins.

- Wiederholen Sie das Ganze am linken Bein.
- Schließlich beginnen Sie wieder am rechten Fußrücken und wandern auf der Beinaußenseite nach oben, nur dass Sie jetzt nicht über den Rücken, sondern über den Bauch bis zum untersten Rippenbogen hinauf- und auch wieder hinabgehen.
- Das wiederholen Sie ebenfalls am linken Bein.
- Nach Abschluss der Anwendung nicht abtrocknen! Streifen Sie das Wasser nur oberflächlich mit dem Handrücken ab. Ziehen Sie sich dann warme und mollige Kleidung über (z. B. einen Trainingsanzug), und bleiben Sie noch für etwa 10 Minuten in Bewegung (Auf- und Abgehen, Treppensteigen).

Reduzieren Sie Ihr Körpergewicht!

Aber tun Sie des Guten nicht zu viel. Eine Gewichtsreduktion von 2 Kilogramm im Monat reicht vollkommen aus und hat außerdem noch die besten Chancen, halbwegs stabile Erfolge zu erzielen.

Antizellulitetee

Petersilie hat eine heilende Wirkung auf Zellulite. Probieren Sie folgenden Tee: 1 Esslöffel Petersilie mit 1 Tasse kochendem Wasser überbrühen, 5 Minuten ziehen lassen, abseihen. Trinken Sie täglich nur 1 Tasse für maximal 2 Wochen. Achtung: Der Tee ist nicht für Nierenkranke und Schwangere geeignet!

Essen Sie sich schön – unser Tipp

Das Gerüst unserer Haut wird hauptsächlich aus der Eiweißsubstanz Kollagen gebildet. Je weniger Kollagen unser Körper aus der Nahrung aufnehmen kann, umso mehr verliert er an Spannung.

- Essen Sie mehr hochwertiges Eiweiß, z. B. Fisch und Geflügel; gönnen Sie sich einmal in der Woche auch ein Stück Leber.
- Damit Ihr Körper aus dem Nahrungseiweiß ausreichend Kollagen aufbauen kann, braucht er viel Vitamin C, Zink und Kupfer. Essen Sie daher täglich frisches Obst, am besten Kiwis und Zitronen. Kupfer und Zink stecken vor allem in Müsli, Erbsen, Bohnen, Linsen und Bierhefe.

Wichtig!

Verwenden Sie keine Hautcremes mit Lösungsmitteln. Lösungsmittel zerstören die fetthaltigen Zellwände, schädigen den Stoffwechsel und beeinträchtigen das vegetative Nervensystem und die Durchblutung.

Vorbeugen – so bleiben Sie gesund

- Bauen Sie Muskelmasse auf! Das strafft das Gewebe. Muskeln sind außerdem von Natur aus gute Kalorienverwerter; je mehr Muskelmasse man hat, desto weniger wird Nahrung in Fett umgewandelt. Das beste Muskelaufbautraining ist Bodybuilding.
- Trinken Sie viel, am besten Mineralwasser und Fruchtsäfte! Denn bei vielen Frauen mit Zellulite konnte festgestellt werden, dass sie viel zu wenig Flüssigkeit zu sich nahmen.
- Weniger Kochsalz benutzen, denn das pumpt nur noch mehr Flüssigkeit in Ihre Problemzonen. Achten Sie vor allem auf verstecktes Salz in Fleisch- und Wurstwaren!

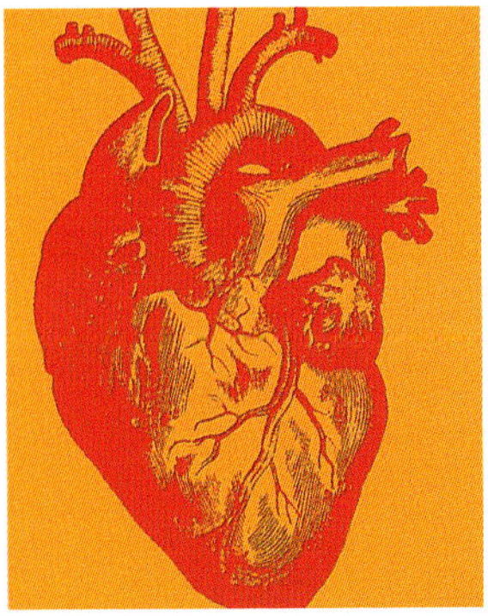

Herzschmerzen und Engegefühl in der Brust sind Anzeichen einer Angina pectoris.

Angina pectoris

Symptome

- Engegefühl in Brust und Hals
- Pochender Schmerz, der bis in den linken Arm ausstrahlt
- Angstgefühle
- Die Symptome der Angina pectoris ähneln denen eines Herzinfarkts, sie gleichen aber auch vielen Krankheiten im Brust- und Schulterbereich, die eher harmlos sind; Brustenge ist daher noch kein Grund zur Panik

Ursachen

Es handelt sich um eine Sauerstoffnot des Herzmuskels. Die Gründe dafür sind meistens:

- Verengung der Herzkranzgefäße aufgrund von Fett- und Kalkablagerungen an den Gefäßwänden
- Herzschwäche
- Erhöhte Dauerpulsfrequenz (der Herzmuskel wird im Moment des Schlagens selbst nur schlecht durchblutet; je höher also der Pulsschlag, desto weniger Sauerstoff steht dem Herzmuskel zur Verfügung)
- Absinken des Sauerstoffgehalts im Blut, beispielsweise durch Rauchen.

Wichtig!

Angina pectoris ist ein deutliches Zeichen für eine ernste und fortgeschrittene Erkrankung des Herzes. Sie ist daher ein Fall für den Arzt, die Hausapotheke darf nur unterstützend oder vorbeugend eingesetzt werden.

Organische Hintergründe

Angina pectoris ist in der Regel das Produkt eines ungesunden Lebenswandels. Bewegungsmangel treibt den Ruhepulsschlag nach oben und erhöht zusammen mit fett- und zuckerreicher Ernährung die Werte des gefäßverengenden Cholesterins. Nikotin beschleunigt die Pulsfrequenz, verengt die Herzkranzgefäße und fördert darüber hinaus die Klümpchenbildung im Blut.
Außerdem erhöht das Rauchen den Kohlenmonoxidgehalt im Blut, der lebensnotwendige Sauerstoff wird verdrängt. Bei Bluthochdruck drohen Schäden in den Blutgefäßen, außerdem muss das Herz stärker arbeiten, um gegen den Druck anzukommen.

Psychische Hintergründe

Chronischer Stress und chronische Aggressivität zählen mittlerweile zu den Hauptauslösern von Herzerkrankungen, da sie negative Hormon- und Stoffwechselveränderungen hervorrufen.

Nach Erkenntnissen von Wissenschaftlern gibt es einen Persönlichkeitstyp, der besonders stark gefährdet ist: der so genannte A-Typ. Seine Merkmale:

- Tätigkeit ist für ihn oberste Pflicht, Müßiggang ein Laster. Er protzt gerne damit, dass er sooo viel Stress hat, am liebsten vier Hände hätte und jeder irgendetwas von ihm will.
- Er arbeitet und lebt ständig unter Zeitdruck. Die Uhr ist sein ständiger Begleiter. Selbst in der Freizeit oder beim Essen findet er keine Ruhe.
- Er handelt mehrphasig, versucht, viele Dinge gleichzeitig zu erledigen. Typisch ist der hektische Autofahrer, der gleichzeitig Radio hört, mit dem Handy telefoniert und den Fahrer vor ihm mit der Lichthupe bedrängt.
- Er betrachtet seine Mitmenschen meistens als Konkurrenten. Sein Umgangston ist hektisch und mehr oder weniger aggressiv.
- Für ihn zählen nur eindeutig messbare Fakten. Erfolge müssen sich in Bilanzen, Geld oder anderen Zahlen niederschlagen, sonst besitzen sie für ihn keine Gültigkeit.

A-Typ

Der A-Typ gefährdet nicht nur sich selbst. Aufgrund seines hektischen und aggressiven Charakters setzt er auch anderen zu. In seiner Umgebung gibt es laut amerikanischen Untersuchungen überdurchschnittlich viele Magenkranke.

Altbewährt – so helfen Sie sich selbst

Fußbäder und Umschläge

Ein 15-minütiges heißes Fußbad mit anschließender kühler Abwaschung hilft bei akuter Brustenge. Auch ansteigende Fußbäder und heiße Armumschläge haben sich bewährt. Heiße trockene Tücher oder Heizkissen auf der Herzgegend können ebenso die Beschwerden lindern, da ihre Wärme die verkrampften Blutgefäße wieder öffnet.

Melissen-Weißdorn-Tee

Dieser Tee beruhigt den Puls und wirkt entspannend auf die Blutgefäße.

Rezept: 30 Gramm Weißdornblüten, 10 Gramm Herzgespannkraut, 5 Gramm Baldrianwurzel, 10 Gramm Melissenblätter. 1 gehäuften Teelöffel dieser Mischung mit 1 großen Tasse kochendem Wasser übergießen, abseihen, morgens und abends in kleinen Schlucken trinken. Sie können den Tee mit Honig nachsüßen.

Pestwurz

Pharmakologische Untersuchungen haben gezeigt, dass Pestwurz krampflösende Eigenschaften hat, vor allem bei Menstruationskrämpfen und Brustschmerzen infolge von Angina pectoris. Pestwurz enthält giftige Pyrrolizidinalkaloide und sollte daher nicht als Teeaufguss verabreicht werden. Besser ist es, auf Präparate mit dem Extrakt zu setzen. Diese enthalten keine Giftstoffe.

Präparat: Petadolex Kapseln.

Grüner Tee

Der grüne Tee hemmt Arteriosklerose und beseitigt damit eine der Hauptursachen von Angina pectoris. Ersetzen Sie Ihren Frühstückskaffee durch grünen Tee, trinken Sie auch zum Mittagessen regelmäßig mindestens eine Tasse davon (Zubereitung siehe Seite 399). Wichtig ist auch, den Alltag häufiger durch eine kleine Teepause zu unterbrechen. »Abwarten und Tee trinken« – das ist genau die richtige Einstellung für den A-Typ.

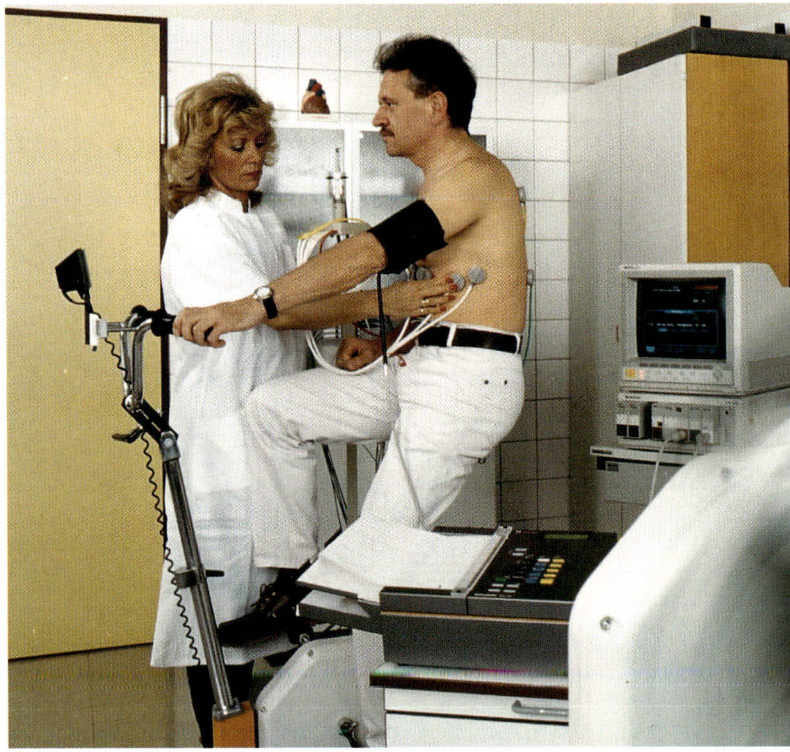

Beim so genannten Belastungs-EKG muss der Patient bei verschiedenen Belastungsstufen Fahrrad fahren. Dabei werden u.a. die Herztätigkeit und die Pulsfrequenz gemessen. Oft zeigt sich erst dann, dass ein in Ruhe vermeintlich gesundes Herz bei Belastung doch z.B. unter Durchblutungsstörungen leidet.

Heilgewürze

Es gibt Gewürze, die vor Arteriosklerose und damit vor Herzerkrankungen schützen können. Besonders wirksam sind in diesem Zusammenhang Ingwer, Knoblauch und frische Petersilie.

Spargelsaft

Rezept: 60 bis 70 Gramm frischen Spargel in 1/2 Liter abgekochtes, erkaltetes Wasser geben. Die Spargelstangen zerstoßen und alles 12 Stunden stehen lassen. Danach durch ein feines Sieb abseihen, 1 Gläschen Wacholderschnaps und 2 Esslöffel Honig hinzugeben. Trinken Sie davon jeweils 1 Schnapsglas zu den Mahlzeiten.

Treiben Sie Sport!

Ausdauersportarten wie Joggen, Walking, Radfahren und Schwimmen kräftigen den Herzmuskel und senken die Dauerpulsfrequenz. Sprechen Sie vorher mit Ihrem Arzt, wenn bei Ihnen bereits eine Herzerkrankung vorliegt. Sollte es während des Sports zu Beschwerden kommen, ist der Sport sofort zu unterbrechen.

Entspannung ist angesagt

Checken Sie Ihren Tagesablauf, um die alltäglichen Stressreize zu dämpfen! Sind Sie ein A-Typ? Wenn ja: Worauf (siehe vorhergehende Seite) könnten Sie verzichten, ohne dass Ihre Leistung darunter leidet? Sie werden feststellen, dass Sie manchmal viel arbeiten, ohne viel auszurichten. Lernen Sie, dass man mit Effizienz und Organisation weiter kommt als mit hektischer Betriebsamkeit!

Entsäuerung

Auch eine Entsäuerungskur kann Ihr Herz-Kreislauf-System erfolgreich entlasten (siehe auf S. 368f.).

Wieder entdeckt und sanft – unser Tipp

Herzwein

Alkohol in Maßen (!) ist, wie Forschungen belegen, durchaus hilfreich. Stärken Sie Ihr Herz mit Herzwein.

Rezept: 60 Gramm Rosmarin mit 1,5 Liter Weißwein ansetzen, 4 Tage lang ziehen lassen. Gönnen Sie sich 1 Schnapsglas dieses Tropfens nach jeder Mahlzeit.

Vorbeugen – so bleiben Sie gesund

- Treiben Sie regelmäßig, mindestens zweimal pro Woche, Ausdauersport. Dazu gehören Wandern, Jogging, Radfahren und Schwimmen. Lassen Sie die Finger von Extremsportarten, solange Sie keine körperliche Grundfitness besitzen.
- Vitamin E und Magnesium senken das Risiko von Gefäßverkalkungen. Magnesium steckt vor allem in grünem Gemüse, z. B. in Feldsalat, Paprika, Spinat, Brokkoli und Grünkohl. Am meisten Vitamin E enthalten Soja-, Weizen- und Sonnenblumenöl.
- Nehmen Sie keine Abführmittel, wenn Sie keine brauchen! Denn die rauben Ihnen den Gefäßbeschützer Vitamin E.
- Knoblauch gilt mittlerweile unbestritten als wirksamer »Rohrputzer« der Blutgefäße. Die dementsprechenden Kapseln gibt es in Drogerien und Apotheken, einige Präparate sind sogar weitgehend frei von geruchlichen Nebenwirkungen. Pur genossen wirkt Knoblauch allerdings besser.
- Kneippsche Wasseranwendungen eignen sich vorzüglich zum Training der Blutgefäße. Ein ansteigendes Armbad beispielsweise können Sie in jedem Waschbecken machen. Füllen Sie das Becken mit 32 bis 34 °C warmem Wasser (per Wasserthermometer kontrollieren!), und legen Sie die Unterarme hinein. Lassen Sie dann langsam heißes Wasser zulaufen. Ihr Ziel sollte sein, die Temperatur im Becken innerhalb von 15 Minuten allmählich auf 40 ° C zu steigern.
- Achten Sie auf Ihr Körpergewicht und Ihre Ernährung! Weniger Fleisch, dafür mehr Gemüse und Obst. Trinken Sie weniger Alkohol und Limonade, dafür mehr Wasser und Säfte. Vergessen Sie nicht, dass auch zuckerreiche Speisen, wie beispielsweise Kuchen, Schokolade und andere Süßigkeiten, Ihren Cholesterinspiegel nach oben treiben!
- Geben Sie das Rauchen auf!

Hilfreich bis verheerend: Alkohol

Mittlerweile gilt als sicher: Wein in kleinen Mengen (ein Glas pro Tag) wirkt positiv auf unser Herz-Kreislauf-System. Ansonsten gilt jedoch nach wie vor: Wer mehr als drei Flaschen Bier, eine Flasche Wein oder zwei Gläser Schnaps pro Tag trinkt, schädigt nicht nur seine Leber, sondern auch sein Herz.

Entspannung

Wichtig bei allen Herzbeschwerden sind Ruhe und Entspannung! Ist der ganze Körper entkrampft, verbessert sich die Sauerstoffversorgung aller Organe, und der Schmerz lässt nach. Lernen Sie dazu Entspannungstechniken wie Yoga, autogenes Training oder Feldenkrais.

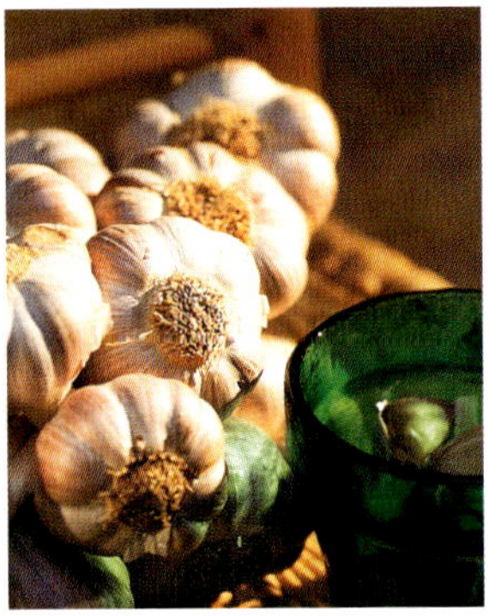

Übergewicht ist der größte Risikofaktor für erhöhten Blutdruck.

Blutdruck, hoher

Symptome

- Man spricht von erhöhtem Blutdruck (Hypertonie), wenn bei drei oder mehr Arztbesuchen zu verschiedenen Zeiten mehr als 160/95 mmHg (Millimeter Quecksilbersäule) auf dem Blutdruckmessgerät angezeigt wurden
- Bluthochdruck gehört zu den schleichenden Erkrankungen; nur selten äußert er sich bereits frühzeitig in Beschwerden wie Schwindel, Schlafstörungen, Atemnot oder Leistungsabfall; wenn man die Folgen von jahrzehntelangem Bluthochdruck zu spüren beginnt, sind meistens schon irreparable Schäden an Herz, Nieren, Gehirn oder Augen entstanden

Ursachen

Wie kaum eine andere Krankheit wird der Bluthochdruck von zahlreichen Faktoren beeinflusst, von denen Sie viele abschaffen können. Zu den wichtigsten Risikofaktoren gehören:

- Übergewicht
- Bewegungsmangel
- Rauchen und Alkoholmissbrauch
- Stress, Frustrationen und Angst
- Vererbung
- Krankheiten wie Gicht und Diabetes mellitus

Hartnäckig

Hypertonie gehört zu den Krankheiten, die – nicht zuletzt aufgrund ihrer zahlreichen Ursachen – schwer therapierbar sind. Bei unteren (diastolischen) Werten von unter 100 mmHg bestehen jedoch für Hausmittel durchaus realistische Chancen. Bei Werten darüber muss in jedem Fall der Arzt aufgesucht werden.

Organische Hintergründe

Bluthochdruck ist hauptverantwortlich für Erkrankungen des Herz-Kreislauf-Systems. Der Grund: Je höher der Druck in den Blutgefäßen, desto höher das Risiko von Gefäßschädigungen. Außerdem macht es ein erhöhter Blutdruck dem Herz schwerer, das Blut in den Kreislauf zu pumpen; es muss mehr Kraft aufwenden, um gegen den Widerstand aus den Blutgefäßen anzugehen.

Psychische Hintergründe

Sind folgende Äußerungen für Sie typisch? »Ich muss für alles geradestehen.« – »Es blieb wieder mal alles an mir hängen.« – »Ich muss es einfach schaffen.« – »Keiner wird mich aufhalten können.«
Wenn Sie öfter zu derartigen Kampf- und Durchhalteparolen greifen, könnte es sein, dass es sich bei Ihnen um eine typische Hypertonikerpersönlichkeit handelt.

Altbewährt – so helfen Sie sich selbst

Grüner Tee

Grüner Tee bekämpft die Hypertonie auf verschiedene Weise:

- Er wirkt der Arteriosklerose entgegen. Dadurch bleiben die Blutgefäße elastisch und können so besser auf die Blutdruckwellen reagieren.
- Er beeinflusst das Steuerungssystem des Blutdrucks, indem er bestimmte Enzyme hemmt, die den Spannungszustand in den Blutgefäßwänden erhöhen.
- Der regelmäßige Genuss (mehrmals täglich) von grünem Tee sorgt für Pausen im Tagesablauf. Und diese sind für die so genannte Hypertonikerpersönlichkeit (erfolgsorientiert, sich selbst unter Druck setzend) besonders wichtig.

Trinken Sie statt des morgendlichen Kaffees grünen Tee (Zubereitung siehe Seite 399). Der grüne Tee entfaltet seine pharmakologischen Wirkungen auf den Bluthochdruck am besten, wenn er zu den Mahlzeiten getrunken wird. Deshalb sollten Sie ihn auch zum Mittag- und Abendessen genießen (jeweils mindestens 1 Tasse). Bauen Sie auch eine nachmittägliche Teepause in Ihren Alltag ein.

Misteltee und -tropfen

Die Wirkstoffe der Mistel verringern die Spannung der Blutgefäßmuskeln. Sie können sie sich in Form von Tee und Öl zuführen, die Sie beide selbst zusammenmischen können.

Tee: 30 Gramm Mistelblätter, 20 Gramm Schachtelhalmblätter, 20 Gramm Weißdornblüten. 1 Teelöffel dieser Mischung mit 1 Tasse kochendem Wasser übergießen, 10 Minuten ziehen lassen, danach abseihen. Trinken Sie diesen Tee morgens und abends.

Tropfen: 20 Milliliter Misteltinktur (Tinctura visci), 10 Milliliter Weißdorntinktur (Tinctura crataegi), 10 Milliliter Zinnkrauttinktur (Tinctura equiseti) zusammengießen und 3-mal täglich 20 Tropfen davon einnehmen. Sie erhalten die Tinkturen in allen Apotheken.

Kalium

Kalium mobilisiert den Wassertransport aus den Zellen. Dadurch reduziert sich der Flüssigkeitsgehalt im Blut, der Blutdruck sinkt. Gute Kaliumlieferanten sind Obst, Gemüse und Hülsenfrüchte.

Bärlauch

Wirkt nicht nur blutdrucksenkend, sondern auch als »Rohrputzer« und damit als Risikosenker für Ablagerungen und Verhärtungen in den Blutgefäßen. Frischer Bärlauch wird allerdings in Deutschland nur sehr selten angeboten. Als Alternative kommen die Frischblattgranulate aus den Apotheken infrage. Dosierung: 1 Teelöffel pro Tag, am besten morgens vor dem Frühstück.

Vorsicht, »Weißkittel«-Hochdruck!

Gehören Sie zu den Menschen, denen ein Arzt im weißen Kittel eher Angst als Vertrauen einflößt? In diesem Fall könnte es sein, dass man bei Ihnen einen Bluthochdruck diagnostiziert, obwohl Sie nur von kurzen »Weißkittel«-Hochdruckwellen heimgesucht wurden. Prüfen Sie daher erst einmal zu Hause mit einem Heimmessgerät (die gar nicht mehr so teuer sind) nach, ob die mmHg-Werte bei Ihnen auch unter normalen Alltagsbedingungen erhöht sind.

Abkühlung

Lassen Sie bei Aufregung einfach einige Minuten kaltes Wasser über Ihre Pulsadern an den Handgelenken laufen – das beruhigt wieder.

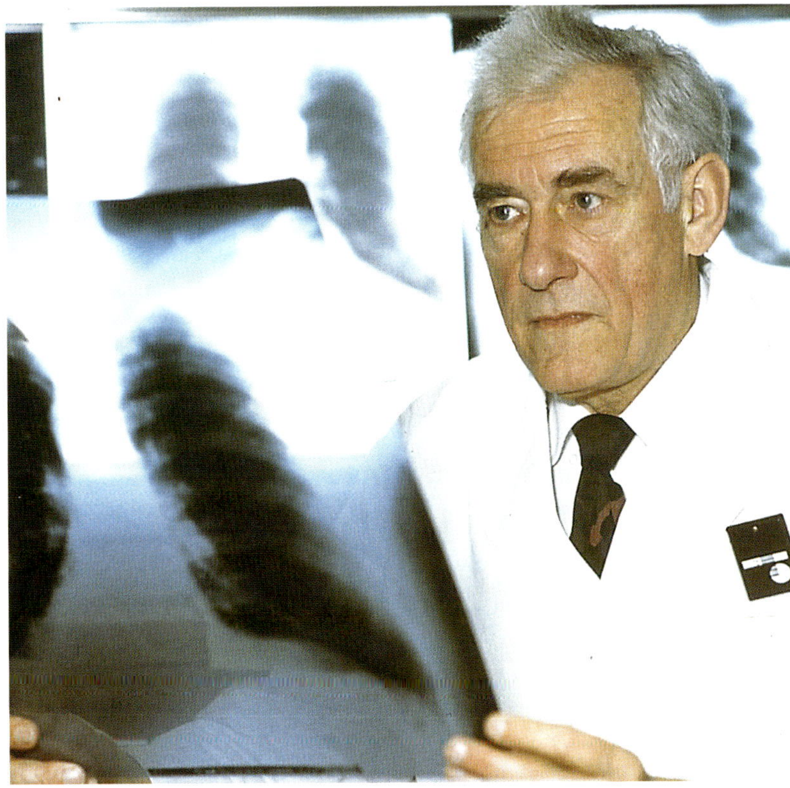

Anhand einer Röntgenaufnahme des Brustkorbs kann der Arzt erkennen, ob Ihr Herz überbelastet und daher vergrößert ist. Ein bereits länger bestehender, eventuell nicht ausreichend behandelter Bluthochdruck kann die Ursache einer solchen Veränderung sein.

Diät

Reduzieren Sie – wenn Sie Übergewicht haben – Ihre Nahrungszufuhr. Versuchen Sie, die Fleischportionen zu verringern! Vegetarier haben nämlich durchschnittlich einen niedrigeren Blutdruck. Legen Sie ab und zu Rohkost- oder Fastentage ein. Man kann durch eine gezielte Ernährung dazu beitragen, den Blutdruck zu senken. Lange Zeit galt es als medizinische Tatsache, dass ein erheblicher Kochsalzkonsum zur Entstehung von Bluthochdruck beiträgt. Doch neuere Untersuchungen konnten diese These nicht bestätigen.

Aromaöle

In der Aromatherapie setzt man bei Bluthochdruck auf die Öle von Lavendel, Majoran und Ylang-Ylang.

Mais fördert die Durchblutung

Die gelben Kolben besitzen Wirkstoffe, die die Durchblutung fördern. Kochen Sie 3 Esslöffel Maiskörner in 1/2 Liter Wasser auf; 10 Minuten ziehen lassen, abseihen. Von diesem Aufguss trinken Sie jeden zweiten Tag 1 Tasse.

Kohlensäurebäder

Solche Bäder öffnen Blutgefäße in der Haut. Dadurch verteilt sich das Blut auf einen größeren Aderquerschnitt; der Blutdruck sinkt. Die Kohlensäurebäder können Sie in der Apotheke erwerben; es handelt sich um Präparate, die in Ihrem Badewannenwasser Kohlensäure freisetzen. Das Wasser sollte auf 30 bis 35 °C erhitzt sein, keinesfalls höher. Dauer des Bads: mindestens 10, nicht länger als 20 Minuten. Wiederholen Sie die Anwendung jeden zweiten Tag.

Sanft und langfristig anwendbar – unser Tipp

Weißdorntee

Weißdorn enthält herzwirksame Glykoside. Er fördert die Herzleistung und senkt die Pulsfrequenz. Weißdorn reguliert den Blutdruck und hilft auch gegen Arterienverkalkung. Ebenso wird er bei nervösen Herzrhythmusstörungen, Reizbarkeit und Schlaflosigkeit angewandt. Weißdorn ist völlig ungiftig und kann gefahrlos auch länger eingenommen werden, ohne dass es zu irgendwelchen Schädigungen kommt.
Rezept: 2 Teelöffel der getrockneten Blüten und Früchte mit 1 Tasse Wasser überbrühen, 10 Minuten ziehen lassen, danach abseihen. Trinken Sie davon 2 bis 3 Tassen pro Tag.
Man kann Weißdorn auch in Form verschiedener Fertigpräparate in Apotheken, Drogerien oder Reformhäusern kaufen.

Ein gesunder Pilz

Essen Sie häufiger Shiitake. Dieser Pilz senkt nicht nur erhöhte Blutdruck-, sondern auch zu hohe Blutfettwerte. Dadurch ist er überaus wirkungsvoll, was die Vorbeugung gegen Herzinfarkt und andere schwere Herzerkrankungen angeht.

Vorbeugen – so bleiben Sie gesund

- Überprüfen Sie Ihren Lebensstil! Sind Sie der Lastesel, der immer meint, alles Übel der Welt würde sich nur auf seinen Schultern wiederfinden? Leben Sie stets in der Angst, von anderen überholt, ignoriert oder reingelegt zu werden? Setzen Sie sich andauernd unter Leistungsdruck, selbst in der Freizeit?
- Überprüfen Sie, ob Sie Ihr Leben nicht entspannter gestalten können, mit weniger Zeit- und Leistungsdruck, weniger Neid und Konflikten!
- Reduzieren Sie Ihren Fleischkonsum! Vegetarier haben einen Blutdruck, der im Schnitt um 15 mmHg niedriger ist als bei Fleischessern.
- Trinken Sie Alkohol nur in Maßen! Von allen alkoholischen Getränken sollten Sie Wein bevorzugen, denn dieser hat erwiesenermaßen schützenden Einfluss auf die Blutgefäße.
- Treiben Sie regelmäßig Sport, am besten Ausdauersportarten wie Joggen, Radfahren und Schwimmen, denn Sport erweitert die Blutgefäße. Außerdem verbessert er Ihre Fitness, so dass Ihr Körper sein Blut ruhiger zirkulieren lassen und damit auch den Blutdruck herunterschrauben kann. Für Übergewichtige eignet sich das so genannte Aquajogging, da es die Vorzüge des Joggens mit den gelenkentlastenden Auftriebskräften des Wassers verbindet. Auskunft über entsprechende Kurse erteilen die Landesschwimmverbände und die Krankenkassen.

Blutdruck, niedriger

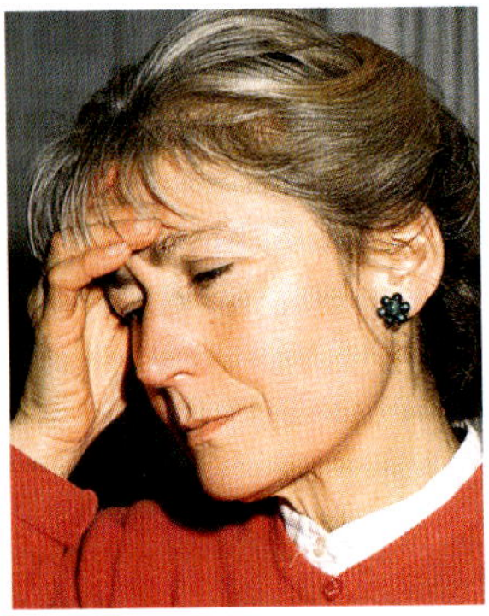

Schnelles Aufstehen führt bei niedrigem Blutdruck oft zu Schwindelgefühlen.

Symptome

- Der Blutdruck liegt permanent unter 100/80 mmHg; man spricht hier auch von konstitutioneller Hypotonie
- Hypotoniker haben oft ein langes, aber keinesfalls beschwerdefreies Leben; wenn sie morgens zu schnell aufstehen, wird ihnen häufig schwindlig, dafür werden sie am Abend frühzeitig vom Schlaf übermannt; überhaupt sind Müdigkeit und Mattigkeit die treuesten Wegbegleiter der Hypotoniker; auch tagsüber haben sie des Öfteren ihre Krisen, besonders in den Nachmittagsstunden
- Darüber hinaus können sich Probleme mit der Atmung einstellen, die immer wieder das Gefühl des Erstickens und des Nicht-durchatmen-Könnens hervorrufen

Ursachen

Biologisch resultiert die Hypotonie aus einem Ungleichgewicht von Blutgefäßquerschnitt und Herzkraft: Der Gesamtquerschnitt der Adern ist beim Hypotoniker zu groß, als dass es dem Herz gelingen könnte, dort einen ausreichenden Druck aufzubauen. Die Veranlagung zum niedrigen Blutdruck ist meistens angeboren; aus diesem Grund kann man ihn auch nicht mit Vorsorgemaßnahmen verhindern.

»Die deutsche Krankheit«

In England gelten Hypotoniker nicht als krank. Manche Ärzte der Insel bezeichnen den niedrigen Blutdruck gern als »German disease«, als deutsche Krankheit. Sie sehen nämlich bei anlagebedingtem niedrigem Blutdruck keinerlei Veranlassung für einen ärztlichen Eingriff, sondern neigen vielmehr dazu, den Betroffenen zu ihrer Veranlagung zu gratulieren, weil sie sich auf der gesundheitlichen Sonnenseite befinden. Bekanntlich werden Hypotoniker seltener herzkrank und haben eine überdurchschnittlich hohe Lebenserwartung.

Geschlechtsspezifische Hintergründe

Hypotonie ist keineswegs eine typische Frauenkrankheit. In einer Studie des National Institute of Occupational Health in Australien wurde festgestellt, dass fast genauso viele Männer wie Frauen einen niedrigen Blutdruck haben, nämlich ungefähr drei Prozent. Allerdings gab keiner der Männer an, unter Schwindel- oder Müdigkeitsanfällen zu leiden, während dies immerhin bei einem Fünftel der betroffenen Frauen der Fall war. Mit anderen Worten: Frauen haben nicht öfter einen niedrigen Blutdruck als Männer, aber sie geben häufiger zu, dass sie darunter leiden.

Psychische Hintergründe

Es ist ein Fehler, Hypotoniker aufgrund ihrer häufigen Gähn- und Seufzattacken mit phlegmatischen Langweilern gleichzusetzen. Hypotoniker können temperamentvoll sein und sehr aggressiv werden, wenn sie den Verlust ihrer Leistungsfähigkeit bemerken.

Altbewährt – so helfen Sie sich selbst

Kopf hoch!

Während des Schlafens empfiehlt sich eine leichte Erhöhung des Kopfendes. Denn viele Hypotoniker haben paradoxerweise ausgerechnet nachts einen erhöhten Blutdruck, der zu einer verstärkten Kochsalzausscheidung führt, die dann am Morgen in einen starken Blutdruckabfall mündet. Hebt man nun Oberkörper und Kopf ein wenig an, fällt dieser Mechanismus weniger dramatisch aus.

Ein Glas Wasser am Morgen

Oft hilft schon das Trinken von einem großen Glas (250 Milliliter) Wasser am Morgen, noch vor dem Aufstehen. Dies führt zu einem spontanen Ansteigen der Blutmenge und einem entsprechenden Anstieg des Blutdrucks, der oft über eine Stunde lang anhält.

Anwendungen mit Rosmarin

Rosmarin ist ein altes Hausmittel, das niedrigem Blutdruck auf die Sprünge hilft. Man kann es in mehreren Formen genießen.
Wein: Für die Herstellung wird ein kräftiger Weißwein aus dem Süden benutzt, da er den Rosmarinwirkstoff Kamphen am besten zur Entfaltung bringt. Gießen Sie 3/4 Liter Wein auf 20 Gramm Rosmarinblätter. Lassen Sie die Mischung 5 Tage lang ziehen, bevor Sie sie regelmäßig mittags und abends zu den Mahlzeiten trinken.
Tee: 1 gehäuften Teelöffel geschnittene Rosmarinblätter mit 1 Tasse kochendem Wasser übergießen, 10 Minuten ziehen lassen und dann abseihen. Trinken Sie 2 bis 3 Tassen täglich.
Badezusatz: Zusammen mit Lavendel wirkte Rosmarin anregend und zugleich entspannend im Badewasser der österreichischen Kaiserin Elisabeth. Sie erhalten diesen Badezusatz heute fertig gemischt in Drogerien und Apotheken.

Misteltee

Mistel hilft nicht nur bei zu hohem Blutdruck, sondern auch bei zu niedrigem. Setzen Sie als Tagesdosis 6 Teelöffel Mistelblätter mit 3 Tassen Wasser über Nacht kalt an; dann abseihen und tagsüber den Misteltee schluckweise trinken.

Kneippsche Wasseranwendungen

Sie mobilisieren das Herz zu kräftigerem Schlagen.
Kalte Waschungen: Waschen Sie sich morgens mit einem kalten, nicht tropfenden Waschlappen vom rechten Handrücken bis zur Schulter. An der Arminnenseite wandern Sie mit dem Lappen zurück, um dann von außen wieder nach oben entlangzufahren. Dann geht's an Achsel, Hals, Brust und Bauch vorbei abwärts zur Hüfte. Wechseln Sie auf den linken Arm und wiederholen das Ganze.

Gefahr für schwangere Frauen!

An mehreren Frauenkliniken wurde festgestellt, dass durch einen niedrigen Blutdruck Infarkte und thrombotische Veränderungen im Mutterkuchen provoziert werden. Der Embryo kann dann nicht genug Sauerstoff bekommen; das Risiko von Frühgeburten und Schädigungen des Kindes ist deutlich erhöht. Bei Schwangeren muss daher eine Hypotonie unbedingt als behandlungsbedürftige Krankheit bewertet werden.

Kreislauftraining

Gute Wirkung zeigen ansteigende Fußbäder (Wassertemperatur über 20 Minuten von 35 auf 42 °C steigern). Reiben Sie dazu vorher Ihre Fußsohlen mit etwas Rosmarinöl ein.

Bei niedrigem Blutdruck sollten Sie eine Aromatherapie versuchen. Mischen Sie dazu einige Aromaöle, wie z. B. Kampfer, Pfefferminze, Salbei und Thymian, mit Jojoba- oder Mandelöl, und massieren Sie sich damit regelmäßig nach dem Duschen.

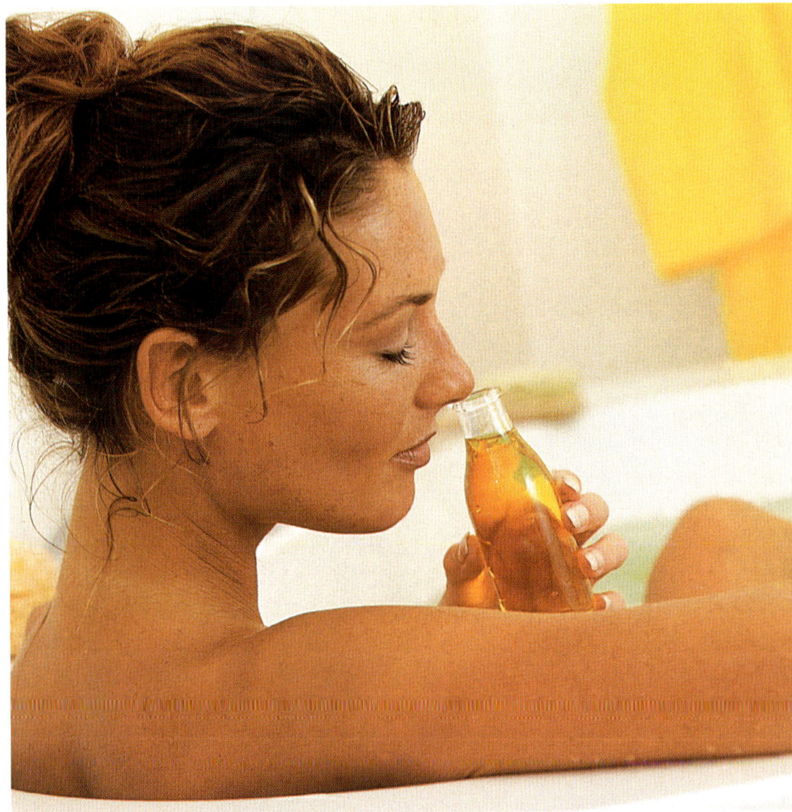

Wassertreten: Dies sollten Sie abends praktizieren. Lassen Sie hierfür kaltes Wasser in die Wanne laufen, nicht weiter als bis zur Wadenmitte. Danach spazieren Sie im Storchengang ungefähr 5 Minuten im Wasser herum, wobei Sie ein Bein immer ganz aus dem Wasser ziehen. Nach der Anwendung ziehen Sie sich warme Socken an.

Schlechte Nachricht für Sekttrinker

Sekt bringt den Blutdruck nur kurzfristig auf Trab. Nach einigen Minuten ist die erfrischende Wirkung seiner Säuren verflogen. Danach wirkt nur noch der Alkohol – und der macht bekanntlich müde.

Bach-Blüten

Gegen die häufig mit einem niedrigen Blutdruck verbundene Antriebslosigkeit hilft die Bach-Blütenessenz Clematis. Sie fördert neue Energien und verscheucht Lustlosigkeit.

Akupressur

Sie zielt zur Beseitigung von niedrigem Blutdruck vor allem auf den Qihai-Punkt, das »Meer der Energie«. Er liegt etwa 5 bis 10 Millimeter unterhalb des Bauchnabels. Massieren Sie diesen Punkt kreisförmig mit Daumen, Mittel- und Ringfinger, wobei Sie rhythmisch den Druck wechseln, aber nie so fest drücken, dass es schmerzt. Dauer der Massage: 1 Minute. Wiederholen Sie die Massage mehrmals am Tag, vor allem dann, wenn Sie müde sind

Isometrische Übungen

Sie mobilisieren Ihre Herztätigkeit, ohne gleichzeitig – wie dies bei normalem Bewegungssport der Fall ist – die Blutgefäße weit zu stellen:

- Heben Sie die Hände vor das Gesicht, und legen Sie die Handinnenflächen – ähnlich wie beim Gebet – aneinander, so dass die Fingerspitzen nach oben zeigen.
- Danach pressen Sie die Handflächen 1 Minute lang kräftig gegeneinander. Die Anstrengung soll so groß sein, dass Ihre Arm- und Schultermuskeln deutlich wärmer werden. Sie darf aber kein Zittern hervorrufen.

Machen Sie diese Übung als Erstes morgens im Bett, bevor Sie aufstehen, und wiederholen Sie sie dann mehrmals am Tag!

Homöopathische Mittel

Calcium carbonicum Hahnemanni D6 ist ein homöopathisches Konstitutionsmittel. Es hilft Menschen, die leicht frieren, sehr leicht ins Schwitzen kommen und schnell müde werden.
Dosierung: 3-mal täglich 1 bis 2 Tabletten.

Neu und sanft – unser Tipp

Aromatherapie

Zu niedrigen Blutdruck kann man im eigentlichen Sinn nicht heilen, und er ist ja auch nicht heilungsbedürftig. Doch gegen die Müdigkeitserscheinungen und den Leistungsabfall lässt sich sehr wohl etwas tun. Anregend sind Massagen oder Bäder mit Kampfer, Pfefferminze, Salbei, Thymian und Ysop. Aromaöl von Rosmarin kann sowohl bei hohem als auch bei niedrigem Blutdruck eingesetzt werden.

Vollbad: Nehmen Sie 15 bis 20 Tropfen von einem der oben genannten ätherischen Öle, oder mischen Sie sich Ihre persönliche Kombination. Verrühren Sie diese mit 1 bis 2 Esslöffeln Sahne, Milch, flüssigem Honig oder flüssiger Neutralseife. Sie können auch Pflanzenöl verwenden. Kippen Sie die Mischung bei laufendem Wasser in die Badewanne.

Massageöl: Als Basis nehmen Sie 50 Milliliter Jojoba- oder Mandelöl. Geben Sie 15 bis 20 Tropfen der gewünschten Aromaöle hinzu, und schütteln Sie diese Mischung kräftig.

Duftlampe: Bei der Arbeit oder auch zu Hause können Sie es einmal mit einer Duftlampe versuchen. Geben Sie in das Wasserschälchen der Duftlampe 5 bis 8 Tropfen Rosmarin. Sie werden erstaunt sein: Der Raumduft bringt sie energetisch auf Touren. Die Wirkstoffe der Aromaöle dringen sowohl über die Atemwege als auch durch die Poren der Haut in den Körper ein und beeinflussen den gesamten Organismus.

Nickerchen – ja oder nein?

So gesund das Nachmittagsschläfchen für den Normalmenschen ist – für den Hypotoniker ist es ein Problem, weil es bei ihm nicht selten zu ein- bis zweistündigen Siestas ausartet, aus denen er nur widerwillig und gerädert erwacht. Doch er kann dieses Problem lösen, indem er vorher nichts oder nur sehr wenig isst und sich eine Tasse Kaffee genehmigt. Denn das Koffein entfaltet seine Wirkung etwa 15 bis 30 Minuten später, genau dann also, wenn ein gesundes Nickerchen beendet sein sollte.

Müde Kinder

Wenn Schulkinder trotz ausreichenden Schlafs müde sind, schlechte Leistungen bringen und launisch werden, könnte ein niedriger Blutdruck dahinter stecken. Gehen Sie zum Arzt!

Erschöpfungszustände

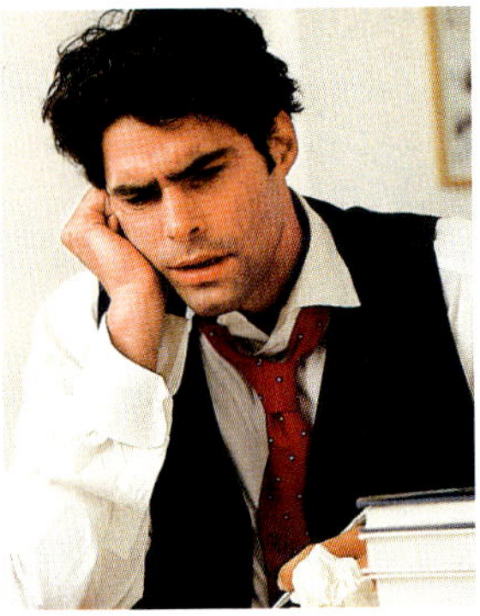

Wie viele Stunden arbeiten Sie täglich? Wir brauchen regelmäßig Ruhe und Entspannung.

Symptome

- **Abgeschlagenheit sogar nach einer langen Nachtruhe**
- **Oft noch ausgeprägtere Müdigkeit als am Vorabend**
- **Teilweise Unfähigkeit, zu arbeiten oder sich zu vergnügen**
- **Schnelle Ermüdung nach nur geringer Anstrengung**

Ursachen

Für körperliche und geistige Erschöpfungszustände kann es zahlreiche Ursachen geben:

- Länger andauernde harte körperliche oder geistige Arbeit. Der Körper hat dann zu wenig Gelegenheit, seine Energiereserven wieder aufzufüllen.
- Die Bewältigung einer schweren Krankheit. Vor allem Infektionen mit antibiotischer Behandlung zehren an den Körperkräften.
- Die unzureichende Versorgung mit Vitaminen. In erster Linie der Mangel an B-Vitaminen und Vitamin C führt immer wieder zu Erschöpfungszuständen.
- Ein Zuviel an Einfachzucker in Form von Süßwaren, Limonaden u.Ä. Weißzucker raubt uns B-Vitamine und sorgt längerfristig für einen Verbrauch der Energiereserven.
- Sinnkrisen. Wenn ein Mensch nicht mehr weiß, wofür er lebt und arbeitet, brennt er schneller aus.

Wichtig!

Hält die Erschöpfung über einen längeren Zeitraum an, obwohl Sie sich um ausreichend Schlaf, eine gesunde Ernährung und regelmäßige Bewegung bemühen, sollten Sie sich von einem Spezialisten untersuchen lassen. Sie könnten an dem chronischen Erschöpfungssyndrom erkrankt sein – eine ernst zu nehmende Krankheit!

Altbewährt – so helfen Sie sich selbst

Tiefe Bauchatmung

Atmen Sie in jeder freien Minute ganz bewusst tief ein, so tief, dass sich nicht nur Ihre Bauchwand, sondern auch Ihre Hüften und die Nierengegend nach außen wölben. Die tiefe Bauchatmung wird bei vielen durch eine flachere Atmung verdrängt, die die lebenswichtigen Organe nicht optimal mit Sauerstoff versorgt.

Isometrische Übungen

Dauernd schlaffe Muskeln durch Untätigkeit und permanent gedämpfte Stimmung führen zu noch schlafferen Muskeln – ein Teufelskreis. Durchbrechen Sie ihn mit isometrischen Übungen: Sie spannen bis zu 10 Sekunden einen Muskel oder eine Muskelgruppe maximal an, z.B. den Bizeps, und lassen dann wieder locker. Wiederholen Sie die Übung pro Muskelgruppe 5-mal.

Entspannungstechniken

Lernen Sie in einer Gruppe (z.B. der Volkshochschule) autogenes Training, Yoga, Tai Chi oder Feldenkrais. Diese Entspannungsübungen können Ihnen zuverlässig helfen, Erschöpfungsmomente auszugleichen, neue Kraft zu schöpfen und dauerhaft stabil zu werden.

Kefir

Das kaukasische Milchgetränk wurde früher in russischen Kliniken als medizinisches Stärkungsmittel bei Krankheiten eingesetzt, die einen starken Kräfteverlust mit sich brachten (wie z. B. Magersucht, Lungenentzündung und Tuberkulose). Kefir liefert wichtige Energie spendende B-Vitamine, hochwertige Kohlenhydrate und Eiweiße. Seine Hefepilze und Milchsäurebakterien regenerieren außerdem die Darmflora, was besonders im Anschluss an Antibiotikabehandlungen wichtig ist. Darüber hinaus stärken diese auch das Immunsystem. Trinken Sie täglich 0,5 bis 1 Liter Kefir (Vollfettstufe).

Bockshornklee

Aufgrund seines hohen Gehalts an Cholin (bildet die Vorstufe zu Botenstoffen im Gehirn!) und Mineralien gilt Bockshornklee als wirkungsvolles Kräftigungsmittel. Schon im antiken Griechenland wurde er eingesetzt, um Menschen nach erschöpfenden Krankheiten und Belastungen wieder zu stärken. Die Anwendung der ungerösteten Bockshornkleesamen als Tee ist jedoch problematisch, aufgrund der darin gelösten Saponine. Besser ist der aktivierte Bockshornklee (Apotheke). Dosierung: 3 bis 5 Kapseln pro Tag.

Bach-Blüten

Rücken Sie der Erschöpfung mit den natürlichen Blütenessenzen von Dr. Edward Bach zu Leibe! Olive, Oak, Gorse, Hornbeam, Rock Water und Vervain sind die geeigneten Bach-Blüten für Ihre Probleme. Lassen Sie sich zunächst von einem Spezialisten auf diesem Gebiet beraten, welche Mischung für Sie am geeignetsten ist.

Vorbeugen – so bleiben Sie gesund

- Achten Sie auf eine gesunde und ausgewogene Ernährung. Wer sich von Fastfood und Dosengerichten ernährt, darf sich über eine schlechte Versorgung und aufkommende Leistungsschwäche nicht wundern.
- Bewegen Sie sich, sooft es geht, an der frischen Luft – auch im Winter! Machen Sie ausgedehnte Spaziergänge in möglichst reiner, nicht von Auto- und Industrieabgasen verschmutzter Luft.
- Überprüfen Sie, wie viele Stunden Sie täglich arbeiten: im Beruf, im Haushalt, im Garten. Vielleicht fehlen Ihnen dringend notwendige Pausen. Lehnen Sie von jetzt an Überforderung rigoros ab, und lassen Sie sich nicht unter Stress setzen.
- Nehmen Sie keine Aufputschmittel! Sie machen schneller süchtig, als manche meinen. Treiben Sie auch keinen Missbrauch mit Kaffee und Colagetränken. Stellen Sie stattdessen Ihr Leben um; Sie besitzen selbst genug Kraft, um die Erschöpfung zu überwinden.

Herzschwäche

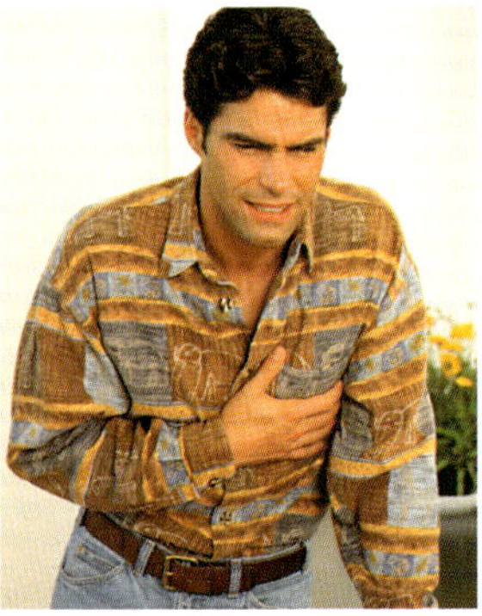

Alle Herzbeschwerden gehören umgehend in fachärztliche Behandlung. Das Herz ist das wichtigste Organ im Körper; wenn seine Leistung eingeschränkt ist, ist das Leben schnell gefährdet.

Symptome

Schwäche der rechten Herzkammer:
- Bläuliche Lippen
- Wasseransammlungen in den Beinen
- Nachts häufiger Blasendrang
- Appetitmangel
- Unangenehmes Gefühl im Oberbauch
- Stark erhöhter Puls

Schwäche der linken Herzkammer:
- Atemnot schon bei leichten körperlichen Anstrengungen
- Das Liegen auf der linken Körperseite bereitet Probleme.
- Herzrhythmusstörungen
- Schlafstörungen

Ursachen

Durch einen Herzklappenfehler, die Folgen eines Herzinfarkts oder aber – die häufigste Ursache – durch die altersbedingte Schwäche des Herzmuskels bringt das Herz nicht mehr die von ihm geforderte Leistung.

Altbewährt – so helfen Sie sich selbst

Gewichtsreduktion

Bei zehn Kilogramm Übergewicht strengt sich das Herz so an, als würde man mit Normalgewicht immer einen zehn Kilogramm schweren Rucksack herumschleppen, treppauf, treppab. Legen Sie regelmäßig Reistage (salzlos, dafür vielleicht in Apfelsaft gekocht) zur Entwässerung ein. Bevorzugen Sie Vollwertkost, aus der der natürliche Mineralgehalt nicht vollständig herausgekocht ist. Dann brauchen Sie auch kein oder nur sehr wenig zusätzliches Salz.

Genügend Körperwärme

Blut wird in der Haut, den Händen und Füßen auch gegen Kälte von außen benötigt. Ziehen Sie sich besonders in der kalten Jahreszeit warm genug an, dann muss das Herz nicht zusätzlich wärmendes Blut verschicken. Legen Sie eine Wärmflasche ins Bett, sie ist eine Erleichterung der Herzarbeit. Oder massieren Sie sich warm mit Hand, Handtuch oder Bürste. Damit beeinflussen Sie auch Ihre Arterien und Venen und beseitigen vorhandene Widerstände.

Aromatherapie

Massieren Sie den Bauch rund um den Nabel mit Mandelöl, dem Sie je 3 Tropfen Basilikum- und Neroliöl beigemischt haben. Reiben Sie mit der flachen Hand gegen den Uhrzeigersinn.

Johanniskrauttee

Johanniskraut beruhigt und fördert den Schlaf. Durch diese Effekte kommt es zu einer Verringerung der Herzfrequenz, der Herzmuskel wird geschont. Die Gerbstoffe des Krauts bewirken außerdem eine gezielte Stärkung der Herzmuskulatur.
Trinken Sie täglich 2 Tassen Johanniskrauttee: 1 Esslöffel Johanniskraut mit 1/4 Liter heißem Wasser überbrühen, 1/4 Stunde ziehen lassen. Der Tee sollte kurmäßig angewendet werden, also über einen Zeitraum von mindestens 6 Wochen.

Weißdorntee

Der Weißdorn ist bei der Behandlung von Herzerkrankungen nicht mehr wegzudenken. Er verbessert die Versorgung der Herzkranzgefäße, steigert die Auswurfkraft des Herzmuskels und stabilisiert den Pulsrhythmus. Trinken Sie täglich 3 Tassen Weißdorntee: 1 Esslöffel Weißdorn mit 1/4 Liter heißem Wasser überbrühen, 1/4 Stunde ziehen lassen. Die Anwendung sollte mindestens 6 Wochen dauern.

Melissentee

Schon im Mittelalter wurde die Melisse geschätzt, um »das schwache, ohnmächtige Herz zu stärken und zu erquicken«. Melisse ist vor allem angezeigt bei Herzschwäche, die mit Pulsunregelmäßigkeiten einhergeht. Trinken Sie täglich 2 bis 3 Tassen Melissentee: 1 Esslöffel des Krauts mit 1/4 Liter heißem Wasser überbrühen, 1/4 Stunde ziehen lassen.

Vorbeugen – so bleiben Sie gesund

- Normalisieren Sie zu schnelle oder unregelmäßige Herzschläge mit Essigumschlägen. Dazu 2 Esslöffel Essig in 1 Liter Wasser geben, ein Handtuch eintauchen, auswringen, auf die Brust legen und mit einem zweiten Tuch abdecken. Stündlich wechseln.
- Trinken Sie zur Stärkung Baldriansaft (aus der Apotheke): Geben Sie 1 Esslöffel in etwas Tee oder Milch.
- Sorgen Sie für ausreichenden Schlaf, überfordern Sie sich nicht, legen Sie tagsüber immer wieder einmal eine Pause ein, und nutzen Sie Entspannungstechniken wie autogenes Training, Yoga, Feldenkrais oder Qi Gong zur Beruhigung.

Ein Gläschen

Dem Altersherz schadet gelegentlich ein Gläschen Alkohol nicht. Berühmtes Beispiel ist Winston Churchill: Er wurde trotz eines Altersherzes 90 Jahre alt. Das bedeutet aber nicht, dass dem Alkoholismus Tür und Tor geöffnet sind!

Atemübungen

Durch systematische Bauchatmung, also eine tiefe Atmung, holen Sie mehr Sauerstoff in den Körper. Auch so entlasten Sie den Kreislauf. Massieren Sie sich zusätzlich mit Franzbranntwein; das regt ebenfalls die Atmung an.

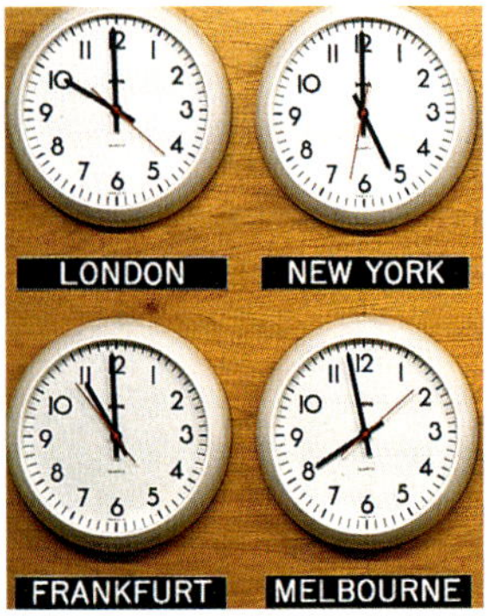

Wer mehrere Zeitzonen überfliegt, muss mit einem Jetlag rechnen.

Jetlag

Symptome

- **Müdigkeit, Lethargie, Schlaflosigkeit, Konzentrationsschwäche, Reizbarkeit**
- **Mitunter auch Verdauungsstörungen und Appetitlosigkeit**

Ursachen

Unser Körper ist auf einen bestimmten Tageslichtrhythmus über 24 Stunden geeicht. Es gelingt ihm nicht, Umstellungen in diesem Rhythmus von heute auf morgen vorzunehmen. Wenn man z. B. per Flugzeug mehrere Zeitzonen überspringt, wird er gezwungen, Leistung zu zeigen, obwohl er auf Nachtruhe eingestellt ist, und zu schlafen, obwohl er auf Aktivität eingestellt ist. Organe – vor allem Gehirn, Magen und Darm – nehmen diesen Zwang übel.

Körperliche Hintergründe

Der jetlaggeplagte Körper steht unter Stress. Er sollte nicht zusätzlich mit fetten Speisen, Nikotin oder Alkohol belastet werden. Wenn Sie sich Gutes tun wollen, verzichten Sie auf Alkohol im Flugzeug!

Psychische Hintergründe

Oft werden Jetlagsymptome durch negative Erlebnisse verstärkt. So leiden Urlauber an ihrem Urlaubsort nur wenig an den Symptomen, dafür aber umso stärker, wenn sie wieder ins Heimatland zurückgekehrt sind. Grund: Wer ohnehin schon eine leichte Depression hat, weil ihm wieder die Arbeit bevorsteht, wird sich schwer aufraffen können, auch noch gegen seine Jetlagbeschwerden anzukämpfen.

Keine »Magenkeulen« am frühen Morgen!

Wenn Sie einen Interkontinentalflug hinter sich haben, der Sie acht Stunden vorversetzt hat: Halten Sie sich beim Frühstück zurück! Ihre Verdauungsorgane befinden sich noch im Schlafstadium.

So helfen Sie sich selbst

Kein Nickerchen!

Wenn Sie bei Jetlagsymptomen dem Nickerchen erliegen, kann das schnell in einen tiefen Schlaf münden, aus dem Sie nur müde und erschlagen erwachen werden. Außerdem erschweren Sie Ihrem Körper die Umgewöhnung.

Aromatherapie

Sie vermag die Zeitumgewöhnung von Körper und Geist zu erleichtern. Folgende Duftöle wirken entspannend: Geranium, Lavendel, Majoran, Melisse, Neroli, Orange, Sandelholz und Weihrauch. Geben Sie die Öle einzeln oder in einer Mischung, die Ihnen gefällt, in ein Duftschälchen oder eine Duftlampe, am besten 1 Stunde vor dem Schlafengehen. Rosmarin, Basilikum, Lorbeer und Pfefferminze erhalten hingegen Ihre Konzentration aufrecht und sollten dort in ein Duftschälchen geträufelt werden, wo Sie wach sein bzw. arbeiten wollen. Sie können diese ätherischen Öle auch in einem praktischen Riechfläschchen mit sich führen. Oder reiben Sie Ihre Fußsohlen kräftig mit Rosmarinöl ein. Sie werden rasch spüren, wie belebend es wirkt.

Wichtig!
Wenden Sie ätherische Öle und homöopathische Präparate nicht zusammen an. Beide können sich in ihrer Wirkung beeinträchtigen. Entscheiden Sie sich für eine Lösung.

Vorsicht bei Kaffee!

Kaffee hilft bei der Jetlagmüdigkeit nur für eine begrenzte Zeit. In der Regel fühlen Sie sich weiterhin matt und ausgelaugt, und das Koffein macht Sie zu allem Überfluss auch noch nervös.

Homöopathische Mittel

Sie helfen gegen einzelne Jetlagsymptome.
Avena sativa hilft bei Einschlafschwierigkeiten, Reizbarkeit, Schlaffheit und Appetitmangel.
Dosierung: 3-mal täglich 5 bis 10 Tropfen. Beginnen Sie mit der Einnahme am besten schon kurz vor dem Abflug.
Damiana Pentarkan ist ein Kombinationspräparat aus mehreren homöopathischen Substanzen. Es hilft bei geistiger und körperlicher Erschöpfung, die mit Konzentrationsschwierigkeiten einhergeht.
Dosierung: 3-mal täglich 15 Tropfen.
Gelsemium D6 sollten Sie bei schwachem Puls, geistiger Mattigkeit und körperlicher Trägheit sowie anstrengungsbedingten Kopfschmerzen hinter den Augen einnehmen.
Dosierung: 3-mal täglich 10 bis 15 Kügelchen.

Entspannung hilft
Entspannungsübungen helfen generell, sich an Umstellungen, ungewöhnliche Ereignisse u. Ä. zu gewöhnen – auch an den Jetlag.

Vorbeugen – so bleiben Sie gesund

- Trinken Sie schon vor dem Abflug viel Flüssigkeit! Denn die Luft in den Flugzeugen ist meistens sehr trocken, was zur Verstärkung der Jetlagsymptome führt. Am besten eignet sich eine Mischung aus stillem Mineralwasser und Fruchtsäften (im Verhältnis 4:1).
- Reduzieren Sie schon fünf Tage vor dem Abflug Ihren Kaffeekonsum, und trinken Sie vor allem keinen Kaffee mehr nach 15 Uhr. Damit entgehen Sie – egal, ob Ihr Flug nach Osten oder nach Westen geht – der Gefahr, an Ihrem Ankunftsort zu nachtschlafender Zeit vom aufputschenden Koffeinverlangen Ihres Körpers überrascht zu werden. Außerdem steigert Koffein zusätzlich die Nervosität.
- Leichte Kost im Flugzeug und am Urlaubsort hilft dem Körper, sich schneller an die Umstellung zu gewöhnen.

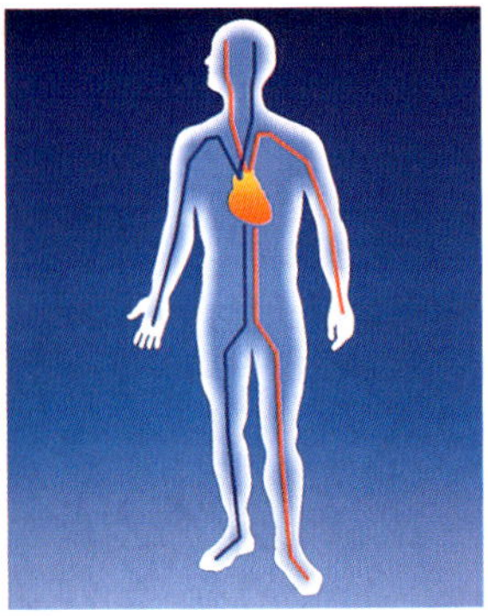

Eine gute Durchblutung ist die Voraussetzung für warme Hände und Füße.

Kalte Hände und Füße

Symptome

- Viele Menschen haben im Winter kalte Hände und kalte Füße.
- Einige Menschen leiden allerdings öfter daran: Ob in beheizten Räumen, unter der Daunenbettdecke oder an einem lauen Sommertag, es will ihnen einfach nicht gelingen, warme Extremitäten zu bekommen, obwohl der Rest des Körpers eigentlich wohl temperiert ist.

Ursachen

Kalte Füße und kalte Hände können viele Ursachen haben. Vergiftungen durch Schwermetalle können ebenso verantwortlich sein wie Arterienverkalkung, Nierenschwäche, Raynaud-Syndrom, niedriger Blutdruck oder einfach nur falsche Bekleidung.

Organische Hintergründe

Warme Hände und Füße sind beileibe nicht selbstverständlich. Die 37 °C, wie sie typisch für unser Körperzentrum sind, werden von der Hautoberfläche noch lange nicht erreicht. Je weiter sich nämlich das Blut vom Körperinneren entfernt, desto mehr kühlt es sich ab. In der Haut beträgt seine Temperatur noch knappe 30 °C, und das Hautgewebe selbst kommt gerade noch auf 25 °C.

Darüber hinaus haben Hände und Füße eine sehr exponierte Lage, sie befinden sich ja am Ende der Extremitäten und sind dadurch – selbst wenn sie unter Handschuhen oder Socken verborgen werden – den kühlen Witterungen mehr ausgesetzt als die übrigen Körperteile. Schließlich muss das Blut zu den Füßen den längsten Weg überhaupt zurücklegen. Dies erklärt, warum die ausgekühlten Füße selbst dann nicht sofort warm werden, wenn sie in eine Wolldecke eingewickelt werden. Der Körper braucht einfach eine gewisse Zeit, bis er genügend Blut dorthin gebracht hat.

Auf die Strümpfe kommt's an

Von entscheidender Bedeutung für den Kälteschutz von Hand und Fuß ist die Bekleidung. Turnschuhe z. B. provozieren die Schweißabsonderung an den Füßen. Die Folge: Die Socken werden mit Schweiß durchtränkt und bilden zusammen mit dem Schuh eine regelrechte Kältekompresse. Strümpfe aus Nylon behindern ebenfalls die Wärmeentwicklung in der Fußhaut.

Psychische Hintergründe

Angst und Stress wirken abkühlend auf unsere Haut. Auslöser dieses Vorgangs ist das vegetative Nervensystem. Wenn es den Eindruck hat, dass Gefahr im Verzug ist, veranlasst es die Verengung der Blutgefäße in der Haut. Und diese Vorgehensweise hat aus biologischer Sicht durchaus ihren Sinn. Denn das vegetative Nervensystem reagiert auf Gefahr immer noch genauso wie zu Urzeiten des Menschengeschlechts, als man sich noch mit Faust und Speer

durch den Alltag kämpfen und gegen lebensbedrohende Feinde behaupten musste. Damals galt es, die Folgen von Kampfverletzungen möglichst gering zu halten – und hier war es natürlich sinnvoll, das Blut aus der Haut abzuziehen, damit es im Fall einer Verletzung nicht zu größeren Blutverlusten kommen konnte.
Auch heute regiert immer noch die Angst, und das vegetative Nervensystem macht nur wenig Unterschiede, ob wir Angst vor unserem Beruf, unseren unbewältigten Kindheitserinnerungen, dem technischen Fortschritt oder vor einem bösen Höhlenbären haben. Das Resultat bei allen Angstempfindungen bleibt das gleiche: kalte Hände und kalte Füße.

Das Raynaud-Syndrom

In diesem Zusammenhang verweisen psychosomatisch orientierte Ärzte auf das gehäufte Auftreten des so genannten primären Raynaud-Syndroms, das erstmals von dem französischen Arzt Maurice Raynaud (1834–1881) beschrieben wurde. Es äußert sich als anfallartige Durchblutungsstörung in den Fingern und in den Rückenflächen von Hand und Fuß. Die betroffenen Stellen werden zunächst bleich und kalt, um sich dann blau zu verfärben und heftig zu schmerzen. Es besteht bei den Wissenschaftlern kein Zweifel mehr an dem Zusammenhang des Raynaud-Syndroms mit chronischen Ängsten und Überforderungsgefühlen. Bestimmte Hormone spielen allerdings auch eine wichtige Rolle. So tritt die Krankheit bei Frauen ungefähr viermal so häufig auf wie bei Männern.

Entspannungstechniken
Als wirksame Therapie von Durchblutungsstörungen an Händen und Füßen hat sich vor allem das autogene Training bewährt. Es sollte allerdings bei einem Experten erlernt werden. Entsprechende Kurse gibt es bereits bei fast allen öffentlichen Einrichtungen der Erwachsenenbildung. Teilweise werden Kurse von den Krankenkassen angeboten bzw. gefördert.

Altbewährt – so helfen Sie sich selbst

Finger weg von Kaffee und Zigaretten!

Koffein und Nikotin verengen die Blutgefäße in der Haut.

Trainieren Sie Ihre Hautblutgefäße!

Gehen Sie in ein Zimmer mit angenehmer Temperatur, und legen Sie die Hände für 3 bis 5 Minuten in einen Behälter mit kaltem Wasser. Danach gehen Sie in einen kühlen Raum (Keller oder Schlafzimmer) und legen die Hände wiederum für 3 bis 5 Minuten in warmes Wasser.

Kneippsche Anwendungen
Alle Bäder und Güsse nach Kneipp eignen sich zur Behandlung von kalten Händen und Füßen.

Wechselbäder

Sie sind ebenfalls ein gutes Blutgefäßtraining: Füllen Sie zwei Fußwannen mit Wasser; in der einen herrscht eine Temperatur von etwa 38 °C, in der anderen von etwa 15 °C. Setzen Sie die Füße für 2 bis 3 Minuten zunächst ins warme Wasser, anschließend für etwa 10 Sekunden ins kalte. Wiederholen Sie den Vorgang, danach ziehen Sie warme Socken über Ihre Füße.

Durch die Massage bestimmter Fußreflexzonen können einzelne Organe oder Organsysteme günstig beeinflusst werden. Dabei hängt der Erfolg der Behandlung von Durchblutungsstörungen vor allem davon ab, ob sie von einem erfahrenen Therapeuten durchgeführt wird.

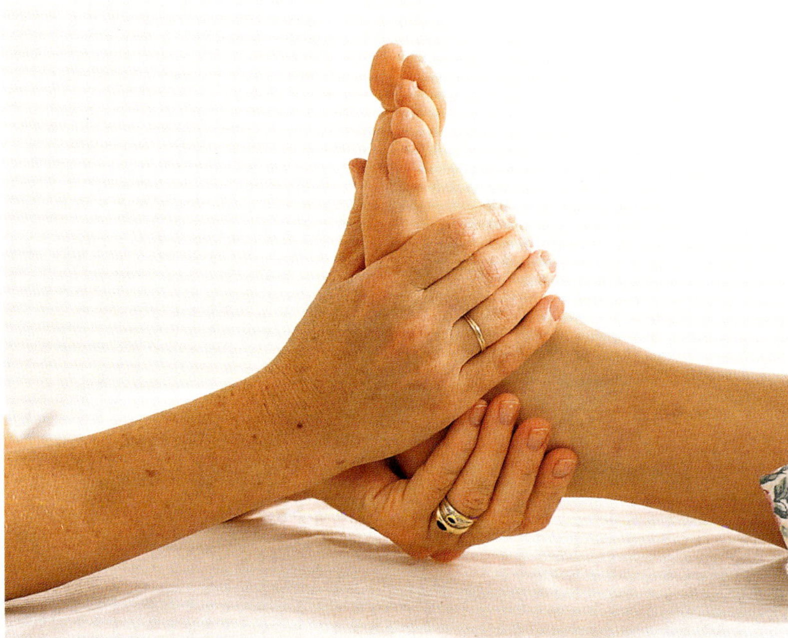

Ansteigendes Fußbad

Ein ansteigendes Fußbad beginnt mit 35 °C warmem Wasser; dann lassen Sie so lange heißes Wasser zulaufen, bis 42 °C erreicht sind. Das Ganze sollte etwa 20 Minuten dauern.

Wassertreten

Gehen Sie im Storchenschritt in der bis auf Wadenhöhe mit kaltem Wasser gefüllten Badewanne auf und ab. Dabei müssen die Füße bei jedem Schritt aus dem Wasser auf- und wieder eintauchen. Beginnen Sie mit 1 Minute, und steigern Sie dann langsam bis zu 5 Minuten (je nachdem, wie lange Sie es aushalten).

Dasselbe können Sie auch als Tautreten praktizieren, indem Sie einige Minuten mit entblößten Füßen im nassen Gras gehen. Danach sollten Sie sofort warme Strümpfe anziehen und durch Umhergehen für rasche Erwärmung der Füße sorgen. Sonst laufen Sie Gefahr, sich zu erkälten.

Pfeffer und Paprika

Würzige Mahlzeiten mit viel Curry, Paprika oder Pfeffer bieten zumindest kurzfristig Erleichterung, da sie das Blut in die Haut treiben.

Reflexzonentherapie

Die Ursprünge dieses Verfahrens gehen auf indianische Wurzeln zurück. Grundlage der Behandlung ist der Zusammenhang von Füßen und Gesamtorganismus. Diese Art der Massage hat sich auch bei Beschwerden, die mit dem Herz-Kreislauf-System in Verbindung stehen, bewährt. Die Reflexzonentherapie wird von Masseuren, Heilpraktikern u. a. angeboten.

Schuhe helfen

Tragen Sie tagsüber – wenn es möglich ist – auch in der Arbeit Schuhe, die Ihre Füße nicht einengen, sondern ihre Bewegung ermöglichen. Hierfür eignen sich beispielsweise Sandalen oder Schlappen mit Fußbett, an denen sich Ihre Zehen »abarbeiten«.
Eine andere Möglichkeit sind japanische Hausschuhe, die ein Fußbett aus Tatamimaterial besitzen. Hier gräbt sich der Fuß sein individuelles Bett ein, und an diesem muss er sich immer ein bisschen »festkrallen«, sonst verlieren Sie die Schlappen. Auf diese Weise »arbeiten« Ihre Füße und werden besser durchblutet.

Homöopathische Mittel

Um zu wirken, setzen homöopathische Präparate eine präzise Beobachtung der Begleitsymptome voraus.
Calcium carbonicum Hahnemanni D6 hilft, wenn der Betroffene nicht nur unter kalten Extremitäten leidet, sondern auch noch viel und säuerlich schwitzt, leicht ins Frieren gerät und außerdem oft erkältet ist.
Dosierung: 3-mal täglich 1 bis 2 Tabletten.
Chininum arsenicosum D4 hilft bei kalten Füßen, Händen und Knien, die von ständiger Nervosität und allgemeiner Schwächung begleitet werden.
Dosierung: 3-mal täglich 1 bis 2 Tabletten.
Nux vomica D6 ist angezeigt bei reizbaren Menschen, die sowohl im Umgang mit Menschen als auch in kalten Räumen Schwierigkeiten haben, warm zu werden.
Dosierung: 3-mal täglich 1 bis 2 Tabletten.

Das Problem mit dem Alkohol

Schnäpse und heiße Grogs öffnen die Blutgefäße in der Haut, die Hände und Füße werden wohlig warm. Der Haken: Die Wirkung ist nur von kurzer Dauer, und danach kommt es sogar zu einer deutlichen Auskühlung. Immer noch sterben im Winter viele Alkoholiker, die sich im trügerischen Gefühl wohliger Wärme auf eisige Parkbänke gelegt haben.

Vorbeugen – so bleiben Sie gesund

- Tragen Sie Socken aus Mischgewebe, die gleichzeitig den Schweiß aufnehmen und die Füße isolieren.
- Achten Sie auf weite Kleidung! Enge Kleidungsstücke beeinträchtigen die Hautdurchblutung.
- Ziehen Sie sich mehrlagig an! Besser als ein Paar dicke Socken schützen zwei Paar dünne Socken die Füße vor Kälte. Der Grund: Zwischen den beiden Stoffschichten kann sich ein wärmender Luftpuffer bilden.
- Über den Kopf geht im Winter viel Wärme verloren. Bei Kälte sollten Sie in jedem Fall eine Mütze oder einen Hut über den Kopf ziehen. Denn dort kühlt sonst das Blut am meisten aus, und Ihrem Körper wird es kaum noch gelingen, es für andere Körperteile (z. B. für Hände und Füße) genügend aufzuwärmen.

Schock

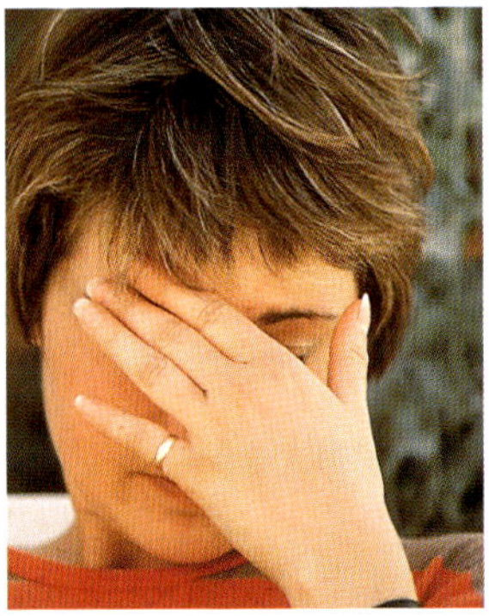

Unfälle, schlechte Nachrichten und auch plötzlich auftretende Krankheiten können zum Schock führen.

Symptome

- Das Gesicht ist blass, die Haut kalt und feucht; Ausnahme: Blutvergiftungsschock, bei dem die Haut sich eher heiß anfühlt
- Der Puls ist schwach und fadenförmig, bei Schock durch Blutvergiftung wirkt er gespannt und drängend, bei psychischem Schock ist er stark beschleunigt
- Die Atmung ist flach; der Patient hat Angst und ist durstig
- Starke Schocks führen zur Ohnmacht

Ursachen

- Blut- bzw. Flüssigkeitsverlust (z.B. durch innere Verletzungen oder aufgrund sportlicher Betätigung bei großer Hitze)
- Allergische Reaktionen
- Akute Herzerkrankungen (z.B. Herzinfarkt)
- Hormon- oder Stoffwechselstörungen (z.B. Diabetes)
- Vergiftungen (z.B. durch Schwermetalle, Bakterien)
- Psychische Erschütterungen (z.B. durch Unfälle, Katastrophen)

Physiologische Hintergründe

Beim Schock wird das Blut aus den äußeren Gewebeschichten abgezogen und im Brustraum (Herz, Lunge) konzentriert. Es besteht die Gefahr von Blutstauungen, Blutpfropfen und akuter Sauerstoffnot in Organen wie der Leber und dem Gehirn.

Gute Beobachtung hilft

Grundsätzlich muss die erste Hilfe – wenn möglich – die Ursachen des Schocks beseitigen. Wenn jemand zusammengebrochen ist, weil er sich in den Finger geschnitten hat, muss die Wunde möglichst rasch geschlossen werden. Wenn als Schockursache Blutvergiftung, innere Blutungen oder Allergien infrage kommen, muss umgehend der Notarzt geholt werden.

Psychische Hintergründe

Schockpatienten, die nicht das Bewusstsein verloren haben, empfinden ihren eigenen Zustand als bedrohlich, was wiederum ihren Stress und damit den Schockzustand steigert.

Keine Panik!

Schockzustände sind ernst zu nehmen, aber auch kein Grund zur Panik. Nicht jeder Schockpatient ist ein Fall für den Notarzt, gerade psychische Fälle erholen sich oft nach wenigen Minuten, und Diabetiker besitzen zum Teil eine regelrechte Routine im Umgang mit ihren Unterzuckerungsschocks. Bringen Sie jedoch den Patienten zum Arzt, oder rufen Sie den Notarzt, wenn die Ursache für den Schock ungeklärt ist oder eine Vergiftung, Allergie oder innere Verletzung als Ursache vermutet werden muss.

Der Duft aus der Flasche – unser Tipp

Aromatherapie

Düfte vermögen auch geschockte Gehirne anzusprechen. Bereits die frühesten Formen der Heilkunst haben sich der Duftöle bedient. Bald schon fanden ätherische Öle auch Eingang in die Hausapotheke – und zwar in Form der so genannten Riechfläschchen. Lassen Sie den Schockpatienten an den entsprechenden Fläschchen mit ätherischen Ölen riechen, und tupfen Sie noch ein paar Tropfen auf seine Schläfen.

- Kampfer ist ein Klassiker, den man schon seit Jahrhunderten Schockpatienten und Bewusstlosen als Riechfläschchen unter die Nase hält. Er regt den Kreislauf an und führt damit wieder zu innerer Klarheit.
  Jedoch Vorsicht! Kampfer sollten Sie nicht bei ohnmächtigen Kindern verwenden. Auch bei Epileptikern sollte kein Kampfer eingesetzt werden.
- Neroli mobilisiert ebenfalls den Kreislauf und wirkt zusätzlich angstmindernd.
- Pfefferminze wirkt anregend und krampflösend; dieses Öl eignet sich am besten, wenn sich der Schockpatient wieder auf dem Weg der Besserung befindet.

Wenn Sie die oben genannten ätherischen Öle nicht zur Verfügung haben – auch Basilikum, Lavendel, Melisse, Petitgrain, Thymian und Rosmarin können unter Umständen bei einem Schock mit oder ohne Ohnmacht hilfreich sein.

Vorbeugen – so bleiben Sie gesund

- Legen Sie den Patienten auf den Rücken, die Füße sollten höher als Kopf und Oberkörper gelagert werden! Dadurch wird verhindert, dass wichtige Blutreserven in den Beinen versacken.
- Sorgen Sie für Wärme! Immer wieder wird von wohlmeinenden Helfern der Faktor Kälte unterschätzt. Schockpatienten kühlen auch unter wärmeren Umgebungstemperaturen innerhalb weniger Minuten dramatisch ab. Legen Sie den Patienten auf eine warme Unterlage, und decken Sie ihn zu.
- Reden Sie dem Patienten ruhig zu! Damit verhindern Sie, dass er sich vor lauter Angst weiter in den Schock hineinsteigert.
- Sorgen Sie für eine freie Atmung! Der Kopf des Patienten sollte im Nacken nach hinten überstreckt sein.
- Vorsichtige Flüssigkeitszufuhr! Wenn sich der Zustand des Patienten bessert, geben Sie ihm etwas Warmes zu trinken. Achten Sie darauf, dass er in kleinen Schlucken trinkt!

Ohnmacht

Bei Ohnmacht müssen Sie Pulsschlag und Atmung des Betreffenden überprüfen und nötigenfalls Wiederbelebungsmaßnahmen ergreifen! Einem Bewusstlosen dürfen Sie nichts zu trinken geben (Erstickungsgefahr!). Sollte die Ohnmacht länger als 30 Sekunden dauern oder der Patient mehrere Minuten nach dem Aufwachen immer noch einen verwirrten Eindruck machen, muss umgehend der Notarzt gerufen werden.

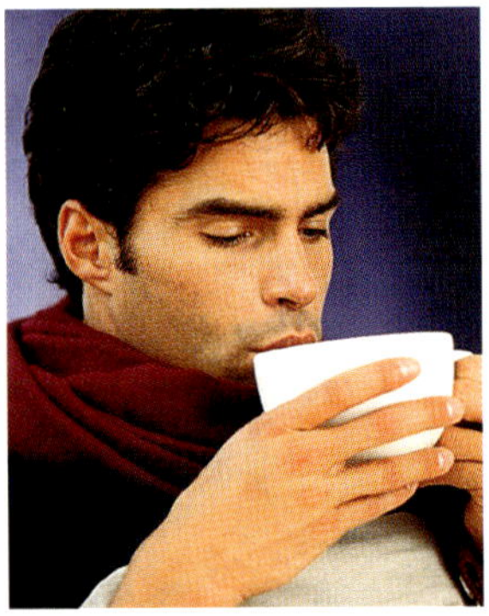

Bei Erkältungskrankheiten ist es hilfreich, besonders viel zu trinken.

Erkältung

Symptome

- Niesen, tropfende Nase, anschwellende Schleimhäute
- Leichte Hals- und Rachenschmerzen, gelegentlich leichter Husten
- Grippaler Infekt: Verstärkung der Symptome, Kopf- und Gliederschmerzen, oft zusätzlich Fieber

Ursachen

Eine Erkältung ist die Folge einer Virusinfektion der oberen Atemwege. Sie ist ansteckend, man holt sie sich in der Regel von einem anderen Menschen, der seine Viren über Niesen, Husten oder Hautkontakt verbreitet. Prinzipiell kann man zu jeder Jahreszeit eine Erkältung bekommen, doch im Winter ist die Ansteckungsgefahr besonders hoch. In den kalten Monaten kommt es öfter zu Unterkühlungen an den Füßen; das vegetative Nervensystem drosselt daraufhin die Durchblutung in den Atemwegen. Dadurch sinkt die Abwehrfähigkeit der Schleimhäute, und Viren nisten sich leichter ein.

Immunologische Hintergründe

Eine amerikanische Studie hat ergeben, dass Kleinkinder durchaus bis zu neunmal und Schulkinder bis zu sechsmal im Jahr von Erkältungen betroffen sein können, ohne dass man schwer wiegende Störungen dahinter vermuten muss. Die Immunabwehr von Kindern ist einfach noch nicht so weit entwickelt wie bei Erwachsenen. Zwar haben sie bei der Geburt eine gewisse »Leihimmunität« von ihren Müttern mitbekommen, doch damit ist es nach dem fünften Lebensmonat vorbei. Von nun an sind sie auf ihr eigenes Immunsystem angewiesen, und das braucht einige Jahre, bis es voll entwickelt ist. Auch der kindliche Körperbau begünstigt den Erfolg angreifender Schnupfenviren. Kindernasen sind klein, und der Übergang von der Nase zum Rachen ist schmal; dadurch kann schon eine geringe Schwellung der Schleimhäute eine Blockade der Atemwege nach sich ziehen.

Altbewährt – so helfen Sie sich selbst

Der Schleim muss raus!

Schnäuzen Sie in ein Taschentuch, indem Sie ein Nasenloch zuhalten und das andere entleeren. Ganz wichtig: Haben Sie beim Nies-

Erkältung und Grippe

Die »echte« Grippe ist wesentlich gefährlicher und zeigt ein intensiveres Beschwerdebild mit plötzlichem Beginn und höherem Fieber als eine Erkältung. Beide Erkrankungen haben allerdings auch Gemeinsamkeiten: Sie werden von vielen verschiedenen Virusarten hervorgerufen, die zusätzlich ständig ihr Äußeres verändern, so dass der Mensch keine Immunität gegen die neuen Viren entwickeln kann. Die Folge: Man erkrankt immer wieder an einer Erkältung bzw. kann sich mehrfach eine Virusgrippe einfangen.

reiz den Mut zum lauten »Hatschi«. Viele Schnupfenkranke niesen nach innen, indem sie sich schamhaft die Nasenlöcher zuhalten. Dadurch entsteht ein Überdruck, der bis in die Ohren hinaufzieht. Und Gefahr droht: Der Schleim kann unter Umständen in die Stirnhöhle gepumpt werden und dort für schwere Entzündungen sorgen.

Viel trinken!

Der Flüssigkeitsbedarf ist bei Erkältungskrankheiten deutlich erhöht. Trinken Sie viel und regelmäßig, auch dann, wenn Sie keinen Durst haben. Gut geeignet sind Tees oder eine Mischung aus stillem Mineralwasser und Fruchtsäften (im Verhältnis 4:1).

Schweißtreibende Tees

Sie unterstützen den Schleimabtransport. Hier zwei Rezepte:
Lindenblütentee: 1 bis 2 Teelöffel Lindenblüten mit 1/4 Liter kochendem Wasser übergießen, 10 Minuten ziehen lassen.
Apotheker Pahlows Erkältungstee: 20 Gramm Hagebutten (mit Kernen), jeweils 14 Gramm Holunder-, Kamillen- und Lindenblüten, 11 Gramm Brombeerblätter, 10 Gramm Weidenrinde, 5 Gramm Hibiskusblüten. Übergießen Sie 2 Teelöffel dieser Mischung mit 1/4 Liter kochendem Wasser, dann 10 Minuten lang ziehen lassen. Wem das Mischen zu mühsam ist: Apotheker Pahlows Erkältungstee gibt es auch in Apotheken.

Nasenspülungen

Nasenspülungen wirken schleimhautabschwellend und sind ganz einfach durchzuführen. Nehmen Sie Wasser aus der Leitung in die hohle Hand (kaltes Wasser bei warmem Körper, warmes Wasser bei kaltem, fröstelndem Körper), und saugen Sie es in beide Nasenlöcher ein; dann stoßen Sie es wieder aus. Wiederholen Sie den Vorgang mehrmals täglich 3- bis 5-mal. Am Anfang ist etwas Überwindung nötig, doch der Einsatz lohnt sich.

Bibernelle

Die ätherischen Öle der Bibernelle wirken in den oberen Atemwegen sekretionsfördernd und entzündungshemmend. Diese Pflanze eignet sich daher für die Behandlung von schleimigem Husten. Sie wird in Form von Tee oder entsprechenden Präparaten verabreicht und sollte im Anfangsstadium der Erkrankung mit Sonnenhutpräparaten (zur Stärkung der Immunabwehr) kombiniert werden.
Trinken Sie pro Tag 3 Tassen des Tees: 1 Esslöffel des Krauts mit 1/4 Liter heißem Wasser überbrühen, 1/4 Stunde ziehen lassen.
Präparate: Bronchicum Elixir N, Melrosum Hustensirup N. Bei der Dosierung halten Sie sich bitte an die Angaben der jeweiligen Packungsbeilagen.

Achtung!

Eine Erkältung kann schwerwiegenderen Erkrankungen wie Bronchitis, »echter« Grippe und Lungenentzündung den Weg bereiten. Ärztliche Hilfe ist ratsam, wenn sich die Symptome nach drei Tagen nicht gebessert haben und sich zusätzlich eine der folgenden Beschwerden einstellt:

- Atemprobleme
- Kreislaufstörungen, Schwindelanfälle
- Übelkeit, Erbrechen
- Herzjagen
- Krampfartiger Husten
- Auswurf von zähflüssigem Schleim beim Husten
- Blutbeimengungen im Schleim
- Schmerzen beim Atmen im Brustkorb
- Schmerzen im Bereich von Wangen und Stirn.

Das Vitamin C, die Askorbinsäure, ist wohl mit der wichtigste Faktor, um unser Immunsystem fit und schlagkräftig zu erhalten. Kiwis liefern große Portionen an Vitamin C. Achtung Raucher: Ihr Körper benötigt 40 Prozent mehr Vitamin C als wenn Sie nicht rauchen würden!

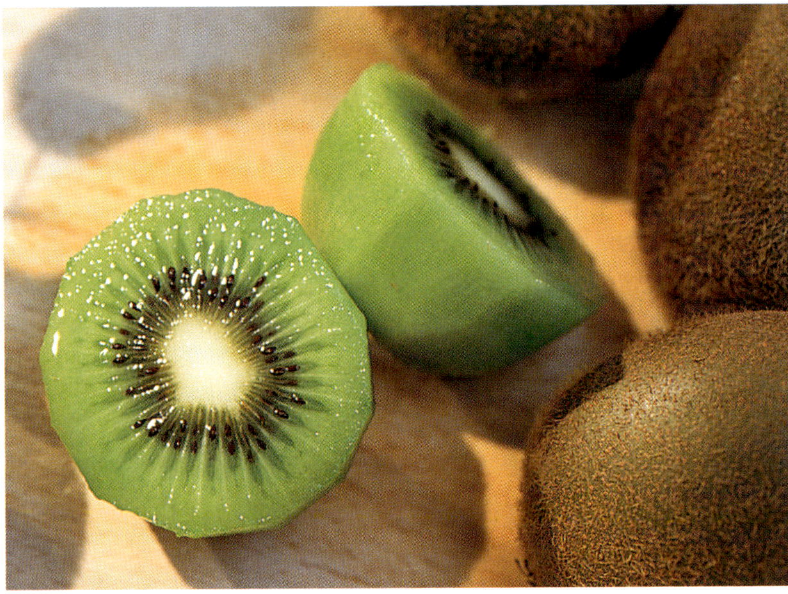

Grapefruitkernextrakt

Geben Sie 4 bis 5 Tropfen Grapefruitkernextrakt in ein Glas Wasser. Tauchen Sie ein Wattestäbchen ein, und betupfen Sie damit den Naseninnenraum und die oberen Partien der Rachenschleimhaut.

Ölschlürfen

Mundspülungen mit Sonnenblumenöl sind in der nasskalten Jahreszeit unbedingt einen Versuch wert, da sie den gesamten Mund- und Rachenraum von Parasiten und schädlichen Stoffen befreien. Wer rechtzeitig damit beginnt, hat gute Chancen, von Schnupfen und anderen Erkrankungen der oberen Atemwege gänzlich verschont zu bleiben.
Behalten Sie 1 Esslöffel Sonnenblumenöl für 15 bis 20 Minuten im Mund, ohne dieses herunterzuschlucken. Pressen Sie das Öl mit der Zunge in alle Winkel Ihres Mund- und Rachenraums. Nach dem Ausspucken den Mund sorgfältig mit warmem Wasser ausspülen. 1 Anwendung pro Tag (morgens oder abends) genügt.

Keine Kombinationen!
Eine Erkältung ist als eher harmlose Krankheit einzustufen, die mit relativ einfachem medizinischen Einsatz geheilt werden kann. Kombinieren Sie auf keinen Fall homöopathische Mittel mit Schmerz- und Fiebermitteln oder mit Antibiotika. Die Präparate beeinträchtigen sich gegenseitig in ihrer Wirksamkeit. Entscheiden Sie sich, welche Therapie Sie anwenden wollen!

Aromatherapie

Bei der Aromatherapie sollten jene Aromaöle im Vordergrund stehen, die eine leicht antibiotische Wirkung besitzen. Dazu zählen Eukalyptus-, Myrrhe-, Thymian- und Wacholderöl.
Geben Sie bei Bedarf ein paar Tropfen eines dieser Öle auf ein Papiertaschentuch, das Sie zu einem kleinen Knäuel formen. Halten Sie sich dieses so ans Gesicht, dass es den Mund nicht berührt. Atmen Sie wechselweise durch Mund und Nase.

Homöopathische Mittel

Sie bewähren sich schon seit vielen Jahren bei der Therapie von Erkältungen und grippalen Infekten.

Aconitum D30, ein Sturmhutpräparat, hilft am besten zu Beginn der Erkältung. Allerdings: Es handelt sich um ein Erstmittel, das nicht zu lange verabreicht werden darf.

Dosierung: 3-mal 5 Kügelchen im Abstand von 2 Stunden, danach nichts mehr. Meist reicht diese Behandlung für eine normale Erkältung aus.

Allium cepa D6 (das homöopathische Präparat der Küchenzwiebel) hilft gegen starken Niesreiz.

Dosierung: 3-mal täglich 1 bis 2 Tabletten.

Kalium bichromicum D4 hilft, wenn die Erkältung schlimmer geworden ist und von gelbem, fadenziehendem Sekret begleitet wird.

Dosierung: 3-mal täglich 1 bis 2 Tabletten.

Hepar sulfuris D6 ist bei weißlicher Schleimbildung hilfreich.

Dosierung: 3-mal täglich 1 bis 2 Tabletten.

Eberrautentee

Wer immer wieder von Erkältungen heimgesucht wird, sollte gerade in der nasskalten Jahreszeit sein Immunsystem stärken. Als sehr effektiv hat sich hier der Eberrautentee herausgestellt. 1 Teelöffel Eberraute auf 1 Tasse kochendes Wasser, 10 Minuten ziehen lassen, abseihen. 2 bis 3 Tassen pro Tag. Der Tee schmeckt übrigens sehr angenehm.

Vorbeugen – so bleiben Sie gesund

- Atmen Sie möglichst durch die Nase ein, nicht durch den Mund. In der Nase werden bereits zahlreiche Fremdkörper abgefangen, bevor sie die Bronchien erreichen können.
- Keine Zigaretten! Der Qualm ruiniert Schleimhäute und Schutzbehaarung der Atemwege, Nikotin schwächt die Immunabwehr.
- Härten Sie sich ab! Gehen Sie gerade im Winter häufig an die frische Luft. Morgendliche Wechselduschen trainieren Ihre Blutgefäße, so dass Ihr Körper nicht mehr so sensibel auf äußere Kältereize reagiert: Zunächst eine Minute warm duschen, dabei den Körper strecken und dehnen. Dann das rechte Bein abbrausen und das Wasser auf (erträglich) kalte Temperaturen drehen – erst die Außen-, dann die Innenseite. Nach etwa zehn Sekunden zum anderen Bein wechseln.

  An den Armen verfahren Sie genauso. Danach erhalten Brust, Bauch, Nacken und Gesicht einen kurzen »Kälteschauer«. Wiederholen Sie den Vorgang zwei- bis dreimal.
- Viel Sport! Denn regelmäßige körperliche Aktivitäten (vor allem Ausdauersport) stärken nachgewiesenermaßen das Immunsystem!
- Achten Sie auf ausreichende Versorgung mit Vitamin C! Dieses Vitamin wirkt wie ein Straßenfeger, der alle Arten von Abfall im Körper aufsammelt. Vitamin C befindet sich vor allem in Holunderbeeren, Kiwis, Orangen, Zitronen und Sanddorn.

Mikrobiologische Behandlung

Sie können eine Dauerbehandlung von November bis Februar mit Symbioflor I durchführen, um sich gegen die Flut der Erkältungsviren erfolgreich zu wehren. Sie beginnen mit 1-mal 5 Tropfen täglich, steigern dann bis auf 1-mal 20 Tropfen täglich und behalten diese Dosis über den Winter bei.

Fieber

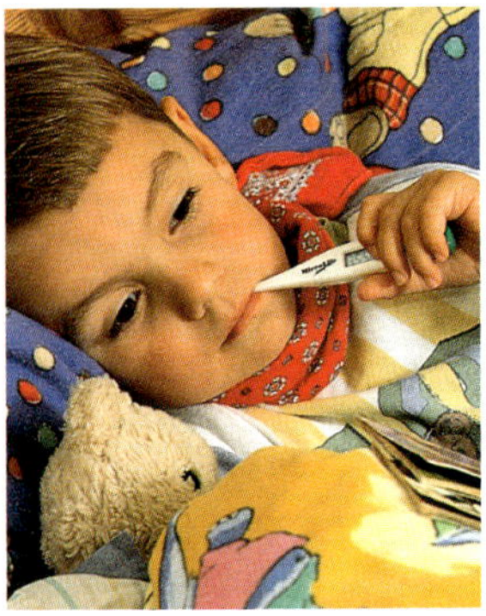

Bei Fieber über 39 °C sind Messungen alle zwei bis drei Stunden sinnvoll. Müdigkeit gehört zu den typischen Fiebersignalen – also ist viel Schlaf angesagt.

Symptome

- Erhöhte Körpertemperatur (deutlich über 38 °C)
- Schwitzen und gerötete Gesichtshaut
- In schlimmeren Fällen: Schüttelfrost

Ursachen

Beim Fieber ist keine eigenständige Erkrankung, sondern es handelt sich um einen Abwehrmechanismus, mit dem der Organismus bestehende Erkrankungen – die meisten Viren und Bakterien sind bei Temperaturen über 38,5 °C vermehrungsunfähig – bekämpft.

Biologische Hintergründe

Fieber ist nicht nur beim Menschen bekannt, sondern bei allen Säugetieren, ebenso bei Vögeln, Kriechtieren und Fischen. Es handelt sich also um einen entwicklungsgeschichtlich alten und bewährten Abwehrmechanismus, den man nicht unbedingt unterbinden sollte.

Psychische Hintergründe

Fieber hat zahlreiche Wirkungen auf unser zentrales Nervensystem und damit auch auf unsere Empfindungen. So drosselt es beispielsweise unseren Appetit, um den Körper vor Verdauungsbelastungen zu schützen. (Zwingen Sie daher niemals einen Fieberkranken zum Essen!) Außerdem macht es müde und schwächt die Konzentration – der Körper ist möglichst zu schonen.

Bloß keine Sauna!
Immer noch meinen viele, ihr Fieber einfach in der Sauna ausschwitzen zu können. Ein gefährlicher Irrglaube! Der Organismus kann hierdurch dramatisch überfordert werden, Kreislaufzusammenbrüche und schwer wiegende Herzerkrankungen können die Folge sein. So wichtig ein regelmäßiger Saunabesuch zur Vorbeugung und Abhärtung gegenüber fiebrigen Erkrankungen sein kann, so schädlich ist er als Therapie während der akuten Krankheitsphase.

Altbewährt – so helfen Sie sich selbst

Viel trinken!

Bei Fieber ist der Flüssigkeitsbedarf des Körpers deutlich erhöht. Trinken Sie viel und regelmäßig. Am besten ist Tee oder ein Gemisch aus stillem Mineralwasser und Fruchtsäften (im Verhältnis 4:1). Die Getränke sollten Zimmertemperatur haben.

Tee aus Thymian, Linden- und Kamillenblüten

Er unterstützt den Körper in seinem Abwehrkampf. Thymian tötet Bakterien, Kamille dämpft Entzündungen, Lindenblüten fördern das Schwitzen und unterstützen damit den Fieberprozess.
Rezept: Die Kräuter zu gleichen Teilen mischen. 1 Teelöffel mit 1/4 Liter kochendem Wasser übergießen, 5 Minuten ziehen lassen, abseihen.

Fiebersenkende Mittel

Bei Temperaturen, die sich 40 °C nähern: Parazetamoltabletten überzeugen unser zentrales Nervensystem, die Körpertemperatur etwas herunterzuschrauben. Auch Azetylsalizylsäure (ASS; im Aspirin enthalten) wirkt fiebersenkend, doch viele Ärzte raten davon ab, weil es den Heilungsverlauf ungünstig beeinflussen soll. Außerdem: Wer seinen Körper mit großen Dosierungen an fiebersenkenden Medikamenten traktiert, belastet den Kreislauf und raubt seinem Körper eine wichtige Abwehrstrategie. Fieber muss nur dann behandelt werden, wenn es Unruhe und Verwirrtheit auslöst oder 39,5°C übersteigt.

Kalte Wadenwickel

Der Klassiker der Fiebertherapie – allerdings nur bei warmen Füßen anzuwenden! Nehmen Sie ein großes Handtuch, und tauchen Sie es in kaltes Wasser. Danach auswringen, straff um die Unterschenkel legen (es darf nicht über das Knie gehen!) und mit einem weiteren Handtuch umwickeln, damit es keine nassen Flecken im Bett gibt. Die Anwendung darf nicht länger als 10 Minuten dauern; danach kann noch einmal ein neuer Wickel angelegt werden.

Aus Omas Rezeptbuch – unser Tipp

Holundertee

Holunder wirkt schweißtreibend und unterstützt dadurch die Abwehrkräfte.

Rezept: 1 Esslöffel Holunderblüten mit 1 Tasse kochendem Wasser übergießen, ein paar Minuten ziehen lassen, dann abseihen. Trinken Sie davon 3 Tassen täglich.

Sie können sich auch einen richtigen Schwitztee zubereiten.

Rezept: 20 Gramm Holunderblüten, 20 Gramm Lindenblüten und 10 Gramm Mädesüßblüten. 1 Teelöffel dieser Mischung mit 1 Tasse Wasser überbrühen, 10 Minuten ziehen lassen, dann abseihen.

Vorbeugen – so bleiben Sie gesund

- Streng genommen ist Fieber nichts anderes als eine Erhöhung der Körpertemperatur, die unser Immunsystem stärkt und eingedrungenen Parasiten das Überleben schwer macht.
- Wer sich also durch Sport oder in der Sauna »zum Kochen bringt«, erzeugt in seinem Organismus ein künstliches Fieber – mit all seinen gesundheitlichen Vorzügen.
- Daher der Rat: Bringen Sie Ihren Körper freiwillig durch Sport und/oder Saunabesuche ins Schwitzen; denn dann brauchen Sie nicht unfreiwillig im Krankenlager zu schwitzen.

Medikamente

- **Deutschland**
Benuron, Doloreduct, Treupel mono
- **Österreich**
Duaneo, Mexalen
- **Schweiz**
Acetalgin, Ben-u-ron, Dafalgan

Fieber ausleiten

Sie können das Fieber mit einer Serie von 3 Einläufen innerhalb von 2 Stunden (Wassertemperatur je nach Gefühl) ausleiten, oder Sie bringen sich mit einer Kaltabreibung (den ganzen Körper mit einem nassen Waschlappen abreiben, nur leicht abtrocknen, dann sofort ins Bett legen) zum Schwitzen.

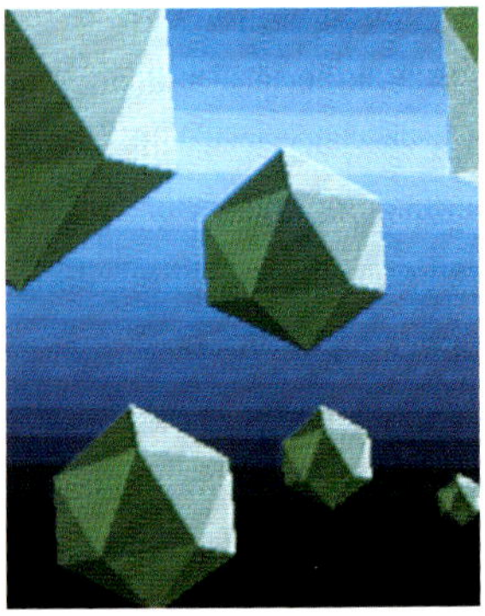

Das Influenzavirus – der Erreger der echten Grippe.

Gripppe

Symptome

- Rasch ansteigendes Fieber, Kopf- und Gliederschmerzen
- (Reiz-)Husten, tropfende Nase, Schleimhautentzündungen in den oberen Atemwegen
- In schlimmeren Fällen auch Erbrechen
- Bei unkompliziertem Verlauf dauert eine Grippe acht Tage, denen weitere acht Tage Erholung folgen sollten, da die Grippe den Körper sehr stark auszehrt

Ursachen

Die echte Grippe (Influenza) wird von Viren verursacht. Sie gelangen meistens über infizierte Tröpfchen in unseren Körper, die ein anderer über Niesen oder Husten in der Umwelt verteilt hat.

Organische Hintergründe

Behandeln Sie auf keinen Fall eine Grippe mit antibiotischen Medikamenten, die Sie vielleicht noch von Ihrer letzten Bronchitis übrig haben. Denn Antibiotika zielen auf Bakterien, während Viren in der Regel davon unbeeindruckt bleiben.

Wichtig!

Falls Sie sich unsicher sind, ob Sie an einer Erkältung oder an einer Grippe leiden, sollten Sie den Arzt aufsuchen. Steil ansteigendes Fieber ist in der Regel ein Zeichen für eine virusbedingte Grippe, während grippale Infekte eher langsam Fieber entwickeln und nur selten Temperaturen über 38,5 °C erreichen.

Psychische Hintergründe

Auch wenn Grippe und grippaler Infekt (oder Erkältung) zwei unterschiedliche Krankheiten darstellen, besteht doch ein Zusammenhang zwischen ihnen. Denn die echte Grippe entsteht oft als Folge einer unzureichend auskurierten Erkältung, da Letztere mit den Nasen-, Rachen- und Bronchialschleimhäuten genau jene Abwehrorgane mürbe macht, die das Eindringen von Grippeviren verhindern könnten. Nicht umsonst befällt das Grippevirus deswegen gern jene rastlosen Stresstypen, die ihre Erkältungen nicht auskurieren, sondern lediglich deren Symptome mit Aspirin, Schnupfensprays und Schleimlösern zudecken.

Einläufe

Machen Sie bei den ersten Anzeichen einer Grippe eine Serie von 3 Einläufen innerhalb von 2 Stunden. Nehmen Sie bei Frösteln warmes Wasser, bei Hitzegefühl etwas kühleres Wasser für die Einläufe.

So helfen Sie sich selbst

Gehen Sie bei den ersten Verdachtsmomenten zum Arzt!

Falls Sie bereits hohes Fieber haben, sollten Sie den Arzt kommen lassen! Die Hausapotheke eignet sich nur unterstützend für die Behandlung der echten Grippe. Hausmittel und verschriebene Medikamente sollten Sie darüber hinaus mit dem Arzt abstimmen.

Teebaum- und Majoranöl

Sie helfen gegen den Husten und bekämpfen die eingedrungenen Viren. Mischen Sie jeweils 5 Tropfen der Öle mit 1 Teelöffel Oliven- oder Mandelöl, und reiben Sie mit dieser Mischung Brust und Rücken ein. Wiederholen Sie die Anwendung 2-mal pro Tag.

Viel trinken!

Ihr fiebriger Körper braucht jetzt viel Flüssigkeit! Am besten Tee oder ein Gemisch aus stillem Mineralwasser und Fruchtsäften (im Verhältnis 4:1) trinken.

Wadenwickel

Fieber sollte nicht unter allen Umständen bekämpft werden, da es ein Abwehrmechanismus des Körpers ist. Fiebersenkende Maßnahmen sind eigentlich erst nötig, wenn das Fieber über 39,5 °C steigt. Tauchen Sie ein Tuch in kaltes Wasser, dem Sie 1 Schuss Essig zugesetzt haben. Das feuchte Tuch eng um das Bein (vom Knöchel bis zum Knie) wickeln, darüber ein trockenes Handtuch wickeln. Den Wickel 10 Minuten am Bein lassen. Diesen Vorgang können Sie noch einmal wiederholen. Vorsicht: Wenn Sie kalte Füße haben, sollten Sie keine Wadenwickel anlegen!

Schonen Sie sich!

Eine echte Grippe wird unter ärztlicher Anleitung im Bett auskuriert. Wer sich während dieser Zeit übermäßig belastet, riskiert eine Zweitinfektion an Herz und/oder Lunge.

Tipp

Überheizen Sie das Krankenzimmer nicht (18 bis 20 °C genügen), und sorgen Sie für hohe Luftfeuchtigkeit – Ihre Schleimhäute werden es Ihnen danken. Auch eine häufige Lüftung des Zimmers schadet keineswegs.

Vorbeugen – so bleiben Sie gesund

- Stärken Sie Ihr Immunsystem! Treiben Sie viel Sport an frischer Luft!
- Bei großen psychischen und körperlichen Belastungen können Sie Ihre Abwehrkräfte mit Sonnenhut (Echinacea) mobilisieren. Die entsprechenden Präparate gibt es in der Apotheke.
- Zur Vorbeugung von Erkältungen und Grippe in der nasskalten Zeit bieten sich warme Vollbäder mit Ölen an: Fichtennadeln, Eukalyptus, Thymian oder Melisse. Geben Sie 6 bis 8 Tropfen Aromaöl in die Wanne.
- Im Unterschied zu Erkältung und Schnupfen kann man sich gegen Grippe auch impfen lassen. Einen vollständigen Schutz gibt es jedoch nicht, da immer wieder neue Grippeviren hinzukommen, gegen die es noch keinen wirksamen Impfstoff gibt.
- Gleichwohl ist die Grippe eine Krankheit, die den Körper sehr stark belastet und schwächeren Menschen sehr gefährlich werden kann. Wer über 60 Jahre alt ist, sollte sich deshalb impfen lassen.
- Auch Patienten mit chronischem Asthma, chronischer Bronchitis, Herzmuskelschwäche, Diabetes, Immunschwäche und Blutmangel sollten einen Impfschutz in Erwägung ziehen.
- Wer eine Allergie gegen Hühnereiweiß hat, muss wohl auf den Schutz verzichten – Grippeimpfstoffe werden auf Hühnereiern gezüchtet.

Gürtelrose

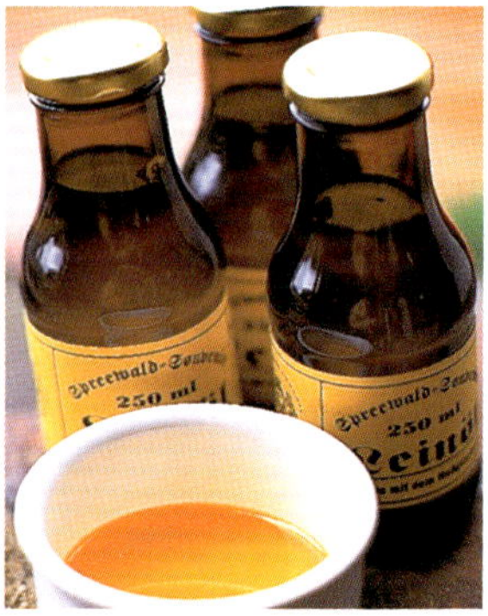

Leinöl lindert die Schmerzen. Ebenso helfen bei Gürtelrose Lehmauflagen oder eine Auflage mit Johanniskrautöl.

Wichtig!
Manchmal setzen versteckte Krankheiten die Abwehrkräfte des Körpers herab: Deshalb sollte Sie Ihr Arzt bei einer schwereren Herpeserkrankung wie der Gürtelrose gründlich untersuchen bzw. zu einigen Fachärzten schicken.

Schonung
Bei Gürtelrose ist vor allem Ruhe wichtig. Körperliche Belastungen können zu erheblichen Schmerzen führen.

Symptome

- Drei, vier Tage vor dem sichtbaren Ausbruch der Krankheit können Schüttelfrost, Fieber, Magen-Darm-Beschwerden sowie Hautspannungen mit und ohne Schmerzen in der später befallenen Gegend auftreten
- Am vierten oder fünften Tag stellen sich Bläschen auf geröteter Haut ein; der Befall verläuft oft wie ein Gürtel – meist auf dem Oberkörper von der Wirbelsäule ausgehend
- Etwa fünf Tage nach Auftreten der Bläschen trocknen diese ein und verkrusten
- Die Schmerzen sind zum Teil beträchtlich und können auch noch sehr lange nach Abklingen der Krankheit anhalten, vor allem bei älteren Personen

Ursachen

Die Gürtelrose (Herpes zoster) wird von Viren verursacht; Männer befällt sie häufiger als Frauen.

Organische Hintergründe

Die Gürtelrose kann in jedem Alter auftreten, meist erscheint sie allerdings erst nach dem 50. Lebensjahr. Der Gipfel liegt zwischen dem 60. und dem 70. Lebensjahr. Schon wegen der Schmerzen wird der Patient sofort den Arzt aufsuchen. Und das ist wichtig: Hinter dem anfänglichen Erscheinungsbild könnten sich auch andere Krankheiten verstecken, z. B. eine Rippenfellentzündung, bei Kindern Windpocken. Verläuft der entzündete Nerv im rechten Bauchabschnitt, entstehen oft Beschwerden wie bei einer Blinddarmentzündung oder einer Gallenkolik. Geht der Nerv in Richtung Nieren, kann eine Nierenkolik vorgetäuscht werden.
Dieselben Viren, die einen Nerv im Bereich des Rumpfs befallen, können auch im Kopfbereich auftreten. Hier können dann massive Komplikationen auftreten – bis hin zur Erblindung.

Psychische Hintergründe

Erfahrungsgemäß sind Herpeserkrankungen, wozu ja auch Bläschen auf den Lippen oder im Genitalbereich zählen können, ein Hinweis auf eine geschwächte Abwehrlage des Körpers. Diese kann auch durch großen Stress ausgelöst werden.

Altbewährt – so helfen Sie sich selbst

Diät

Die Gürtelrose beginnt meist mit Schüttelfrost und Fieber. Dagegen sollten Sie sofort etwas unternehmen: Am besten einige Tage Fasten mit Obst oder Fruchtsäften. Schwitzen (Rumpfwickel) hilft ebenso.

Schmerzlindernde Pflanzen

Die Samen des Bockshornklees sind bei Schmerzen der Gürtelrose ein Mittel der ersten Wahl, weil sie den Abbau von körpereigenem Kortisol (wirkt schmerzhemmend!) blockieren. Außerdem sorgen ihre Saponine bei äußerlicher Anwendung für eine intensive Tiefenwirkung, so dass Bockshornklee noch effektiver wirkt als Cayennepfeffer, dessen Effekte bei Gürtelrosenschmerzen klinisch belegt sind. Die Anwendung erfolgt in Form von Auflagen, die es unter dem lateinischen Namen des Bockshornklees (Trigonella) in den Apotheken gibt. Dosierung: Einmal pro Tag, für mindestens 20 Minuten. Innerlich nimmt man die Extrakte der Teufelskralle. Denn die greift in die typischen physiologischen Prozesse der Schmerzentstehung ein. Die entsprechenden Präparate gibt es in der Apotheke.

Aromaöle lindern Schmerzen

Mischen Sie je 2 Tropfen Bergamotte- und Eukalyptusöl mit 30 Milliliter neutralem Pflanzenöl, und betupfen Sie die Bläschen vorsichtig. Vermeiden Sie Hautreizungen durch raue Kleidung, Zugluft und Kälte.

Schöllkraut

Frische Pusteln kann man mit Schöllkraut relativ schnell zum Verschwinden bringen. Dazu verwenden Sie frisch gepressten Schöllkrautsaft und betupfen damit die Pusteln. Vorsicht: Starkes Reiben der Pusteln kann Narben hinterlassen!

Heilerde

Puder mit Heilerde (gibt es in der Apotheke) beschleunigt ebenfalls das Austrocknen der Bläschen.

Enzyme

Nehmen Sie während der Erkrankung regelmäßig Enzympräparate (aus der Apotheke) ein; sie lassen die Entzündung rascher abklingen.

Aus Großmutters Rezeptbuch – unser Tipp

Leinöl

Einige Patienten empfinden die Behandlung mit Leinöl als besonders wohltuend. Tupfen Sie die betroffenen Stellen vorsichtig mit einem in Leinöl getränkten Tuch ab. Das bringt relativ schnell Erleichterung.

Vorbeugen – so bleiben Sie gesund

- Vermeiden Sie intensive UV-Bestrahlung. Ein zu langes Sonnenbad (selbst ohne Verbrennungen der Haut) ist Stress für den Körper.
- Auch eine Erkältung, Grippe oder Lungenentzündung schwächen den Körper: Dann können die Viren besser angreifen. Stärken Sie Ihre Abwehrkräfte durch sportliche Betätigung und gesunde Ernährung!

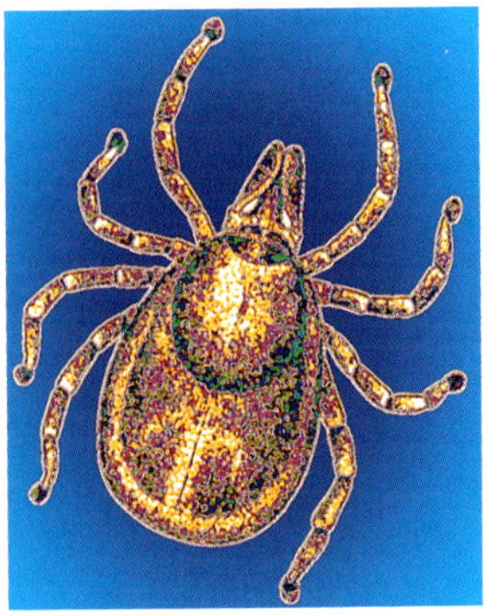

Ixodes ricinus, der Gemeine Holzbock, ist Überträger gefürchteter Krankheiten.

Zeckenbisse

Symptome

- Die Zecke hat sich in die Haut gebissen und saugt Blut.
- Nach Entfernung der Zecke kommt es mitunter zu einer Entzündung, die mehrere Wochen schmerzen kann.

Ursachen

Der Biss einer Schildzecke, vor allem von Ixodes ricinus, dem Gemeinen Holzbock, ruft eine Infektion und unterschiedlichste Krankheiten hervor.

Medizinische Hintergründe

Durch Zeckenbisse können zahlreiche Krankheiten mit dem Speichel der Zecke übertragen werden. Die schlimmsten:

- Die Frühsommermeningoenzephalitis (FSME), eine Virusinfektion mit einer zum Teil dramatischen Gehirnhautentzündung. Ihr Hauptverbreitungsgebiet liegt in Österreich und Süddeutschland. Wer sich hier beruflich oder privat länger im Freien aufhält, sollte eine Schutzimpfung in Erwägung ziehen. In Gegenden über 800 Meter Höhe kommt das FSME-Virus allerdings nicht mehr vor.
- Die Lyme-Borreliose, eine bakteriell ausgelöste Infektion mit zum Teil schwer wiegenden Folgen für Herz, Nervensystem und Gelenke. Der Borrelienerreger überlebt nur in Höhen bis zu 1500 Metern und kann mit Antibiotika relativ erfolgreich behandelt werden, eine Schutzimpfung gegen ihn existiert allerdings noch nicht.

Hochzeiten!

Zecken sind vor allem im Früh- und Spätsommer aktiv. Sie lieben warme und feuchte Witterung. Zu ihren bevorzugten Pflanzen gehören Adlerfarn, Sauerklee, Buschwindröschen und Bingelkraut.

Erste Warnzeichen

Bei der Borreliose kommt es einige Tage oder auch erst Wochen nach dem Biss zu einer Rötung, die sich kreisförmig um den Biss ausbreitet, während das Zentrum wieder verblasst. Das verläuft weitgehend beschwerdefrei – beobachten Sie daher nach einem Zeckenbiss die Entwicklung der Einstichstelle genau. Bei den ersten Zeichen einer Borreliose müssen Sie sofort zum Arzt!

Die FSME zeigt leider in ihrem Anfangsstadium keine deutlichen Warnsymptome. Haben Sie sich zum Zeitpunkt des Zeckenbisses in einem FSME-verseuchten Bezirk aufgehalten, sollten Sie sich impfen lassen.

Altbewährt – so helfen Sie sich selbst

Ziehen Sie die Zecke schnell heraus!

Je früher die Zecke aus der Haut entfernt wird, desto weniger Keime konnten den Besitzer wechseln. Am besten nehmen Sie zur Entfernung eine Zeckenzange; man erhält sie mittlerweile überall in Apotheken und im Heimtierfachhandel. Wichtig ist, dass Sie die Zecke am Kopf zu fassen bekommen und vorsichtig herausdrehen; keinesfalls dürfen Sie an ihr herumdrücken! Falls Sie nur den Unterleib entfernen konnten und sich der Zeckenkopf noch in der Haut befindet, müssen Sie unbedingt einen Arzt aufsuchen, der den Kopf entfernt.

Teebaumöl

Teebaumöl hilft gegen Virus- und Bakterieninfektionen. Geben Sie einige Tropfen auf die Einstichstelle, wenn Sie den Parasiten entfernt haben.

Homöopathische Mittel

Lachesis D6 sollte zur Vorbeugung von Entzündungen direkt nach dem Biss angewandt werden.
Dosierung: 3-mal täglich 1 bis 2 Tabletten.
Ledum D6 hilft bei tiefen Bisswunden, die sehr berührungsempfindlich sind.
Dosierung: 3-mal täglich 1 bis 2 Tabletten.

Das alte Öldogma

Immer noch hält sich das Vorurteil, dass eine Zecke vor dem Entfernen mit Öl beträufelt werden sollte. Dabei ist das Öl beim Entfernen mit einer Zeckenzange vollkommen überflüssig und regt darüber hinaus die Zecke nur zur vermehrten Speichelsekretion an.

Vorbeugen – so bleiben Sie gesund

- Gehen Sie nur auf breiten Wegen spazieren, meiden Sie den Kontakt zur Waldvegetation!
- Halten Sie sich niemals ohne Kleidung und festes Schuhwerk im Wald oder Garten auf! Tragen Sie bei Spaziergang und Gartenarbeit weite Kleidung in hellen Farben, auf der Sie die Zecken sofort entdecken können.
- Nach gemeinsamen Spaziergängen im Wald sollten Sie sich gegenseitig absuchen.
- Tasten Sie Ihre Haustiere regelmäßig nach Zecken ab! Lassen Sie Hunde und Katzen so wenig wie möglich frei herumstreunen!
- Zecken mögen kein Zitronen- und Lavendelöl. Reiben Sie daher Ihre unbekleideten Hände, den Nacken und das Gesicht mit diesen Ölen ein. Ein 100-prozentiger Zeckenbissschutz ist dadurch freilich nicht gewährleistet.
- Im süddeutschen und österreichischen Raum sollten Sie eine Schutzimpfung in Erwägung ziehen.

Bauchschmerzen

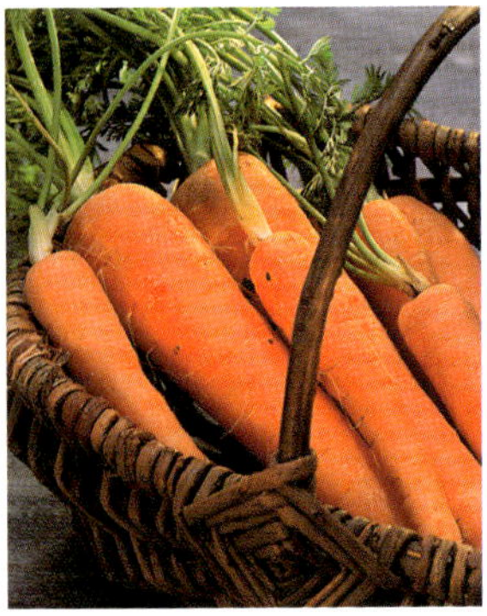

Karotten helfen, wenn das Baby Blähungen hat.

Symptome

- Schmerzen und Gurgelgeräusche im Bauch, oft in Begleitung von Blähungen und Druckgefühl
- Babys schreien häufiger als sonst, Kleinkinder werden quengelig und jähzornig.

Ursachen

Bei Babys sind meist Blähungen, bei Kleinkindern opulente Speisen mit viel Fett und psychische Belastungen die Auslöser der Bauch- und auch Magenschmerzen.

Biologische Hintergründe

Verdauungsstörungen mit Blähungen sind bei Babys keine Seltenheit. Ihr Magen muss sich erst an die unterschiedlichen Formen der Nahrung gewöhnen. Allerdings sind solche Probleme seltener, wenn das Baby vorwiegend mit Muttermilch ernährt wird und sich ein gleichförmiger Rhythmus einpendeln kann.

Achtung!
Rufen Sie sofort den Notarzt, wenn die Bauchschmerzen plötzlich und heftig gekommen sind und von Erbrechen, starkem Aufgeblähtsein, Fieber, keuchender Atmung oder rasendem Puls begleitet werden!

So helfen Sie Ihrem Baby

Fencheltee

Fencheltee ist ein altbewährtes und babyfreundliches Heilmittel, das gern von Kindern getrunken wird.
Rezept: Überbrühen Sie 1 Teelöffel zerriebene Fenchelfrüchte mit 1/4 Liter kochendem Wasser; 10 Minuten lang ziehen lassen, anschließend abseihen. Fencheltee eignet sich auch sehr gut als Zusatz zur Flaschennahrung.

Wichtig!
Gehen Sie zu Ihrem Hausarzt, wenn die Magenprobleme bei Ihrem Kind trotz Ihrer Behandlung länger als drei Tage anhalten oder immer wiederkehren.

Rotbuschtee

In Südafrika ist Rotbusch (Rooibos) ein Standardhausmittel gegen die berüchtigte Dreimonatskolik der Babys. Er wirkt krampflösend auf die Darmmuskulatur und ist allergiehemmend und beruhigend. Rotbusch schmeckt im Unterschied zum Fencheltee leicht süßlich. Viele Babys trinken ihn daher auch ganz ohne Probleme, wenn man den Tee per Fläschchen reicht (man kann ihn auch mit Milch oder Fruchtsaft mischen). Bei Kindern, die gestillt werden, kann auch die Mutter den Tee trinken (mindestens 1 Liter pro Tag!). Die Wirkstoffe vom Rotbusch werden dann einfach durch die Muttermilch an das Kind weitergegeben (Zubereitung siehe Seite 409).

So helfen Sie Ihrem Kind (Alter 3 bis 8 Jahre)

Buttermilch

Buttermilch erzielt mit ihren alkalischen Substanzen gerade bei unklaren Bauchbeschwerden oft ungeahnte Erfolge. Geben Sie Ihrem Kind täglich 1/2 Liter zimmerwarme Buttermilch in kleinen Portionen über den Tag verteilt zu trinken.

Aromatherapie

Die ätherischen Öle Basilikum und Sandelholz beseitigen unangenehme Spannungszustände im Bauch. Geben Sie ein paar Tropfen des jeweiligen Öls in Duftlampen, die Sie in Ihrer Wohnung verteilen. Bei akuter Übelkeit tropfen Sie ein wenig Öl auf Brust, Ohrläppchen und Unterarminnenseiten des Kindes. Das entspannt und tut gut.

Homöopathische Mittel

Bryonia D6 wirkt bei »erkältetem« Magen infolge von kalten Getränken oder großen Portionen Eiscreme.
Dosierung: Stündlich 1 Tablette bis zum Abklingen der Beschwerden.
Carbo vegetabilis D6 hilft bei plötzlichen Magenkrämpfen, die von Aufstoßen oder Blähungen begleitet werden. Das Baby ist blass und hat kalte Füße.
Dosierung: 5 Kügelchen (2 bis 3 Tropfen) vor jeder Mahlzeit.
Magnesium carbonicum D6 wirkt bei Blähungen, wenn das Kind unruhig ist, schwitzt und viel schreit.
Dosierung: 5 Kügelchen (2 bis 3 Tropfen) vor jeder Mahlzeit.
Magnesium phosphoricum D6 hilft bei Bauchkrämpfen mit Blähungen, wenn sich die Beschwerden durch Druck und Wärme bessern.
Dosierung: vor jeder Mahlzeit 1 Tablette.

Vorbeugen – so bleiben Sie gesund

- Gewöhnen Sie das Baby an einen festen Rhythmus in der Nahrungsaufnahme. Regelmäßig alle vier Stunden sollte Brust oder Flasche gegeben werden.
- Um ein schreiendes Baby zu beruhigen, darf nicht immer nur aufs Stillen zurückgegriffen werden. Das Schreien kann auch andere Ursachen haben als Hunger. Häufig wirken auch ruhige Ansprachen und sanftes Wiegen beruhigend auf ein Baby.
- Achten Sie auf das Esstempo der Kinder! Beim Essen sollte wenig gesprochen und viel gekaut werden.
- Bei Tisch sollte stets eine gute Stimmung herrschen. Für Tadel und Strafe gibt es auch andere Gelegenheiten.

Fenchel, Kümmel und Kamille kombinieren

Bei Blähungen von Babys bewährt sich häufig die Kombination von Fenchel, Kümmel und Kamille. Sie bekommen die Tropfen in der Apotheke.

Gesunde Ernährung

Auch Kinder sollten schon ballaststoffreich essen und viel Gemüse und Vitamine zu sich nehmen. Schokolade und Weißbrot sind stopfend bzw. blähend. Am leichtesten überzeugen Sie Kinder von einer gesunden Ernährung, wenn diese liebevoll zubereitet und hübsch serviert ist. Und zwischendurch sollten Sie Kindern den Hamburger, den Schokoriegel etc. gönnen – als etwas Besonderes.

Einschlafstörungen

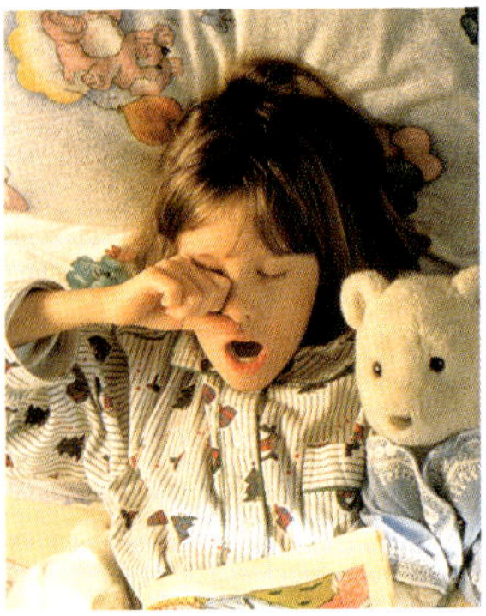

Eine Gute-Nacht-Geschichte hilft fast immer beim Einschlafen.

Symptome

- Das Kind ist unruhig
- Es liegt längere Zeit wach

Ursachen

- Ängste
- Langeweile
- Bewegungsmangel
- Ständige Unruhe tagsüber (Zappelphilippsyndrom)
- Opulente Speisen vor dem Schlafengehen

Psychische Hintergründe

Wer seine Kinder für bestimmte Vergehen zur Strafe ins Bett schickt, provoziert Einschlafstörungen. Denn zum Einschlafen braucht das Kind Entspannung, es muss einen abwechslungsreichen und angenehmen Tag hinter sich haben, so dass es in freudiger Gelassenheit dem nächsten Morgen entgegenschlummern kann. Strafe sorgt jedoch für Angst oder Trotz.
Beide Stimmungen mobilisieren das vegetative Nervensystem und halten das Gehirn in ständiger Bewegung. In solchen Fällen wird der Schlaf erst dann eintreten, wenn die Energiereserven des Kindes aufgebraucht sind. Es kommt zum Erschöpfungsschlaf, auf den am nächsten Morgen Müdigkeit und Zerschlagenheit folgen.

Die Scheinwelt hält wach

Passives Konsumieren von Fernsehen, Video, Videospielen u. Ä. fördert die Schlaflosigkeit, da sie das Kind in eine Scheinwelt hineinversetzen, die für den wenig differenzierungsfähigen Kinderverstand eine reale Bedeutung besitzt. Das Kind gerät dadurch in eine nervöse und geistige Erregung, die nicht durch körperliche Aktivität abgebaut werden kann: Puls und Atmung sind beschleunigt, Gedanken und Sinne wandern unruhig umher – und das sind denkbar ungünstige Voraussetzungen für ein entspanntes Einschlafen.

Altbewährt – so helfen Sie Ihrem Kind

Schlummertrunk

Rezept: Übergießen Sie 2 gehäufte Teelöffel Kamillenblüten mit 1/4 Liter siedendem Wasser. Zugedeckt 10 Minuten ziehen lassen und abseihen. Dann geben Sie 2 Teelöffel Honig hinzu und vermischen den Tee mit 0,1 Liter Milch. Dieser süße Schlummertrunk sollte auch Ihrem Kind bei Einschlafstörungen schmecken.

Aromatherapie

Schaffen Sie im Kinderzimmer ein beruhigendes Raumklima – mit Duftölen wie Geranium, Kamille, Melisse, Sandelholz oder Ylang-Ylang. Sie können diese Düfte entweder im Raum versprühen (5 bis 8 Tropfen zusammen mit destilliertem Wasser) oder in eine Duftlampe bzw. auf einen Duftstein geben.

Homöopathische Mittel

Zincum valerianicum D6 hilft bei unruhigen Zappelphilippen. Die Anwendung muss länger erfolgen, bis zu 3 oder 4 Monaten.
Dosierung: 3-mal täglich 5 Tropfen vor dem Essen.
Pulsatilla D6 hilft sensiblen und unruhigen Kindern, die schnell weinen, aber auch wieder schnell lachen.
Dosierung: 3-mal täglich 1 Tablette.

Gemeinsam drücken und massieren – unser Tipp

Akupressur

Die Akupressur eignet sich vorzüglich dazu, gemeinsam mit dem Kind spielerisch die Einschlafstörung zu beseitigen. Allein die Suche nach dem richtigen Punkt ist schon so etwas wie eine spannende Entdeckungsreise.
Das Kind sollte sich schließlich selbst massieren, um auf diese Weise zu erfahren, dass es bestimmte körperliche Probleme selbsttätig in den Griff bekommen kann.

- *»Göttliches Tor«:* Er liegt an der mittleren Handgelenksfalte unter dem Kleinfingerballen; das Kind kann ihn deutlich als Kuhle spüren. Der Punkt sollte mit Zeige- und Ringfinger pro Seite jeweils 1 Minute lang massiert werden.
- *»Treffpunkt der drei Yin«:* Er liegt 5 Zentimeter oberhalb des inneren Knöchels. Das Gewebe fühlt sich dort etwas anders an als in der Umgebung; Kinder haben aufgrund ihres noch nicht abgestumpften Tastsinns dafür oft ein sichereres Gespür als Erwachsene. Den Punkt pro Seite 1 Minute lang massieren.
- *Ein besonders spannender Akupressurtrick:* Das Kind legt den Daumen fest an die Hand. Dabei entsteht am Beginn des Zeigefingers eine Hautkuppe, die nun mit dem Daumen der anderen Hand 7 Sekunden lang mittelfest gedrückt wird. Danach für 7 Sekunden den Druck lösen, um schließlich wieder 7 Sekunden lang zu pressen. Erst kommt die rechte Seite dran, dann die linke.

Vorbeugen – so bleiben Sie gesund

- **Beschließen Sie den Tag, indem Sie mit Ihrem Kind am Bett noch einmal die wichtigsten Ereignisse Revue passieren lassen. Betonen Sie vor allem die positiven Ereignisse.**
- **Loben Sie das Kind abends häufig – für den Tadel haben Sie auch am nächsten Tag noch Zeit genug!**
- **Sorgen Sie dafür, dass Ihr Kind sich häufig an der frischen Luft bewegt und zwei Stunden vor dem Zubettgehen nichts mehr zu essen bekommt.**

Bewusst entspannen

Bringen Sie Ihrem Kind mit Hilfe des autogenen Trainings, Yoga oder Feldenkrais ein paar einfache Entspannungsübungen bei, die es leicht selbst abends im Bett durchführen kann. Ein Beispiel: Erst wird der rechte Arm schwer, dann wird er warm. Nun kommt der linke Arm dran, danach die Beine. Schließlich ist der ganze Körper schwer, warm und müde.

Homöopathie

Neben den aufgeführten Mitteln gegen Schlaflosigkeit gibt es auch noch andere homöopathische Möglichkeiten zur Behandlung von kindlichen Schlafstörungen, doch ihre Wirksamkeit hängt stark vom individuellen Charakter des Kindes ab. Hier sollten Sie den Rat eines erfahrenen Homöopathen suchen.

Fieber

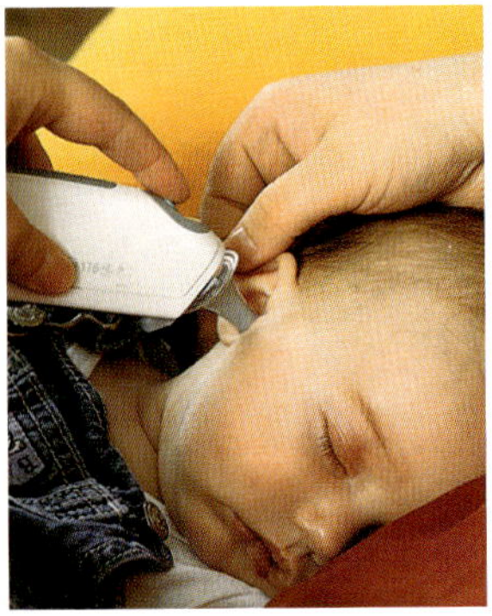

Kinder bekommen schnell hohes Fieber; das ist nicht unbedingt ein Grund zur Besorgnis.

Symptome

- Körpertemperatur steigt auf über 38,5 °C

Ursachen

Fieber ist meist nur eines von vielen Symptomen einer Infektion. Achten Sie aufmerksam auf weitere Symptome, um der eigentlichen Erkrankung auf die Spur zu kommen und somit richtig zu behandeln.

Biologische Hintergründe

Fieber ist ein wichtiges Diagnoseinstrument. So legen Temperaturen über 39,5 °C, eine aschfahle Hautfarbe und Trinkschwäche bei Kleinkindern den Verdacht einer bakteriellen Infektion nahe, während bei Virusinfektionen die Körpertemperatur und der Allgemeinzustand weit auseinander klaffen können. So kann es bei viralen Infektionen vorkommen, dass die Kinder trotz hoher Körpertemperaturen einen wachen und aktiven Eindruck machen. Letztliche Gewissheit über die Art der Infektion kann aber erst eine Blut- und Stuhluntersuchung beim Arzt geben.

Fieber messen

Messen Sie bei kleinen Kindern das Fieber mindestens 5 Minuten unter dem Arm, 2 bis 3 Minuten unter der Zunge – Vorsicht, manche Kleinkinder zerbeißen das Thermometer leicht! – oder 2 bis 3 Minuten im After; hier liegt die Temperatur etwa 1 °C über der Außentemperatur, die Sie unter dem Arm messen. Elektronische Digitalmesser sind so zuverlässig wie Quecksilberthermometer, bergen aber keine Verletzungs- bzw. Vergiftungsgefahr.

Psychische Hintergründe

Fieber hat zahlreiche Wirkungen auf die Psyche eines Kindes. So drosselt es beispielsweise den Appetit, um den Körper vor Verdauungsbelastungen zu schützen. Zwingen Sie daher ein fieberkrankes Kind nicht zum Essen! Außerdem macht es müde und schwächt die Konzentration.

Altbewährt – so helfen Sie Ihrem Kind

Viel trinken!

Bei Fieber ist der Wasserbedarf des Körpers deutlich erhöht. Das Kind muss viel trinken. Colagetränke belasten den Bauch und fördern die Wasserausscheidung. Versuchen Sie daher, den kleinen Patienten zu Säften oder Limonaden und Kräutertees zu überreden.

Thymian, Linden- und Kamillenblüten

Tee aus diesen Heilpflanzen unterstützt den Körper in seinem Abwehrkampf. Thymian tötet Bakterien, Kamille dämpft Entzündungen, Lindenblüten fördern das Schwitzen und unterstützen damit den Fieberprozess.

Rezept: Kräuter zu gleichen Teilen in einer Kanne mischen. 1 Teelöffel dieser Mischung mit 1/4 Liter kochendem Wasser übergießen, 5 Minuten ziehen lassen und abseihen. Süßen Sie mit etwas Honig.

Kalte Wadenwickel

Sie sind ein bewährter Klassiker der Fiebertherapie. Legen Sie das Kind ins Bett. Dann nehmen Sie ein großes Handtuch und tauchen es in kaltes Wasser. Auswringen, straff um den kindlichen Unterschenkel legen (es darf nicht über das Knie reichen!) und mit einem weiteren Handtuch umwickeln, damit das Bett nicht nass wird.

Homöopathische Mittel

Aconitum D6 hilft, wenn das Kind folgende Symptome zeigt: Unruhe, Furcht; die Haut ist blass oder rot, aber immer trocken; hohes Fieber mit Schüttelfrost.
Dosierung: 50 Tropfen auf 1 Glas Wasser, davon alle 15 Minuten einen Schluck, bis der Wärmestau überwunden ist und das Kind kräftig schwitzt.
Belladonna D6 nehmen Sie, wenn das Fieber plötzlich aufgetreten ist, das Kind schwitzt und erregt bis aggressiv reagiert.
Dosierung: 50 Tropfen auf 1 Glas Wasser, davon alle 30 Minuten einen Schluck.
Eupatorium perfoliatum D6 heilt, wenn das Fieber morgens schlimmer ist als am Abend; das Kind erbricht häufiger und hat Durst auf kalte Getränke.
Dosierung: 50 Tropfen auf 1 Glas Wasser, davon alle 30 Minuten einen Schluck.
Gelsemium D6 ist das Mittel der Wahl, wenn das Fieber am Nachmittag am höchsten ist und das Kind keinen Durst verspürt.
Dosierung: 50 Tropfen auf 1 Glas Wasser, davon alle 2 Stunden einen Schluck.

Vorbeugen – so bleiben Sie gesund

- Stärken Sie die Abwehrkräfte Ihres Kindes. Gewöhnen Sie es rechtzeitig an frisches Obst und Gemüse. Man kann Kinder auch – ohne den Vitaminfresser Schokolade – mit Bananen, Ananas und anderen süßen Früchten verwöhnen!
- Gönnen Sie Ihrem Kind viel Bewegung an frischer Luft, wobei Sie die Kleidung dem Temperament anpassen sollten: Aktive Kinder mit großem Bewegungsdrang brauchen Kleidung mit Knöpfen und Reißverschlüssen, die sie leicht ausziehen können. Kinder mit weniger Bewegungsdrang sind in wärmenden Pullovern besser aufgehoben.

Bleiben Sie gelassen!
Hohes Fieber mit starker Schweißbildung ist bei Kindern ein gutes Zeichen, da es ihren Körper im Abwehrkampf gegen Eindringlinge unterstützt. Lediglich Temperaturen von über 40 °C müssen gezielt behandelt werden, ansonsten gilt es zunächst einmal, die Ursachen für das Fieber herauszufinden.

Vorsicht bei fiebersenkenden Mitteln!
Fiebersenkende Mittel wie Aspirin oder Parazetamol belasten den kindlichen Kreislauf und setzen mit dem Fieber einen bewährten Abwehrkämpfer gegen Bakterien und Viren außer Kraft. Sie sollten lediglich bei Temperaturen jenseits der 40 °C zum Einsatz kommen.

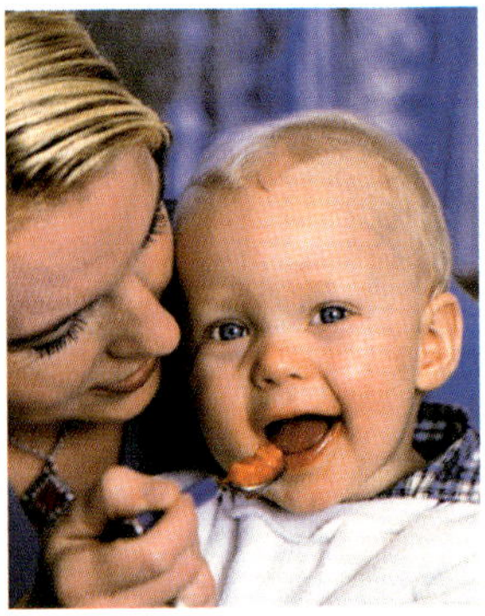

Eine Lebensmittelallergie kann Auslöser für eine Hyperaktivität sein.

Hyperaktivität

Symptome

- Nur sehr kurzes Interesse für eine spezielle Sache
- Leichte Ablenkbarkeit
- Impulsives und unruhiges Verhalten
- Das Kind ist zappelig und stets auf Trab

Ursachen

Die Symptome findet man bei hirngeschädigten Kindern, aber auch bei neurologisch völlig gesunden. Dann liegen psychische Ursachen vor, wie z. B. Reizüberflutung, Probleme in der Familie, in der Schule oder mit Freunden.

Ihre Bezugspersonen nennen solche Kinder einmal die liebsten und nettesten, aber dann auch wieder unausstehliche Auftreiber. Das Verhalten der Kinder schwankt sehr.

Geringfügige Hirnschädigungen, die lediglich Veränderungen im EEG (Gehirnstrommessung) bewirken, oder ungleichzeitige Entwicklungen der so genannten Grundleistungen (Aufmerksamkeit, optische und akustische Differenzierung, Verknüpfung von Sinneswahrnehmungen, Erkennen von Reihenfolgen, Raumorientierung und Merkfähigkeit) können Auslöser der Hyperaktivität sein.

Oberstes Gesetz

Auch ein unausstehliches Kind soll spüren, dass Sie es lieben, nur dass Ihnen sein augenblickliches Verhalten missfällt. Auch wenn das Kind wegen seiner Schwächen eine Sonderschule besucht, hat es Anspruch auf den gleichen Respekt wie der große Klassenprimus in der Familie.

Organische Hintergründe

Tritt die Hyperaktivität periodisch auf, ist meistens ein Umwelteinfluss als Ursache zu ermitteln. Bei unregelmäßigen Anfällen ist eher an eine Hirnschädigung zu denken.

Sollte der Arzt eine Hirnschädigung diagnostizieren, so besteht noch kein Grund zu größerer Besorgnis; meist verliert die Schädigung mit den Jahren an Bedeutung.

Psychische Hintergründe

Widerstand gegen die Lehrer oder einen tyrannisierenden Klassenkameraden, gegen Omis, Tanten und Onkel, die das Kind besuchen muss, obwohl sie ihm gänzlich gegen den Strich gehen, kann Auslöser dieser Befindlichkeitsstörung sein.

Auch Probleme und Spannungen in der eigenen Familie können hinter der Hyperaktivität des Kindes stecken, vor allem wenn es Streitigkeiten zwischen den Eltern erleben muss und diese nicht adäquat verarbeiten kann.

Altbewährt – so helfen Sie Ihrem Kind

Verhalten bei Wutausbrüchen

Manche Kinder geraten in Wut, wenn sie ihren Willen nicht durchsetzen können. Sie schreien, werfen sich auf den Boden, stampfen mit den Füßen und trommeln mit den Fäusten, krallen sich fest oder kratzen und beißen.
Eltern sollten dann ruhig bleiben – ruhig, aber fest. Sie dürfen nicht nachgeben. Dann sieht das Kind, dass es mit solchen Ausbrüchen nichts erreicht, und gibt nach und nach auf. Geben Sie auf keinen Fall dem Kind Beruhigungsmittel, wenn es zu Wutanfällen neigt.

Alpträume

Wir können nur annehmen, dass es dem Kind ähnlich ergeht wie uns: Träume schrecken auf. Vielleicht haben die Kinder sogar von ihren bösen Eltern geträumt. Bleiben Sie beim schreienden Kind, trösten Sie es: Sie vermitteln ihm ein Gefühl der Geborgenheit. Nächtliches Aufschrecken wird natürlich gefördert, wenn der junge Erdenbürger nach einem aufregenden Krimi ins Bett geschickt wird oder wenn ihn Familienzwist und Kinderschelte bis ans Kopfkissen begleiten. Will das Kind seinen Alptraum erzählen, hören Sie selbstverständlich aufmerksam zu und versuchen dann, ihm zu erklären, dass es nichts als eine Geschichte ohne Bedeutung war.

Weniger nörgeln!

Der Arzt wird nach einem organischen Grund bestimmter unnötiger Bewegungen oder Angewohnheiten suchen und ihn beseitigen. Die Eltern hingegen können eventuelle seelische Probleme des Kindes klären und für Abhilfe sorgen. Ständiges Nörgeln wegen bestimmter, bei anderen Kindern nicht auftretender Verhaltensweisen verschlimmert eher den Zustand. Sie sollten davon absehen. Selbst der Kinderpsychiater wird nichts dagegen unternehmen, wohl aber nach den auslösenden Ursachen suchen und sie behandeln.

Psychotherapie zu Hause

Dem hyperaktiven Kind muss die Möglichkeit zur Aktivität gegeben werden. Dabei sollten Sie an Herausforderungen (»Wenn der Vater mit dem Sohne ...«), z. B. anstrengende Ausflüge, Erforschung eines Waldes, Fahrradtouren mit Hindernissen, denken.

- Gehen Sie mit dem Kind schwimmen. Auch Ballspiele jeglicher Art können zur natürlichen Abreaktion eingesetzt werden, ebenso Gesellschaftsspiele. Nur sollte es dabei keine strahlenden Sieger und keine vernichteten Verlierer geben!
- Bereiten Sie mit dem hyperaktiven Kind gemeinsam dessen Lieblingsspeisen; beschäftigen Sie es.

Ruhe heilt

Beseitigen Sie jegliches psychische Reizklima aus dem Umfeld des Kindes: Stundenlange Bombardements durch Radio, Fernsehen sowie Nörgeln, Streit, endlose Diskussionen usw. steigern die Hyperaktivität eher, als dass sie sie senken. Kritisieren Sie Ihr Kind nicht, sondern versuchen Sie, sein Verhalten mit Verständnis zu beeinflussen!

Selbsthilfe

Bei folgender Adresse erhalten die Eltern der betroffenen Kinder nähere Informationen:
Bundesverband der Elterninitiativen zur Förderung hyperaktiver Kinder
Irene und Hans Gerhard Braun
Postfach 60
91291 Forchheim
Telefon/Fax: 0 91 91 / 3 48 74
Im Internet unter
http://osn.de/user/hunter/badd.htm

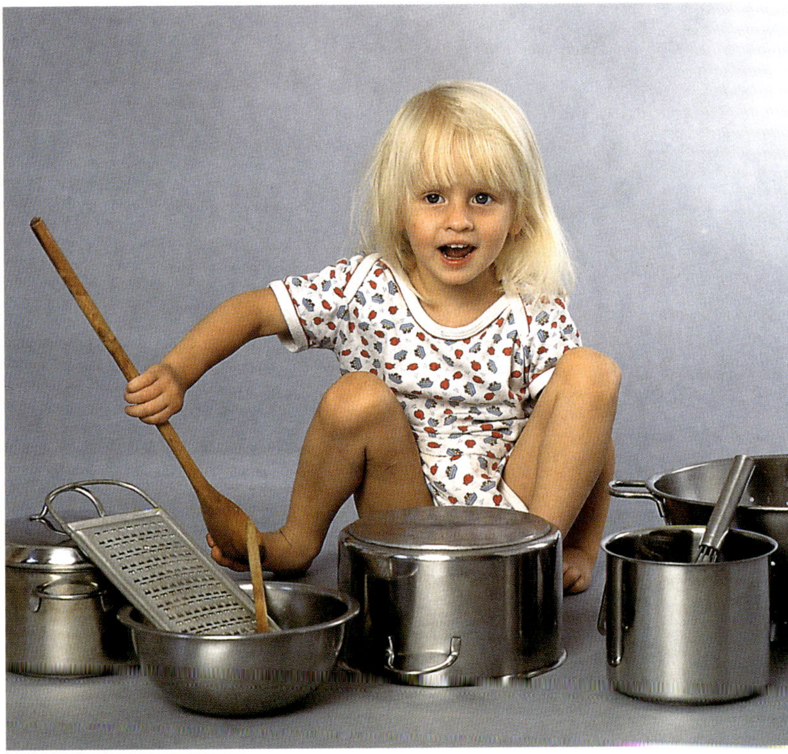

Spielen Sie mit Ihrem Kind, und gehen Sie auf seinen Bewegungsdrang ein. Man kann fast mit allen Gegenständen spielen oder sich witzige neue Spiele ausdenken. Fördern Sie auch das Musik- und Rhythmusempfinden des Kindes.

- Lassen Sie sich viel von Ihrem Kind erzählen, und fördern Sie den Redefluss mit Fragen nach mehr Details. Stellen Sie keine Fragen, die mit Ja oder Nein beantwortet werden können, sondern Fragen, die zum Weitersprechen animieren.
- Tanzen Sie zu Musik, marschieren Sie mit dem Kind, oder machen Sie zusammen rhythmische Gymnastik.

Heilpflanzen beruhigen
Bestimmte Pflanzen können als Tees zubereitet eine beruhigende Wirkung erzielen: Geben Sie Ihrem Kind über mehrere Wochen einen Tee aus Johanniskraut, Malve und Melisse.

Spiele zur Beruhigung

- Benützen Sie die Anwesenheit mehrerer Kinder zu beruhigenden Spielen: Sie füllen ein Glas dreiviertel voll mit Wasser. Nach und nach geht jedes Kind im Zimmer, Flur oder Garten herum und achtet darauf, nichts zu verschütten. Die anderen Kinder beobachten es. Das Gleiche wird dann mit einem schon fast vollen Glas probiert. Am ruhigsten verläuft das Spiel, wenn die Zuschauer sitzen.
- Ein weiteres Spiel: Sie zünden eine Kerze an. Jedes Kind schreitet eine bestimmte Strecke ab und achtet darauf, dass die Flamme nicht flackert.
- Eine ähnlich beruhigende Wirkung erzielt das Gehen mit einem Buch auf dem Kopf. Wer kann gehen, ohne dass das Buch vom Kopf herunterfällt?

Die Beeinflussung des Unbewussten

Ihr Kind ist ins Bett gegangen, oder Sie haben es dorthin gebracht. Stellen Sie unauffällig einen Stuhl oder einen Hocker in die Nähe des Betts, und lassen Sie beim Herausgehen die Tür angelehnt. Also nicht schließen, es sei denn, Ihr Kind hat einen sehr tiefen Schlaf. Wenn Sie vermuten, dass es schläft, schleichen Sie ins Zimmer und setzen sich ans Bett. Sagen Sie mit sehr ruhiger Stimme einen Satz, der ins Unterbewusste Ihres Kindes eindringen soll, z. B.: »Mama und Papa haben dich genauso lieb wie die Evi« – wenn Sie eine Eifersucht auf Evi vermuten. Oder: »Kurt greift dich nicht an, das sieht nur so aus, du brauchst dich nicht zu verteidigen« – wenn das Kind Angst vor Kurt hat.

Diesen einen, möglichst einfachen Satz sagen Sie 20-, 30-mal, bevor Sie das Zimmer verlassen. Sollte das Kind erwachen und fragen, warum Sie im Raum sind, sagen Sie: »Ich wollte nur schauen, ob du gut schläfst.« Nach einigen Minuten können Sie weitermachen.

Verlieren Sie nicht die Geduld, wenn sich keine schnelle Heilung einstellt. Sie können aber sicher sein: Mit dieser harmlosen Methode können Sie die Psyche Ihres Kindes auf jeden Fall günstig beeinflussen.

Düfte beruhigen

Pflanzendüfte können als Aromaöl beruhigend auf die Psyche Ihres Kindes wirken. Stellen Sie – am besten eine halbe Stunde vor dem Schlafengehen – eine Aromalampe mit einigen Tropfen Orangen- oder Melissenöl in das Kinderzimmer.

Rhythmische Bewegungsübungen

Bringen Sie einem hyperaktiven Kind bei, sich nach einfacher Musik (Kinderlieder, rhythmische Klänge) im Raum zu drehen, zu springen, die Bewegung mit der Musik zu verbinden.

Lebensmittelallergie?

In manchen Fällen wird die Hyperaktivität von einer Lebensmittelallergie ausgelöst. Ein spezialisierter Hautarzt kann die notwendigen Tests durchführen.

Diät?

Es gibt Ernährungsrichtlinien für hyperaktive Kinder. Besprechen Sie sich mit einem erfahrenen Kinderarzt, ob in Ihrem Fall eine bestimmte Ernährungsform zweckmäßig ist und ob sie die unkontrollierten Bewegungen Ihres Kindes zumindest zeitweilig stoppen kann. Aber bedenken Sie die Folgen: Bei einer Diät erlauben und verbieten Sie dem Kind täglich etwas aufs Neue. Das kann negative Auswirkungen auf Ihr Vertrauensverhältnis haben.

Vorbeugen – so bleiben Sie gesund

- Sorgen Sie für Ruhe innerhalb der Familie. Vermeiden Sie Streitigkeiten und negative Kritik.
- Reizstoffe wie Colagetränke, Kaffee, schwarzer Tee sind verboten. Sie könnten das Kind zusätzlich aktivieren.
- Alle beruhigenden Maßnahmen sind ideal: leichter Sport, um müde zu werden, Bewegung an frischer Luft, Entspannungsübungen wie autogenes Training.
- Wecken Sie die Kreativität und Konzentration Ihres Kindes, und sorgen Sie für Möglichkeiten, die Aktivität auszuleben: Malen, Tanzen, Musizieren sind ideale Betätigungen.

Keuchhusten

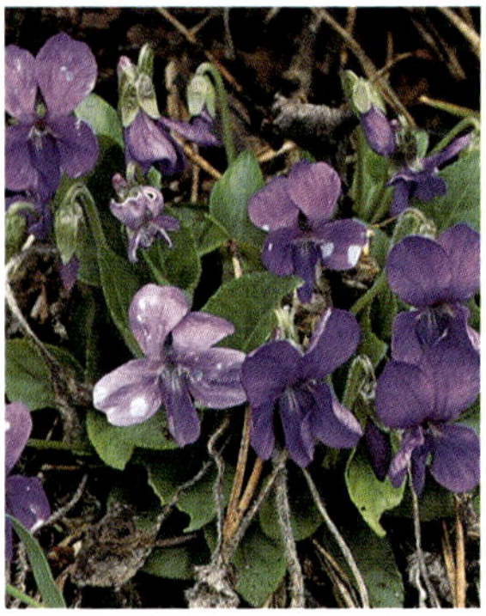

Tee aus Veilchenblüten ist ein bewährtes Hausmittel.

Symptome

- Erste Phase: Der Rachenraum ist entzündet, leicht erhöhte Temperatur, gelegentliches Hüsteln. Dauer: ein bis zwei Wochen
- Zweite Phase: Heftige Hustenstöße, besonders in der Nacht, ihnen folgt ein juchzendes, ziehendes Einatmen; die Hustenanfälle bringen das Kind in Atemnot; es läuft rot, manchmal sogar blau an; am Ende kommt es zu heftigem Schleimauswurf, oft mit Erbrechen. Dauer: drei bis sechs Wochen
- Dritte Phase: Der Husten lässt nach, der Atem ist jedoch immer noch von Ziehen und Keuchen begleitet. Dauer: zwei bis sechs Wochen

Wichtig!
Bei Keuchhusten im Säuglingsalter kann es zu lebensbedrohlicher Atemnot kommen. Gehen Sie daher mit Ihrem hustenden Baby sofort zum Arzt.

Ursachen

Der Keuchhusten ist ansteckend. Ein Bakterium mit dem Namen »Bordetella pertussis« verursacht ihn.

Organische Hintergründe

Das Keuchhustenrisiko ist altersabhängig. In zehn Prozent aller Fälle trifft es Säuglinge; Vorschulkinder trifft es zu 80 Prozent. Die größte Ansteckungsgefahr besteht in der ersten Phase.

So helfen Sie Ihrem Kind

Helfen Sie Ihrem Kind beim Abhusten!

Halten Sie das Kind während des Anfalls aufrecht, sein Kopf sollte leicht nach vorn gebeugt sein.

Nicht übervorsichtig sein!
In der ersten Krankheitswoche sollte das Kind im Bett bleiben, doch nach Abklingen des Fiebers kann es ruhig hinaus ins Freie. Es sollte allerdings aufgrund der Ansteckungsgefahr nicht in Kontakt mit anderen Kindern kommen. Nach Abklingen des Hustens darf es wieder in die Schule gehen.

Tee aus Veilchenblüten und -blättern

Veilchen wirken schleimlösend und lindern den Husten.
Rezept: 1 Teelöffel der Blüten oder Blätter mit 1/4 Liter kochendem Wasser übergießen. Zugedeckt 5 Minuten ziehen lassen, abseihen und mit etwas Honig süßen. Geben Sie Ihrem Kind 3 Tassen pro Tag davon zu trinken.

Efeuextrakt

Efeu ist gerade bei krampfartigem Keuchhusten ein Mittel der ersten Wahl, seine Triterpensaponine lösen den Schleim und erleichtern das Abhusten, dämpfen auch die juchzenden Einatemgeräusche der betroffenen Kinder. Besser als Efeutee sind allerdings Extrakte aus der Apotheke; Anwendung und Dosierung richten

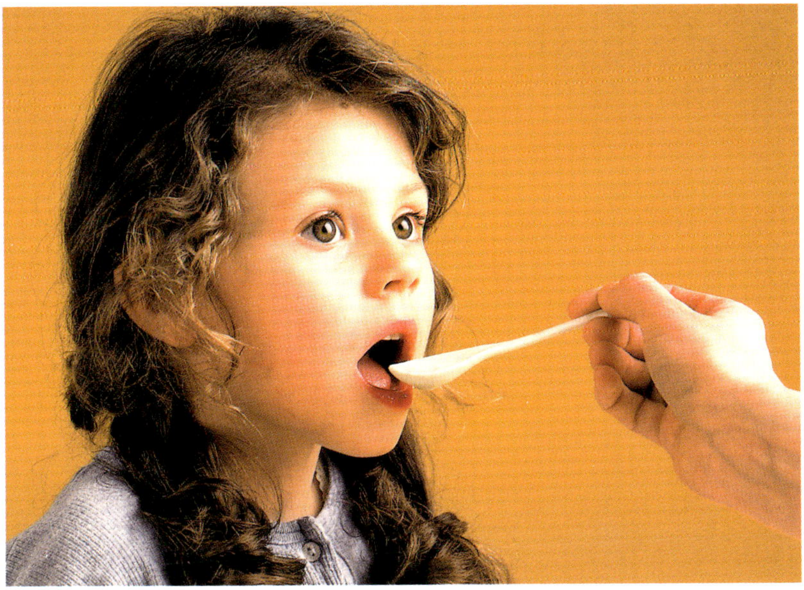

Am Anfang ähnelt der Keuchhusten einem grippalen Infekt mit Halsweh und Fieber. Erst in der zweiten Phase kommt es zu den charakteristischen Hustenanfällen. Sie treten vorwiegend in der Nacht auf und belasten das Kind (aber auch die Eltern) sehr stark.

sich nach den Packungsbeilagen.
Präparate: Prospan Kindersaft und Kinderzäpchen, Hedelix, Naranopect, Cefapulmon, Esberitox Kinderhustensaft.

Homöopathische Mittel

Kleine Kinder reagieren sehr gut auf diese Mittel.
Drosera Pentarkan lindert den Hustenreiz.
Dosierung: 4-mal täglich 10 Tropfen, bei extrem starken Anfällen 10 Tropfen pro Stunde.
Cuprum metallicum D6 hilft, wenn der Husten von starken Krämpfen begleitet wird.
Dosierung: 3-mal täglich 1 bis 2 Tabletten.
Coccus cacti D4 sollte bei krampfartigem Husten mit zähem Schleim gegeben werden.
Dosierung: 3-mal täglich 10 Tropfen.
Veratrum album D6 hilft, wenn die Hustenanfälle regelmäßig in Erbrechen münden und das Kind weint.
Dosierung: 3-mal täglich 1 bis 2 Tabletten.

Vorbeugen – so bleiben Sie gesund

- **Das beste Mittel zur Vorbeugung ist die Impfung. Über ihre Durchführung kann jedoch erst nach eingehender Untersuchung des Kindes durch den Kinderarzt entschieden werden.**

Keine Angst!

Erwachsene sind in der Regel immun, können also ruhig Kontakt mit Keuchhustenkindern haben. Im fortgeschrittenen Alter lässt die Immunität allerdings wieder nach.

Psychische Hintergründe

Viele Eltern geraten wegen der dramatischen Hustenanfälle in Panik. Dadurch werden die Anfälle jedoch nur verstärkt. Also: Bleiben Sie ruhig, zeigen Sie Ihrem Kind, dass Sie die Kontrolle haben! Es besteht in der Regel kein Grund zur Sorge.

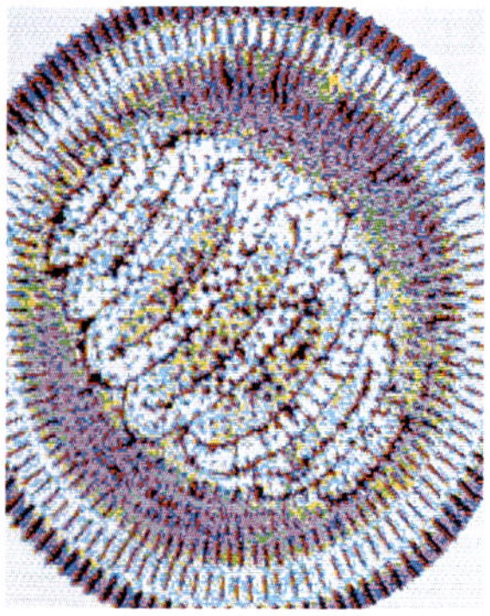

Das Masernvirus, computergrafisch dargestellt.

Masern

Symptome

- Erstes Stadium (drei bis fünf Tage): Steiler Anstieg der Körpertemperatur, Entzündungen an den oberen Luftwegen; das Kind meidet das Licht, da meistens auch die Bindehäute der Augen entzündet sind; häufig bilden sich an der Wangenschleimhaut weißliche Flecken, die Koplik-Flecken
- Zweites Stadium (zwei bis drei Tage): Jetzt kommt es zum typischen Hautausschlag, ausgehend von den Ohren über Hals, Gesicht, Schultern, Arme bis zu den Beinen; die Flecken zeigen eine rosaviolette Farbe, können sehr klein bleiben oder in großen Fleckenfeldern zusammenfließen; die Körpertemperatur steigt noch einmal auf 39 bis 40 °C
- Drittes Stadium: Das Kind erholt sich, es besteht aber weiterhin Anfälligkeit gegenüber anderen Erkrankungen; die Flecken heilen unter Schuppenbildung ab

Ursachen

Masern sind eine Viruserkrankung. Der Erreger ist ein Virus namens »Briarcus morbillorum«.

Organische Hintergründe

Masern sind hochgradig ansteckend. Betroffene Kinder sollten also bereits bei den ersten Krankheitsanzeichen nicht mehr zur Schule gehen und isoliert werden.

Wichtig!
Masern sind eine klassische Kinderkrankheit, die bei normalem Verlauf keine ärztliche Unterstützung braucht. Sobald jedoch irgendwelche Komplikationen auftreten, müssen Sie sofort den Arzt holen.

Psychische Hintergründe

Nach überstandenen Masern zeigen viele Kinder eine überraschende Vitalität und ein wacheres Bewusstsein als vor der Erkrankung. Der Grund: Die Krankheit führt zu einem intensiven Erleben der eigenen Körperlichkeit und Anfälligkeit, aber auch zu der Erkenntnis, dass der Körper über Kräfte verfügt, aus Krisen wieder heil und gestärkt hervorzugehen. Dies stärkt das Selbstbewusstsein.

Altbewährt – so helfen Sie Ihrem Kind

Ziehen Sie Ihr Kind warm an!

Halten Sie Ihr Kind körperlich warm, aber sorgen Sie auch für seelische Wärme, denn masernkranke Kinder sind überdurchschnittlich weinerlich und schmusebedürftig.

Ganzkörperreibebad

Es regt nicht nur die körperlichen Abwehrkräfte des Kindes an, sondern kommt auch seinem erhöhten Zärtlichkeits- und Zuwendungsbedürfnis entgegen. Baden Sie den kleinen Patienten in einem 30 bis 33 °C warmen Bad, und reiben Sie ihn mit bloßen Händen ab, ohne zu drücken oder zu massieren. Danach stecken Sie das Kind gleich wieder ins Bett.

Homöopathische Mittel

Pulsatilla D6 hilft dem erkrankten Kind körperlich und seelisch wieder auf die Beine; von Hahnemann, dem »Vater der Homöopathie«, wurde es sogar als spezifisches Masernmedikament bezeichnet.
Dosierung: 3-mal täglich 1 Tablette.

Wichtig!
Verwenden Sie homöopathische Präparate nicht zusammen mit Teebaumöl. Die Wirkstoffe können sich gegenseitig aufheben. Entscheiden Sie sich für eine Therapieform.

Neu und sanft – unser Tipp

Teebaumöl

Teebaumöl ist stark desinfizierend und wirkt auch bei Virusinfektionen. Sie können es in verschiedenen Formen anwenden. Zuvor sollten Sie bei Ihrem Kind allerdings einen Allergietest machen. Geben Sie ein paar wenige Tropfen auf die Haut des Kindes. Wenn Ihr Kind darauf nicht empfindlich reagiert, können Sie Teebaumöl verwenden.
Dampfbad: Ein paar Tropfen Teebaumöl in eine Schüssel mit heißem Wasser geben. Lassen Sie Ihr Kind (bei geschlossenen Augen!) 5 bis 10 Minuten inhalieren.
Waschungen: Reiben Sie den Körper des Kindes mit einem Waschlappen ab, den Sie in lauwarmes Wasser, dem einige Tropfen Teebaumöl zugesetzt sind, tauchen.
Spülung: 5 bis 10 Tropfen Teebaumöl auf 1 Glas Wasser geben. Lassen Sie Ihr Kind mit dieser Spülung mehrmals gurgeln. Achtung: Teebaumöl darf nicht geschluckt werden!
Aromatherapie: Geben Sie im Krankenzimmer ein paar Tropfen Teebaumöl in eine Duftlampe.

Mehrmals im Leben?
Masern hat man nur einmal im Leben! Geschichten von zwei- oder dreimaligen Wiederholungen der Krankheit basieren meistens darauf, dass von den Eltern oder vom Arzt eine falsche Diagnose gestellt wurde und man die Masern mit anderen fiebrigen Krankheiten verwechselt hat. Wenn die Masern allerdings erst im Erwachsenenalter auftreten, können sie ungleich schwerer verlaufen.

Vorbeugen – so bleiben Sie gesund

- Vorbeugend wirkt eine Impfung. Mittlerweile existiert ein wirksamer Impfstoff gegen Masern, der meistens in Kombination mit einer Röteln- und Mumpsimpfung verabreicht wird.
- Masern sind eigentlich selten geworden. Da sich aber mittlerweile eine gewisse Impfmüdigkeit eingestellt hat und immer mehr Kinder an einer Schwäche des Immunsystems leiden, kommen Masern wieder häufiger und zum Teil mit schwereren Verläufen vor.

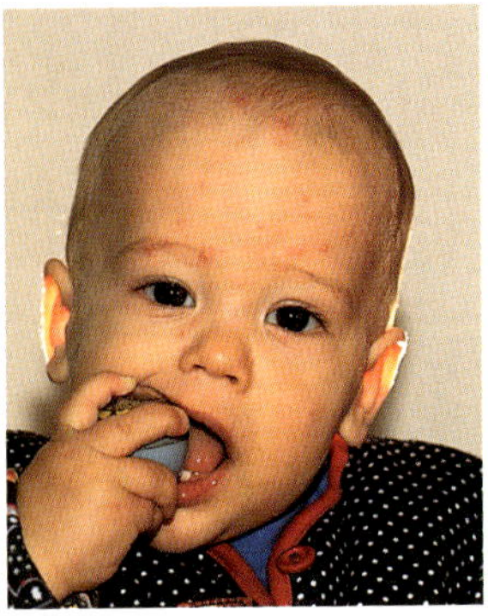

Bei Windpocken müssen Kinder nicht unbedingt das Bett hüten; sie sollten nur von anderen isoliert werden.

Windpocken

Symptome

- Juckender Hautausschlag
- Das Kind ist übersät mit umränderten Wasserbläschen
- In einigen Fällen kommt es zu Fieber

Ursachen

Das Varizellenvirus löst die Windpocken aus. Es wird durch Tröpfchen- oder Schmierinfektion übertragen.

Virologische Hintergründe

Windpocken sind hochgradig ansteckend und werden meistens durch Tröpfcheninfektion übertragen. Das Varizellenvirus ist überaus leicht und kann schon mit kleinen Luftzügen von einem Menschen auf den anderen übertragen werden – daher auch der Name.

Wichtig!

Windpocken befallen so gut wie jeden Menschen in seiner Kinder- und Jugendzeit. Meistens heilen sie ohne Komplikationen wieder ab. Dennoch sollten betroffene Kinder möglichst wenig Kontakt zur Außenwelt haben.

Altbewährt – so helfen Sie Ihrem Kind

Bläschen nicht aufkratzen!

Durch starkes Kratzen können die Bläschen geöffnet und mit anderen Keimen infiziert werden, wodurch bleibende Narben entstehen. Reden Sie daher Ihrem Kind gut zu, dem Juckreiz zu widerstehen; belohnen Sie es, wenn Sie sehen, dass es sich beim Kratzen zurückgehalten hat! Kleineren Kindern ziehen Sie am besten Handschuhe oder Fäustlinge über.

Viel trinken lassen!

Jeder infizierte Körper hat einen erhöhten Flüssigkeitsbedarf. Geben Sie daher Ihrem Kind viel zu trinken. Am besten eignen sich Mischungen aus Fruchtsaft und Mineralwasser oder zuckerfreie Limonaden. Colagetränke sind eher ungünstig, da das in ihnen enthaltene Koffein die Wasserausscheidung fördert.

Waschungen mit Kamillentee

Kamille lindert den Juckreiz. Füllen Sie das Waschbecken mit kaltem Wasser, und geben Sie 1 Tasse Kamillentee hinzu. Tauchen Sie ein Handtuch hinein. Nach dem Auswringen tupfen Sie damit den Körper des Kindes ab – von den Extremitäten aus zur Körpermitte. Die Anwendung sollte höchstens 5 Minuten dauern, das Kind darf nicht frieren! Anschließend ziehen Sie es wieder an, ohne es abzutrocknen.

Puder
Beugen Sie möglichen Entzündungen aufgekratzter Bläschen vor, indem Sie das Kind täglich 2- bis 3-mal pudern. Geeignet ist Wecesin oder Ingelan Puder (aus der Apotheke). Übrigens: Kurz geschnittene Nägel können die Haut nicht aufkratzen – das wirkungsvollste und einfachste Mittel gegen mögliches Kratzen.

Beschäftigung und Ablenkung
Gerade für sehr lebhafte Kinder ist eine Krankheit wie eine Strafe. Seien Sie darum besonders nett zu Ihrem Kind, kochen Sie Lieblingsspeisen, wenn es wieder Appetit hat, und beschäftigen Sie es, wenn es nicht schlafen kann und sich langweilt. Geeignet sind einfache Spiele, die nicht anstrengen, Frage-und-Antwort-Spiele, die die Phantasie anregen, aber auch entspannende Übungen aus dem Bereich des autogenen Trainings oder von Feldenkrais.

Homöopathische Mittel
Sulfur D3 hilft, wenn das Jucken bei der Austrocknung der Bläschen allzu stark sein sollte.
Dosierung: 3-mal täglich 1 Tablette.
Belladonna D6 wirkt besonders gut, wenn die Krankheit von Fieber begleitet ist.
Dosierung: 50 Tropfen auf 1 Glas Wasser, stündlich 1 Schluck davon trinken lassen.
Magnesia phosphorica D6 stärkt nach dem Abklingen des Fiebers.
Dosierung: 3-mal täglich 1 Tablette bis zum Ende der Krankheit.

Neu und sanft – unser Tipp

Farbtherapie
Bestimmte Farben wirken über das Unbewusste des Kindes beruhigend, so dass das Jucken weniger empfunden wird. Das gilt vor allem für die Farbe Blau. Sorgen Sie deshalb dafür, dass sich Ihr Kind überwiegend in Blautönen kleidet; auch Bettwäsche, Handtücher und Waschlappen sollten ein dezentes Blau haben.

Vorbeugen – so bleiben Sie gesund

- Isolieren Sie Ihr Kind – vom Beginn der Krankheit an – für die Dauer von zehn Tagen von der Außenwelt.
- Sofern es kein oder nur wenig Fieber hat, braucht es nicht unbedingt im Bett zu liegen.
- Die Ansteckungsgefahr ist vorüber, wenn alle Bläschen verkrustet und ausgetrocknet sind.

Impfung?
Bislang gibt es noch keine Möglichkeit, Kinder per Impfstoff gegen die Windpocken zu schützen. Die Krankheit ist allerdings auch zu harmlos, als dass sich größere wissenschaftliche Anstrengungen in dieser Richtung lohnen würden. Außerdem kann jeder Windpocken nur einmal bekommen. Nach der Erkrankung besteht lebenslange Immunität.

Medikamente

- **Deutschland**
Ingelan Puder, Wecesin
- **Österreich**
Ingelan Puder
- **Schweiz**
Eurax

Inkubationszeit
Vom Moment der Ansteckung bis zum Ausbruch der Windpocken vergehen etwa 2 bis 3 Wochen. Kranke Kinder stecken andere im Zeitraum von 2 Tagen vor dem Ausbruch der Bläschen bis 6 Tage danach an. In dieser Zeit sollten sie mit so wenig Menschen wie möglich Kontakt haben.

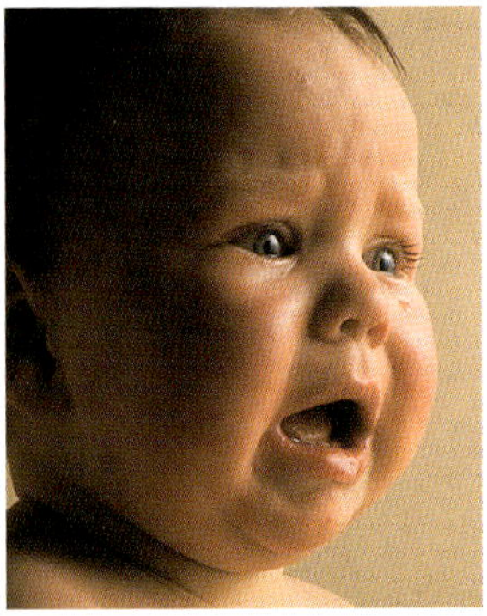

Bevor die ersten Zähne da sind, gibt es manchmal viele Tränen.

Zahnen

Symptome

- An den Durchbruchstellen der Zähne (vor allem der Eckzähne) kommt es zu Spannungen, Rötungen, Schwellungen und Schmerzen
- Erhöhter Speichelfluss
- Das Kind ist unruhig, nimmt fortwährend die Finger in den Mund und schreit häufig

Ursachen

Die Milchzähne durchstoßen das Zahnfleisch; dadurch kommt es zu Gewebezerreißungen, die je nach Schweregrad zu heftigen Schmerzen und Entzündungen führen können.

Biologische Hintergründe

Noch heute kennt der Volksmund Begriffe für das Zahnen, die nichts Gutes vermuten lassen: »Zahnfieber«, »Zahndurchfall«, »Zahnhusten«, »Zahnausschlag«, »Zahnkrämpfe«.
Tatsache ist jedoch, dass das Zahnen weder zu Husten, Krämpfen noch zu anderen schwer wiegenden Beschwerden führt.

Schon gewusst!
Eigentlich beginnt das Zahnen schon, wenn das Kind noch gar nicht auf der Welt ist. Bereits zwischen der fünften und sechsten Schwangerschaftswoche keimen die Zähne. Ein neugeborenes Baby hat bereits 20 Milchzähne im Kiefer, die begierig auf ihren Durchbruch warten. Der erste Zahn erscheint in der Regel zwischen dem vierten und achten Lebensmonat.

Altbewährt – so helfen Sie Ihrem Kind

Ein kühles Tuch

Zur Minderung der Entzündung am Zahnfleisch kühlen Sie die Kiefer des Babys mit einem in Wasser gekühlten Leinentuch. Die Anwendung sollte mehrmals täglich etwa 3 bis 5 Minuten dauern.

Kalte Beißringe

Geben Sie dem zahnenden Baby einen kalten Beißring (am besten aus dem Kühlschrank) zum Kauen. Das Kauen erleichtert dem Milchzahn seinen Durchbruch, und zudem lindert die Kälte die Entzündung und die Schmerzen im Zahnfleisch.

Natürliche Beißhilfen

Meist kündigt sich der kommende Zahn durch einen geröteten, geschwollenen Kiefer oder verstärkten Speichelfluss an. Jetzt hilft es dem Kleinkind, wenn es auf etwas Hartem kauen kann. Eine Brotrinde ist geradezu ideal. Sie ist hart und elastisch zugleich, und das Kind kann sowohl daran lutschen als auch erste Kauversuche machen. Probieren Sie es.

Bach-Blüten helfen!

Aspen hilft gegen vage Ängste, denn das Baby kann sich den schmerzhaften Vorgang des Zahnens noch nicht bewusst machen. Oak unterstützt es, gegen Schwierigkeiten anzukämpfen. Rescue-Remedy-Tropfen sind sinnvoll, denn das Zahnen ist ein wirklicher Notfall.

Salbei- oder Gewürznelkenöl

Die Öle von Salbei und Gewürznelke verringern die Entzündungen und die Schmerzen im Zahnfleisch. Außerdem werden beide Öle von Kindern in der Regel sehr gut vertragen. Am besten kommen sie in zähflüssigen Lösungen oder auch in Gels aus der Apotheke zur Anwendung.

Präparate:

- Salbei: Aperisan
- Nelke: Dentasol Lösung

Die entsprechenden Präparate werden mit einem Wattestäbchen auf den schmerzenden Stellen verteilt.

Homöopathische Mittel

Chamomilla D6 ist ein altbewährtes Mittel gegen die Beschwerden beim Zahnen.

Dosierung: 3-mal täglich 5 Tropfen, zu Beginn des 2. Lebensjahrs 8 Tropfen.

Neu und sanft – unser Tipp

Aromatherapie

Gegen die nervöse Stimmung des Babys beim Zahnen helfen die beruhigenden Düfte von Lavendel und Kamille; sie lindern darüber hinaus auch den Schmerz. Geben Sie einige Tropfen der Öle – die Sie auch miteinander mischen können – auf einen Duftstein, der im Kinderzimmer aufgestellt wird.

Sie können ein paar Tropfen der Öle aber auch auf einen kühlen Lappen träufeln, den Sie dann einfach für 3 bis 5 Minuten um den Kiefer des Babys legen.

Vorbeugen – so bleiben Sie gesund

- **Wenn der Zahn durch das Zahnfleisch bricht, gelangen leicht Bakterien ins Gewebeinnere. Das müssen Sie so weit wie möglich verhindern. Reinigen Sie daher vom vierten Lebensmonat an regelmäßig die Gaumenpartien des Babys mit einem weichen Waschlappen oder einem angefeuchteten Mulltuch.**

Homöopathische Mischung

Manche Kinderärzte empfehlen beim Zahnen auch ein Gemisch aus Chamomilla D20, Aconitum D10 und Magnesium phosphoricum D6. Die Wirkstoffe müssen zu gleichen Teilen gemischt werden. Lassen Sie sich die Mischung am besten von einem Apotheker zubereiten.

Vorsicht vor Zahnungshilfen!

Es gibt spezielle Zahnungshilfen, die industriell hergestellt werden und in der Apotheke zu kaufen sind. Aber Vorsicht: Sie machen zwar die damit bestrichene Stelle im Mund für Zahnschmerzen unempfindlicher, aber sie enthalten leider auch Süßstoffe, die die Kleinen unnötig früh an Süßes gewöhnen und der Karies in den Milchzähnen Vorschub leisten.

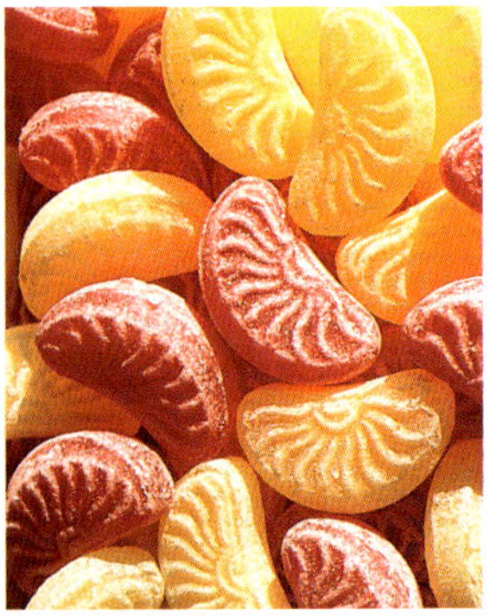

Zu viel Süßes kann bereits bei Kleinkindern zu Karies führen.

Karies

Symptome

- Zahnschmerzen, besonders beim Verzehr von heißen, kalten und zuckerreichen Speisen
- Bei größeren Löchern auch Schmerzreaktionen auf Luftbewegungen

Ursachen

Ursache Nummer eins ist der Zucker in der Nahrung. Er wird nicht vollständig von den Zähnen entfernt und deshalb von an den Zähnen siedelnden Bakterien vergoren. Dabei entstehen Säuren, die den Zahnschmelz angreifen und schließlich aufbrechen: Es kommt zu den berüchtigten Löchern im Zahn.

Biologische Hintergründe

Karies ist auch eine Sache des Alters: Junge Menschen bis zum Alter von etwa 30 Jahren werden überdurchschnittlich häufig heimgesucht. Danach nimmt das Kariesrisiko ab, dafür nimmt aber das Risiko für Zahnfleischentzündungen und Parodontose zu. Lassen Sie Ihre Zähne in jedem Fall regelmäßig kontrollieren.

Wichtig!
Kariеslöcher sind ein Fall für den Zahnarzt. Die hier angegebenen Mittel dienen nur der Schmerzlinderung und zum Stoppen des »Zahnfraßes« – sie können selbstverständlich ein schon entstandenes Loch nicht rückgängig machen.

Altbewährt – so helfen Sie sich selbst

Akupressur

Diese sanfte Massage gehört bei Zahnschmerzen zu den Hausmitteln der ersten Wahl. Der Hauptdruckpunkt liegt jeweils auf dem Zeigefinger rechts außen neben dem Fingernagel. Drücken Sie ihn in winzigen Kreisbewegungen mit dem Daumennagel der anderen Hand. Möglich, dass sich dort ein Schmerz einstellen wird; dafür wird der Zahnschmerz zurückgehen.

Nelkenöl

Das Öl ist ein bewährtes Hausmittel gegen den Zahnschmerz. Träufeln Sie ein paar Tropfen des Nelkenöls auf einen Wattebausch, und halten Sie diesen an den schmerzenden Zahn.

Grüner und schwarzer Tee

Grüner und schwarzer Tee wirken in zweifacher Hinsicht. Denn sie enthalten nicht nur große Mengen des zahnschmelzhärtenden Fluors, sondern auch einen Stoff, der in unserem Speichel ein Enzym hemmt, das den Mehrfachzucker aus der Nahrung in

kariesfördernden Einfachzucker umwandelt. Nicht zu vergessen, dass Tee Appetit auf herbe Geschmacksnoten macht und dadurch unseren Geschmackssinn vom Süßen wegtrainieren kann.
Trinken Sie täglich zu den Mahlzeiten etwa 200 Milliliter grünen oder schwarzen Tee (Zubereitung siehe Seite 399).

Homöopathische Mittel

Aesculus Cortex D3 eignet sich zur schmerzlindernden und kalkaufbauenden Antikarieskur.
Dosierung: Nehmen Sie etwa 6 Wochen lang 3-mal täglich 5 Tropfen. Danach wird die Einnahme für 3 Wochen unterbrochen, um sie schließlich wieder in gleichem Umfang aufzunehmen.
Hepar sulfuris D3 hilft gegen Zahnschmerzen, die bei kalten Speisen oder kalter Luft schlimmer werden.
Dosierung: 3-mal täglich 1 bis 2 Tabletten.

Neu und sanft – unser Tipp

Teebaumöl

Geben Sie 3 bis 5 Tropfen Teebaumöl auf 1 Glas Wasser, und spülen Sie damit Ihren Mund.
Sie können auch einige Tropfen des Öls direkt auf den schmerzenden Zahn bzw. auf die Umgebung des Zahns geben.

Vorbeugen – so bleiben Sie gesund

- Pflegen Sie Ihre Zähne! Zweimal Zähneputzen pro Tag (nach den Mahlzeiten) ist ein absolutes Muss, besser ist dreimal. Zahnseide beseitigt die Essensreste zwischen den Zähnen.
- Essen Sie weniger zuckerreiche Speisen. Und wenn Sie es doch nicht lassen können, dann feiern Sie wenigstens echte Orgien: Eine Tafel Schokolade auf einmal setzt Ihre Zähne weniger unter Zuckerbeschuss, als wenn Sie kleine Schokosnacks über den ganzen Tag verteilen.
- Benutzen Sie fluoridhaltige Zahnpasten; sie kräftigen Ihren Zahnschmelz.
- Zuckerfreie Kaugummis regen Ihren Körper dazu an, desinfizierenden Speichel zu produzieren, der Essensreste entfernt.
- Für den Zahnaufbau Ihrer Kinder gibt es eine Kur aus Naturheilmitteln: morgens eine Messerspitze Apatit-D6-comp.-Pulver und abends eine Messerspitze fünfprozentiges Conchae-Pulver (natürliches Kalziumkarbonat). Ihre Kinder sollten dies vier Wochen lang nehmen, dann drei Wochen Pause; schließlich beginnt die Einnahme in gleichem Umfang von neuem.

Vorboten

Zu Beginn der Kariesenkrankung zeigen die Zähne weiße »Kreideflecken«; diese sind ein Zeichen dafür, dass ihrem Schmelz bereits etwas Kalk entzogen wurde. Sollten Sie diese Flecken bei sich entdecken, sind Sie gewarnt – doch es ist noch nicht zu spät. Intensivieren Sie nun Ihre Vorbeugungsmaßnahmen!

Bei kleinen Löchern dringend zum Zahnarzt

Zögern Sie die Zahnarztbehandlung nicht zu lange hinaus – sonst wird sie nur unangenehmer. Das Loch wird leider nicht kleiner oder bleibt gleich groß, sondern es wird relativ schnell größer.

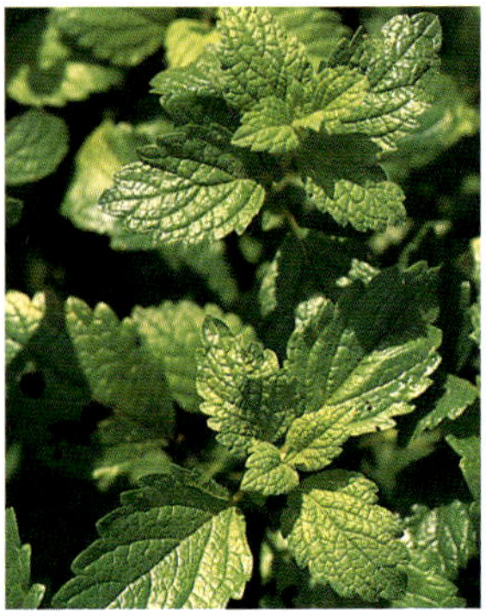

Eine Tinktur aus Melissenblättern hemmt die Vermehrung der Herpesviren.

Lippenherpes

Symptome

- Spannungsgefühl und leichtes Kribbeln auf den Lippen
- Später: leichte Schwellungen und dann ein rotes Knötchen; kurz darauf: dicht gestellte Bläschen mit klarem Inhalt
- Schließlich: Platzen der Bläschen, Eintrocknen, bräunlicher Schorf, der abfällt

Ursachen

Das Herpes-simplex-Virus Typ 1 löst den Lippenherpes (Herpes labialis) aus. 90 Prozent der Bevölkerung haben dieses Virus. Meistens befindet es sich im passiven Wartestadium, doch bei einer Schwächung des Immunsystems wittert es seine Chance.

Organische Hintergründe

Körperliche Krisen im Umfeld von Regelblutung oder fiebrigen Erkrankungen fördern die Entwicklung der Pusteln (daher auch der Name »Fieberbläschen«). Neben mechanischen Reizungen, wie Küssen, Essen oder der Verwendung von Lippenstiften, spielt die Sonnenstrahlung eine große Rolle. In Regionen mit starker UV-Strahlung kommt es besonders häufig zur Bläschenbildung.

Wichtig!

Herpesviren können für Menschen mit chronischen Erkrankungen wie Diabetes, Krebs oder AIDS überaus gefährlich sein. Hier ist dann unbedingt ärztliche Hilfe vonnöten.

Psychische Hintergründe

In Bezug auf die Lippenbläschen konnte festgestellt werden, dass vornehmlich das Gefühl des Ekels unser Immunsystem darin schwächt, die Herpesviren unter Kontrolle zu halten. Lippenbläschen im Gefolge von unangenehmen Geruchs-, Geschmacks- oder Hautempfindungen sind in der Regel unproblematisch, da sie bald wieder verschwinden. Schwieriger wird es jedoch bei länger anhaltender und weniger offen zutage tretender Abscheu, die gegenüber dem Partner, der Arbeit oder den Kollegen empfunden wird. In solchen Fällen kann eine psychotherapeutische Behandlung oder sogar eine radikale Umstellung der Lebensumstände in Betracht kommen.

Altbewährt – so helfen Sie sich selbst

Teeauflagen

Tees aus Kamille, Thymian, Weidenrinde und Zinnkräutern besitzen entzündungs- und infektionshemmende Eigenschaften.

Einen Lappen in den lauwarmen Tee tunken und auf die Bläschen legen. Sie können auch den abgebrühten Teebeutel auflegen.

Zinkwasserbehandlungen

Sie beschleunigen den Heilungsprozess. Dazu werden 4 Gramm Zinksulfat in 100 Milliliter abgekochtem kaltem Wasser aufgelöst. Einen Lappen oder Wattebausch eintunken, der dann am besten alle 30 bis 60 Minuten auf die erkrankten Lippen gelegt werden sollte.

Melissentinktur

Sie hemmt die Vermehrung der Herpesviren, ohne unsere Zellen zu schädigen.
Rezept: 10 Gramm Melissenblätter werden in 100 Gramm 70-prozentigem Alkohol gelöst. Diese Tinktur kann mehrmals täglich auf die betroffenen Stellen getupft werden.

Ein altes Hausmittel – unser Tipp

Eistherapie

Wenn Sie an Rückfällen leiden und spüren, dass Sie Lippenbläschen bekommen: Legen Sie einen Eiswürfel in ein sauberes Taschentuch, und pressen Sie dieses auf die Stelle, die kribbelt. Pressen Sie so lange wie möglich – legen Sie Zwischendurch allerdings kurze Pausen ein (um eine Unterkühlung der Haut zu vermeiden).

Vorbeugen – so bleiben Sie gesund

- Meiden Sie allzu starke UV-Bestrahlung! Schützen Sie Ihre Lippen mit einer starken Sonnencreme oder einem Kleidungsstück (Tuch oder Schal). Auch allzu starker Wind macht Lippen rissig – und damit anfällig.
- Kurieren Sie Ihre Krankheiten richtig aus! Auch Kleinigkeiten wie eine Erkältung können das Herpesvirus hervorlocken.
- Vermeiden Sie übermäßigen Stress! Versuchen Sie es einmal mit einer Entspannungstechnik – etwa Yoga, autogenem Training oder Tai Chi Chuan.
- Stärken Sie Ihr Immunsystem! Wechselduschen und sportliche Betätigung tragen ebenso dazu bei wie Fertigpräparate aus Sonnenhut (Echinacea) oder Lebensbaum (Thuja).
- Achten Sie auf die Zahnpflege! Die nasse Zahnbürste im feuchten Badezimmer bietet das ideale Milieu für Herpesviren. Bewahren Sie Ihre Zahnbürste möglichst trocken auf, kaufen Sie sich mindestens alle zwei Monate eine neue.

Achtung!
Es ist wichtig zu wissen, dass die Bläschen auch dann noch ansteckend sind, wenn sie bereits abheilen – und auch noch in der Schorfphase. Vermeiden Sie Zweitinfektionen, und vermeiden Sie es, andere in dieser Phase anzustecken. Also: keine Küsse – auch nicht auf die Wange! Ebenso sollten Sie bei Lippenherpes besonders auf Hygiene achten. Waschen Sie sich möglichst oft die Hände, und benutzen Sie andere Handtücher als der Rest der Familie.

So früh wie möglich
Alle Therapien gegen Herpes greifen am effektivsten, wenn sie so früh wie möglich – am besten bevor die Bläschen sichtbar werden – zum Einsatz kommen.

Mundspülung
Nehmen Sie morgens nüchtern 1 Teelöffel Sesamöl in den Mund, und ziehen Sie es für 3 bis 4 Minuten durch die Zähne; dann ausspucken und den Mund mit 1 Glas Wasser (mit 1/2 Teelöffel Salz und 1/2 Teelöffel Sodasalz) ausspülen.

Lippen, rissige

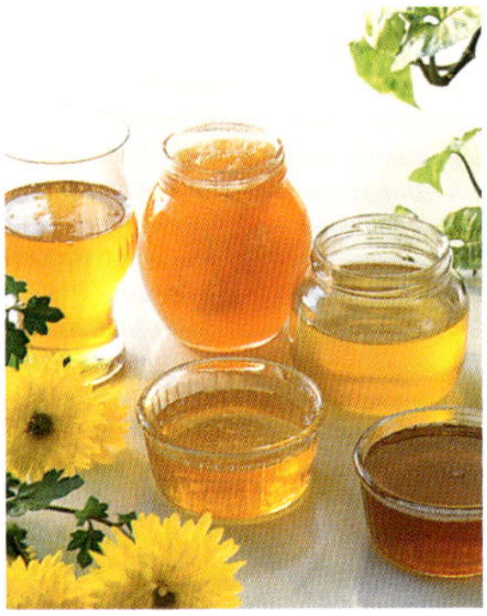

Honig macht rissige Lippen wieder sanft und glatt.

Symptome

- Die Lippen sind rissig, spröde und trocken
- Die Haut schält sich in mehr oder weniger großen Fetzen

Ursachen

Austrocknung der Lippenhaut durch trockene, kalte Umgebungstemperaturen ist nur eine Ursache. Lippenrisse werden außerdem durch feuchtigkeitsentziehende Klimaanlagen und Biotinmangel zusätzlich gefördert.

Körperliche Hintergründe

Die Lippen selbst besitzen keine Fettdrüsen, müssen also ihren Schutzfilm von den umliegenden Hautarealen beziehen.

Psychische Hintergründe

Lippenlecken fördert den Austrocknungsprozess der Lippenhaut, da es den natürlichen Fettfilm beseitigt. Bekanntermaßen ist die Neigung zum Lippenlecken jedoch deutlich erhöht, wenn wir uns angespannt auf etwas konzentrieren. Versuchen Sie daher, auch in Anbetracht anstrengender Aufgaben mehr Gelassenheit zu üben! Gewöhnen Sie sich einen harmlosen Ersatztick an wie das Spielen mit einem Kugelschreiber oder Kaugummikauen.

Lippenpflegestifte?
Die Wirkung von Lippenpflegestiften ist umstritten. Nicht umstritten ist jedoch die Wirkung von lichtschützenden Stiften (mindestens Lichtschutzfaktor 10!), da sie zumindest die austrocknende Wirkung des Sonnenlichts mildern.

Altbewährt – so helfen Sie sich selbst

Sahne und Honig

Bestreichen Sie Ihre rissigen Lippen mit saurer Sahne, am besten jeden Morgen; die Sahne besitzt genau die richtige Fettzusammensetzung, um Ihre Lippen vor ungünstigen Witterungseinflüssen zu schützen. Am Abend tragen Sie dann Honig auf; er unterstützt die Hautregeneration in der Nacht und wirkt keimabtötend.

Medikamente

- Deutschland
Lipactin Gel, Virudermin Gel
- Österreich
Virudermin Gel
- Schweiz
Virudermin Gel

Ringelblumenhonig

Ringelblumenhonig wirkt als Emolliens, d. h., dass er die Lippenhaut weicher und geschmeidiger macht. Außerdem besitzt er einen natürlichen Lichtschutzfaktor, er schützt also die Lippen vor austrocknendem Sonnenlicht.

Rezept: Nehmen Sie einen kleinen Topf (1 bis 2 Liter), füllen Sie ihn mit getrockneten oder (besser) frischen Calendulablüten. Dann mit angewärmtem Honig auffüllen, bis die Blüten vollständig bedeckt sind. 3 bis 4 Wochen lang an einem dunklen Platz stehen lassen, dann durch ein Sieb abseihen. Den Honig mehrmals täglich auf die Lippen auftragen.

Massagen

Am besten nehmen Sie eine weiche Zahnbürste, die Sie in Salbeitee tauchen. Massieren Sie Ihre Lippen in langsamen Kreisbewegungen.

Zinkgele

Zinksulfat fördert die Hautregeneration – auch die der Lippen. Lipactin Gel und Virudermin Gel sind geeignete Zinkpräparate für die Lippen. Jeweils 3-mal täglich auftragen.

Neu und sanft – unser Tipp

Aromatherapie

Jeweils 3 Tropfen Vetiver (regeneriert das Unterhautgewebe), Patschuli (regt die Zellerneuerung in den Lippen an) und Bitterorange, 1 Tropfen Neroli (versiegelt die Lippenzellen gegen schädliche Umwelteinflüsse) mit 30 Milliliter Mandelöl vermischen. Gründlich schütteln und 14 Tage an einem kühlen Ort ziehen lassen. Dieses Öl eignet sich vor allem zur Nachtpflege Ihrer Lippen. Tragen Sie es weiträumig um die Lippen herum auf.

Vorbeugen – so bleiben Sie gesund

- Stellen Sie die Heizung niedriger! Die richtige Raumtemperatur liegt bei 18 bis 20 °C. Die ideale Luftfeuchtigkeit liegt bei 40 bis 50 Prozent.
- Nach dem Duschen bzw. Baden sollten Sie Haut und Lippen ausgiebig mit einer Feuchtigkeitscreme pflegen. Achten Sie darauf, dass Sie nur Präparate mit einem geringen Fettanteil verwenden! Sie können den Pflegecharakter der Creme auch erhöhen, indem Sie Ihre eigenen Zutaten beimischen, z. B. eine zerdrückte Aprikose (wirkt belebend und glättend) oder zerdrücktes Avocadofleisch (gibt der Haut neue Spannkraft).
- Probieren Sie einmal Kakaobutter bei einer Neigung zu trockenen, rissigen Lippen. Sie heilt nicht nur, sondern schmeckt auch noch gut.
- Trocknen Sie sich nach dem Baden bzw. Duschen nicht zu gründlich ab, denn Cremes und Lotionen wirken am besten auf noch feuchter Haut!
- Meiden Sie lange Sonnenbäder! Schützen Sie Ihre Lippen mit einem lichtschutzstarken Lippenstift!

Viel Biotin!

Rissige Lippen können auch durch Biotinmangel ausgelöst werden. Das B-Vitamin gehört zu den wichtigsten Vitaminen für die Haut, da es sie mit Schwefel versorgt. Sie finden Biotin vor allem in Leber, Sojamehl, Eigelb, Nüssen, Sardinen, Mandeln und Pilzen.

Hilfe aus der Küche

Trockene, spröde oder rissige Lippen pflegen Sie bestens mit etwas Sahne, ungesalzener Butter oder Honig. Nehmen Sie nicht zu viel, Sie sollen die Sahne oder den Honig nicht abschlecken, sondern in die ausgetrockneten Lippen einziehen lassen. Die ideale Zeit für diese Schönheitsbehandlung ist der Abend.

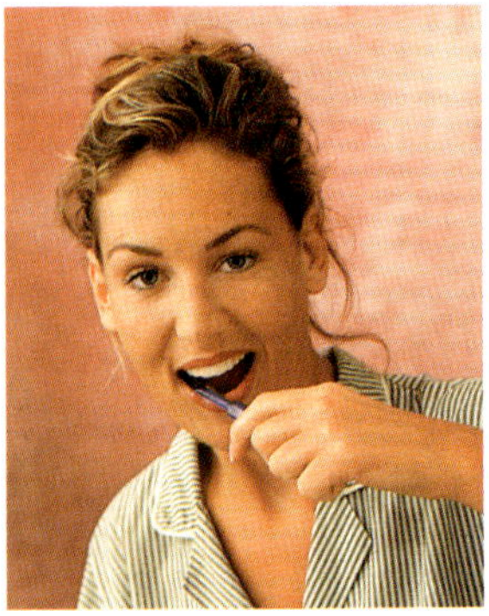

Auch mangelnde Mundhygiene kann eine Entzündung hervorrufen.

Mundschleimhaut-entzündung

Symptome

- Rote und geschwollene Mundschleimhaut, dazu fauliger Mundgeruch
- Oft geschwollene Zahnfleischränder und Vereiterungen

Ursachen

Die häufigsten Ursachen für eine Mundschleimhautentzündung sind:
- Mangelnde Mundhygiene oder Mundtrockenheit
- Bakterielle Infektionen oder Allergien
- Verletzungen (durch scharfkantige Zähne, Prothesen, Füllungen)

Wichtig!
Eine Mundschleimhautentzündung kann auf schwer wiegende Störungen des Magen-Darm-Trakts hindeuten. Lassen Sie dies bitte vom Arzt untersuchen.

Biologische Hintergründe

Die Mundschleimhaut kann nur gesund bleiben, wenn unser Immunsystem sie wirksam beschützt. Mundschleimhautentzündungen sind ein sicheres Zeichen für eine bestehende Abwehrschwäche.

Altbewährt – so helfen Sie sich selbst

Salbeiöl

Es wirkt desinfizierend sowie entzündungs- und schmerzhemmend. Sie erhalten es als »Dalmatinisches Salbeiöl« in der Apotheke. Geben Sie 4 Tropfen des Öls auf 1 Likörglas warmes Wasser, 3 Minuten gurgeln. Mehrmals täglich wiederholen!

Beinwellwurzeln

Sie unterstützen die Wundheilung und lindern den Schmerz. Die Anwendungen erfolgen in Form von Spülungen mit hoch konzentriertem Beinwellwurzeltee (100 Gramm Wurzelmaterial auf 1/4 Liter Wasser, kalt ansetzen, aufkochen, 10 Minuten kochen lassen).

Brei ist Trumpf
Normalerweise rät uns schon unser Instinkt, bei Schmerzen im Mundraum auf harte und körnige Nahrungsmittel zu verzichten. Essen Sie daher überwiegend weiche Speisen, die die Schleimhaut im Mund schonen.

Rhabarberwurzeln

Ihre Gerbstoffe entziehen Parasiten die Lebensbedingungen und machen die Schleimhaut widerstandsfähiger. Die Anwendung erfolgt am besten über die entsprechenden Präparate (Pyralvex). Sie werden direkt auf den entzündeten Stellen verstrichen, am besten mit einem Wattestäbchen.

Homöopathische Mittel

Sie mobilisieren und balancieren gezielt die Steuerungsmechanismen der Mundschleimhaut. Verzichten Sie während der Behandlung auf geschmacksintensive Zahnpasten und Mundwässer.

Hepar sulfuris D3 hilft leicht aufbrausenden Menschen, deren Mundschleimhautentzündungen besonders bei psychischem Stress auftreten. Das Mittel eignet sich auch zur Vorbeugung. Dosierung: 3-mal täglich 1 bis 2 Tabletten.

Arnica D6 wirkt bei Entzündungen, die von kantigen Zähnen, Prothesen oder Füllungen verursacht wurden. Es lindert die Schwellung und ist entzündungshemmend.

Dosierung: 2-mal täglich 10 Tropfen im Mund zergehen lassen, am Abend geben Sie 10 Tropfen auf 1 Glas warmes Wasser zum Spülen.

Acidum nitricum D12 hilft bei blutenden und schmerzhaften Ausschlägen an Gaumen und Zunge sowie bei eingerissenen Mundwinkeln. Dosierung: 1-mal täglich 1 Tablette.

Urintherapie
Gerade bei Schleimhautproblemen im Mund kann eine Urintherapie hilfreich sein, da sie dort auf physiologischem, aber auch auf psychologischen (»therapeutischer Igitt-Effekt«) Wege die Immunkräfte mobilisiert. Trinken Sie 1 Likörglas Ihres frühmorgendlichen Eigenurins auf nüchternen Magen.

Wirkungsvolle Ernährung – unser Tipp

Cholin und Vitamin A

Cholin und Vitamin A spielen eine wichtige Rolle bei der Wundheilung und für den Gesundheitszustand der Mundschleimhaut.

- Der Biobaustein Cholin (die Vorstufe einer Aminosäure) wird in unserem Darm hergestellt, und zwar unter Verwendung der Stoffe Methionin, Serin, Folsäure und Vitamin B12. Sie finden diese Wirkstoffe vor allem in Fisch, Geflügel, Leber, grünem Blattgemüse und Bierhefe. Eine direkte Zufuhr von Cholin erreichen Sie durch die Einnahme von Lezithin, die allerdings längerfristig zu Vitamin-B6-Mangel führen kann.
- Vitamin A erhält die Struktur und Funktion der Epithelzellen der Schleimhäute (und auch der Haut). Das Vitamin findet man vor allem in Karotten, Spinat, Kürbis und Papayas. Nehmen Sie keine Vitamin-A-Präparate; sie bergen die Gefahr einer Überdosierung und sollten daher – wenn überhaupt – nicht ohne ärztliche Aufsicht eingenommen werden.

Wichtig!
Wenn die Hausmittel nach drei Tagen keine deutliche Besserung erzielen, sollten Sie den Zahnarzt aufsuchen, um die Ursachen abklären und eventuell kantige Zähne, Zahnfüllungen und Prothesen einschleifen zu lassen.

Vorbeugen – so bleiben Sie gesund

- Stärken Sie Ihre Immunabwehr durch Eberrautentee. 1 Teelöffel in 1 Tasse kochendem Wasser, 10 Minuten ziehen lassen, danach abseihen. 2 bis 3 Tassen täglich.
- Obst und Gemüse vor dem Verzehr gründlich waschen.
- Ein wichtiger Bestandteil von Mundhygiene ist die regelmäßige Zahnpflege.

Zahnfleischentzündung

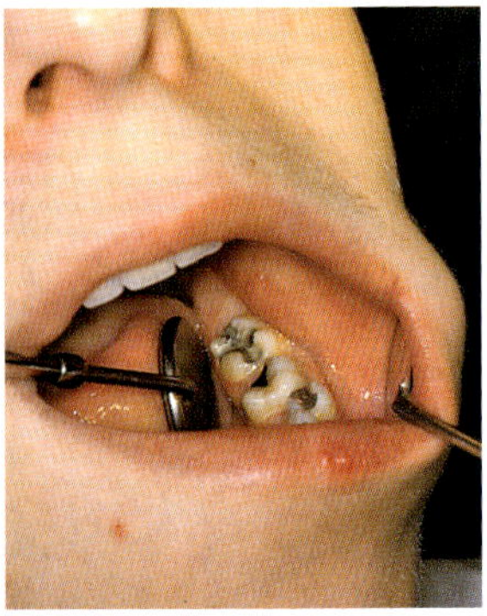

Die beste Prophylaxe: regelmäßige Entfernung von Zahnstein und Zahnbelag.

Symptome

- Rötungen, Entzündungen und Blutungen des Zahnfleischs mit üblem Mundgeruch
- Lockerung der Zähne, Kieferdeformierung

Ursachen

Bei Parodontose handelt es sich um den bereits chronischen Verlauf einer ursprünglichen Zahnfleischtaschenentzündung.

Organische Hintergründe

Ständige Zahnbelag- und Zahnsteinbildung, verbunden mit mangelnder Mundhygiene, führt, wenn die Beläge nicht entfernt werden, zu Zahnfleischentzündungen. Wird die Entzündung nicht behandelt, so hat sie die Bildung von Zahnfleischtaschen unterhalb des entzündeten Zahnfleischansatzes zur Folge. Diese Taschen sind ebenfalls mit so genannten Konkrementen gefüllt, und Bakterien können sich hier ungehindert vermehren.

Im Lauf der Zeit führt dies zu einer starken Beeinträchtigung des Kieferknochens, welcher schließlich zwei bis zehn Millimeter und mehr von seiner Knochensubstanz abbaut. Da der Kieferknochen schwindet, lockern sich die Zähne, und der Zahnausfall ist vorprogrammiert.

Wichtig!

Die Parodontosebehandlung muss unbedingt von einem Zahnarzt durchgeführt werden. Hierbei werden die Zahnfleischtaschen durch Kürettage von den verkalkten Konkrementen befreit und gesäubert; auf diese Weise wird die Entzündung gelindert. Wehren Sie sich bitte nicht zu lange gegen eventuelle Zahnextraktionen. Sie sind oft notwendig, um die anderen Zähne zu erhalten.

Altbewährt – so helfen Sie sich selbst

Munddusche

Benutzen Sie regelmäßig Ihre Munddusche, um Speisereste sofort zu entfernen. Stellen Sie anschließend den Wasserdruck höher ein, und massieren Sie auf diese Weise Ihr Zahnfleisch. Es wird dadurch zu einer Kräftigung des Gewebes kommen, und auch der Lymphfluss wird angeregt. Dies führt längerfristig zu einem besseren Stoffwechsel im Gewebe. Sie können Ihr Zahnfleisch auch direkt mit den Fingern massieren; am besten sind hier kreisende Bewegungen mit sanftem Druck.

Mundspülungen mit Teebaumöl

Geben Sie 3 bis 4 Tropfen Teebaumöl in 1 Glas warmes Wasser, und spülen Sie mehrmals täglich Ihren Mund damit aus. Sie können diese Mischung auch in Ihre Munddusche geben.

Zusätzlich können Sie einige Tropfen reines Teebaumöl direkt auf die schmerzenden, blutenden Entzündungen auftragen.

Rhabarberwurzeln

Ihre Gerbstoffe entziehen Parasiten die Lebensbedingungen und machen die Schleimhaut widerstandsfähiger. Die Anwendung erfolgt über entsprechende Präparate (Pyralvex). Sie werden direkt – am besten mit einem Wattestäbchen – auf den entzündeten Stellen verstrichen.

Ratanhiawurzeln

Sie wirken entzündungshemmend und schützen außerdem das Zahnfleisch.

Tinktur: 50 Gramm der Wurzeln mit 40-prozentigem Wodka aufsetzen. Die Wurzeln sollten komplett mit dem Alkohol abgedeckt sein. 10 bis 14 Tage lang in einem verschlossenen Gefäß ziehen lassen (immer wieder einmal durchschütteln), abseihen und die Wurzeln auspressen. In eine dunkle Tröpfchenflasche füllen. Die Ratanhiatinktur kann dann mit einem Wattestäbchen direkt auf entzündete Stellen im Mund- und Rachenraum aufgestrichen werden. Als Alternative kommen Präparate aus der Apotheke infrage: Echtrosept-GT Tinktur und Repha-Os Mundspray.

Salbeiöl

Es wirkt desinfizierend sowie entzündungs- und schmerzhemmend. Sie erhalten es als »Dalmatinisches Salbeiöl« in der Apotheke. Geben Sie 4 Tropfen des Öls auf 1 Likörglas warmes Wasser, 3 Minuten gurgeln. Mehrmals täglich wiederholen!

Homöopathische Mittel

Hier haben sich besonders die Präparate *Myrrha Similiaplex* zur lokalen Therapie und *Kamillosan* für die Mundspülung sehr gut bewährt.

Vorbeugen – so bleiben Sie gesund

- Die beste Vorbeugung sind regelmäßiges Zähneputzen (mindestens zweimal pro Tag und nach den Mahlzeiten) sowie regelmäßige Kontrolle und Entfernung des Zahnbelags bzw. Zahnsteins beim Zahnarzt.
- Benutzen Sie Zahnseide. Sie reinigt die Zahnzwischenräume von versteckten Speiseresten.
- Vitamin C erhöht die Abwehrkräfte des Zahnfleischs. Eine Ernährung, die viel frisches Gemüse und Obst – vor allem Südfrüchte wie Kiwis, Orangen, Grapefruits und Zitronen – enthält, ist für gesunde Zähne und festes Zahnfleisch von großer Wichtigkeit.

Stress und Zahnfleisch

Unsere Sprache hält einige Ausdrücke bereit (z. B. »auf dem Zahnfleisch daherkommen«), die einen Zusammenhang von Zahnfleischbeschwerden und psychischer Verfassung andeuten. Menschen, die unter starkem Stress stehen, gehen das Risiko ein, dass sich diese Belastung (zusammen mit erhöhter Mangelernährung bei Stress) auch auf die Zähne und das Zahnfleisch auswirkt.

Wichtig!

Nehmen Sie homöopathische Mittel nicht zusammen mit Teebaumöl ein. Die Wirkungen könnten sich sonst gegenseitig beeinträchtigen. Entscheiden Sie sich für eine der beiden Therapieformen.

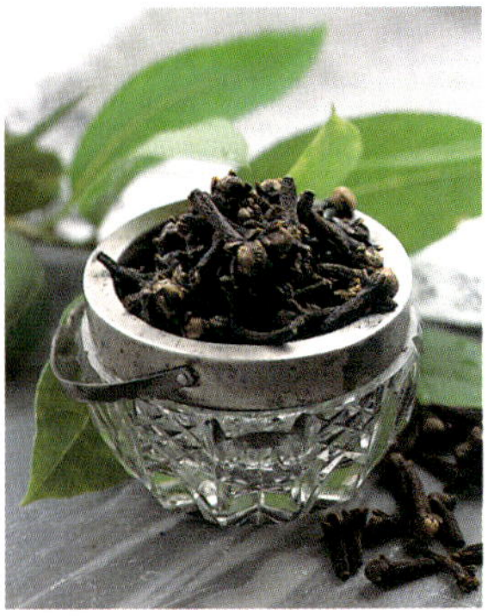

Die Wirkstoffe der Nelke helfen, Schmerzen zu lindern.

Zahnprothesenprobleme

Symptome

- Probleme, Essen zu kauen, oder auch Schmerzen beim Kauen
- Entzündungen der Schleimhäute und des Zahnfleischs, mögliche Kieferverformungen

Ursachen

Falsch konstruierter und/oder schlecht sitzender Zahnersatz ist der hauptsächliche Grund für Probleme und Schmerzen. Übrigens: Unter Zahnersatz versteht man nicht nur Teil- und Ganzprothesen, sondern auch Inlays, Kronen, Brücken, Geschiebearbeiten, Teleskoparbeiten sowie Implantate.

Körperliche Hintergründe

Beim Zahnersatz spürt man jeden Millimeter Genauigkeit – oder eben auch Ungenauigkeit. Wenn der Abdruck schlecht gemacht wurde oder die Zahntechniker nicht äußerst präzise gearbeitet haben, kann dies zu einer minimalen Verschiebung des eigentlich passgerechten Bisses mit maximalen Folgen führen.

Der Zahnersatz kann entweder zu straff sitzen oder zu locker sein (z. B. bei Prothesen). Eine weitere Möglichkeit: Im Lauf der Zeit schwindet der Kieferknochen, und die Prothesen müssen korrigiert, sozusagen unterfüttert werden. Auch kann sich unter Kronen und Brücken an den beschliffenen Zähnen ein Eiterherd gebildet haben. Vielleicht war sogar noch eine kariöse Füllung in dem beschliffenen Zahn, die jetzt unter dem Zahnersatz rumort. Auch eine Nervenentzündung oder ein Absterben des Zahnnervs unter einer Krone kann massive Beschwerden verursachen. Manchmal jedoch stecken hinter den Schmerzen nur kleine Höhendifferenzen, die eingeschliffen werden können.

Rechtzeitig zum Zahnarzt

Bei längerfristigen Beschwerden sollten Sie unbedingt Ihren Zahnarzt aufsuchen. Schlecht sitzender Zahnersatz kann letztlich den Kiefer verformen und so größere Schäden anrichten. Warten Sie bei Prothesenproblemen nicht zu lange mit einer Reklamation, denn Sie haben nur eine bestimmte Garantiezeit für verpfuschten Zahnersatz.

Psychische Hintergründe

Zahnersatz stellt für viele Menschen zunächst ein gewisses Trauma dar: plötzlich zahnlos zu sein, alt zu sein. Anfangs wird der Zahnersatz als Fremdkörper wahrgenommen, an den sich sogar die Zunge erst nach Wochen gewöhnt. Er kann irrtümlich das Gefühl vermitteln, zu groß oder unpassend zu sein. Und unsere Psyche braucht oft noch länger, um sich mit dem Neuen anzufreunden. Zahnprothesenprobleme sind daher oft auch psychosomatischer Natur.

Altbewährt – so helfen Sie sich selbst

Akupressur

Es gibt verschiedene Akupressurpunkte, die bei Zahnschmerzen Linderung bringen. Massieren Sie die folgenden Punkte mit kreisenden Bewegungen im Uhrzeigersinn (Massagen im Uhrzeigersinn haben sedierende, d. h. beruhigende, dämpfende Wirkung) ein paar Minuten lang.

Hegu: Die »Talbegegnung« liegt auf dem Handrücken. Sie finden diesen Punkt am einfachsten, wenn Sie den Daumen auf den ausgestreckten Zeigefinger pressen. Es bildet sich dann auf dem Handrücken eine Erhöhung, in deren unmittelbarer Umgebung der Punkt in Form einer Vertiefung spürbar ist.

Sanyanglo: Der Punkt liegt auf dem so genannten Drei-Erwärmer-Meridian und befindet sich 1 Handbreit über dem Handgelenk, und zwar zwischen Elle und Speiche.

Jiache: Dieser Punkt eignet sich bei Beschwerden im Oberkiefer. Er liegt über dem Kaumuskel. Am besten machen Sie Kaubewegungen und tasten Ihre Wange in der Mitte ab. Sie finden dort eine kleine Vertiefung.

Xiaguan: Dieser Akupressurpunkt hilft bei Schmerzen, die vorwiegend im Unterkieferbereich liegen. Der Punkt liegt in der Vertiefung des Unterkiefergelenks. Wenn Sie mit dem Finger von Ihrem Kinn aus am Unterkiefer entlangfahren, stoßen Sie relativ weit hinten auf eine Vertiefung.

Beginnen Sie mit der Akupressur zunächst auf der rechten Seite, dann wechseln Sie zum entsprechenden Punkt auf der linken Seite und massieren ihn ebenfalls.

Zähne und Psyche

Die Zähne sind ein Symbol von Vitalität, Kraft, Jugendlichkeit und sexueller Potenz. Plötzlich zahnlos zu sein ist quasi ein Verlust an Lebenskraft. Psychologen deuten Alpträume, in denen man die Zähne verliert, in diesem Sinn. Probleme mit Zahnprothesen haben sehr häufig eine psychische Komponente. Man wehrt sich unbewusst gegen diese »Krücken«, gegen die sichtbaren Zeichen des Alters – und das schmerzt.

Nelken und Teebaumöl

Nelken sind ein altbewährtes Mittel gegen Zahnschmerzen. Zerkauen Sie eine Nelke im Mund, oder geben Sie ein paar Tropfen ätherisches Nelkenöl auf die entsprechende Stelle.

Teebaumöl hilft bei Entzündungen des Zahnfleischs – beispielsweise bei reibendem Zahnersatz. Geben Sie ein paar Tropfen des Öls pur auf die schmerzenden Stellen.

Sanfte Blüten – unser Tipp

Bach-Blütentherapie

Die Bach-Blütentherapie kann bei veränderten, ungewohnten Lebensumständen gute Dienste leisten. Probieren Sie doch einmal folgende Mischung der Blütenessenzen aus, die der Angst vor Neuem, Ungewohntem entgegenwirkt: Gentian, Walnut und Mimulus.

Dosierung: Nehmen Sie von Ihrer Mischung 4-mal täglich jeweils 4 Tropfen ein (am besten vor den Mahlzeiten), und lassen Sie diese einige Augenblicke auf oder unter der Zunge wirken.

Bach-Blüten

Den ganzen so genannten Stock der 38 Bach-Blütenessenzen gibt es mittlerweile rezeptfrei in den Apotheken. Eine Erhöhung der Dosierung ist übrigens völlig unbedenklich.

Bei akuten Beschwerden können Sie alle 20 Minuten 4 Tropfen zu sich nehmen.

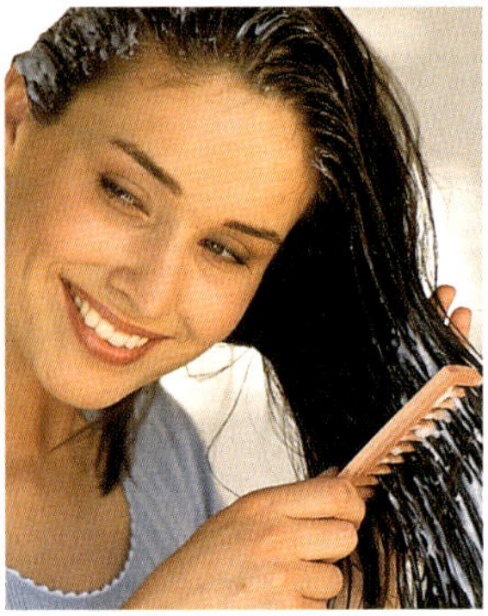

Auch gesundes Haar hat nur eine begrenzte Lebensdauer.

Haarausfall

Symptome

- Ausdünnung des Haarschopfs, diffus oder an bestimmten Stellen
- An Kamm und Bürste bleiben nach dem Kämmen vermehrt Haare hängen

Ursachen

Haarausfall kann viele Ursachen haben. Bei Frauen hängt er oft mit Eisenmangel und dem An- oder Absetzen der Antibabypille zusammen. Auch während der Wechseljahre und nach Entbindungen müssen sie mitunter Haare lassen, weil die Produktion des Haarschutzhormons Östrogen gedrosselt wird. Bei Männern gehört Haarausfall in 95 Prozent aller Fälle zur androgenetischen Alopezie. Für deren Entwicklung sind drei Faktoren maßgebend: Lebensalter, erbliche Veranlagung und die männlichen Geschlechtshormone (Androgene). Alle drei Faktoren sind kaum zu beeinflussen.

Organische Hintergründe

Die häufig zu hörende These, wonach der Mensch im Frühjahr seinen »Winterpelz« und besonders viel Haare verliere, ist Aberglaube. Die höchste Quote liegt mit durchschnittlich 60 bis 64 ausfallenden Haaren pro Tag in den Monaten August und September.

Wichtig!

Bei plötzlich auftretendem Haarausfall, bei dem Sie die Haare büschelweise verlieren, muss der Arzt hinzugezogen werden. Möglicherweise stecken schwer wiegende Erkrankungen oder Vergiftungen dahinter. Frauen sollten in jedem Fall von einem Arzt ihren Mineralstoff- und Östrogenhaushalt checken lassen.

Psychische Hintergründe

Erleben Sie öfter Dinge, die »zum Haarausraufen« sind? Dann kann es sein, dass Ihr Haarausfall psychische Ursachen hat. Denn ein Leben voller aggressiver Gefühle, wie Wut, Neid, Eifersucht, Hass, führt über die Aktivierung der Hirnanhangsdrüse zur Ausschüttung von androgenen (männlichen) Hormonen, die Haarausfall fördern.

Altbewährt – so helfen Sie sich selbst

Zwiebeln lassen Haare wachsen

Die Zwiebel zählt zu den bewährten Haarwuchsmitteln, da sie viel Schwefel enthält, der zum Aufbau der Haarsubstanz benötigt wird. Abgestorbene Haarwurzeln kann sie wohl nicht mehr zum Leben erwecken, aber sie vermag das noch bestehende Haar fülliger und kräftiger zu machen. Halbieren Sie eine Gemüsezwiebel, und massieren Sie mit dem Stumpf etwa 10 bis 15 Minuten lang Ihre Kopfhaut. Danach das Haar mit einem milden, pH-neutralen Shampoo waschen.

Regelmäßige Bierwäsche

Sie dient der Kräftigung des noch verbliebenen Haars. Für die Bierwäsche brauchen Sie ein 0,2-Liter Glas voll Bier. Spulen Sie Ihr Haar zunächst mit warmem Wasser, dann massieren Sie die erste Hälfte des Biers in Ihre Kopfhaut ein. Lassen Sie den Gerstensaft 15 Minuten wirken. Danach spülen Sie das Haar wiederum mit warmem Wasser aus. Jetzt kommt die zweite Hälfte des Biers auf Ihre Kopfhaut. Die Haare gut kämmen und das Bier trocknen lassen. Normalerweise sollte es so gut in die Kopfhaut einziehen, dass kein Geruch zurückbleibt.

Homöopathische Mittel

Thallium metallicum D6 ist ein homöopathisches Präparat, das die Durchblutung und Mineralversorgung in der Kopfhaut verbessert und so dem Haarausfall entgegenwirkt.
Dosierung: 3-mal täglich 1 Tablette.

Neu und sanft – unser Tipp

Teebaumöl

Teebaumöl kräftigt das Haar. Sie können es in unterschiedlicher Form anwenden.
Massage: Massieren Sie ein paar Tropfen reines Teebaumöl in die Kopfhaut ein. Das regt den Haarwuchs an.
Packung: Stellen Sie eine Mischung aus 50 Milliliter Oliven- oder Avocadoöl und 25 Tropfen Teebaumöl her. Erwärmen Sie die Mischung etwas im Wasserbad, und massieren Sie diese angewärmte Lotion in die Kopfhaut ein. Wickeln Sie sich ein Handtuch um den Kopf, und lassen Sie die Packung 1 Stunde lang einwirken.
Spülung: Geben Sie in die letzte Spülung nach dem Haarewaschen ein paar Tropfen reines Teebaumöl.

Vorbeugen – so bleiben Sie gesund

- Massieren Sie Ihre Kopfhaut dreimal täglich jeweils fünf Minuten lang. Das verbessert die Durchblutung der Haarwurzeln.
- Vermeiden Sie mechanische Belastungen Ihres Haars! Tragen Sie Kopfbedeckungen nur, wenn sie wirklich (etwa als Kälte- oder Gefahrenschutz) notwendig sind.
- Reduzieren Sie den Gebrauch von Lockenwicklern.
- Auch Dauerwellen, Blondiermittel und Haarlacke sollten bei Ihrer Haarpflege eher die Ausnahme als die Regel sein.
- Drahtbürsten und längeres Föhnen setzen Ihren Haarwurzeln ebenfalls zu.

Ernährung und Haarqualität

Eisen, Jod und die Vitamine der B-Gruppe sind mitverantwortlich für die Festigkeit und Vitalität unseres Haars. Eine entsprechende Ernährung, die viel Gemüse, Obst und Vollkornprodukte enthält, wirkt vorbeugend gegen schütteres Haar.

Ein Zaubermittel?

Es gibt ein Mittel, das auch den hormonbedingten Haarausfall der Männer stoppen kann. Sein Name: Propecia (Wirkstoff Finasterid). Es hat eine sehr hohe Erfolgsquote. Seine Haken: Es kann nur auf Privatrezept erworben werden – und es ist nicht gerade billig (ca. 55 Euro pro Monat). Außerdem beginnt der Haarausfall beim Absetzen von Propecia von neuem.

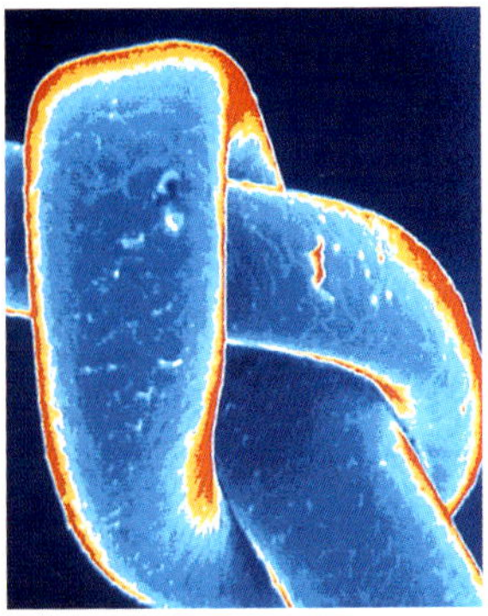

Benutzen Sie keine fettigen Cremes und Lotionen zur Pflege, wenn Sie zu fettigem Haar neigen.

Haare, fettige

Symptome

- Fettiges Kopfhaar
- Verklebungen der Haare

Ursachen

Fettiges Haar ist eher eine physiologische Besonderheit als eine Erkrankung. Es sind vor allem Menschen mit feinem Haar, die darunter leiden. Die Begründung ist einfach: Am Schaft jedes einzelnen Haares befinden sich fettproduzierende Talgdrüsen, und da feinhaarige Menschen besonders viele Einzelhaare besitzen, haben sie auch überdurchschnittlich viele Talgdrüsen, ungefähr 140 000 bis 160 000 Stück! Eine Armada von nimmermüden Fettproduzenten, die fast jeden Frisurwunsch zur Utopie werden lassen! Darüber hinaus hat feines Haar den Nachteil, dass sich das Fett auf den dünnen Strähnchen problemlos ausbreiten kann. Bei dicken Locken hingegen wird es nur schwer sichtbar.

Pille und Haare

Hormone haben einen starken Einfluss auf die Talgproduktion. Es ist möglich, dass Sie Ihre Haarprobleme der Antibabypille zu verdanken haben. Sprechen Sie mit Ihrem Frauenarzt darüber!

Hormonelle Hintergründe

Extreme Hitze, hohe Luftfeuchtigkeit und männliche Hormone (Androgene) beschleunigen die Fettbildung im Haar, da sie die Talgdrüsen zu erhöhter Produktion anregen. Einigen Menschen ist die Überproduktion ihrer Talgdrüsen leider auch per Erbgut in die Wiege gelegt. Sie leiden in der Regel nicht nur unter fettigem Haar, sondern auch unter fettiger Haut, Mitessern und Akne. Aufgrund der hormonellen Veränderungen während der Pubertät trifft das Problem der fettigen Haare hauptsächlich Jugendliche – und darunter wiederum besonders männliche Jugendliche – im Alter von 14 bis 18 Jahren, die in der Regel sehr stark unter diesem kosmetischen Makel leiden. Sie fühlen sich hässlich und geraten unter Stress, der wiederum für talg- und fettfördernde Hormonveränderungen sorgt. Der Anteil der männlichen Hormone, die in geringen Mengen auch im weiblichen Körper zirkulieren, entscheidet auch über den Haarwuchs: Er beeinflusst sowohl den Haarausfall als auch die Entstehung eines Damenbarts.

Entgiftungsstörung

Hinter fettigen Haaren kann auch eine Entgiftungsstörung des Körpers stecken. Eine Darmreinigung mit anschließender mikrobiologischer Therapie kann Abhilfe schaffen.

Psychische Hintergründe

Generell gilt: Stress lässt die Haare schneller fettig werden. Außerdem werden sie dann auch leicht stumpf und verlieren ihren Glanz.

Altbewährt – so helfen Sie sich selbst

Häufiges Haarewaschen

3- bis 4-mal pro Woche kann man die Haare ruhig waschen – wenn nötig, auch täglich.

Früher glaubte man, dass durch wiederholtes Haarewaschen die Talgdrüsen nur dazu angeregt würden, noch mehr Fett zu produzieren. Diese Gefahr besteht bei heutigen Shampoos nicht mehr. Achten Sie aber darauf, dass Ihr Shampoo dermatologisch unbedenklich und pH-neutral ist.

Brennnesselspülungen

Brennnesseln kräftigen das Haar.

Rezept: Jeweils 1 Teelöffel Rosmarin, Kamille und Brennnessel mischen und mit 100 Milliliter kochendem Wasser übergießen. Dann etwas Obstessig hinzufügen. Diese Spültinktur geben Sie nach dem Haarewaschen auf Ihr Haar. Danach nicht mehr auswaschen.

Thymian-Zinn-Spülungen

Sie hemmen die Fettproduktion der Talgdrüsen.

Rezept: Jeweils 1 Teelöffel Thymian, Zinnkraut und Rosmarin mischen und mit 100 Milliliter kochendem Wasser übergießen. Etwas Obstessig hinzufügen. Diese Spültinktur nach dem Haarewaschen auftragen, einmassieren und nicht mehr auswaschen.

Hamamelishaarwasser

Dieses Haarwasser hilft gegen fettige Haare und auch gegen Schuppen.

Rezept: 3 Tropfen ätherisches Melissenöl, 20 Milliliter Birkenblättertinktur und 80 Milliliter Hamameliswasser gut durchmischen und in eine Flasche füllen. Massieren Sie dieses Haarwasser 2-mal täglich in Ihre Kopfhaut ein.

Vielseitig und sanft – unser Tipp

Teebaumöl

Teebaumöl hilft sowohl gegen fettige als auch gegen trockene Haare, da es die Tätigkeit der Talgdrüsen reguliert.

Rezept: Geben Sie etwa 20 bis 50 Tropfen (je nach Haarlänge) auf 100 Milliliter mildes, pH-neutrales Shampoo.

Vorbeugen – so bleiben Sie gesund

- Finger weg von allen fettenden Haarprodukten! Cremes oder Lotionen sind für das zur Fettbildung neigende Haar genau das Falsche.
- Geben Sie klaren Shampoos den Vorzug gegenüber cremigen!

Gegen den Strich

Dünne, fettige Haare (»Schnittlauchlocken«) liegen in platten Strähnen auf der Kopfhaut. Manchmal kann ein Friseur mehr Fülle hineinzaubern, indem er die Haare von unten herauf schneidet. Sie selbst können Ihrem Haar mehr Pfiff geben, indem Sie es beim Föhnen gegen den Strich, also von den Haarwurzeln nach oben, bürsten. Bürsten Sie aber nicht zu viel, denn das kann wieder Ihre Talgdrüsen mobilisieren!

Sich selbst akzeptieren

Dünnes und fettiges Haar werden Sie durch kein Haarprodukt der Welt in eine üppige Haarmähne verwandeln. Dennoch können Sie hübsch und gepflegt aussehen, wenn Sie sich um eine Ihrem Haartyp entsprechende Frisur bemühen und für eine passende Haarpflege sorgen.

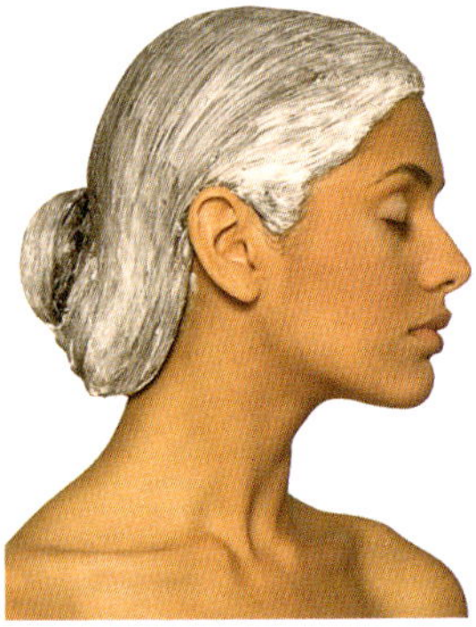

Packungen, Spülungen, Massagen – trockene Haare kann man in den Griff bekommen.

Haare, trockene

Symptome

- Sprödes, glanzloses, widerspenstiges und vor allem brüchiges Haar
- Beim Kämmen entwickeln sich elektrostatische Ladungen.

Ursachen

Es gibt unterschiedliche Ursachen für trockene Haare. Die häufigsten sind folgende:

- Mechanische Strapazen (z. B. das häufige Tragen von Helmen und Hüten sowie das Arbeiten in trockener, überklimatisierter Luft)
- Erbliche Veranlagung
- Ernährungsfehler

Physiologische Hintergründe

Für die Instandhaltung der Blutgefäße an unseren Haarwurzeln sind vor allem Vitamin C, Zink und Bioflavonoide erforderlich, die entsprechend in unserer Ernährung berücksichtigt werden müssen. Ein weiterer wichtiger Biostoff ist Schwefel, er sorgt für den Glanz in unserem Haar. Wir finden Schwefel vor allem in tierischem Eiweiß – in Eiern, Fisch, Geflügel, Milch und Milchprodukten.

Gute Chancen

Bei trockenem Haar besitzen Sie in der Regel bessere Chancen als bei fettigem, dass Sie (wieder) volles und glänzendes Haar erlangen. Denn es ist leichter, träge Talgdrüsen zum Arbeiten anzuregen, als übereifrige Talgdrüsen vom Arbeiten abzuhalten. Schlechte Chancen besitzen Sie jedoch, wenn Ihre Kopfhaut einfach zu wenige Talgdrüsen besitzt. Doch das ist glücklicherweise nur selten der Fall.

Altbewährt – so helfen Sie sich selbst

Tägliches Bürsten

Bürsten Sie morgens und abends Ihr Haar mindestens 3 Minuten lang, um die Durchblutung und Talgproduktion der Kopfhaut anzuregen. Dabei sollten Sie die Haare nicht nur von oben nach unten bürsten, sondern auch umgekehrt – gegen den Strich.

Mayonnaisewäsche

Regelmäßig eine Mayonnaisewäsche pro Woche verleiht Ihrem Haar einen wirksamen Schutzfilm, außerdem versorgt sie die Haarsubstanz mit wichtigem Schwefel.
Rezept: 2 Esslöffel Olivenöl tropfenweise in 1 Eigelb einrühren, so dass eine glatte Mayonnaise entsteht.
Geben Sie diese Mayonnaise in das trockene Haar. Gut einmassieren, anschließend ein Frottierhandtuch zum Wärmen darüber legen und 20 bis 30 Minuten einwirken lassen. Danach das Haar gut ausspülen.

Ölmassagen

Ein altes Hausmittel gegen trockene Haare sind Ölmassagen.
Rezept: Mischen Sie jeweils 50 Gramm Oliven-, Mandel- und Rizinusöl mit 5 Gramm Rosmarinöl. Massieren Sie dieses Ölgemisch vor dem Schlafengehen in Ihre Kopfhaut ein. Dann binden Sie ein Handtuch darüber, damit das Bettzeug nicht verschmutzt wird. Am nächsten Morgen das Haar am besten mit Kamillentee und einem alkalifreien Shampoo waschen. Die Ölmassage wirkt am besten in Form von Dreitagekuren, jeweils im Abstand von 2 Wochen.

Eiershampoo

Eiershampoos werden auch von der kosmetischen Industrie zur Pflege von trockenem Haar angeboten. Eigene Mischungen besitzen jedoch mehr Frische und dadurch mehr Wirksamkeit.
Rezept: 2 Eigelbe, 1 Eiweiß, 1 Teelöffel Honig, den Saft von 1 Zitrone sowie 10 Milliliter Olivenöl gut vermischen und in Haar und Kopfhaut einmassieren. Danach lange ausspülen. Sie können die Eiershampoowäsche 3-mal pro Woche anwenden.

Neu und sanft – unser Tipp

Teebaumöl

Teebaumöl reguliert die Tätigkeit der Talgdrüsen und ist daher sowohl für fettiges als auch für trockenes Haar geeignet.
Ein paar wenige Tropfen in ein neutrales Shampoo oder ins Spülwasser genügen. Sie können mit Teebaumöl auch Haarpackungen (25 Tropfen auf 50 Milliliter Olivenöl) machen.

Vorbeugen – so bleiben Sie gesund

- Achten Sie auf die richtige Ernährung! Kiwis, Zitronen, Grapefruits und Orangen enthalten viel wichtiges Vitamin C für die Blutgefäße an den Haarwurzeln. Zink und Vitamin B6 finden Sie in Vollkornprodukten und Naturreis.
- Schützen Sie Ihr Haar vor Trockenheit und mechanischen Belastungen. Hüte und Mützen sind bei kaltem Winterwetter und starker Sonnenstrahlung ein wirksamer Schutz, in geschlossenen Räumen behindern sie nur die Luftversorgung der Kopfhaut.
- Nach dem Haarewaschen sollten Sie weder Föhn noch Trockenhaube benutzen.
- Hören Sie auf zu rauchen! Nikotin raubt Ihrem Körper das wichtige Vitamin C.
- Reduzieren Sie Ihren Konsum an Aspirin, denn auch Aspirin entzieht Ihrem Organismus Vitamin C!

Spülungen

Spülungen sollen das Haar von Kalkrückständen des Wassers bzw. von Shampoorückständen befreien. Das Grundrezept für alle Kräuterspülungen ist ganz einfach: 1 Esslöffel getrocknete Kräuter (bei trockenem Haar z. B. Brennnesselblätter) mit 100 Milliliter Wasser überbrühen, 10 Minuten ziehen lassen, durchfiltern und mit 60 Milliliter Zitronensaft mischen. Nach der Haarwäsche anwenden und nicht mehr auswaschen.

Der Schrecken nach der Feier

Immer dasselbe nach der Party: Am nächsten Morgen ist das Haar widerborstig, spröde und ragt wirr in die Luft. Der Grund: Alkohol und Nikotin in größeren Mengen entziehen den Blutgefäßen an den Haarwurzeln Vitamin C, der sich sofort an der Haarsubstanz bemerkbar macht. Daher: Finger weg von Zigaretten, trinken Sie weniger – oder mischen Sie wenigstens etwas Zitronensaft in Ihre Drinks!

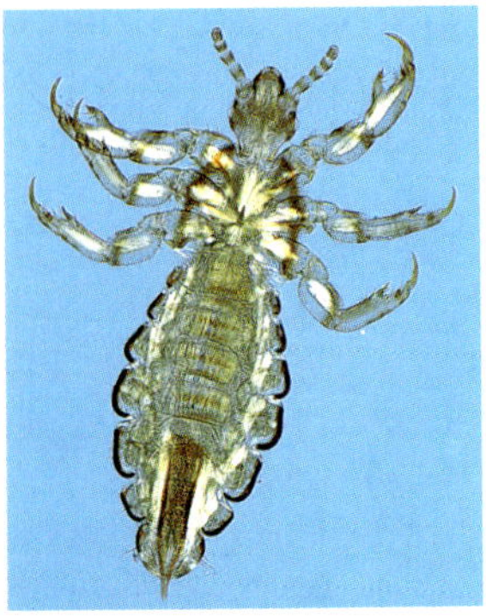

Mikroaufnahme einer Kopflaus (Pediculus capitis).

Läuse

Symptome

- Kopfläuse hinterlassen auf den Haaren kleine Eier, die wie Schuppen aussehen, beim Kämmen aber nur sehr schwer oder gar nicht verschwinden
- Kleiderläuse machen sich in vielen Fällen durch Juckreiz auf dem Rücken bemerkbar
- Filzläuse sitzen in der Schambehaarung und sorgen dort für einen starken Juckreiz

Ursachen

Hauptursache für alle Läusearten sind mangelnde hygienische Verhältnisse. Viele der Betroffenen haben die Läuse aus ihrem Urlaub mitgebracht.

Organische Hintergründe

Bei empfindlichen Menschen kommt es in der Umgebung des Läusebisses zu einer dicken weißen Quaddel, die stark juckt. Dem Juckreiz beim Läusebefall kann niemand widerstehen: Es wird fortwährend gekratzt und gerieben, in der Folge kommt es meistens zu schmerzhaften Wunden und Entzündungen.

Wichtig!

In den Tropen können Kleiderläuse mit ihrem Biss Flecktyphus und Rückfallfieber übertragen! Sollten also nach dem Kleiderlausbefall körperliche Beschwerden wie Fieber, Zittern und Gliederschmerzen auftreten, muss unbedingt der Arzt hinzugezogen werden – Flecktyphus ist lebensgefährlich! Es besteht die Möglichkeit, sich vorsorglich gegen die Krankheit impfen zu lassen.

Altbewährt – so helfen Sie sich selbst

Bei Kopf- und Filzläusen

Kürzen Sie das Haar, und kämmen Sie es mit einer Bürste, in die Sie Anisöl geträufelt haben. Es gibt in der Apotheke auch spezielle Läusekämme.
Ebenfalls sinnvoll bei Läusebefall: Waschen Sie sich die Haare mit Salzwasser.
Wirkungsvoll sind auch Einreibungen mit einer Abkochung von mexikanischen Läusesamen (Sabadillsamen). Nehmen Sie dazu etwa 6 Gramm Samen auf 0,2 Liter Wasser.

Bei Kleiderläusen

Waschen Sie, was Ihnen unter die Bürsten und Seifen kommt: Körper, Bettwäsche, Nachtzeug, Hosen, Socken, Oberbekleidung, Unterwäsche und Handtücher – kurzum: alles! Die Waschlauge sollte kochend heiß sein. Kleidungsstücke, die eine solche Behandlung nicht vertragen, lassen Sie von einer Wäscherei reinigen und desinfizieren.

Bedenken Sie, dass Sie nicht nur die Läuse ausrotten müssen, sondern auch deren Eier – und zwar rückstandslos!

Homöopathische Mittel

Graphites D6 hilft gegen den unwiderstehlichen Juckreiz.
Dosierung: 3-mal täglich 2 Tabletten.
Ledum D6 hat sich bei Juckreiz ebenfalls bewährt.
Dosierung: 3-mal täglich 2 Tabletten.

Neu und wirksam – unser Tipp!

Teebaumöl

Das australische Teebaumöl bekämpft Läuse ausgesprochen gut – bei den Läuseeiern ist es schwieriger. Am besten wenden Sie alle Varianten einer Behandlung mit Teebaumöl an, denn Sie müssen die Läuse sozusagen bis zum letzten Ei ausrotten.
Shampoo: Geben Sie 10 Tropfen Teebaumöl auf die übliche Menge Shampoo, die Sie sonst verwenden (pH-neutrales Shampoo). Lassen Sie das Shampoo 10 Minuten auf dem Haar einwirken.
Haarwasser: Mischen Sie 5 Milliliter Öl mit 25 Milliliter Alkohol (50 Prozent) und 25 Milliliter destilliertem Wasser. Massieren Sie diese Mischung auf der Kopfhaut ein, und lassen Sie sie am besten über Nacht einwirken. Dann das Haar sorgfältig auswaschen und gut durchbürsten bzw. -kämmen.
Achten Sie bei Haaranwendungen darauf, dass das Teebaumöl nicht mit Ihren Augen in Berührung kommt!
Waschmittelzusatz: Geben Sie 50 Tropfen Teebaumöl für die Handwäsche (oder für eine Waschmaschinentrommel voll Wäsche) zur Desinfektion zu.

Vorbeugen – so bleiben Sie gesund

- Hygiene: Mindestens dreimal pro Woche duschen, zweimal pro Woche Haare waschen. Unterwäsche sollte – was eigentlich selbstverständlich ist – täglich gewechselt werden.
- Falls Sie im Urlaub in läuseverdächtigen Unterkünften absteigen sollten: Behandeln Sie keinesfalls die Bettwäsche und die Decken mit Insektenpulvern. Sie werden damit sowieso nicht alle Parasiten erwischen, außerdem haben die üblichen Pulver eine Reihe von schwer wiegenden Nebenwirkungen und dürfen keinesfalls mit Ihrer Haut in Berührung kommen.
- Versprühen Sie Teebaumöl, oder geben Sie ein paar Tropfen des Öls in eine Duftlampe. Der Duft von Teebaumöl wirkt auf Ungeziefer in den meisten Fällen abschreckend.

Wichtig!
Wenden Sie Teebaumöl nicht zusammen mit homöopathischen Mitteln an. Entscheiden Sie sich für eine der beiden Therapieformen.

Fleißige Tierchen
Kopfläuse sind außerordentlich fleißig bei ihrer Vermehrung. Ein einziges Weibchen kann innerhalb von acht Wochen sage und schreibe 5000 Abkömmlinge produzieren!

Es stinkt zum Himmel!
Wenn Kopfläuse nicht rechtzeitig beseitigt werden, treten überall am Kopf nässende Hautstellen auf, so dass die Haare verfilzen. In der Folge kommt es zu einem muffigen, außerordentlich widerlichen Geruch. Also: Gehen Sie rechtzeitig gegen die Läuse vor!

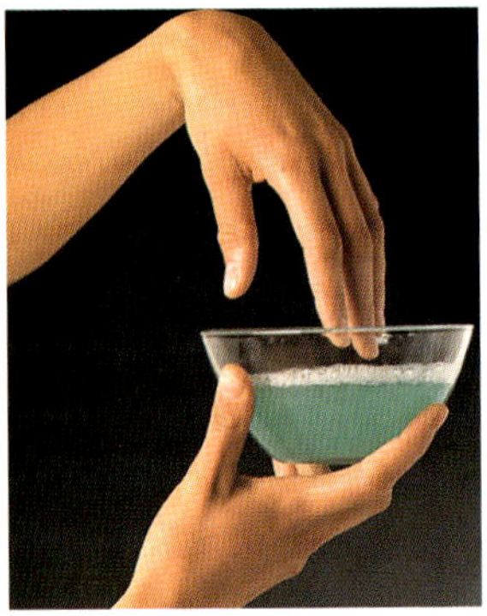

Ein Fingerbad in Eichenrindentee lässt die Entzündung abklingen.

Nagelbettentzündung

Symptome

- Rote, verdickte, angespannte Haut um das Nagelbett, Druck- und Schmerzempfindlichkeit
- Eiterbildung in schwereren Fällen möglich

Ursachen

Nagelbettentzündungen entstehen durch Bakterien, die durch kleine Verletzungen ins Nagelbett vordringen konnten.

Organische Hintergründe

Normalerweise ist das Nagelbett recht gut versiegelt und vor Bakterien geschützt. Pilzbefall, starke Beanspruchung (z. B. durch Geschirrspülen) und falsche bzw. übertriebene Nagelpflege sorgen jedoch für Verletzungen, die Keimen den Zugang erleichtern.

Erst Bad, dann Salbe

Baden Sie den entzündeten Finger zuerst in einem Eichenrindenbad, anschließend tragen Sie dann eine Lotion oder Salbe mit Ichthyol auf.

Psychische Hintergründe

Nervöse Nägelkauer und Nägelknibbler schädigen leicht ihr Nagelbett und sind daher überdurchschnittlich häufig von Nagelbettentzündungen betroffen.

Altbewährt – so helfen Sie sich selbst

Fingerbad in Eichenrindentee

Ein solches Fingerbad lindert die akute Entzündung.

Rezept: 2 gehäufte Teelöffel Eichenrinde mit 1/4 Liter siedendem Wasser übergießen, 10 Minuten ziehen lassen, danach abseihen, in eine Schale gießen und einige Minuten abkühlen lassen. Tauchen Sie dann Ihre Fingerspitzen für 10 Minuten in die Flüssigkeit. Wiederholen Sie diese Anwendung 2-mal pro Tag.

Ichthyole

Ichthyole haben Anteile aus Schieferöl, die gut in die Haut eindringen, das Wachstum von Bakterien behindern und die Durchblutung fördern (z. B. Aknichthol N Lotio).

Honig und Zwiebelsaft

Diese Kombination wirkt desinfizierend und mobilisiert körpereigene Abwehrkräfte. Mischen Sie beides zu gleichen Teilen, und machen Sie daraus vor dem Schlafen Auflagen – mit Mullverband bedecken.

Medikamente

- **Deutschland**
  Aknichthol N Lotio, Ichtholan
- **Österreich**
  Ichtholan, Thiosopt-Salbe
- **Schweiz**
  Furodermal, Ichtholan

Salbeiöl

Das Öl des Salbeis (als »Dalmatinisches Salbeiöl« in der Apotheke erhältlich) tötet Bakterien und Pilze ab, die einer Nagelbettentzündung den Weg bereiten. Außerdem wirkt es entzündungshemmend.

Rezept: Geben Sie 8 Tropfen des Öls in eine Schale mit warmem Wasser, tauchen Sie dann 10 Minuten Ihre Fingerspitzen hinein. Wiederholen Sie diese Anwendung mehrmals am Tag.

Homöopathische Mittel

Hepar sulfuris D3 ist ein Präparat gegen Nagelbettentzündungen, die mit Eiterbildung einhergehen.
Dosierung: 3-mal täglich 1 bis 2 Tabletten.

Großmutters Rezept zur Vorbeugung – unser Tipp

Ringelblumencreme

Ringelblumencreme ist die ideale Pflege für strapazierte Hände und Fingernägel.

Rezept: Nehmen Sie 1 Hand voll getrocknete Ringelblumen, und vermischen Sie diese mit 100 Milliliter Olivenöl. Das Ganze 20 Minuten kochen lassen und dann die Blüten herausfiltern. Danach geben Sie 20 Gramm Bienenwachs und 3 Tropfen Melissenöl hinzu und rühren die Masse gut durch. Schließlich füllen Sie die Creme zum Abkühlen in ein wiederverschließbares Glas. Ringelblumencreme hält sich bei kühler Lagerung, am besten in einem dunklen Glas, etwa 6 Monate lang.

Vorbeugen – so bleiben Sie gesund

- Schieben Sie Ihre Nagelhaut nach dem Duschen oder Baden behutsam mit einem Holzstäbchen oder einem Taschentuch zurück. Beschneiden Sie die Nagelhaut bitte nie mit der Schere!
- Trocknen Sie die Hände nach dem Spülen, Duschen oder Baden immer gut ab. Cremen Sie die Hände nach jedem Waschen ein. Es sollte Ihnen zur Gewohnheit werden!
- Hände werden leicht vernachlässigt, dabei werden sie oft strapaziert und müssen deshalb besonders gepflegt werden. Cremen Sie also Ihre Hände einfach öfter mal ein – z. B. mit der oben beschriebenen Ringelblumencreme.
- Wenn Sie generell an rauen Händen und rissiger Nagelhaut leiden, sollten Sie Ihre Hände ab und zu mit einem Mandelöl- oder Olivenölbad verwöhnen. Nach diesem Fingerbad das Öl in die Hände und in das Nagelbett einmassieren.

Rechtzeitig zum Arzt!
Gehen Sie unbedingt zum Arzt, wenn die Entzündung am Nagelbett äußerst schmerzhaft ist und sich abszessartig verdickt!

Wichtig!
Verwenden Sie Salbeiöl nicht in Kombination mit homöopathischen Präparaten, da sich die Wirkungen gegenseitig aufheben können. Entscheiden Sie sich für eine der beiden Therapieformen!

Ältere Menschen
Gerade älteren Menschen fällt mitunter die Nagelpflege schwer. Hier können Hand- und Fußpflegedienste Abhilfe schaffen, manche von ihnen kommen auch ins Haus.

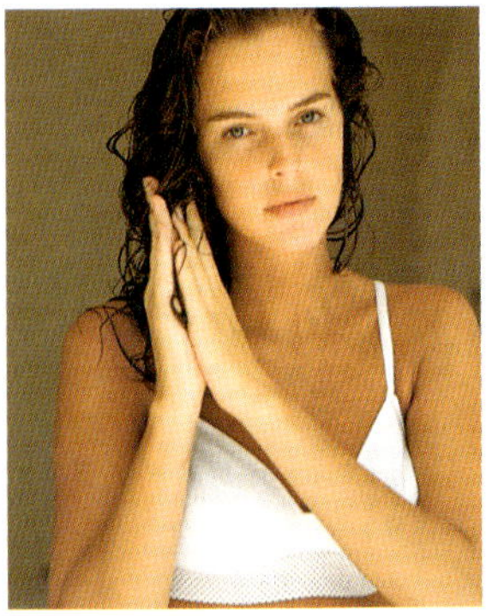

Sie können verschiedene Haarwässer und -shampoos zur Schuppenbekämpfung selbst herstellen.

Schuppen

Symptome

- Das Haar ist unmittelbar nach der Haarwäsche gut frisierbar, doch schon nach ein bis zwei Tagen stumpf und strähnig.
- Beim Kämmen oder Bürsten fallen fettige Hautschuppen heraus, bei dunklem Haar sind sie auch auf der Frisuroberfläche zu erkennen.

Ursachen

Die Ursachen von Schuppen liegen in erblicher Veranlagung und in einem Durchblutungsmangel der Kopfhaut. Auch fettendes Haar trägt zur Schuppenbildung bei.

Biologische Hintergründe

Extreme Hitze, hohe Luftfeuchtigkeit und männliche Hormone beschleunigen die Fett- und Schuppenbildung im Haar, da sie die Talgdrüsen zu erhöhter Produktion anregen. In manchen Fällen ist auch ein Pilz die Ursache.

Psychische Hintergründe

Die Durchblutung der Kopfhaut samt ihrer Fettproduktion besitzt einen starken Zusammenhang mit der Psyche. Menschen mit ständiger Abwehrhaltung, die sich im zwischenmenschlichen Kontakt am liebsten verschanzen oder verkrümeln würden, neigen zu verstärkter Schuppenbildung.

Haarwäsche

Die neuen Haarshampoos sind in der Regel so mild, dass man sich mit ihnen jeden Tag die Haare waschen kann. Die tägliche Haarwäsche hilft am besten gegen Schuppen, wenn Sie sie gleichzeitig mit einer ausgiebigen Haarmassage verbinden. Danach setzen Sie eine Badekappe auf und lassen das Shampoo etwa 1 Stunde lang einwirken. Anschließend gut ausspülen.

Altbewährt – so helfen Sie sich selbst

Apfelessighaarwasser

Rezept: Mischen Sie 1/2 Tasse Apfelessig mit 1/2 Tasse destilliertem Wasser. Dieses Haarwasser sollten Sie zwischen den Haarwäschen gut in die Kopfhaut einmassieren; das fördert die Durchblutung.

Hamamelishaarwasser

Dieses Haarwasser auf Hamamelisgrundlage ist ein uraltes Hausmittel gegen übermäßige Fett- und Schuppenbildung der Kopfhaut. *Rezept:* Lösen Sie 3 Tropfen ätherisches Melissenöl in 20 Milliliter Birkenblättertinktur. Dann fügen Sie 80 Milliliter Hamameliswasser hinzu, mischen alles gut durch und füllen es in eine Flasche (am besten mit Spritzverschluss). Massieren Sie dieses Haarwasser 2 Wochen lang morgens und abends 5 Minuten in die Kopfhaut ein.

Antischuppenshampoo

Rezept: 50 Gramm Lupinensamen, 30 Gramm Frauenhaar (ein altbewährtes Laubmoos) und 30 Gramm Weidenrinde 10 Minuten lang in 1 Liter Wasser kochen und abseihen. Waschen Sie sich mit dieser Tinktur 2 Wochen lang jeden Abend die Haare!

Kopfhautmassageöl

Rezept: Mischen Sie 100 Milliliter Brennnesselsaft mit 200 Milliliter Wasser. Lassen Sie den Sud 10 Minuten lang kochen, danach geben Sie 50 Gramm Seifenkrautwurzeln hinzu. Das Ganze wiederum 10 Minuten kochen lassen, schließlich abseihen und 200 Milliliter Rizinusöl hinzugeben. Tragen Sie das Massageöl jeden Abend auf die Kopfhaut auf, und massieren Sie es gut ein.

Thymian-Zinn-Spülungen

Sie hemmen die Fettproduktion der Talgdrüsen und wirken außerdem noch entzündungshemmend.
Rezept: Jeweils 1 Teelöffel Thymian, Zinnkraut und Rosmarin mit 100 Milliliter kochendem Wasser übergießen, dann etwas Apfelessig hinzufügen. Diese Spültinktur nach dem Haarewaschen auftragen, einmassieren und nicht mehr auswaschen!

Teershampoos

Diese Shampoos helfen in besonders hartnäckigen Fällen. Man erhält sie im Handel – mittlerweile weitgehend geruchsneutral.

Kräftigung für Haare und Kopfhaut – unser Tipp

Teebaumölshampoo

Teebaumöl reguliert den Fetthaushalt der Haare und wirkt auch gegen Schuppen.
Rezept: 60 Tropfen Teebaumöl werden mit 100 Milliliter pH-neutralem Shampoo vermischt.

Wichtig!
Schuppen sind ein Fall für den Arzt, wenn Sie folgende Begleitsymptome an sich feststellen:

- Juckende und gereizte Kopfhaut
- In größeren Fetzen herausfallende Schuppen
- Gelbe Verkrustungen
- Rote Flecken und Entzündungen.

Jedes Haar ist anders
Jedes Haar reagiert unterschiedlich auf ihm zugeführte Substanzen. Dies sollten Sie bei den angegebenen Rezepten immer bedenken. Probieren geht hier über studieren.

Vorbeugen – so bleiben Sie gesund

- Hände weg von Bierspülungen oder Biershampoos. Sie fördern mitunter die Schuppenbildung, da sie die Kopfhaut austrocknen.
- Die richtige Lichtdiät hilft. 30 bis 60 Minuten Sonne pro Tag fördern die Kopfhautdurchblutung; längere Sonnenbäder in der heißen Sonne beschleunigen dagegen die Austrocknung und damit die Schuppenbildung.
- Benutzen Sie keine fettenden Haarprodukte!
- Geben Sie klaren Shampoos gegenüber cremigen den Vorzug!

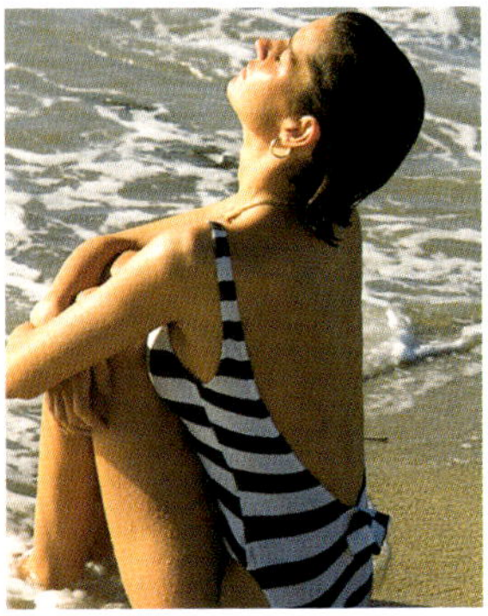

Wer nach dem Schwimmen keinen trockenen Badeanzug anzieht, braucht sich über eine Blasenentzündung nicht zu wundern.

Blasenentzündung

Symptome

- Plötzlich zunehmender Harndrang, obwohl nur kleine Urinmengen abgegeben werden
- Schmerzen beim Wasserlassen
- Trübe, manchmal auch blutige Verfärbung des Urins
- Typisch: starker, krampfartiger Schmerz nach dem Wasserlassen

Ursachen

Hauptursache sind Bakterien, die aufgrund kalter Füße und eines unterkühlten Unterleibs die idealen Bedingungen vorfinden, um sich in der Blase festzusetzen.

Organische Hintergründe

Frauen sind häufiger betroffen als Männer, da ihre Harnleiter kürzer sind. Bakterien haben es hier leichter, in die Blase vorzudringen

Altbewährt – so helfen Sie sich selbst

Säfte aus Preisel- und Johannisbeeren

Sie senken den pH-Wert (steigern also den Säuregehalt) im Urin. Krankheitserreger haben es schwerer, sich zu vermehren.

Himbeer-Joghurt-Gelee

Himbeeren enthalten Phenolsäuren, die bei Harnblasenentzündungen antibiotische Eigenschaften entwickeln. Von Bedeutung sind zudem ihr hoher Wassergehalt sowie die hohen Vitamin-C-Werte. *Rezept:* 250 Gramm Himbeeren waschen und pürieren. 3 Teelöffel Agar-Agar (pflanzliches Dickungsmittel) mit einem Schneebesen unterrühren. Alles zusammen aufkochen. Anschließend noch 2 Becher Joghurt und 50 Gramm Honig unterrühren. Eine besondere Pointe: Füllen Sie den Himbeer-Joghurt-Gelee in Gläser, und setzen Sie als Krönchen noch ein paar frische Himbeeren obenauf!

Viel trinken!

Die Blase muss durchgespült werden, um die Krankheitserreger abzutransportieren. Hierzu eignen sich kohlensäurearmes Mineralwasser und Tees. Auf schwarzen Tee sollten Sie aber verzichten und auf Früchte- oder spezielle Blasentees (Fertigprodukte) zurückgreifen. Und: Bitte meiden Sie unbedingt Kaffee; er reizt nur.

Wichtig!

In der Regel wird die Blasenentzündung nicht von Fieber begleitet. Sollte es bei den beschriebenen Symptomen allerdings auch zu deutlichen Temperaturerhöhungen kommen, kann es sich um eine Entzündung des Harnleiters oder der Nieren handeln. In diesem Fall sollten Sie sofort zum Arzt gehen, am besten gleich zu einem Urologen!

Bohnenschalen-Maggikraut-Tee

Diese Kombination wirkt harntreibend und beschleunigt damit den Abtransport der eingedrungenen Bakterien.
Rezept: Bohnenschalen und Maggikraut zu gleichen Teilen mischen. Übergießen Sie 2 Esslöffel der Mischung mit 1/2 Liter kochendem Wasser. 15 Minuten ziehen lassen, abseihen. Trinken Sie den Tee in kleinen Schlucken, am besten über den ganzen Tag verteilt.

Homöopathische Mittel

Sie attackieren Blasenentzündungen von verschiedenen Seiten.
Belladonna D4 wirkt entzündungshemmend und antibiotisch.
Dosierung: 3-mal täglich 5 Tropfen.
Cantharis D6 hilft gegen die Schmerzen beim Harnlassen und unmittelbar danach.
Dosierung: 3-mal täglich 10 bis 20 Kügelchen.

Wieder entdeckt und hilfreich – unser Tipp!

Brunnenkresse

Brunnenkresse wirkt harntreibend und blutreinigend. Am besten wird sie als Salat gegessen. Allerdings ist sie kein Mittel zum Dauergebrauch, sonst kann die Wirkung ins Gegenteil umschlagen: in Blasen- und Nierenreizung. Mittlerweile gibt es auch Antibiotika auf der Basis von Brunnenkresse, die beispielsweise bei Nierenbeckenentzündungen eingesetzt werden.

Vorbeugen – so bleiben Sie gesund

- Meiden Sie kalte Plätze! Setzen Sie sich vor allem nicht auf kalte Bänke oder Stühle!
- Achten Sie auf trockene Kleidung! Wechseln Sie nach dem Schwimmen den Badeanzug bzw. die Badehose.
- Nehmen Sie ausreichend Flüssigkeit zu sich! Mindestens zwei Liter pro Tag, im Sommer kann es auch – je nach körperlicher Betätigung – erheblich mehr werden! Trinken Sie auch dann, wenn Sie kein Durstgefühl verspüren.
- Nach dem Geschlechtsverkehr auf die Toilette gehen, um möglicherweise eingedrungene Keime auszuspülen!
- Frauen sollten nach dem Wasserlassen immer von vorn nach hinten abwischen (in Richtung After), damit Keime aus dem Darm nicht zum Harnröhreneingang transportiert werden.
- Härten Sie Ihren Körper ab! Wechselduschen, Trockenbürsten, viel Bewegung an der frischen Luft. Aber achten Sie immer auf warme Unterleibsbekleidung und warme Füße!

Wärme hilft

Legen Sie sich Omas Wärmflasche zwischen die Beine. Wärme lindert die Schmerzen – vor allem nach dem Wasserlassen.

Vorsicht bei Diaphragma und Tampons!

Das Diaphragma ist meistens dicht von Bakterien besiedelt. Da es tief in den Körper eingeführt wird, gelangen auf diese Weise relativ leicht Fremdkörper auch in die Harnwege. Außerdem beeinträchtigt es die Blasenentleerung und damit das Fortspülen derjenigen Bakterien, die sich bereits in der Blase festgesetzt haben. Auch Tampons stehen im Verdacht, zumindest bei empfindlichen Frauen eine Blasenentzündung zu unterstützen. Diese sollten während der Regel sicherheitshalber auf Binden zurückgreifen.

Blasenschwäche

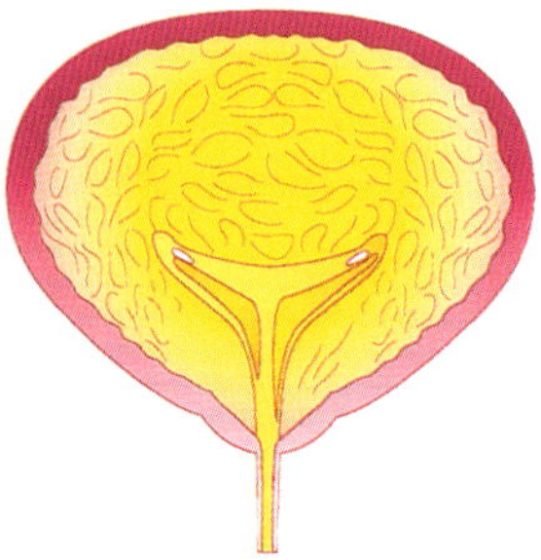

Die Blase ist ein Hohlorgan mit einer muskulösen Wand und einem Schließmuskel.

Symptome

- Unwillkürlicher Harnabgang
- Spontanabgang bei Husten, Lachen, Niesen oder bestimmten Geräuschen (z. B. tröpfelnder Wasserhahn)

Ursachen

Prinzipiell müssen bei der Blasenschwäche (Inkontinenz) zwei Typen unterschieden werden:

- Typ 1 hat keine Kontrolle mehr über seinen Blasenschließmuskel, er verliert Urin, ohne dass sich dies durch einen spürbaren Harndrang angekündigt hätte. Ursache ist hier oft eine Schwäche des Schließmuskels; doch auch bestimmte Außenreize oder Stressfaktoren können dies auslösen, beispielsweise warmes Duschen, Lachen, Weinen, Niesen, Freude oder körperliche Belastungen.
- Typ 2 verspürt vor dem Wasserlassen einen starken Drang. Sein Schließmuskel ist an sich intakt, doch die Muskeln seiner Blasenwand bauen einen zu starken Druck auf.

Beide Typen von Blasenschwäche müssen unterschiedlich behandelt werden. Nicht wenige Menschen mit chronischer Blasenschwäche wählen die soziale Isolation, bleiben lieber allein zu Hause, als sich peinlichen Situationen auszusetzen. Das muss nicht sein!

Unendlich peinlich!
Blasenschwäche ist für die Betroffenen ein ernsthaftes psychisches Problem. Sie wissen, dass der Urin in ihren Kleidern früher oder später zu riechen anfängt. Darüber hinaus kommen sie sich einfach erbärmlich und unzivilisiert vor, weil es ihnen nicht gelingt, etwas unter Kontrolle zu halten, was normalerweise schon kleine Kinder beherrschen.

Organische Hintergründe

Typ 1 trifft vor allem Jugendliche, da bei ihnen Außenreize noch intensiver wirken als beim erfahrenen Erwachsenen.

Typ 2 kann die Folge von Blasenentzündungen oder Veränderungen an der Harnröhre sein. Oft gibt es aber auch einen psychosomatischen Background.

Psychische Hintergründe

Der gesamte Blasentrakt wird stark von der Psyche beeinflusst. Die Zusammenhänge bei Typ 1 sind relativ leicht zu durchschauen – Mediziner und Psychologen sprechen hier auch von Belastungs- oder Stressinkontinenz. Das Prinzip: Der betroffene Mensch ist einem Schwall von Gefühlen ausgesetzt, die sein vegetatives Nervensystem in unkontrollierbare Erregung versetzen. Dies kann

wiederum dazu führen, dass der Blasenschließmuskel außer Kontrolle gerät. Solche Spontanharnlässe passieren besonders bei starker Freude, vor allem bei der Vorfreude auf ein bevorstehendes Ereignis, aber auch einfach beim Hören einer Dusche oder eines tröpfelnden Wasserhahns. Dies kann bei vegetativ empfindlichen Menschen dazu führen, dem Geräusch rauschender oder tropfender Flüssigkeiten auch Taten folgen zu lassen.
Typ 2 (Dranginkontinenz) zeigt hingegen meistens sehr komplexe psychische Hintergründe. Dranginkontinenz tritt häufig in Kombination mit ihrem Gegenteil auf, der Harnverhaltung. Der Philosoph Jean-Jacques Rousseau berichtete, dass er in Gesellschaft ständig urinieren musste, während er sich allein nur mit einem Katheter Erleichterung verschaffen konnte. Andere verspüren einen unbeherrschbaren Harndrang, wenn sie ihre Mutter wieder sehen oder wenn sie einen fremden Raum betreten – als ob sie ihn wie ein Hund markieren müssten.
Tatsache ist, dass Urin und Urinieren mitunter für den Menschen eine tiefe symbolische Bedeutung besitzen. Sie können für Reviermarkierung und Hass (»Ich piss dich an!«) stehen, aber auch für das Gefühl wohliger Wärme, von Selbstbesudelung und Sich-gehen-Lassen u. Ä. Letztendlichen Aufschluss kann – wenn überhaupt – wohl nur eine Psychoanalyse ergeben.

Altbewährt – so helfen Sie sich selbst

Für **Typ 1** (Stressinkontinenz) sind folgende Mittel empfehlenswert:

Heublumenbad

Dieses Bad wirkt beruhigend und fördert die Durchblutung der Blasenmuskulatur.
Rezept: Holen Sie sich 500 Gramm Heublumen aus der Apotheke, und übergießen Sie den duftenden Haufen mit 5 Liter Wasser. Erhitzen Sie das Gemisch bis zum Sieden, danach 20 Minuten ziehen lassen und abseihen. Jetzt haben Sie eine Heublumentinktur, die Sie problemlos ins heiße Badewasser gießen können. Ihr Bad sollte allerdings nicht länger als 15 Minuten dauern. Sie können es täglich wiederholen. Tipp: Sie müssen nicht immer ein Vollbad nehmen, ein Sitzbad reicht auch aus.

Homöopathische Mittel

Kalium carbonicum D12 ist ein homöopathisches Mittel, das sich besonders bei Schließmuskelschwäche, die im Alter auftritt, bewährt hat.
Dosierung: 1-mal täglich 5 Tropfen. Bitte nicht öfter einnehmen, denn D12 ist bereits ein Mittel mit relativ hoher Potenz, das tief greifende Wirkungen zeitigt.

Notfallpäckchen

Wenn Sie um Ihre Schwäche wissen, sollten Sie für den Fall der Fälle ausgerüstet sein. Ihr Notfallpäckchen (es passt in jede Tasche) sollte bestehen aus:

- Unterhose
- Slipeinlagen
- Erfrischungstüchern
- Plastiktüte, in der Sie Ihre Utensilien vor und nach Gebrauch verstauen können.

Manchmal erledigt dieses Notfallpäckchen sogar Ihr Blasenproblem, weil nämlich das Wissen, peinliche Situationen verhindern zu können, beruhigend auf die Blasenmuskeln wirkt.

Wärme

Ein ideales Mittel bei Blasenschwäche ist Wärme! Machen Sie warme Sitz- oder Vollbäder, Fußbäder, und achten Sie stets darauf, dass die Füße nicht kalt werden. Auch ein warmer Umschlag oder eine Rotlichtbestrahlung des Unterleibs hilft.

In der homöopathischen Hausapotheke findet sich ein Mittel, das sich bei Nervosität sowie bei starkem Harndrang bewährt hat: Belladonna.

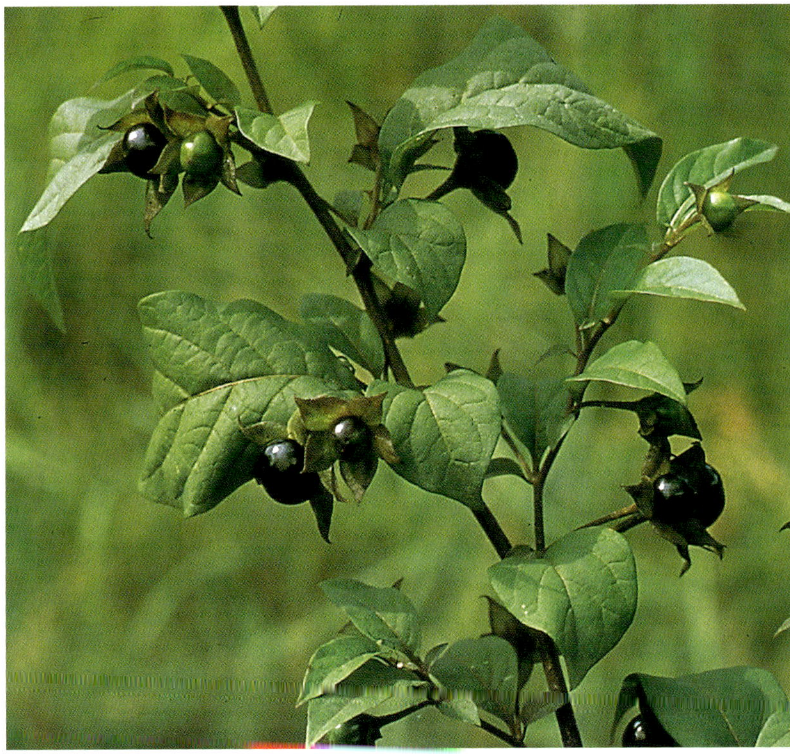

Für **Typ 2** (Dranginkontinenz) lassen sich folgende Empfehlungen aussprechen, vor allem wenn die Blasenschwäche stark psychisch bedingt ist:

Frauen sind öfter betroffen
Frauen leiden ungefähr dreimal so häufig an Blasenschwäche wie Männer. Der weibliche Blasenschließmuskel verliert besonders während der Wechseljahre an Kraft. Bisweilen helfen dann Östrogenpräparate oder -salben gegen die Inkontinenz.

Harntreibende Getränke vermeiden!

Sie sollten keinen Alkohol, keinen Kaffee oder andere koffeinhaltige Getränke trinken, denn Koffein und Alkohol sind starke Harntreiber. Übrigens: Auch die ansonsten sehr gesunden Grapefruits und Grapefruitsaft haben diesen Effekt. Steigen Sie um auf stilles Mineralwasser und Früchtetees.

Homöopathische Mittel

Homöopathische Produkte wirken in erster Linie auf die nervösen Verspannungen der Blasenmuskulatur und gegen den starken Harndrang.
Cantharis D6 hilft gegen die Krämpfe in der Blasenmuskulatur.
Dosierung: 3-mal täglich 10 bis 20 Kügelchen.
Belladonna D6 hilft gegen Nervosität und den starken Harndrang.
Dosierung: 3-mal täglich 10 bis 20 Kügelchen.
Petroselinum D6 lindert den plötzlich auftretenden Harndrang.
Dosierung: 3-mal täglich 5 Tropfen.

Ein wirksames Trainingsprogramm – unser Tipp!

Übungen für die Beckenbodenmuskulatur

Ein Training der Beckenbodenmuskulatur – bei Familienberatungsstellen und bei Krankengymnastinnen gibt es spezielle Kurse – bringt Ihnen das Gespür für vernachlässigte oder vergessene Muskeln des Harntrakts zurück. Die erste der drei folgenden Übungen machen Sie während des Wasserlassens, die beiden anderen können Sie jederzeit und überall trocken ausführen.

- Seien Sie diszipliniert, gehen Sie alle 2 Stunden zum Urinieren auf die Toilette. Versuchen Sie dort, den Harnstrahl 2- bis 3-mal durch Zusammenziehen der Beckenbodenmuskeln zu unterbrechen.
- »Wedeln« Sie mit den Muskeln, indem Sie diese so schnell wie möglich an- und entspannen.
- »Fahrstuhl«: Ziehen Sie den Beckenboden stufenweise hoch, und lassen Sie ihn langsam wieder hinab.

Übrigens: Mit diesen Übungen können Sie nicht nur den Schließmuskel trainieren und den Beckenbereich entspannen, sondern auch zusätzlich Ihre sexuelle Empfindsamkeit steigern.

Vorbeugen – so bleiben Sie gesund

- Meiden Sie kalte und zugige Plätze, vor allem das Sitzen auf kalten Flächen!
- Finger weg von Koffein und Alkohol! Auch das Nikotin der Zigaretten kann sich auf die Muskeln unseres Harntrakts auswirken.
- Gehen Sie auf die Toilette, wenn Sie Harndrang verspüren! Verzögern Sie nicht das Wasserlassen, denn das erhöht nur den Blasendruck und irritiert Ihren Schließmuskel.
- Ein Sitz-Reibe-Bad ist zur Stärkung der Durchblutung und der Muskulatur geeignet. Setzen Sie sich dazu quer in die Badewanne, und bürsten Sie Bauch- und Kreuzbeinbereich mit einer weichen Bürste. Lassen Sie dabei ständig kaltes Wasser zulaufen. Das Sitz-Reibe-Bad sollte nur 5 Minuten dauern.
- Während und auch noch nach einer Schwangerschaft ist der Beckenboden bei Frauen sehr weich. Schonen Sie sich, indem Sie nicht zu schwere Dinge tragen.
- Haben Sie vielleicht zu viel Körpergewicht? Dann ist Abnehmen womöglich die Lösung Ihres Blasenproblems, denn je mehr Ballast Sie mit sich herumtragen, desto stärker setzen Sie Ihre Blase unter Druck.
- Essen Sie ballaststoffreiche Kost: viel Vollkornprodukte, ungeschälten Reis und Gemüse! Das sorgt für einen regelmäßigen Wasserzulauf in Ihre Blase.

Autogenes Training

Es kann bei (nicht organisch bedingter) Blasenschwäche sehr hilfreich sein, da es sich vorzüglich dazu eignet, vergessene Muskeln, wie unsere Blasen- und Schließmuskeln, in unseren willkürlichen Einflussbereich zurückzuholen. Sollten Sie allerdings unter Blasenschwäche vom Typ 2 leiden, empfiehlt sich vorher der Gang zu einem Psychiater oder Psychologen.

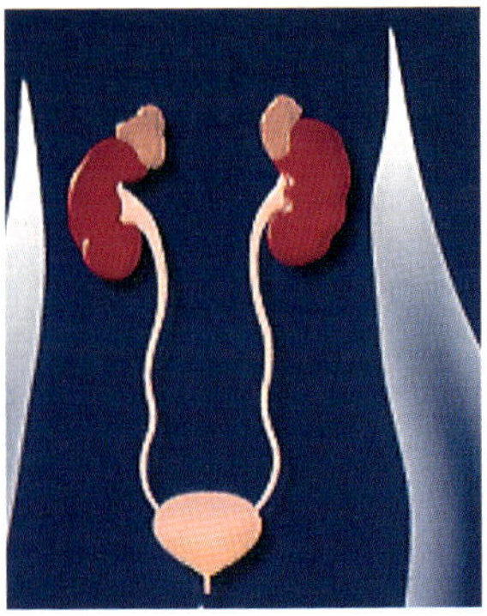

In den Nieren, in den Harnleitern und in der Blase können sich Steine bilden.

Harnsteinleiden

Symptome

- Harnsteine können sich in den Nieren und den ableitenden Harnwegen ansammeln, ohne dass Beschwerden auftreten
- Mitunter kommt es zu ziehenden Rückenschmerzen; die Betroffenen gehen zum Orthopäden, weil sie glauben, Probleme mit den Bandscheiben zu haben
- Das bekannteste Symptom ist die Nierenkolik; sie wird von heftigen, wellenartig auftretenden Schmerzen begleitet, die so ausstrahlen können, dass ein Herzinfarkt vermutet wird

Ursachen

Als Ursache für ein Harnsteinleiden kommen verschiedene Faktoren – oft auch in Kombination – infrage:

- Purinreiche Ernährung (zu viel Fleisch)
- Erbliche Veranlagung
- Chronischer Vitamin- oder Flüssigkeitsmangel
- Niereninfektionen
- Erkrankung der Nebenschilddrüsen
- Hartes Leitungswasser

Physiologische Hintergründe

In ungefähr 90 Prozent aller Fälle ist Kalzium an der Bildung der Steine beteiligt.

Wichtig!
Kolikartige Schmerzen können auch andere Ursachen haben als einen Harnstein. Bei einer Kolik – vor allem wenn sie die erste ist – sollte daher der Arzt hinzugezogen werden.

Altbewährt – so helfen Sie sich selbst

Senfbreiauflagen

Sie helfen gegen die Symptome einer akuten Kolik.
Rezept: Nehmen Sie 250 bis 300 Gramm gemahlenes Senfpulver (man erhält es in der Apotheke), und lösen Sie es in warmem Wasser zu einem streichbaren Brei, den Sie dann auf ein Mull- oder Leinentuch (etwa 60 mal 30 Zentimeter) auftragen. Das Tuch legen Sie – mit der senffreien Seite! – auf die Nierengegend.

Kamillentee

Gut durchgezogener Kamillentee beruhigt und unterstützt bei einer Kolik den Körper bei seinem Bemühen, den Stein abzutransportieren.
Rezept: 2 Teelöffel Kamillenblüten mit 1/4 Liter kochendem Wasser übergießen, 15 Minuten ziehen lassen, dann abseihen.

Grüner Tee

Grüner Tee ist in China ein altes Hausmittel gegen Harnsteinleiden. Er bekämpft sie auf mehrfache Weise:

- Er unterstützt die Harnausscheidung.
- Er verbessert die Fettverdauung, dem Körper bleiben dadurch mehr Kapazitäten für den Abtransport von Harnsäure.
- Er ist alkalisch. Dadurch bildet er eine natürliche Hemmung gegenüber Übersäuerungen in unserem Körper.

Trinken Sie täglich zu den Mahlzeiten ein Kännchen (etwa 300 Milliliter) grünen Tee (Zubereitung siehe Seite 399). Trinken Sie den ersten Aufguss (3 Minuten ziehen lassen), da er in besonderem Maß die Harnausscheidung mobilisiert.

Homöopathische Mittel

Sie zeitigen bei krampfartigen Kolikschmerzen gute Heilungserfolge. *Calcium carbonicum* hilft gegen den akuten Schmerz, darüber hinaus verbessert es die Kalziumverwertung des Körpers und kann daher auch weitere Koliken verhindern helfen.
Dosierung: Bei akutem Schmerz in der Potenz D12 stündlich 1 Tablette; zur Kur bei chronischem Harnsteinleiden in der Potenz D6 3-mal täglich 1 Tablette.
Magnesium phosphoricum D6 hilft bei akuten Kolikschmerzen. Dosierung: 10 Kügelchen in 1 Glas heißem Wasser auflösen, in kleinen Schlucken trinken. Gegebenenfalls 1 Stunde später die Einnahme wiederholen!

Ein unverwüstliches Unkraut – unser Tipp!

Hauhecheltee

Hauhechel ist seit dem Altertum als harntreibendes und steinlösendes Mittel bekannt.
Rezept: 2 Teelöffel der zerkleinerten Wurzel mit 1 Tasse kaltem Wasser übergießen, 8 Stunden ziehen lassen, aufkochen und abseihen.

Vorbeugen – so bleiben Sie gesund

- Viel trinken, auch dann, wenn Sie keinen Durst haben!
- Kontrollieren Sie Ihre Kalziumzufuhr! Essen Sie zu viele Milchprodukte? Viele Medikamente zur Magenentsäuerung enthalten ebenfalls Kalzium; lesen Sie die Packungsbeilage!
- Erhöhen Sie Ihre Magnesiumzufuhr! Das verhindert mit großer Wahrscheinlichkeit die Neubildung von Harnsteinen. Sie finden Magnesium vor allem in Obst und Gemüse. Auch manche Mineralwässer enthalten viel Magnesium. Achten Sie auf die Mineralienangaben!

Stoßwellenlithotripsie – ja oder nein?

Bei der Stoßwellenlithotripsie handelt es sich um ein Ultraschallverfahren zur Harnsteinzertrümmerung. Ihr Vorteil: Sie hat eine Erfolgsquote von 90 Prozent. Ihr Nachteil: Bei einem Fünftel der Fälle kommt es zu schweren Koliken, weil die Trümmer beim Abtransport durch die Harnleiter Probleme bereiten. Sprechen Sie mit Ihrem Arzt über das Für und Wider einer solchen Behandlungsmöglichkeit.

Gymnastik leitet Steine weiter

Um Harnsteine aus dem Nierenbecken, ihrer Hauptsammelstelle, zu beseitigen, empfiehlt sich leichte Gymnastik im Stehen: Atmen Sie aufrecht tief ein, und beugen Sie den Oberkörper beim Ausatmen nach vorn. Dabei spannen Sie die Bauchmuskeln an.

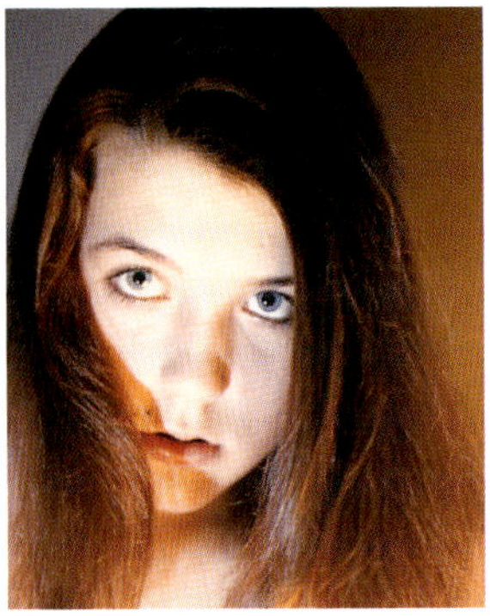

Angstzustände beginnen oft mit regelrechten Panikattacken.

Wichtig!

Schwere, chronische Ängste, so genannte Phobien oder Angststörungen, bei denen die Ursache vom Betroffenen selbst nicht ermittelt werden kann, gehören in therapeutische Behandlung. Zuständig sind Psychiater, Psychoanalytiker und Verhaltenstherapeuten.

Angstzustände

Symptome

- Körperlich: beschleunigter Puls bis hin zum Herzjagen; erhöhte Atemfrequenz, der Atem ist hektisch und oberflächlich; feuchte Hände, kalte Füße, mitunter auch Schweißausbrüche; Mundtrockenheit; Kloß im Hals; Verdauungsstörungen; erhöhte Muskelspannung, mitunter auch Muskelzittern; in schweren Fällen Gesichtsblässe; Erbrechen und weit geöffnete Pupillen
- Psychisch: »Wahrnehmungstunnel«, die Sinneswahrnehmung ist stark eingeschränkt; Konzentrationsschwäche, die Gedanken finden keine einheitliche Linie; eingeschränkte Ansprechbarkeit; in schweren Fällen geistige Verwirrtheit, schockartige Passivität

Ursachen

Zunächst einmal gilt, dass die Angst an sich vollkommen natürlich ist und unserem Überleben dient. Ohne Angst würden wir ständig unübersehbare Risiken eingehen und unser Leben gefährden.

Erst wenn unsere Leistungsfähigkeit entscheidend eingeschränkt ist, unsere Angst in keinem Verhältnis mehr zu ihrem Auslöser steht oder sogar gar kein Auslöser objektiv zu erkennen ist, spricht man von einer Angststörung.

Jeder Angststörung liegt eine Wahrnehmungstäuschung zugrunde: Wir fürchten uns vor etwas, obwohl uns dieses Etwas eigentlich gar keine Angst machen sollte. Typisch hierfür ist die Katzenphobie: Objektiv gesehen besteht keinerlei Veranlassung für einen Menschen, Angst vor einer Katze zu haben, und dennoch können Katzenphobiker ihre Furcht trotz guten Zuredens nicht unter Kontrolle halten.

Körperliche Hintergründe

Die körperlichen Symptome der Angst tragen selbst zur Angst bei. Beispiel Klaustrophobie (Angst vor engen Räumen; in der Umgangssprache Platzangst genannt): Ein Mensch befindet sich in einem voll besetzten Aufzug. Auf einmal kommen die ersten Angstsymptome in ihm hoch, der Puls steigt, der Atem beschleunigt sich, und die Hände werden feucht. Gerade die Pulssteigerung wird von ängstlichen Menschen häufig als Warnsignal interpretiert im Sinne von »Hilfe, mein Herz jagt. Ich habe Angst, bin in Gefahr!«.

Die Konsequenz: Die Panikgefühle verstärken sich, treiben noch einmal den Pulsschlag hoch, was wiederum die Erregung steigert usw. Wer also seine Ängste in den Griff bekommen will, muss auch an den körperlichen Symptomen und an seinen Gefühlen diesen Symptomen gegenüber arbeiten.

Psychische Hintergründe

Ängstliche Menschen kommen häufig aus ängstlichen Familien oder aber aus Familien, in denen ein starker Druck ausgeübt wurde. Einer ihrer typischen Charakterzüge ist ihr Perfektionismus. Sie wollen alles zur vollen Zufriedenheit erledigen, Fehler empfinden sie als persönlichen Angriff gegen sich selbst. Klar, dass sie sich dann vor allem in Prüfungen unter großen Druck setzen und eine starke Versagensangst empfinden.

Altbewährt – so helfen Sie sich selbst

Machen Sie sich selbst stark!

Wer angsterregende Situationen vermeidet, wird seine Angst nicht überwinden können, da er nicht lernt, sein Verhalten zu ändern. Ebenso falsch ist es jedoch, die Angst unter allen Umständen zu suchen, wenn man sie nicht bewältigen kann. Wer etwa Angst vor engen Räumen hat, sollte nicht absichtlich überfüllte Kneipen aufsuchen – nur um sie dann doch wieder dem Zusammenbruch nahe zu verlassen. Vermeiden Sie angsterzeugende Situationen nicht krampfhaft, aber suchen Sie sie nicht unbedingt bewusst auf.

Wichtig ist es, die angsterregenden Situationen als Selbstverständlichkeit des Alltags hinzunehmen und sie im Vorfeld bereits gedanklich zu bewältigen. Sprechen Sie leise oder unhörbar mit sich selbst, machen Sie sich Mut, indem Sie sich Formeln der eigenen Stärke vorsagen: »Ich werde in diese Kneipe gehen und mit meinen Freunden Spaß haben.« – »Ich bin ruhig und gelassen, meine Muskeln sind entspannt.« – »Dort, in der Kneipe, sind freundliche Menschen, die mich mögen.«

Vermeiden Sie negative Trotzformeln wie: »Ich werde in diese Kneipe gehen und keine Angst haben.« – »Die Menschen dort werden mir nichts anhaben können.« Denn solche Sätze lenken Ihre Aufmerksamkeit nur noch stärker auf das Angstproblem.

Atmen Sie die Ängste ab!

Kaum ein anderes Gefühl bringt unseren Körper derart in Aufruhr wie die Angst. Auf der anderen Seite lässt sie sich sehr gut durch körperliche Entspannung beeinflussen. Eine Schlüsselstellung hat hierbei vor allem die Atmung, da sie – im Unterschied etwa zu anderen Körperfunktionen wie Herzschlag und Schweißabsonderung – relativ leicht durch den Willen beeinflusst werden kann.

Angst aus dem Ohr

Es gibt Mediziner, die einen Großteil der Ängste auf einen Defekt im Innenohr zurückführen. Zumindest bei solchen Phobien wie Höhen-, Fall- und Platzangst erscheint diese These gar nicht so abwegig, da im Innenohr unser Gleichgewichtssinn geregelt wird. Hier empfiehlt sich also durchaus ein Gang zum Ohrenarzt oder Neurologen.

Wie Goethe seine Angst bezwang

Der große Dichter litt unter starker Höhenangst. Er bewältigte sie, indem er immer wieder die Turmspitze des Straßburger Münsters bestieg und sich dabei ständig vorsagte, dass ihm nichts passieren könne.

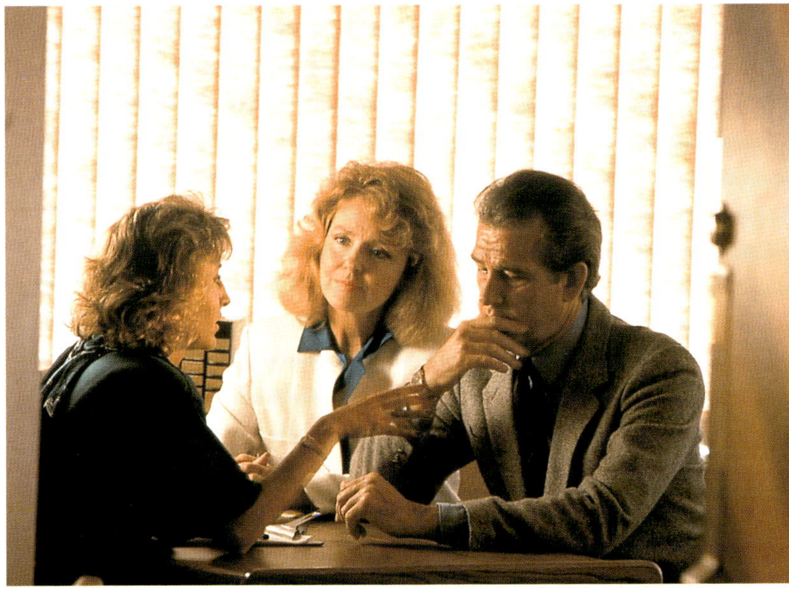

Gespräche helfen: Scheuen Sie sich nicht, den Rat von Fachleuten anzunehmen, wenn Sie unter Angstzuständen leiden. Mittlerweile gibt es so genannte Angsttherapien, die ebenfalls sehr gute Erfolgsaussichten haben.

Achten Sie in furchterregenden Situationen auf die Bewegung Ihrer Atemmuskeln. Legen Sie die Hand auf den Bauch (kein Mensch wird sich bei dieser Bewegung etwas denken, es braucht Ihnen also nicht peinlich zu sein), und fühlen Sie, wie er sich bewegt. Kurze, stoßartige Bewegungen mit geringem Heben des Bauchs zeigen Ihnen, dass Ihr Zwerchfell nicht recht zum Einsatz kommt. Konzentrieren Sie sich darauf, den Bauch beim Ausatmen bewusst einzuziehen und beim Einatmen bewusst nach vorn zu beulen. Stellen Sie sich vor, wie die Luft Ihren gesamten Brust- und Bauchraum ausfüllt. Atmen Sie ruhig, lassen Sie sich vor allem Zeit fürs Ausatmen, denn es ist genauso wichtig wie das Einatmen.

Wichtige Adressen

Institutionen, die bei Angststörungen Hilfe anbieten, sind u. a.:

- **Angst-Ambulanz der Psychiatrischen Universitätsklinik Nußbaumstraße 7 80336 München**
- **Angst-Ambulanz der TU Mommsenstraße 13 01069 Dresden**
- **MASH, Münchner Angst-Selbsthilfe Bayerstraße 77a 80335 München**

Homöopathische Mittel

Sie haben bei der Therapie von Angstzuständen schon eine gewisse Tradition, da sie vor allem das vegetative Nervensystem günstig beeinflussen können.

Stramonium Pentarkan beispielsweise ist ein Kombinationspräparat, das von Sporthomöopathen gern bei Wettkampf- und Versagensängsten eingesetzt wird.

Dosierung: 3-mal täglich 10 bis 15 Tropfen.

Silicea D6 wird ebenfalls gern zur Therapie von Wettkampf- und Versagensängsten genommen.

Dosierung: 3-mal täglich 1 bis 2 Tabletten.

Plantival-Dragees helfen gegen die typischen Begleitsymptome der Angst, wie etwa Durchfall, Nervosität und Schlafstörungen.

Dosierung: 4-mal täglich 1 Dragee.

Neu und sanft – unser Tipp!

Angstlöser aus dem Pflanzenbereich

Johanniskraut und Baldrian werden schon länger zur Behandlung von Ängsten eingesetzt. Klinische Studien belegen, dass aber gerade ihre Kombination hilfreich ist. Mittlerweile gibt es auch schon entsprechende Präparate auf dem Markt; fragen Sie Ihren Apotheker! Ansonsten gibt es noch die Möglichkeit, beide Pflanzen zu einem Tee zu vermischen. Nehmen Sie dazu Johanniskraut und Baldrian zu gleichen Teilen, dann einen gestrichenen Esslöffel der Mischung mit 1 Tasse kochendem Wasser überbrühen, nach 10 Minuten abseihen. Trinken Sie davon 1 Tasse am Morgen und 1 Tasse am Abend, 1 bis 2 Stunden vor dem Schlafengehen.
Auch für Kombinationen aus Ingwer und Ginkgo liegen Hinweise auf eine angstdämpfende Wirkung vor. Erklärbar wird dieser Effekt dadurch, dass möglicherweise der »Durchblutungskünstler« Ginkgo den angstlösenden Wirkstoffen des Ingwers den Weg freimacht zu den Angstzentren im Gehirn. Die entsprechenden Präparate gibt es in Apotheken. Die Zubereitung eines Tees ist wenig sinnvoll, da die beiden Pflanzen unterschiedlich zubereitet werden müssen.

Aus für Kava-Kava

Eine der wirkungsvollsten Heilpflanzen zur Behandlung von Ängsten ist Kava-Kava. Im Juni 2002 wurden jedoch Kava-Kava-Produkten hierzulande die Zulassung verweigert, aufgrund möglicher Leberschädigungen. Internationale Experten halten diese Einschätzung zwar für falsch, doch das ändert nichts daran, dass wir in Deutschland für die nächsten Jahre auf die uralte südamerikanische Heilpflanze verzichten müssen.

Vorbeugen – so bleiben Sie gesund

- Trinken Sie nicht zu viel Kaffee, denn Koffein beschleunigt die Pulsfrequenz. Hierdurch können bei sensiblen Menschen Angstgefühle ausgelöst werden.
- Akzeptieren Sie Misserfolge als notwendige Begleiter auf dem Weg zum Erfolg. Setzen Sie sich und Ihre Mitmenschen nicht unter Erfolgsdruck.
- Treiben Sie regelmäßig Sport, bestreiten Sie auch ruhig einmal den einen oder anderen Wettkampf. Denn sportliche Bewegung wirkt sich beruhigend auf das vegetative Nervensystem aus, und durch Wettkämpfe lernt man, mit Niederlagen umzugehen.
- Machen Sie nicht den Fehler, alle Ihre Ängste krampfhaft verstecken zu wollen! Wer sie verbirgt, verdrängt sie ins Unbewusste, und dort sind sie nur noch schwer zu bekämpfen. Seien Sie vor allem sich selbst gegenüber ehrlich, was Ihre Schwächen und Ängste angeht!
- Think positive! Wissenschaftler haben festgestellt, dass unsere Mimik oder auch unsere Körperhaltung unser Unterbewusstsein beeinflusst. Lächeln wirkt positiv und macht optimistisch, ebenso der erhobene Blick. Der gesenkte Blick dagegen intensiviert negative Gefühle. Auch die Körperhaltung ist wichtig: Wer die Schultern eingezogen hat, verhält sich ängstlicher und unsicherer. Also: Üben Sie den aufrechten Gang!

Passionsblume

Ein traditionsreiches Mittel zur Therapie von Ängsten ist die Passionsblume (Passiflora herba). Die klinischen Daten zu ihrer Wirksamkeit sind hingegen widersprüchlich. Ein Selbstversuch kann jedoch lohnend sein, weil das Kraut absolut arm an Risiken ist. Die Anwendung: 1 gehäuften Teelöffel mit 1 Tasse kochendem Wasser aufgießen, 10 Minuten ziehen lassen, danach abseihen. Täglich 2 bis 3 Tassen.

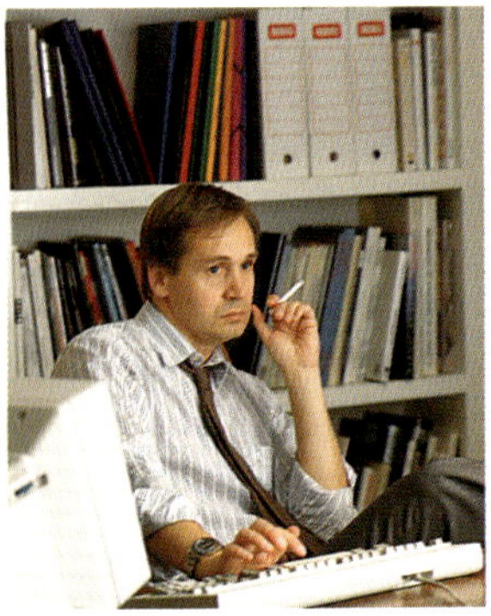

Ärger gehört zum Leben. Bisweilen sollten Sie ihm einfach freien Lauf lassen. Fressen Sie ihn nicht in sich hinein!

Ärger und Wut

Symptome

- »Weiße Wut«: Der »Weißwütige« wirkt starr, ballt die Fäuste und mahlt mit den Kiefern; sein Gesicht ist bleich, die Lippen sind zu dünnen, blutleeren Strichen zusammengezogen
- »Rote Wut«: Der »Rotwütige« macht seinem Ärger Luft; er tobt, schreit oder heult, seine Bewegungen sind ungestüm und aggressiv; das Gesicht läuft puterrot an, mitunter erscheinen auch hektische Flecken auf den Wangen

Ursachen

Alles, was uns frustriert, kann auch zum Grund unseres Ärgers werden. Die Schwelle jedoch, ab wann etwas als Frust empfunden wird und ab wann dieser Frust in einen Wutausbruch mündet, ist von Mensch zu Mensch unterschiedlich. Sie hängt von zahlreichen Faktoren ab, die von unserer Tageslaune bis zu unseren Erbanlagen reichen.

Organische Hintergründe

Der »Rotwütige« reagiert seinen Ärger von allein ab. Nach dem Wutanfall fühlt er sich in der Regel erleichtert, auch sein Körper kehrt wieder in den Normalzustand zurück.

Der »Weißwütige« frisst seinen Ärger jedoch in sich hinein. Sein Körper verharrt längere Zeit im Zustand der Wuterregung: Muskelspannung und Blutdruck bleiben erhöht, und auch der Spiegel an Stresshormonen (z. B. Noradrenalin und Kortisol) bleibt auf hohem Niveau, während der Magen in mehr oder weniger passivem Wartezustand verharrt. Längerfristig können sich alle diese Veränderungen in Migräne, Herz-Kreislauf-Krankheiten, Magenschleimhautentzündungen und Gliederschmerzen niederschlagen. Der »Weißwütige« hat auch einiges mit dem Herzinfarkttyp gemein. Unterdrückte Wut scheint einer der Auslösefaktoren für Herzattacken bzw. Herzinfarkt zu sein.

Gleichheitsprinzip?

Die »rote Wut« stellt für berufstätige Frauen ein Problem dar. Soziologen haben herausgefunden, dass Frauen mit regelmäßigen Wutausbrüchen bei Männern schlechte Karten haben und auf der Karriereleiter nicht recht nach oben kommen.

Psychische Hintergründe

Die Erlebnisse in der frühen Kindheit entscheiden, ob wir auf Frustrationen eher »weißwütig« oder »rotwütig« reagieren. An diesen Mechanismen kann später nicht mehr viel geändert werden. Bestrafen Sie Ihr Kind nicht jedes Mal, wenn es gerade wieder einen seiner sinnlosen Tobsuchtsanfälle hat.

Zinktropfen

Zink-valerianicum-Tropfen wirken ausgleichend bei Ärger und Wut.

Altbewährt – so helfen Sie sich selbst

Beruhigungstee

Tee aus Baldrian, Melisse und Schafgarbe beruhigt Ihre Nerven. *Rezept:* 20 Gramm Schafgarbenkraut und jeweils 10 Gramm Melissenblätter und Baldrianwurzeln vermengen. 2 Teelöffel dieser Mischung mit 1/4 Liter siedendem Wasser übergießen und 10 Minuten ziehen lassen; danach abseihen. Trinken Sie davon 2 Tassen pro Tag.

Homöopathische Mittel

Veratrum album D6 dämpft die typischen Wutsymptome wie Herzjagen, Gesichtsblässe und schweißnasse Hände.
Dosierung: 3-mal täglich 1 bis 2 Tabletten.

Neu und sanft – unser Tipp!

Aromatherapie

Schaffen Sie sich ein beruhigendes Raumklima – mit Duftölen wie Geranium, Melisse, Rose oder Zeder. Sie können diese Düfte entweder im Raum versprühen oder in eine Duftlampe bzw. auf einen Duftstein geben.
Sie können Duftöle auch als Inhalationszugabe, als Badezusatz, als Körperöl oder als Körpercreme verwenden.
Als Faustregel gilt: Für die Duftlampe geben Sie etwa 5 bis 8 Tropfen hinzu, für Inhalationen genügen ebenso ein paar Tropfen als Zusatz. Für ein Vollbad nehmen Sie 15 bis 20 Tropfen in etwa 2 Esslöffeln Sahne oder Milch verrührt. Wie auch immer Sie die Aromatherapie verwenden – Duftöle entspannen. Sie vertreiben Kopfschmerzen, Wut, Ärger, Ängste und Nervosität wie im Flug.

Vorbeugen – so bleiben Sie gesund

- Ändern Sie Ihr Konfliktverhalten! Nicht im spontanen Affekt den Ärger zur Sprache bringen, aber auch nicht zu lange damit warten. Es empfiehlt sich eine Zeitspanne, in der man die Situation noch einmal überdenken kann.
- Den Menschen, über den man sich geärgert hat, nicht vor Zeugen attackieren! Das erniedrigt ihn.
- Auf die Wahl der richtigen Worte achten! Der Gesprächspartner muss wissen, worüber wir uns geärgert haben, sonst wird er sich nämlich bloß über uns ärgern.
- Immer über den konkreten Sachverhalt reden; keine Pauschalisierungen wie: »Du hörst mir einfach nie zu!« Und bitte keine vernichtenden Attacken wie: »Was glaubst du eigentlich, wer du bist?«

Dr. Bachs Notfalltropfen

Um nach Auseinandersetzungen die überschäumenden Gefühle zu beruhigen und seine Nerven wieder in den Griff zu bekommen, sind die Rescue-Remedy-Tropfen von Dr. Bach eine geeignete Hilfe. Die Notfalltropfen werden aus den Bach-Blüten Cherry Plum, Clematis, Impatiens, Rock Rose und Star of Bethlehem hergestellt.

Vorsicht!

Homöopathische Mittel vertragen sich nicht mit Aromaölen!

Entspannen Sie sich!

Autogenes Training ist eine sehr wirksame Maßnahme gegen den chronischen Ärger, weil es nicht nur entspannt, sondern auch die Frustrationsschwelle anhebt. Es sollte allerdings bei einem Experten erlernt und dann regelmäßig angewendet werden.

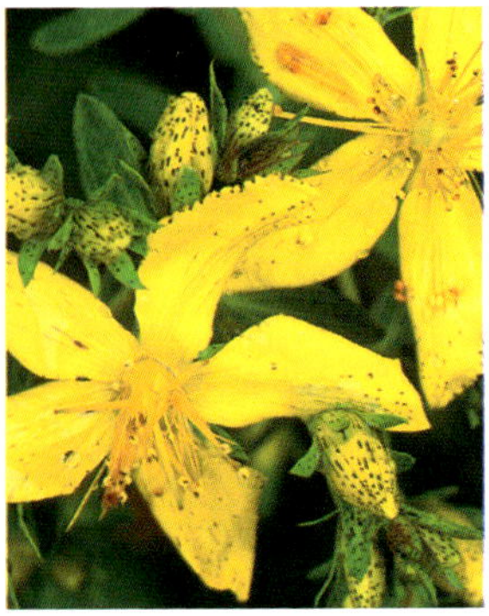

An eine depressive Lebensphase schließt sich oft eine sehr kreative, positive Zeit an.

Depressive Verstimmung

Symptome

- Gefühl von Kraft- und Machtlosigkeit
- Müdigkeit, mitunter Schlafstörungen
- Verzweiflung, schon bei geringen Anlässen, und Ängste
- Hypochondrische Ausreden (»Ich kann an dem Gespräch nicht teilnehmen, hab wieder meine Migräne« – »Ich hab schon Lust auf einen Spaziergang, aber mir tut der Rücken weh«), um die eigene Lustlosigkeit zu kaschieren

Ursachen

Der Hang zur Depression ist zum Teil angeboren, wird aber durch negative Ereignisse (Misserfolge, Scheidungen, Tod eines Angehörigen) verstärkt. Auch Lichtmangel (in den Wintermonaten) und falsche Ernährung können zu depressiven Stimmungen beitragen.

Psychische Hintergründe

In der Psychologie setzt sich zunehmend die Erkenntnis durch, dass depressive Verstimmungen und Kreativität einen eigentümlichen Zusammenhang besitzen. So konnte festgestellt werden, dass bedeutende Künstler und Philosophen ihre größten Werke schufen, wenn sie zuvor eine depressive Phase durchlaufen hatten. Denn gerade künstlerische Werke zeichnen sich ja dadurch aus, dass der betreffende Künstler interesse- und begierdelos arbeiten kann, ohne irgendetwas mit den Kunstwerken erreichen zu wollen. Und genau das ist der Zustand, der für ein depressives Stimmungsloch typisch ist.

Vorsicht, echte Depression!

Im Unterschied zu depressiven Verstimmungen gehören echte Depressionen in fachärztliche Behandlung. Hier einige Kennzeichen der echten Depression:

- Die Stimmungstiefs dauern länger und entstehen oft ohne Grund.
- Das Zeitgefühl verändert sich. Mal scheint die Zeit stillzustehen, dann rast sie wieder im Eiltempo vorbei.
- Wahrnehmungsstörungen treten auf. Der Depressive kommt zu ganz anderen Urteilen als die Menschen in seiner Umgebung.
- Der Depressive erscheint unansprechbar, lebt in seiner eigenen Welt.

Altbewährt – so helfen Sie sich selbst

Akupressur

Die sanfte Massage hat prinzipiell das Ziel, die Energieströme von Körper und Geist auf ein ausgeglichenes Niveau zu bringen. Der zu massierende Punkt befindet sich an der Ellbogeninnenseite. Im Chinesischen hat er den Namen Shao Hai, »das geringe Meer«. Beugen Sie den Arm, und Sie können mit Ihren Fingern an der Ellbogeninnenseite deutlich eine Kuhle spüren; genau dort sitzt Shao Hai. Massieren Sie ihn etwa 1 Minute lang mit den Fingerkuppen von Zeige- und Mittelfinger in langsamen, kreisförmigen Bewegungen, wechseln Sie dann auf den anderen Arm. Mehrmals täglich wiederholen.

Johanniskraut

Die depressionshemmenden Wirkungen von Johanniskraut sind mittlerweile wissenschaftlich gut belegt. Extrakte des gelb blühenden Krauts werden neuerdings sogar bei schweren Depressionen eingesetzt, ihr Haupteinsatzgebiet liegt aber weiterhin bei leichteren und mittleren Depressionen sowie saisonalen Verstimmungen wie Winterdepression, Frühjahrsmüdigkeit und Stimmungstiefs während der Wechseljahre.

Immer noch grassiert das Vorurteil, wonach Johanniskraut in Verbindung mit starkem Sonnenlicht zu Entzündungen der Haut führen könnte. Tatsache ist jedoch, dass man dazu Dosierungen des Krauts bzw. seiner Extrakte heranziehen müsste, die praktisch nicht zu erreichen sind. Eine jüngst veröffentlichte Studie fand sogar heraus, dass Johanniskraut zusammen mit den Strahlen einer Tageslichtlampe bei Depressionen besonders wirksam ist. Fazit: Wer Johanniskraut einnimmt, braucht keinesfalls das Tageslicht meiden – im Gegenteil, er sollte sogar besonders häufig an die frische Luft gehen! Johanniskraut ist aber kein Wundermittel. Die ersten leichten Besserungen sind frühestens nach drei Wochen zu erwarten. Johanniskraut ist ein natürliches Medikament und keine Psychodroge.

Die Anwendung erfolgt in leichteren Fällen von Depression als Tee.

Rezept: 1 Esslöffel Johanniskraut mit 1 Tasse kochendem Wasser überbrühen, 12 Minuten zugedeckt ziehen lassen, abseihen. Täglich 3 Tassen davon trinken.

Für stärkere Fälle empfiehlt sich der Einsatz von Präparaten, die den Leitwirkstoff Hyperizin enthalten: Aristoforat, Cesradyston, Esbericum, Jarsin, Kira, Psychotonin, Rephahyval. Die empfohlene Tagesmenge an Gesamthyperizin liegt bei 1,0 Milligramm; dies bedeutet, dass Sie von einer Kapsel mit 0,25 Milligramm täglich 4 Stück nehmen müssen.

Selbsterkenntnis ist selten!

Unter depressiven Tiefs leidet wohl fast jeder einmal. Echte Depressionen sind hingegen selten und müssen unbedingt psychotherapeutisch behandelt werden. Oft sind es die Mitmenschen (vor allem der Partner und die Freunde), die als Erste die Anzeichen einer echten Depression spüren, während der Depressive wehrlos im Strudel seiner düsteren Empfindungen untergeht. Wer von seiner Umgebung zunehmend gemieden wird und Äußerungen hören muss wie: »Du hast dich verändert«, »Ich versteh dich einfach nicht mehr«, »Wir können dir nicht mehr helfen«, der sollte den Besuch bei einem Spezialisten für psychische Erkrankungen in Erwägung ziehen.

Angenehme Gedanken und Vorstellungen helfen!

Holen Sie aus Ihrem Gedächtnis all die Begebenheiten zurück, die bei Ihnen nur mit positiven Empfindungen verbunden sind!

Betrachten Sie Situationen, die Sie als negativ abgehakt haben, mit neuen Augen! Denken Sie an das berühmte Beispiel mit dem halb gefüllten Glas, das für den Pessimisten halb leer, für den Optimisten jedoch halb voll ist.

Such is life!

Akzeptieren Sie Ihre gelegentlichen Melancholien als normale Zyklen des Lebens, und versuchen Sie, nicht in das berühmte tiefe schwarze Loch zu fallen. Freuen Sie sich auf die Zeit, wenn die depressive Stimmung vorüber ist und neue Kräfte und möglicherweise kreative Energien in Ihnen erwachsen.

Farbtherapie

Die Farbe Orange wirkt stimmungsaufhellend. Kleiden Sie sich daher in warme Orangetöne, und verzehren Sie Lebensmittel wie Orangen, Mandarinen oder Karotten.

Wenn Sie unter einer depressiven Verstimmung leiden, dann gönnen Sie sich doch ein Bad mit den ätherischen Ölen Lavendel, Jasmin und Ylang-Ylang. Zusätzlich sollten Sie sich noch mit einer entspannenden Gesichtsmaske verwöhnen. Die intensive Beschäftigung mit sich selbst und die körperliche und seelische Entspannung werden Sie aus Ihrem Stimmungstief herausholen.

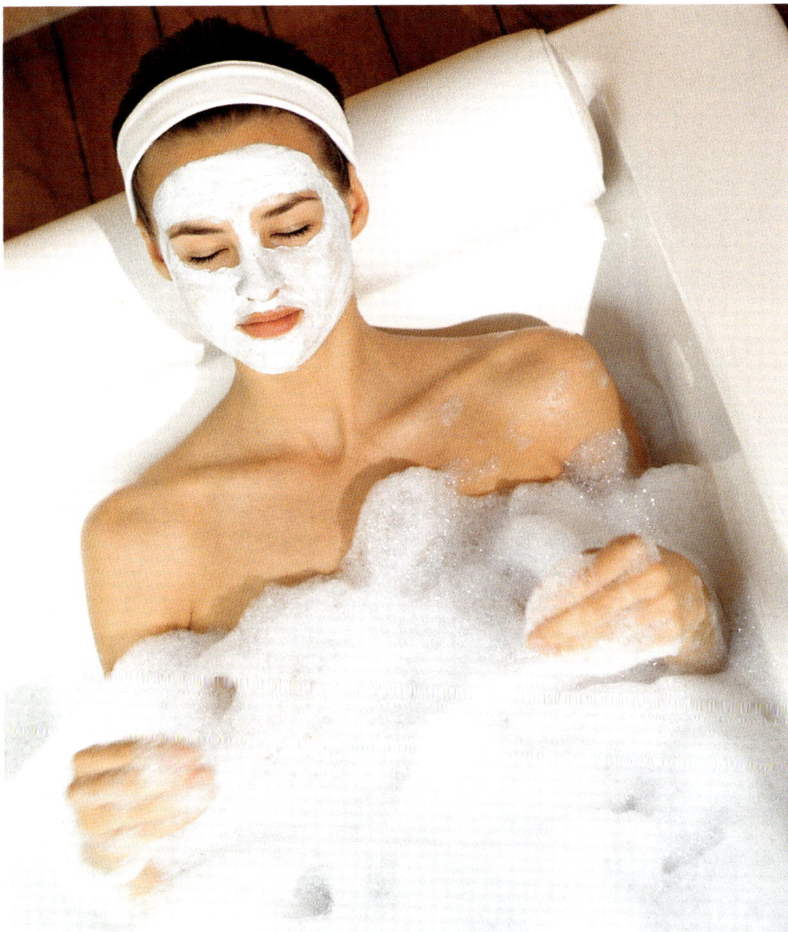

Frustesser, Vorsicht!
Erliegen Sie nicht der Versuchung, aus Frust Ihren Kühlschrank leer zu essen. Fettreiche Speisen schlagen nicht nur auf den Magen, sondern auch auf die Stimmung. Schokolade enthält zwar depressionshemmende Substanzen, doch ihre Wirkung ist schon nach einigen Minuten vorbei – dafür halten die Kalorien umso länger vor.

Treiben Sie Sport!

Regelmäßiger Sport lenkt Ihre Gedanken auf das Körperliche hin und erzeugt – wenn er richtig dosiert wird – angenehme Empfindungen. Darüber hinaus fördert er die Ausschüttung von glücksfördernden Hormonen. Schließlich sorgt hobbymäßig betriebener Ausgleichssport für Erfolgserlebnisse – und die gelten als natürlicher Feind der Depression.

Gehen Sie spät ins Bett!

In der Psychiatrie wird schon länger Schlafentzug angewandt, um Depressionen zu behandeln. Man spricht hier von der so genannten Wachtherapie. Sie unterbindet bestimmte Teile des normalen Schlafs, die als depressionsfördernd gelten.
Wichtig ist dabei, dass Sie den Schlaf in der ersten Hälfte der Nacht reduzieren!

Neu und sanft – unser Tipp

Die Aromatherapie vertreibt dunkle Gedanken

Ätherische Öle helfen beim Prozess der Befreiung von Minderwertigkeitsgefühlen, von Kraft- und Machtlosigkeit und Verzweiflung. Als besonders wirksam gegen depressive Verstimmungen hat sich Neroli erwiesen – der kostbare Duft der Orangenblüten, der für die Duftlampe eigentlich zu schade ist. Am besten, Sie schaffen sich Ihr persönliches Riechfläschchen an.

Riechfläschchen: Mischen Sie Neroli mit Jojobaöl, und tragen Sie diese Mischung immer in einem Riechfläschchen bei sich.

Auch Bergamotte, Jasmin, Rose, Sandelholz und Ylang-Ylang verbessern Stimmungstiefs.

Der besondere Tipp: Nehmen Sie ein antidepressives Bad vor dem Schlafengehen.

Bad: Mischen Sie dazu 8 Tropfen Lavendel, 3 Tropfen Jasmin und 4 Tropfen Ylang-Ylang mit 2 Esslöffeln Sahne. Lösen Sie diese Mischung im Badewasser auf.

Wählen Sie den Ihnen gemäßen Raumduft aus. Entscheiden Sie sich für ein Öl, bei dem Sie positive Gedanken und schöne Bilder assoziieren können. Gute »Aufhellerdüfte« sind – außer den oben genannten – auch Geranium, Wacholder, Zirbelkiefer und Lorbeer. Geben Sie ein paar Tropfen des Öls in eine Duftlampe; es wird Ihre Stimmung verbessern.

Frustkäufer, Vorsicht!

Viele Menschen trösten sich in ihrem Stimmungstief, indem sie sich etwas Schönes kaufen. Dieser Frustkauf hat jedoch zwei Haken. Der erste: Er kostet viel Geld. Der zweite: Depressive Stimmungen verzerren die Wahrnehmung. Im Stimmungstief wirkt so manche Sache attraktiv, die dann später ihren Reiz verliert, so dass sich der Kauf im Nachhinein als vollkommen überflüssig herausstellt – und das führt natürlich nur zu neuem Frust.

Vorbeugen – so bleiben Sie gesund

- Setzen Sie sich realistische Ziele! Schätzen Sie Ihre Fähigkeiten richtig ein, und verabschieden Sie sich von Plänen, zu deren Realisierung Ihre Möglichkeiten nicht ausreichen.
- Treiben Sie regelmäßig Sport! Sorgen Sie dafür, dass er Ihnen ebenso regelmäßig kleinere Erfolgserlebnisse beschert – und wenn es nur das Erlebnis ist, endlich mal die sechs Etagen zum Büro treppaufwärts zu gehen, ohne in akute Atemnot zu geraten.
- Trinken Sie so wenig Alkohol wie möglich! Denn Alkohol versetzt uns in kurzfristige Euphorien, um uns dann beim Nüchternwerden sogleich wieder in tiefe Stimmungslöcher zu schicken.
- Bekommen Sie auch genug Licht? Im Winter ist es durchaus möglich, dass man morgens in der Dunkelheit ins mäßig ausgeleuchtete Büro geht und am dunklen Abend ins kuschelig-dämmrige Wohnzimmer zurückkehrt. Hier lauert dann die Winterdepression. Sie wird vor allem durch Lichtmangel ausgelöst. Wirksame Gegenmaßnahmen: Gehen Sie in der Mittagspause an die frische Luft, installieren Sie eine Tageslichtlampe in Ihrem Büro!

SAD heißt traurig

In den USA ist die Winterdepression unter dem Namen »SAD« (seasonal affective disorder) offiziell als Krankheit anerkannt. Um den Mangel an Sonnenlicht zu beheben, werden die Patienten 30 Minuten lang starkem UV-Lampenlicht ausgesetzt.

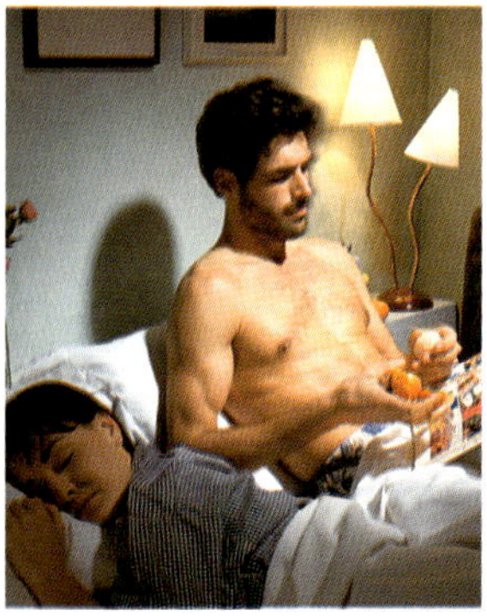

Statt zu lesen oder zu essen, sollten Sie es bei Schlafstörungen einmal mit Akupressur versuchen.

Schlafstörungen

Symptome

- Einschlaf-, Durchschlaf- und Ausschlafstörungen
- Alle drei Typen können auch in Kombinationen auftreten, doch dass jemand in der Nacht »kein Auge zukriegt« – wie oft behauptet wird – ist überaus selten

Ursachen

Die Schlaflosen selbst neigen dazu, den Stress für ihr Problem verantwortlich zu machen, doch dies muss keineswegs der Fall sein. Es gibt Beschwerden, die besonders häufig Schlafstörungen im Gefolge haben: Herzerkrankungen, Bluthochdruck, Asthma, rheumatische Erkrankungen, Schnarchen und Gliederzucken.

Psychische Hintergründe

Oft sind es nicht die bekannten Ursachen wie Prüfungsangst, Stress oder Liebeskummer, die den Schlaf verhindern, sondern bestimmte Kindheitserlebnisse. Wenn beispielsweise die Eltern ihr Kind regelmäßig ins Bett schicken, weil es ihnen lästig wird oder sie sich über das Kind ärgern, kann dies zu einem verhängnisvollen Mechanismus von Schlaflosigkeit führen. Denn Befehle führen nicht selten zu Trotzreaktionen, und so kann es vorkommen, dass das Kind wohl brav ins Bett geht, dort aber schließlich versucht, mit allen Kräften wach zu bleiben. Dieser Mechanismus kann sich bis ins Erwachsenenalter fortsetzen, und zwar in der Weise, dass man sich regelmäßig mit Schlaflosigkeit bestraft, wenn man meint, lästig geworden zu sein oder etwas Falsches getan zu haben.

Kurzschlafkünstler

Der Erfinder Thomas A. Edison und Napoleon Bonaparte kamen mit drei Stunden Schlaf pro Nacht aus. Das sind sicherlich Ausnahmen, doch unser Schlafbedürfnis ist individuell sehr unterschiedlich. Mit steigendem Alter sinkt es kontinuierlich; es gibt allerdings auch jüngere Menschen, die sich nach vier Stunden Schlaf vollständig erholt fühlen. Im Normalfall aber gilt: Wer dauerhaft weniger als sechs Stunden schläft, gefährdet seine Gesundheit.

Altbewährt – so helfen Sie sich selbst

Akupressur

Massieren Sie die folgenden Punkte jeweils 1 Minute pro Seite mit Zeige- und Mittelfinger:

Das »göttliche Tor«: Es liegt an der mittleren Handgelenksfalte unter dem Kleinfingerballen – deutlich als Kuhle spürbar.

Punkt der drei Yin: Er liegt 5 Zentimeter oberhalb des inneren Knöchels. Massieren Sie ihn nur leicht, da die Knochenhaut dort sehr sensibel sein kann.

Schlaflosigkeit: Dieser Punkt liegt in der Fersenmitte, etwa 1 Zentimeter vom hinteren Fersenrand entfernt.

Johanniskrauttee bei Schlafstörungen durch Stimmungstiefs

Rezept: 1 Esslöffel des Krauts mit kochendem Wasser überbrühen, 12 Minuten zugedeckt ziehen lassen, danach abseihen. Pro Tag sollten Sie 2 Tassen trinken, die letzte 1 Stunde vor dem Schlafengehen. Die ersten Erfolge werden sich allerdings erst nach etwa 3 Wochen einstellen.

Baldriantee bei ängstlichen Spannungszuständen

Rezept: 2 Teelöffel der Wurzeln mit 1/4 Liter kochendem Wasser überbrühen, 12 Minuten zugedeckt ziehen lassen, abseihen. 2 Tassen pro Tag, die letzte 1 Stunde vor dem Schlafengehen. Schneller spürbarer Erfolg.

Hopfenkissen bei emotionalen Übererregungen

Einige Säckchen mit Hopfenzapfen in das Kopfkissen einnähen. Das sorgt für einen besseren Schlaf.

Beruhigender Wohlgeruch – unser Tipp!

Aromatherapie

Schaffen Sie ein beruhigendes, angenehmes Raumklima in Ihrem Schlafzimmer – mit Duftölen wie Geranium, Kamille, Melisse, Sandelholz oder Ylang-Ylang. Sie können diese Düfte einzeln oder in Mischungen, die Ihnen zusagen, entweder im Raum versprühen (5 bis 8 Tropfen zusammen mit destilliertem Wasser) oder in eine Duftlampe bzw. auf einen Duftstein geben.

Vorbeugen – so bleiben Sie gesund

- Immer zur gleichen Zeit aufstehen und zu Bett gehen. Auch die Sonntagmorgenausreißer sollten abgestellt werden.
- Schaffen Sie sich günstige Schlafbedingungen: dunkler und ruhiger Raum, genügend großes Bett mit einer guten (!) und eher harten Matratze. Benützen Sie Bettwäsche aus Naturfasern: Baumwolle, Leinen oder Seide.
- Schaffen Sie sich das richtige Schlafzimmerklima: nicht zu warm und vor allem gut gelüftet und befeuchtet.
- Halten Sie keinen Mittagsschlaf, und machen Sie auch kein Nickerchen zwischendurch!
- Machen Sie bitte unmittelbar vor dem Schlafengehen keine geistigen oder körperlichen Kraftakte mehr. Das »Abschalten« ist die beste Gewähr für die Nachtruhe.
- Nur wenig Alkohol und keine Zigaretten und Aufputschmittel wie Kaffee und schwarzer Tee vor dem Zubettgehen!

Keine Seltenheit

Schlaflosigkeit ist zur Volkskrankheit geworden. Mittlerweile leiden etwa 30 Prozent der deutschen Bevölkerung an Schlaflosigkeit, und die Schlafforschung geht davon aus, dass die Hälfte von ihnen behandlungsbedürftig ist.

Weitere pflanzliche Schlafhilfen

- Ginseng
- Hafer
- Hohler Lerchensporn
- Kamille
- Passionsblume

Elektrosmog?

Vermeiden Sie in Ihrem Schlafzimmer – besonders am Kopfende Ihres Bettes – Elektrogeräte, die die ganze Nacht angeschaltet sind. Elektrosmog kann zu Schlafstörungen führen.

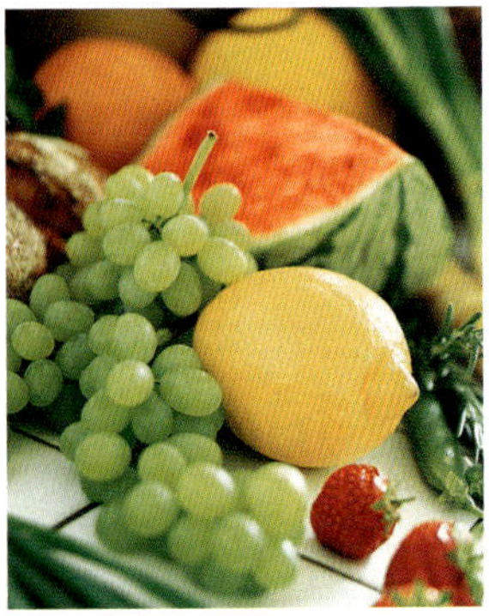

Viel Bewegung und vor allem eine dauerhafte Ernährungsumstellung helfen bei Übergewicht.

Übergewicht

Symptome

- Gewicht, das deutlich über dem Normalgewicht liegt
- Das Normalgewicht errechnet sich wie folgt: Körpergröße in Zentimetern minus 100, wobei zehn Prozent mehr Gewicht durchaus noch als normal gelten (Beispiel: 160 Zentimeter Körpergröße minus 100 ergibt die Zahl 60; das Normalgewicht liegt also im Bereich von 60 bis 66 Kilogramm)

Ursachen

Ein zu hohes Gewicht hat in den meisten Fällen seine Ursache in einer falschen psychischen Einstellung zum Essen. Wichtig ist zunächst, dass Sie sich über die Gründe klar werden, die Sie zu übermäßiger Nahrungsaufnahme veranlassen. In selteneren Fällen liegen krankhafte Stoffwechselstörungen zugrunde.

Idealgewicht?

Das so genannte Idealgewicht ist mittlerweile heftig ins Kreuzfeuer der Kritik geraten. Immer mehr setzt sich die Erkenntnis durch, dass es für manche Menschen (vor allem auch für Frauen, die einen bestimmten Anteil an Körperfett einfach brauchen) gar nicht so ideal ist. Eine gewisse Molligkeit ist auch keineswegs gesundheitsschädlich. Bei deutlichem Übergewicht sind allerdings Herz-Kreislauf-Probleme, Stoffwechselstörungen, Gelenkschäden und andere Krankheiten vorprogrammiert.

Organische Hintergründe

Ausgewogene Ernährung, viel Bewegung und frische Luft sind dazu geeignet, den Organismus zu erhöhten Verbrennungsleistungen zu motivieren und Sie über ein besseres Körpergefühl auch psychisch zu stabilisieren.

Psychische Hintergründe

Wer sich in seinem Körper wohl fühlt, wird selten zu Übergewicht neigen. Organsprachlich weist Übergewicht, sofern keine Erkrankungen bestehen, darauf hin, dass man sich vor etwas schützen möchte. Aus Angst vor bestimmten Situationen essen wir uns einen Schutzpanzer an. Denken Sie einmal über diesen Aspekt nach, und versuchen Sie, sich selbst besser anzunehmen.
Übrigens: Kinder von übergewichtigen Eltern neigen zu 80 Prozent ebenfalls zu Übergewicht.

Altbewährt – so helfen Sie sich selbst

Darmpflege

Entschlacken Sie doch einmal richtig. Nehmen Sie sich ein freies Wochenende, bereiten Sie sich einen Einlauf, und legen Sie zur Entschlackung und Entgiftung 3 Reistage ein. Auf dieser Basis kann der Körper sich eher wieder auf das Normalgewicht einstellen.

Pflanzliche Diäthilfen

Die meisten pflanzlichen Diäthilfen bleiben ihre abspeckende Wirkung genauso schuldig wie ihre synthetischen Pendants. Doch es gibt Ausnahmen. So konnten in einer Untersuchung mit Urbitter-Granulat, einer Mischung aus Bitterkräutern, übergewichtige Testpersonen ihr Gewicht um durchschnittlich 1,5 Kilogramm in vier Wochen reduzieren. Was nicht verwundern darf, insofern schon länger bekannt ist, dass Bitterstoffe den Appetit zügeln. Dosierung: 1 Teelöffel Urbitter-Granulat jeweils vor den Mahlzeiten.

Der Oolong-Tee aus China zeigte in einer Studie, dass er die Fettverbrennung mobilisiert. Man erhält ihn in Teefachgeschäften und Apotheken. Dosierung: 1 Teelöffel auf 1 Tasse kochendes Wasser, 3 bis 5 Minuten ziehen lassen, danach abseihen; 3 Tassen pro Tag.

Die uralte Ayurveda-Pflanze Guggulu zeigte ihren diätetischen Effekt in einer indischen Studie sowie in einer Testreihe von Kölner Gynäkologen. In einer Laborstudie wurde bestätigt, dass sie gezielt in den Fettstoffwechsel eingreift. Man erhält Guggulu in Apotheken. Die Dosierung richtet sich nach der Packungsbeilage.

Biostoffe

Essen Sie möglichst naturbelassene Nahrungsmittel. Sie enthalten wichtige Biostoffe, die für die Gesundheit von Bedeutung sind und den erfreulichen Nebeneffekt haben, dass Sie damit langsam, aber sicher auf ein Normalgewicht kommen. So genannte denaturierte Nahrungsmittel (z. B. Zucker oder Weißmehlprodukte) sollten Sie meiden.

Akupressur

Die Stimulation bestimmter Akupressurpunkte kann bei Übergewicht hilfreich sein. Massieren Sie die folgenden Punkte mit den Kuppen von Zeige- und Mittelfinger tonisierend (anregend), also entgegen dem Uhrzeigersinn von außen nach innen.

Zhongzu: Der Punkt liegt auf dem Handrücken. Wenn Sie eine Faust bilden, spüren Sie ihn als Vertiefung zwischen dem Ansatz des kleinen und des Ringfingers. Massieren Sie ihn zunächst auf dem rechten Handrücken, dann auf dem linken.

Zhongwan: Diesen Akupressurpunkt kann man etwa 4 Fingerbreit über dem Bauchnabel ertasten.

Zusanli: Dieser Punkt befindet sich außen auf dem Schienbein, etwas unterhalb des Knies. Massieren Sie zuerst rechts, dann links.

Entspannung hilft

Wenn Sie unter Stress zu viel oder zu hastig essen, helfen neben Akupressur auch Entspannungsübungen wie autogenes Training, Yoga oder Meditation.

Vorbeugen – so bleiben Sie gesund

- Essen Sie regelmäßig, und essen Sie kleinere Mengen in fünf bis sechs Mahlzeiten über den Tag verteilt.
- Bevorzugen Sie ballaststoffreiche Ernährung mit viel Gemüse und Obst.
- Sorgen Sie für eine regelmäßige Verdauung.
- Treiben Sie Ausdauersport: Jogging, Schwimmen, Wandern, Radfahren.
- Wenn Sie zu viel geschlemmt haben, sollten Sie einen Fastentag einlegen. Einmal jährlich ein Heilfasten durchzuführen hilft nicht nur beim Abnehmen, sondern kräftigt Ihre gesamte Konstitution.

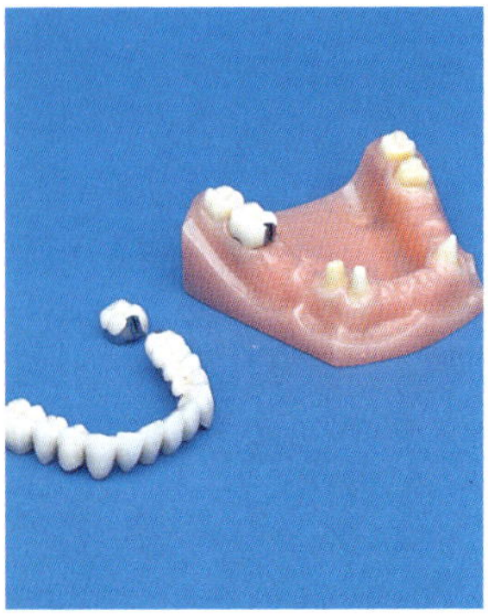
Nicht passender Zahnersatz kann ein Grund für Zähneknirschen sein.

Zähneknirschen

Symptome

- Nächtliches Knirschen mit den Zähnen
- Abgeriebene Zahnflächen, vor allem an den Eck- und Schneidezähnen; bei starken Zähneknirschern können die Zähne zu Stümpfen abgeschliffen werden
- Mögliche Folgesymptome: Zahnfleischentzündungen, Ohrenschmerzen, Knacken im Kiefergelenk, Kopfschmerzen, Nackenverspannungen

Ursachen

Hauptauslöser für nächtliches Zähneknirschen sind Ärger, Alltagsprobleme und Stress. Die Betroffenen fühlen sich überfordert, können ihren Ärger aber nicht verarbeiten. Deshalb beißen sie sich regelrecht die Zähne daran aus.

Biologische Hintergründe

Beim Mahlen und Schmirgeln mit den Zähnen kann ein Druck von etwa 80 Kilogramm auf die Kiefergelenke ausgeübt werden. Einer solchen Belastung sind weder die Zähne noch die Kiefergelenke und die Kaumuskulatur auf Dauer gewachsen.
Die Folge: Zahnabrieb, Gelenkentzündungen und Verspannungen in der Kiefermuskulatur, die bis zu Ohren und Stirn und in die Nackenregion ausstrahlen können.

Eine echte Zivilisationskrankheit
Nach Schätzungen der Zahnärzte soll bereits jeder zweite Patient mit den Zähnen knirschen. Die meisten wissen nichts von ihrem Leiden, erfahren erst davon, wenn ihnen der Partner von den nächtlichen Knirschgeräuschen berichtet.

Psychische Hintergründe

Dass wir große Probleme mit unseren Zähnen bearbeiten, ist ein Relikt aus den Zeiten der frühen Menschheitsentwicklung, als Zähne und Kiefer noch als Waffen eingesetzt wurden. Vor allem Wut und Aggressionen auf einen anderen Menschen führen noch heute dazu, dass sich die Kiefermuskeln verspannen – wir würden eben immer noch am liebsten unsere Gegner zwischen den Kiefern zermalmen.

So helfen Sie sich selbst

Karotten

Beschäftigen Sie Ihre Kaumuskulatur ausgiebig: Essen Sie vor dem Schlafengehen eine Karotte. Das entspannt und ermüdet Ihre Kiefermuskulatur, so dass sie in der Nacht weniger Neigung besitzt, sich malmend zu betätigen.

Kieferschutz

Die gängigen Kieferschutzschienen aus dem Boxsport eignen sich auch für das nächtliche Zähneknirschen. Bedenken Sie allerdings, dass dadurch nur die Folgen des Knirschens, nicht aber die Zahnreibeaktionen selbst beseitigt werden.

Akupressur

Akupressur eignet sich ebenfalls, um das Zähneknirschen einzuschränken.

»Sonnental«: Dieser Akupunkturpunkt liegt an der Kleinfingerseite des Handgelenks in einer Vertiefung, und zwar im 70-Grad-Winkel ober- und innerhalb des Handgelenkknochens. Massieren Sie diese Stelle mit dem Zeigefinger jeweils 1 Minute pro Seite, 3-mal hintereinander. Die Kreisbewegungen sollten beruhigend im Uhrzeigersinn von innen nach außen verlaufen. Wiederholen Sie die Anwendung mehrmals am Tag, vor allem kurz vor dem Schlafengehen.

Homöopathische Mittel

Coffea D3 ist für Menschen, die überaktiv sind und unter ständig kreisenden Gedanken leiden, sich also gerne an Problemen festbeißen, geeignet.

Dosierung: 1 bis 2 Tabletten pro Tag.

Nux vomica wirkt bei reizbaren Menschen, die schnell wütend werden, sich über alles ärgern und sehr ehrgeizig sind.

Dosierung: 3-mal täglich 1 bis 2 Tabletten.

Gehen Sie zum Zahnarzt!
Gehen Sie bei den ersten Anzeichen von Zähneknirschen zum Zahnarzt. Denn möglicherweise ist Ihr Zähneknirschen nicht das Resultat von psychischen Belastungen, sondern von Zahnfehlstellungen, erhöhten Füllungen oder falsch eingesetzten Kronen und Prothesen. Erst wenn diese Faktoren ausgeschlossen sind, sollten Sie zu den angegebenen Hausmitteln greifen.

Vorbeugen – so bleiben Sie gesund

- Gehören Sie zu den Menschen, die bei Ärger sofort die Kiefermuskeln anspannen? In diesem Fall sollten Sie lernen, auf eine andere Art mit der Stressreaktion umzugehen. Es gibt zwei grundsätzliche Möglichkeiten:
- Lippenkompensation: Wenn Sie merken, wie sich die Kiefermuskeln verspannen, sollten Sie bewusst die Lippen zusammenpressen. Sie ersetzen also das Zähnemalmen durch Lippenmalmen.
- Entspannung: Am besten ist natürlich, wenn Sie die Stressanspannung Ihrer Kiefermuskeln direkt mit einer Entspannungsformel beantworten wie: »Die Wangen sind weich und warm.« Wiederholen Sie diese Formel innerlich sechsmal hintereinander im Atemrhythmus. Den Satzteil »Die Wangen …« beim Einatmen, der Satzteil »… sind weich und warm« beim Ausatmen sprechen. Die Kiefermuskulatur reagiert ziemlich schnell auf suggestive Formeln. Sie werden schon bald eine deutliche Erwärmung und Entspannung spüren.

Gesichtsentspannung
Schließen Sie die Augen, und konzentrieren Sie sich auf Ihr »drittes Auge«, einen Punkt auf der Stirn zwischen den Augenbrauen. Versuchen Sie damit, bei geschlossenen Augen etwas zu sehen. Diese chinesische Entspannungsübung lockert alle Muskeln im Gesichtsbereich und vertreibt auch Kopfschmerzen.

Bluterguss

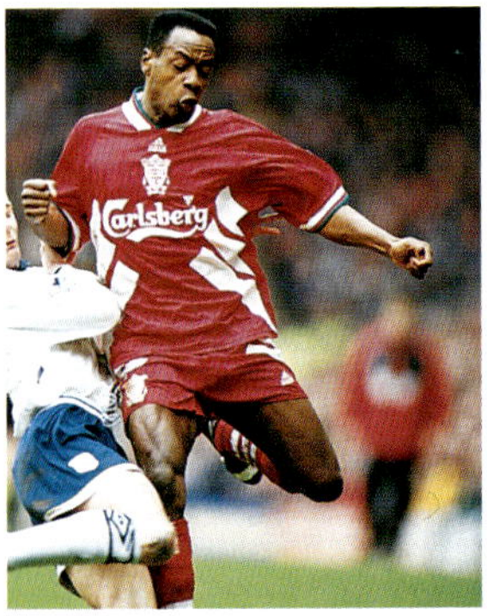

Beim Profifußball geht manchmal ganz schön zur Sache.

Symptome

- Bläuliche Verfärbung der Haut (blauer Fleck), meistens verbunden mit einer Schwellung
- Große Schmerzempfindlichkeit bei Druckeinwirkung

Ursachen

Ein Bluterguss ist Zeichen für eine Blutung unterhalb des Hautgewebes. Diese wiederum ist das Resultat einer Verletzung an Bändern, Sehnen, Muskeln oder Knochen, meistens verursacht durch Gewalteinwirkungen von außen (Prellungen). Besonders schmerzhaft sind Prellungen, bei denen es zu Quetschungen des Muskelgewebes kommt, beispielsweise durch einen Tritt auf den Oberschenkel oder einen Fausthieb auf den Oberarm (»Pferdekuss«).

Kompressionsverbände

Gemeinhin werden auch Pressverbände empfohlen, wenn es um die Bekämpfung von Schwellungen geht. Allerdings ist das Anlegen eines Kompressionsverbands eine Kunst. Laien sollten sich daher bei der Behandlung von kleineren Blutergüssen auf die Kühlung beschränken.

Organische Hintergründe

Bei Verletzungen, die tief innen im Gewebe stattgefunden haben, kann der Bluterguss erst einige Stunden oder sogar einige Tage später an die Oberfläche kommen. Für eine sinnvolle erste Hilfe ist es dann jedoch zu spät. Also: Nach schmerzhaften Stößen, Schlägen, Stürzen u. Ä. sollten Sie die betroffene Stelle grundsätzlich kühlen.
Schmerzende Blutungen im Gewebe beeinträchtigen den Bewegungsablauf, da vom Gehirn Maßnahmen ergriffen werden, den Körper in eine Schonhaltung zu zwingen. Wenn also jemand beim Fußballspielen einen »Pferdekuss« abbekommen hat, sollte er sich auswechseln lassen, um weitere Verletzungen zu verhindern.

Enzyme fördern den Heilungsprozess

Enzympräparate (aus der Apotheke) lindern die Schwellung und helfen den Bluterguss schneller abzubauen.

Erste Hilfe

Lang andauerndes Kühlen lindert die Schmerzen und schließt die verletzten Blutgefäße. Zur Kühlung verwendet man Eiswürfel, die in ein dickes Handtuch eingerollt werden.
Dauer der Kühlung:

- Prellungen an Knochen oder Gelenken: 30 Minuten
- Verletzungen im Muskelbereich: 45 Minuten

Ist kein Eis vorhanden, sollten Sie den betroffenen Körperteil 15 Minuten unter kaltes Wasser halten.

Altbewährt – so helfen Sie sich selbst

Heilkräuter

Viele Kräuter können den Heilungsverlauf beschleunigen:
Johanniskraut: der Klassiker bei Blutergüssen. Am besten in Form von Johanniskrautöl (Rotöl). Mehrmals täglich auftragen.
Nordamerikanisches Wintergrün: ein altes Verletzungsheilmittel aus der amerikanischen Volksheilkunde. Am besten in Form von Präparaten: Anker Pain Expeller N, Multiplasan Öl. Mehrmals täglich auftragen.
Beinwell: Das Heilkraut der alten römischen Krieger. Als Salben in der Apotheke erhältlich: Kytta-Salbe F, Traumaplant Salbe. Mehrmals täglich auftragen.

Homöopathische Mittel

Verschiedene Präparate unterstützen die natürlichen Heilvorgänge bei Blutergüssen.
Arnica D6 begrenzt die Schwellung und den Umfang von Blutergüssen, weil es den Abtransport von Gewebeflüssigkeit und ausgetretenem Blut unterstützt.
Dosierung: 3-mal täglich 1 bis 2 Tabletten, in akuten Fällen stündlich 1 Tablette.
Hypericum D6 ist schmerzlindernd und eignet sich vor allem beim blauen Auge.
Dosierung: 3-mal täglich 1 bis 2 Tabletten.

Vorbeugen – so bleiben Sie gesund

- Grundsätzlich gilt für Blutergüsse dasselbe wie für alle Sportverletzungen: Das Verletzungsrisiko sinkt, je besser der Sportler aufgewärmt ist.
- Achten Sie beim Sport auf die richtige Bekleidung (Helm, Schienbeinschoner, Schulterpolster etc.). Und ziehen Sie diese nicht nur beim Wettkampf, sondern auch beim Training an!
- Bei Kindern gehören die blauen Flecken sozusagen mit dazu. Um nicht missverstanden zu werden: Beim Fahrradfahren sollten Kinder selbstverständlich einen Helm tragen.
  Ansonsten ist es jedoch falsch, sie von riskanten Orten wie Abenteuerspielplätzen, Treppen, Bolzplätzen etc. fern zu halten. Denn durch kleine schmerzhafte Missgeschicke lernen sie, sich im Alltag richtig zu bewegen.
  Wer sich etwa beim ungestümen Treppensteigen einmal einen blauen Fleck geholt hat, wird sich das nächste Mal vermutlich genau überlegen, ob er unbedingt vier Stufen auf einmal nehmen muss.

Dicke Beulen

Prellungen am Schädel können mitunter von erstaunlichen Beulen begleitet sein, da die Schwellung ja aufgrund des darunter liegenden Schädelknochens nur nach außen, in Richtung Haut, abgeleitet werden kann. Sie sind noch kein Hinweis auf schwere Verletzungen, etwa eine Gehirnerschütterung. Kommt es jedoch im Anschluss an Prellungen im Kopfbereich zu Schwindelanfällen, Übelkeit oder Erbrechen, muss der Verletzte umgehend ins Krankenhaus gebracht werden.

Essigsaure Tonerde

Schon unsere Großmütter kannten die Wirkung der essigsauren Tonerde. 1 Esslöffel in 1 Glas Wasser verrühren, einen Mullverband damit tränken, über die verletzte Stelle legen und luftdurchlässig umwickeln.

Gehirnerschütterung

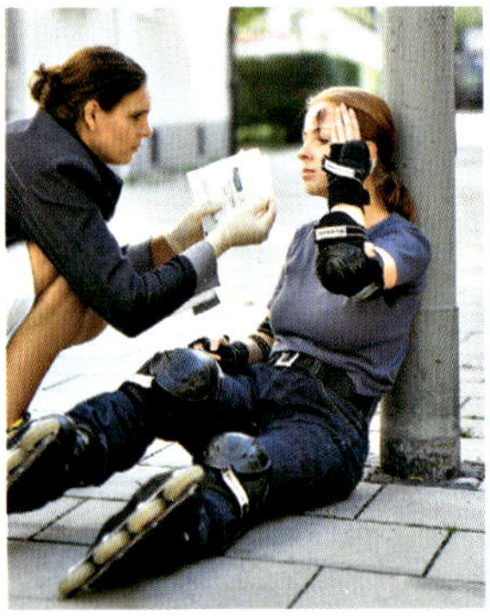

Mit einem Helm kann man schlimmen Unfallverletzungen vorbeugen.

Symptome

Leichtere Fälle:

- Konzentrationsstörungen und Kopfschmerzen
- Übelkeit ohne Erbrechen
- Unruhe
- Gesichtsblässe

Schwerere Fälle:

- Übelkeit mit Erbrechen
- Zusätzliche Bewusstlosigkeit
- Pupillenstörungen

Ursachen

Äußere Gewalteinwirkungen: Stürze, Schläge u. Ä., die den Kopfbereich treffen, z. B. beim Sport oder im Haushalt.

Organische Hintergründe

Eine gute Nachricht: Eine Gehirnerschütterung hinterlässt – sofern sie richtig auskuriert worden ist – keine bleibenden Schäden.

Psychische Hintergründe

Bewusstlosigkeit geht im Allgemeinen mit Gedächtnisverlust einher. Die Verletzten wissen nicht mehr, was in den letzten Minuten passiert ist; sie haben manchmal sogar ihren Namen vergessen.

Wenn Sie einem Verletzten beistehen, sollten Sie sehr ruhig bleiben und ihm den Eindruck vermitteln, alles im Griff zu haben. So werden seine Stressreaktionen gedämpft, und sein Gedächtnis kehrt bald wieder.

Wichtig!
Eine Gehirnerschütterung gehört grundsätzlich in ärztliche Behandlung. Bewusstlose müssen ins Krankenhaus eingeliefert werden.

Erste Hilfe

- Den Patienten, falls er bei Bewusstsein ist, flach lagern und warm zudecken.
- Einen Bewusstlosen in die stabile Seitenlage bringen: ihn auf den Rücken legen, seine rechte Hand unters Gesäß schieben, rechtes Bein aufstellen; auf die rechte Seite drehen, unteren Arm nach hinten anwinkeln, obere Hand unters Gesicht zur Stabilisierung legen und den Kopf leicht nach hinten überstrecken.

So helfen Sie sich selbst

Entspannung

Für die Nachbehandlung zu Hause empfehlen sich vor allem Ruhe und Entspannung: viel flach und ungestört liegen, dabei weder lesen noch fernsehen. Wenn Ihre Augen noch empfindlich sind, sollten Sie die Vorhänge zuziehen bzw. die Jalousien herunterlassen.

Homöopathische Mittel

Natrium sulfuricum D6 lindert die Übelkeit und hilft gegen die gedrückte Stimmung, unter der Schädelverletzte oft zu leiden haben.
Dosierung: 3-mal täglich 1 Tablette.

Bach-Blütentherapie

Für akute Notfälle hat Dr. Bach die so genannten Rescue-Remedy-Notfalltropfen entwickelt. Sie können bei Unfällen mit leichter Gehirnerschütterung gute Dienste leisten.

Vorbeugen – so bleiben Sie gesund

- Die richtige Sportbekleidung ist wichtig! Zum Radfahren gehört grundsätzlich ein Helm, auch wenn es sich lediglich um eine Trainings- oder Spazierfahrt handelt.
- Passen Sie die Intensität Ihrer sportlichen Aktivitäten Ihrem Fitnesszustand an! Die meisten Sportunfälle passieren keineswegs Leistungssportlern, sondern Wiedereinsteigern, also Leuten, die nach einer mehrjährigen Unterbrechung sofort wieder sportliche Leistungen erbringen wollen, als hätten sie nie pausiert.
- Muten Sie sich bei der Hausarbeit nicht zu viel zu! Arbeiten in höheren Regionen sollten auf einer sicheren Leiter erledigt werden, nicht auf einem wackligen Hocker und auch nicht in Pantoffeln.
- Sicherheit geht vor Bequemlichkeit! Typisch für Unfälle, die eine Gehirnerschütterung nach sich ziehen, ist die folgende Situation: Man klettert zum Deckenanstrich oder Gardinenabhängen auf die Leiter und stellt dann fest, dass sie nicht ganz richtig steht. Viele vollführen jetzt regelrechte Akrobatenkunststücke, um doch noch mit dem Pinsel an die schwer zugängliche Stelle zu kommen oder die Gardine aus dem hintersten Eck zu holen, anstatt einfach hinabzusteigen und die Leiter ein paar Zentimeter zu verrücken. Eine Faulheit, die oft mit schweren Unfällen bezahlt wird.
- Wenn Sie schon etwas älter sind, sollte Ihnen Vorsicht vor Eitelkeit gehen. Ein Spazierstock ist ideal für nicht mehr ganz trittsichere Leute.

Auf die Uhr schauen!
Falls Sie Zeuge eines Unfalls geworden sind, der zur Gehirnerschütterung geführt hat, sollten Sie sich die einzelnen Fakten des Unfallgeschehens genau einprägen. Achten Sie außerdem auf die Zeit: Wie lange war der Verletzte ohnmächtig? Beides kann Ärzten wichtige Hinweise für die Diagnose und Behandlung geben.

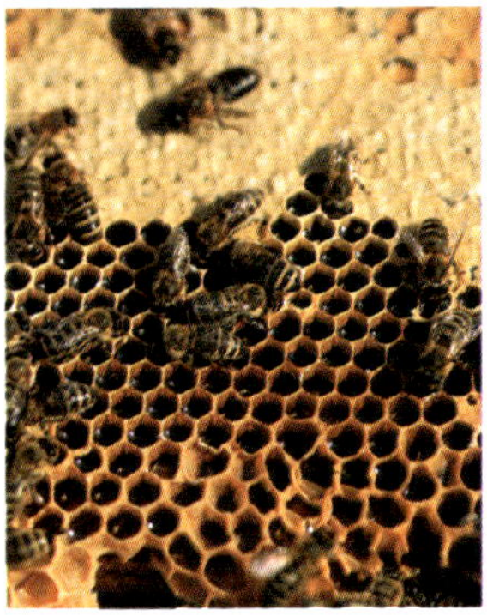

Für Allergiker können Stiche (der eigentlich friedlichen) Bienen sehr gefährlich werden.

Insektenstich

Symptome

- Mückenstiche sind in der Regel kein Grund zur Aufregung, da die rötlichen Schwellungen schnell wieder abklingen
- Schlimmer sind Bienen- und Wespenstiche: Sie führen zu einer deutlichen Schwellung mit Spannungs- und Schmerzgefühl in der Haut

Ursachen

Beim Stich in die Haut sondern Bienen und Wespen eine Reihe von Substanzen ab, die an der betroffenen Körperstelle eine starke Entzündung hervorrufen und Wasser ins Gewebe drücken.

Biologische Hintergründe

Bienen hinterlassen beim Stich ihren Unterleib mitsamt Stachel. Kratzen Sie ihn sofort mit dem Fingernagel heraus, damit der Giftfluss in den Körper unterbrochen wird!

Psychische Hintergründe

Brechen Sie nicht gleich in Panik aus, wenn sich ein schwarzgelber Flieger auf Ihnen niederlässt. Diese spezielle Warnfarbe wird auch gern von anderen, ganz harmlosen Insekten getragen, die damit ihre Feinde täuschen wollen.

Warnung!
Bei Stichen in Mund oder Hals oder bei deutlichen Zeichen einer allergischen Reaktion (Atemnot, Schwindel) bzw. bei bekannter Allergie gegen Insektengift muss sofort der Notarzt gerufen werden. Er kann ein Gegenmittel spritzen, um einen allergischen Schock zu verhindern.

Altbewährt – so helfen Sie sich selbst

Reinigung des Stichs

Reinigen Sie den Stich mit fließendem kaltem Wasser, damit sich dort keine Keime einnisten und die Schwellung gebremst wird.

Kältekompresse

Am besten wickeln Sie dazu Eiswürfel in Leinen- oder Handtücher. Die Kältekompresse muss möglichst schnell nach dem Stich zum Einsatz kommen, dann kann sie das Schlimmste verhindern. Anwendungsdauer: mindestens 30 Minuten.

Alkohol

Er entzieht dem Gewebe die Schwellung. Machen Sie sich einen Wickel, indem Sie verdünnten Alkohol aus der Apotheke oder klaren Schnaps auf einen Waschlappen gießen und ihn für 30 Minuten auf die betroffene Stelle legen.

Homöopathische Mittel

Arnica D6 wirkt am besten, wenn es unmittelbar nach dem Stich zum Einsatz kommt. Es lindert das Spannungsgefühl in der Haut. Dosierung: 3-mal 2 Tabletten im Abstand von 1 Stunde.
Ledum D6 hilft gegen starke Schwellungen und heftigen, brennenden Juckreiz.
Dosierung: bei einem Insektenstich im Halsbereich alle 5 Minuten 1 Tablette; ansonsten 3-mal täglich 1 bis 2 Tabletten.
Homöopathische Soforthilfe: Lutschen Sie nach einem Insektenstich alle 30 Minuten 5 Kügelchen Apis D6.

Neu und sanft – unser Tipp

Teebaumöl

Das entzündungshemmende Teebaumöl wird in Australien, wo es besonders viele Stechinsekten gibt, schon lange benutzt, um das Jucken und die Schwellung zu mildern. Darüber hinaus wirkt es desinfizierend. Träufeln Sie einfach ein paar Tropfen des Öls auf die betroffene Körperstelle. Bei Ausflügen oder zum Baden im Sommer können Sie auch ein kleines Fläschchen als Erste-Hilfe-Mittel mitnehmen.
Teebaumöl eignet sich auch hervorragend für die Abwehr von Insekten; Insekten mögen diesen Duft gar nicht. Geben Sie ein paar Tropfen in eine Duftlampe, dann werden Sie von den Quälgeistern zumindest in Ihrer Wohnung verschont bleiben. Sie können einige Tropfen des Öls auch in ein Schälchen mit kochend heißem Wasser geben und beispielsweise in Ihrem Schlafzimmer aufstellen.

Achtung!
Verwenden Sie Teebaumöl zur Linderung von Stichwunden nicht zusammen mit homöopathischen Mitteln. Sie können sich in ihrer Wirkung gegenseitig beeinträchtigen.

Wichtig!
Jeder Insektenstachel enthält Keime, die bei empfindlichen Menschen zu großen Problemen führen können. Gehen Sie zum Arzt, wenn der Stich nach zwei Tagen noch nicht deutlich abgeschwollen ist oder wenn sich rote Streifen in der Nähe zeigen (Gefahr einer Blutvergiftung!).

Vorbeugen – so bleiben Sie gesund

- Behalten Sie die Nerven! Schlagen Sie nicht nach Wespen oder Bienen, die Ihnen lästig sind oder auf Ihrem Essen sitzen.
- Trinken Sie keine Getränke direkt aus der Dose! Gießen Sie den gesamten Inhalt in ein durchsichtiges Glas, damit Sie ungebetene Gäste sofort erkennen.
- Meiden Sie im Sommer die Nähe von Abfallkörben und Mülleimern!
- Laufen Sie nicht barfuß, auch wenn die satte Kleewiese noch so sehr dazu einlädt!
- Halten Sie sich modisch und kosmetisch zurück! Keine helle, farbige Kleidung und keine duftenden Parfüms oder Cremes – das alles zieht Insekten magisch an!
- Wenn Sie ins Schwitzen gekommen sind, sollten Sie Ihre Kleidung wechseln. Denn schweißnasser Stoff riecht für Insekten sehr attraktiv.

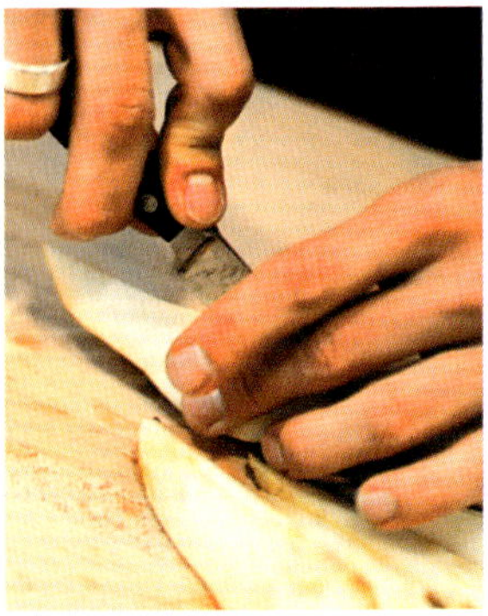

Lassen Sie sich beim Kochen nicht ablenken, sonst drohen Verletzungen.

Schnittwunden

Symptome

- Tiefer, klaffender Spalt in der Haut
- Die Stärke der Blutung hängt von der Menge der Blutgefäße des verletzten Gewebes ab.

Ursachen

Schnittverletzungen passieren bei Freizeitaktivitäten, vor allem beim Sport (z. B. beim Schlittschuhlaufen), und im Haushalt. Eine häufige Verletzungsquelle im Büro sind scharfkantige Arbeitsgeräte (z. B. Kopierer, Drucker) oder Papier.

Tetanusschutz

Falls Sie noch nicht über einen Tetanusimpfschutz verfügen, sollten Sie das bei einer Schnittverletzung unbedingt nachholen!

Biologische Hintergründe

Schnittwunden reinigen sich von selbst, wenn sie »ausbluten« können, denn mit dem ausströmenden Blut werden auch infektiöse Erreger fortgespült. Eine einfache Reinigung unter fließendem Wasser mit anschließender Desinfizierung sollte bei Schnittwunden trotzdem durchgeführt werden.

Medikamente

- **Deutschland**
  Betaisodona, Braunol 2000, Braunovidon, Freka-cid, PVP-Jod-ratiopharm-Salbe, Traumasept
- **Österreich**
  Betaisodona, Braunoderm, Braunovidon-Salbe
- **Schweiz**
  Betadine, Braunoderm, Braunol 2000

Erste Hilfe

- Reinigung: Die Wundränder, die normalerweise ziemlich glatt sind, sollten gereinigt werden, um Infektionen vorzubeugen. Nehmen Sie dazu am besten ein Desinfektionsmittel. Folgende Präparate eignen sich zur Desinfizierung: Betaisodona (als Salbe und Lösung), Braunovidon (Salbengaze), Braunol 2000 (Lösung), Freka-cid (Salbe), PVP-Jod-ratiopharm-Salbe, Traumasept (als Salbe und Lösung). Achtung: Alle Mittel, die PVP-Jod enthalten, dürfen nicht bei Schwangeren, Neugeborenen und Schilddrüsenpatienten angewandt werden.
- Pflaster: Schnittwunden besitzen meistens eine kleine Oberfläche und lassen sich dadurch wirksam mit einem Pflaster schützen – sofern die Blutung nicht zu stark ist. Achten Sie darauf, dass das Pflaster quer zur Schnittrichtung liegt und der Klebestreifen die Wunde nicht berührt. Bei auseinander klaffenden Wundrändern empfiehlt sich ein so genanntes Klammerpflaster, das Sie in der Apotheke erhalten.

Psychische Hintergründe

Schnittwunden bereiten am Anfang nur wenig Schmerzen; dennoch haben sie eine gewisse Schockwirkung, da der geschnittene Mensch instinktiv davon ausgeht, dass er tief und innerlich getroffen ist. Nicht wenige Verletzte fallen daher in Ohnmacht. Falls Sie zu diesen Menschen gehören, sollten Sie sich bei jeder Schnittverletzung sofort hinsetzen oder aufs Sofa legen.

Altbewährt – so unterstützen Sie den Heilungsprozess

Dexpanthenol

Salben mit Dexpanthenol dürfen erst 24 bis 48 Stunden nach Verletzungseintritt aufgetragen werden, wenn der Blutgerinnungsprozess bereits abgeschlossen ist. Preiswerte Präparate sind: Marolderm, Panthenol Lichtenstein, Panthenol von ct, Panthenol-ratiopharm, Panthogenat.

Heilkräuterauflagen

Ackerschachtelhalm und Ehrenpreis enthalten Substanzen, die den Heilungsprozess fördern. Bereiten Sie sich die betreffenden Auflagen nach folgenden Rezepten:
Ackerschachtelhalm: 50 Gramm getrockneten Ackerschachtelhalm in 1 Liter Wasser etwa 10 Minuten lang kochen. Danach abseihen, etwas abgekühlt auf einen Lappen träufeln und auf die Wunde legen.
Ehrenpreis: 2 Teelöffel Ehrenpreiskraut mit 1 Tasse kochendem Wasser übergießen, 5 Minuten ziehen lassen, abseihen und etwas abkühlen lassen. Auf einen Lappen träufeln und auf die Wunde legen.

Homöopathische Mittel

Symphytum D6 beschleunigt den Heilungsprozess in der Haut. Dosierung: 3-mal täglich 1 bis 2 Tabletten.

Vorbeugen – so bleiben Sie gesund

- Achten Sie beim Sport auf die richtige Bekleidung (Helm, Schienbeinschoner, Schulterpolster etc.). Außerdem sollten Sie keine scharfkantigen Gegenstände (Schmuck, Uhren) tragen.
- Die meisten Schnittwunden passieren bei der Hausarbeit. In jüngerer Zeit tritt vor allem der »Dosenwaschschnitt« in den Vordergrund, da pflichtbewusste Hausfrauen und -männer die Blechdosen vor dem Abtransport zum Recycling erst einmal auswaschen und sich dabei häufig böse Schnittverletzungen am Dosenrand zuziehen. Sie können das Risiko minimieren, wenn Sie die Dosen mit einer langstieligen Bürste reinigen.

Medikamente

Deutschland
Marolderm, Panthenol Lichtenstein, Panthenol von ct, Panthenol-ratiopharm, Panthogenat

Österreich
Bepanthen, Hansamed-Creme, Hermalind-Creme

Schweiz
Bepanthen, Turexan Lotion, Wulnasin

Wichtig!

Schnittwunden gehen mehr in die Gewebetiefe als Schürfwunden. Dabei kann es auch zu Verletzungen von größeren Blutgefäßen kommen. Sollte die Wunde stärker bluten, müssen Sie die Stelle umgehend mit einem Mulltupfer abdecken und verbinden. Bei pulsierendem Blutausstoß ist die Schlagader getroffen. In diesem Fall muss das betreffende Gefäß oberhalb der Verletzung abgedrückt werden. Rufen Sie dann sofort den Notarzt!

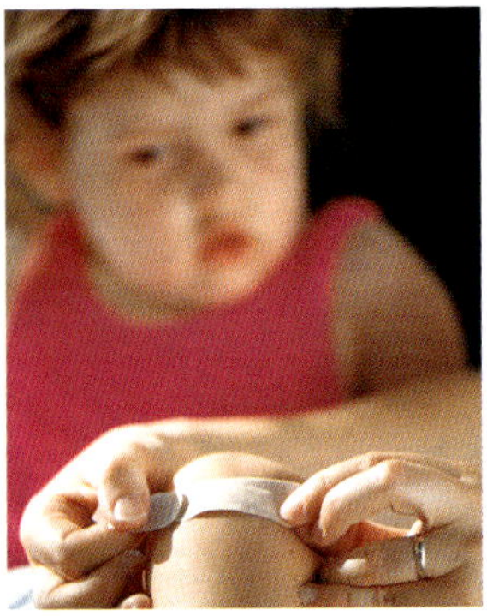

Nach Säuberung der Wunde sollte ein luftdurchlässiges Pflaster aufgeklebt werden.

Schürfwunden

Symptome

- Oberflächliche Hautabschürfungen, meistens verursacht durch starke Reibungskräfte

Ursachen

Die häufigsten Ursachen für Schürfwunden sind Stürze auf rauen und harten Unterlagen, etwa beim Fußballspielen auf Aschenplätzen oder beim Radfahren.

Dermatologische Hintergründe

Da offene Wunden eine ideale Eintrittspforte für Parasiten darstellen, versucht der Körper möglichst schnell, die Hautverletzung zu verschließen. Zunächst sorgt die Blutgerinnung dafür, dass die Wundränder verkleben und ein schorfiger Belag die Blutung stillt. Dann kommt es zu einer Entzündung: Die Durchblutung der betroffenen Stelle wird gesteigert, um Zelltrümmer und Fremdkörper abzutransportieren. Danach wird die Wunde mit provisorischem Gewebe versiegelt, das sich nach und nach in dauerhaftes Narbengewebe verwandelt.

Altbewährt – so helfen Sie sich selbst

Reinigung

Die Wunde muss gereinigt werden, um Infektionen vorzubeugen. Waschen Sie die Stelle mit klarem Wasser; hartnäckige Verschmutzungen entfernen Sie mit einer weichen Nagelbürste. Achten Sie darauf, dass Sie möglichst alle Schmutzpartikel erwischen. Zur Reinigung eignet sich eine Wasserstoffperoxidlösung (3 Prozent) aus der Apothele (6 Monate haltbar) oder eine Mischung aus destilliertem Wasser und einigen Tropfen Teebaumöl. Einen dieser Wundreiniger sollten Sie im Erste-Hilfe-Koffer haben.

Desinfektion

Folgende Lösungen eignen sich zur Desinfektion kleinflächiger, frischer Schürfwunden: Betaisodona (Salbe, Lösung), Braunovidon (Salbengaze), Braunol 2000 (Lösung), Freka-cid (Salbe), PVP-Jod-ratiopharm-Salbe, Traumasept (Salbe, Lösung). Sie enthalten PVP-Jod, dürfen daher nicht bei Schwangeren, Neugeborenen und Schilddrüsenpatienten angewandt werden. Wismutpuder eignet sich besonders bei nässenden Schürfwunden (z. B. Dermatol).

Medikamente

- **Deutschland**
Betaisodona, Braunol 2000, Braunovidon, Freka-cid, PVP-Jod-ratiopharm-Salbe, Traumasept, Dermatol
- **Österreich**
Betaisodona, Braunoderm, Braunovidon-Salbe; kein Wismutpuder
- **Schweiz**
Betadine, Braunoderm, Braunol 2000, Fissan

Unterstützung des Heilungsprozesses

Hierzu eignen sich vor allem Salben mit dem Wirkstoff Dexpanthenol. Sie dürfen erst 24 bis 48 Stunden nach Verletzungseintritt aufgetragen werden, wenn der Blutgerinnungsprozess bereits abgeschlossen ist. Preiswerte Präparate sind: Marolderm, Panthenol Lichtenstein, Panthenol von ct, Panthenol-ratiopharm, Panthogenat.

Heilkräuterauflagen

Auch Heilkräuter aus der Apotheke können den Heilungsprozess beschleunigen.
Ackerschachtelhalm: 50 Gramm getrockneten Ackerschachtelhalm in 1 Liter Wasser etwa 10 Minuten kochen. Danach abseihen, etwas abgekühlt auf einen Lappen träufeln und auf die Wunde legen.
Ehrenpreis: 2 Teelöffel Ehrenpreiskraut mit 1 Tasse kochendem Wasser übergießen, 5 Minuten ziehen lassen, abseihen und etwas abkühlen lassen. Auf einen Lappen träufeln und auf die Wunde legen.

Luft

Schürfwunden heilen am besten und schnellsten, wenn ausreichend Luft an sie herankommen kann. An Stellen, die normalerweise von Textilien bedeckt sind, ist es allerdings unumgänglich, sie mit einem Pflaster zu schützen, um ein erneutes Aufreiben zu verhindern.

Tetanusschutz

Falls Sie noch nicht über einen Tetanusimpfschutz verfügen, sollten Sie das jetzt unbedingt nachholen!

Homöopathische Mittel

Calendula Salbe DHU ist ein homöopathisches Mittel zur Erstbehandlung der Wunde. Es wirkt antiseptisch.
Dosierung: mehrmals täglich die Wunde eincremen.
Symphytum D6 beschleunigt den Heilungsprozess der Haut.
Dosierung: 3-mal täglich 1 bis 2 Tabletten.

Vorbeugen – so bleiben Sie gesund

- Grundsätzlich gilt für Schürfwunden dasselbe wie für alle Sportverletzungen: Das Verletzungsrisiko sinkt, je besser der Sportler aufgewärmt ist.
- Achten Sie beim Sport auf die richtige Bekleidung (Helm, Schienbeinschoner, Schulterpolster etc.). Und ziehen Sie diese nicht nur beim Wettkampf, sondern auch beim Training an!

Medikamente

Deutschland
Marolderm, Panthenol Lichtenstein, Panthenol von ct, Panthenol-ratiopharm, Panthogenat

Österreich
Bepanthen, Hansamed-Creme, Hermalind-Creme

Schweiz
Bepanthen, Turexan Lotion, Wulnasin

Vorsicht bei Blutungen!
Schürfwunden zeigen in der Regel nur eine geringe Blutung. Sollte es jedoch zu stärkeren Blutungen kommen, müssen Sie die Stelle umgehend mit einem Mulltupfer abdecken und verbinden. Danach möglichst rasch den Arzt aufsuchen!

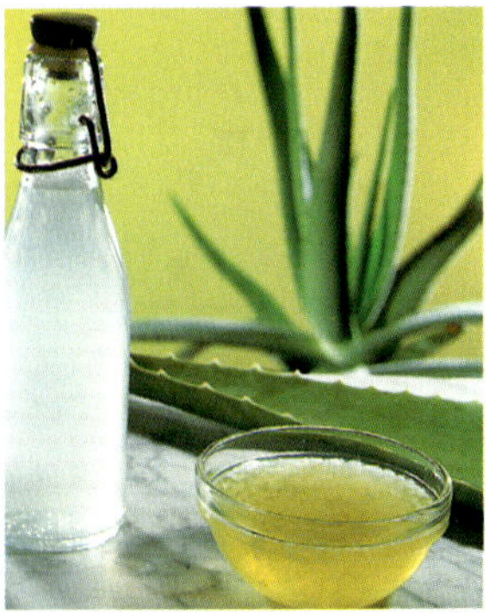

Die Frucht der Aloe ist ein hervorragendes Wundheilmittel.

Verbrennungen

Symptome

- Verbrennungen ersten Grades: Die Haut ist rot und entzündet; die meisten Sonnenbrände gehören dazu
- Verbrennungen zweiten Grades: Sie sind sehr schmerzhaft; die Haut nässt, und es zeigen sich Brandblasen
- Verbrennungen dritten Grades: Die Haut ist weiß, berührungsempfindlich oder tief verschorft; die Schmerzen sind oft gering, da zahlreiche Nervenenden zerstört wurden; das Gewebe ist bis in die Unterhaut beschädigt

Ursachen

Heiße Gegenstände, zu langes Liegen in der Sonne, Verbrühungen durch heißes Fett oder Kochwasser und heiße Dämpfe (z. B. aus dem Bügeleisen) können Verbrennungen hervorrufen.

Wichtig!
Verbrennungen ersten Grades kann der Betroffene selbst behandeln. Verbrennungen zweiten Grades gehören in ärztliche Behandlung, sofern die Hautpartien großflächig (mehr als eine Handfläche, bei Kindern mehr als ein Fünfmarkstück) geschädigt sind. Verbrennungen dritten Grades zählen zu den ärztlichen Notfällen.

Medizinische Hintergründe

Medizinisch gesehen sind Verbrennungen nichts anderes als Entzündungen, die durch große Hitze bzw. Gewebeschäden nach starker Hitzeeinwirkung hervorgerufen werden. Verbrennungen zweiten und dritten Grades stellen darüber hinaus ein großes Infektionsrisiko dar und sollten daher keinesfalls selbstständig mit Mehl, Puder, Salben oder alkoholischen Tinkturen behandelt werden.

Altbewährt – so helfen Sie sich selbst

Kälte

Am besten ist es, den verbrannten oder verbrühten Körperteil umgehend unter fließendes Wasser zu halten, da so neben der Kühlung auch mögliche Keime ausgespült werden. Nach etwa 8 bis 10 Minuten umwickeln Sie die betroffenen Stellen mit einem kalten Lappen, mindestens 15, besser 30 Minuten lang, um die Blutgefäße zu verengen und die spontanen Schmerzen zu lindern. Ist die Verbrennung oder Verbrühung durch die Kleidung erfolgt, sollte sie – sofern sie nicht mit der Brandwunde verklebt ist – entfernt werden.

Verbrennungsblasen
Die bei Verbrennungen zweiten Grades entstehenden Blasen sind so etwas wie ein Löschkissen für die geschädigte Haut. Sie sollten nicht geöffnet werden.

Azetylsalizylsäure (ASS)

ASS (in Aspirin) ist ein wirksamer Entzündungshemmer und lindert die Verbrennungsschmerzen. Nehmen Sie 1 Tablette mit 500 Milligramm ASS alle 4 Stunden bei einer Verbrennung zweiten Grades!

Viel Vitamin E und C!

Diese beiden Vitamine wirken entzündungshemmend und fördern den Wiederaufbau beschädigter Hautzellen, indem sie die bei Verbrennungen frei werdenden schädlichen Radikale einfangen. Bleiben sie im Körper, könnten sie Krebs erzeugen. Verzehren Sie also viel frisches Obst, natürliche Öle und Gemüse.
Eine Alternative sind Vitaminpräparate. Die preiswertesten sind: Eunova, Multibionta, Hermes Multi Brause, Multivitamin Woelm Brausetabletten.

Ringelblume

Aufgrund seiner entzündungshemmenden, wundheilenden und antiseptischen Eigenschaften ist Ringelblume (Calendula) bei Verbrennungen ein Mittel der ersten Wahl, auch bei Verbrennungen zweiten Grades. Am besten geeignet sind Ringelblumensalben aus der Apotheke. Sie können bei Verbrennungen ersten Grades sofort, bei Verbrennungen zweiten Grades etwa 24 Stunden nach Verletzungseintritt zum Einsatz kommen. Beide werden mehrmals täglich behutsam auf den betroffenen Stellen verteilt oder in Form eines Umschlags aus Mull oder Leinen aufgebracht.

Homöopathische Mittel

Cantharis D6 bei Verbrennungen mit Bläschenbildung.
Dosierung: 3-mal täglich 10 bis 20 Kügelchen.

Wieder entdeckt und sanft – unser Tipp

Die Kraft der Aloe

Die Säfte der Aloe vera können die Wundheilung des Körpers wirkungsvoll unterstützen.
So wird's gemacht: Träufeln Sie behutsam einige Tropfen der frischen Frucht des Liliengewächses auf die verbrannten Stellen.

Vorbeugen – so bleiben Sie gesund

- Sichern Sie Ihren Haushalt! Kleinkinder wissen noch nicht, wo sich überall Hitze entwickeln kann, sie dürfen deshalb nie unbeaufsichtigt in der Nähe von Kochstellen, Bügeleisen, Kerzen, heißem Badewasser oder heißem Essen gelassen werden.
- Tragen Sie bei der Zubereitung heißer Speisen stets Küchenhandschuhe!
- Meiden Sie Sonnenbäder in der Mittagssonne. Nach den Wintermonaten sollten Sie Ihren Körper vor einem längeren Bräunungsbad erst einmal wieder an die warme Sommersonne gewöhnen.

Verbrennungen bei Kindern

Sind acht bis zehn Prozent der Haut verbrannt, ist die Situation für Kinder bereits lebensgefährlich – bei Erwachsenen besteht Lebensgefahr erst bei 15 Prozent verbrannter Haut. Prüfen Sie bei Verbrennungen im Gesicht, ob das Kind noch normal atmen kann; die Atemorgane könnten geschädigt sein!

Viel trinken!

Bei Verbrennungen müssen Sie auf eine große Flüssigkeitszufuhr achten. Trinken Sie viel Wasser und Saft!

Medikamente

Deutschland
Eunova, Hermes Multi Brause, Multibionta, Multivitamin Woelm Brausetabletten

Österreich
Irocombivit, Multibionta, Vit. E+C Agepha

Schweiz
Halibut Multivit, Multibionta, Multivitamin Kapseln Phytomed

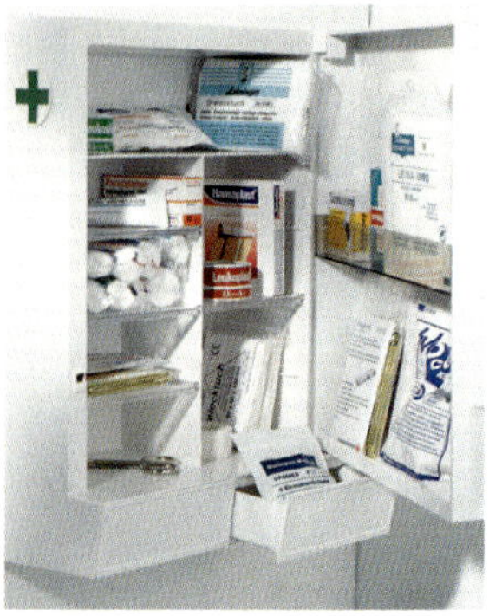

Bewahren Sie gefährliche Mittel in einem abschließbaren Schrank auf.

Vergiftungen

Symptome

- Die Symptome hängen ab von der Menge und Art des eingenommenen Gifts
- Einige Vergiftungen erinnern stark an andere Krankheiten – die Arsenvergiftung nimmt z. B. einen ähnlichen Verlauf wie die Cholera
- Andere Vergiftungen verlaufen schleichend
- Pilzvergiftungen können recht heftige Symptome (Krämpfe, Bewusstlosigkeit, Hysterie) auslösen

Ursachen

Fast jeder Stoff kann zu Vergiftungen führen, sofern er nur in entsprechenden Dosierungen in den Körper gelangt: Pilze, Waschpulver, Quecksilber, Alkohol, Putzmittel, Säuren, Maschinenöl, Farben, Insektizide, Pflanzen und natürlich verseuchte Lebensmittel.

Wichtig!
Vergiftungen sind immer ein Fall für Notarzt, Vergiftungsinformationszentrale oder Krankenhaus. Die angegebenen Erste-Hilfe-Tipps dienen nur zur Überbrückung der Wartezeit.

Psychische Hintergründe

Kleinkinder wissen mit den Begriffen »Gift« und »giftig« nicht viel anzufangen; es nützt daher auch nichts, problematische Substanzen mit diesen Wörtern zu bezeichnen. Ebenso sinnlos sind die Warnungen »Vorsicht« oder »gefährlich« – beide Begriffe machen nur neugierig. Es gibt letztlich nur eine sichere Methode, um Kinder vor Giften zu schützen: Schließen Sie die gefährlichen Substanzen in einem sicheren Schrank ein.

Erste Hilfe

Notruf

Telefonieren Sie sofort mit der Vergiftungsinformationszentrale in Ihrer Gegend! Die Nummer steht vorn im Telefonbuch! Zuvor sollten Sie sich alle Einzelheiten (Art und Dosierung des Gifts, Symptome beim Vergifteten) notiert haben.

Telefonnummern
Wenn Sie Kinder haben, sollten Sie die wichtigsten Telefonnummern von Notarzt, Kinderarzt und Vergiftungsinformationszentrale gut sichtbar beim Telefon anbringen, damit Sie im Notfall nicht erst lange nach der Nummer blättern müssen.

Bei Arzneimittelvergiftungen erbrechen lassen!

Bei einer Überdosis von Medikamenten oder Drogen bringen Sie den Betroffenen zum Erbrechen. Aber nur, wenn er bei Bewusstsein ist, sonst besteht Erstickungsgefahr! Die beste Methode: Stecken Sie ihm den Mittelfinger in den Hals (die Zunge muss dabei immer unter dem Finger liegen!). Lassen Sie ihn mehrmals erbrechen!

Viel trinken!

Geben Sie dem Vergifteten, wenn er ätzende Substanzen geschluckt hat, viel zu trinken, damit das Gift in seinem Verdauungstrakt verdünnt wird. Am besten eignen sich dazu Tee oder Milch.

Mund-zu-Mund-Beatmung

Alkohol und die meisten Schlafmittel rufen eine Atemlähmung und Bewusstlosigkeit hervor. In diesem Fall muss per Mund beatmet werden. Überstrecken Sie den Kopf des liegenden Patienten in den Nacken, halten Sie ihm die Nase zu, pressen Sie Ihre Lippen auf seine, und blasen Sie dann die Luft in kräftigen, aber langsamen Stößen in seine Luftröhre hinein. Die Technik erlernen Sie am besten in einem Erste-Hilfe-Kurs. Evtl. sollten Sie Ihr Wissen bei Gelegenheit mal wieder auffrischen.

Homöopathische Mittel

Arsenicum album C30 hilft bei einer Fischvergiftung, die sich durch Erbrechen und Durchfall, manchmal auch mit Nesselsucht bemerkbar macht.
Dosierung: stündlich 3 Kügelchen.

Vorbeugen – so bleiben Sie gesund

- Achten Sie bei Ihrer Gartenplanung darauf, dass Sie keine Pflanzen mit giftigen Blättern, Rinden, Früchten oder Blüten anlegen. Dazu gehören Besenginster, Bocksdorn, Efeu, Eibe, Eisenhut, Goldregen, Heckenkirsche, Herbstzeitlose, Herkulesstaude, Kirschlorbeer, Korallenbeere, Kreuzdorn, Lebensbaum, Ligusterhecke, Maiglöckchen, Oleander, Pfaffenhütchen, Rubinie, Seidelbast, Stechpalme, Tollkirsche, Wistarie, Wolliger Schneeball. Besonders der Goldregen gehört zu den Pflanzen, deren giftige Blüten immer wieder zu schweren Vergiftungen bei Kindern führen.
- Füllen Sie keine gefährlichen Flüssigkeiten in Getränkeflaschen oder Marmeladegläser!
- Trennen Sie sich rechtzeitig von gefährlichen Medikamenten, die nicht mehr gebraucht werden!
- Vorsicht beim Arbeiten mit Sprühfarben. Insektenbekämpfungsmittel (Insektizide) sollten schon aus Naturschutzgründen keinen Gebrauch in Ihrem Haushalt mehr finden!
- Bewahren Sie alle Putz- und Waschmittel sowie Alkohol und Zigaretten in einem abschließbaren Schrank auf!
- Basteln Sie nur mit Kleb- und Farbstoffen ohne Lösungsmittel!

Kein Erbrechen bei bestimmten Substanzen!
Bei Benzin, Öl, Kerosin, schaumbildenden Flüssigkeiten (Spülmittel etc.) oder stark ätzenden Substanzen darf kein Brechreiz ausgelöst werden, um Verätzungen der Speiseröhre und andere Komplikationen zu vermeiden! Ansonsten ist es wichtig, bei ungeklärter Vergiftungsursache das Erbrochene zur Analyse aufzubewahren!

Notfalltropfen
Da Vergiftungen zu den Notfällen gehören, die die Betroffenen leicht verunsichern und ängstigen, können Dr. Bachs Notfalltropfen hier sinnvoll zur Beruhigung eingesetzt werden. Die so genannten Rescue-Remedy-Tropfen erhalten Sie preiswert in Apotheken.

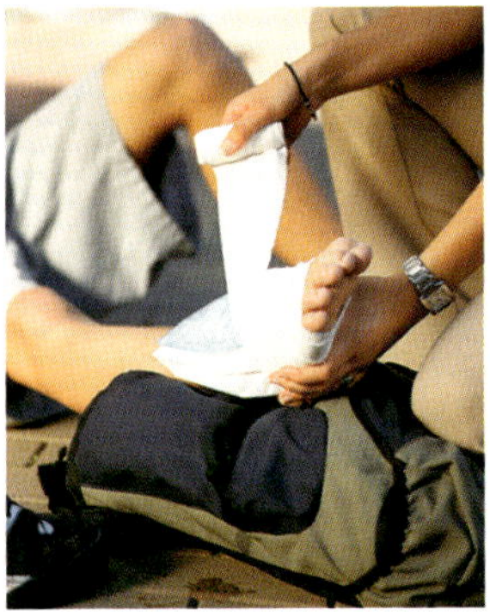

Nach der Kühlung sollte ein verletztes Gelenk gut bandagiert und vor allem hochgelagert werden, damit die Schwellung abnimmt bzw. erst einmal nicht größer wird.

Verstauchungen

Symptome

- Schmerzen im betroffenen Gelenk
- Oft kommt es explosionsartig zu einer starken Schwellung, die sich später verfärbt
- Die Beweglichkeit ist stark eingeschränkt

Ursachen

Bei einer Verstauchung handelt es sich um eine Überdehnung oder einen Riss in der Gelenkkapsel oder deren Bändern, hervorgerufen durch Umknicken, abrupte Bewegungen, schwache Muskulatur oder äußere Gewalteinwirkungen. Die Verstauchung ist eine der häufigsten Sportverletzungen und wird durch einseitige Muskelentwicklung in den jeweiligen Sportarten gefördert.

Körperliche Hintergründe

Die Größe der Schwellung sagt nicht unbedingt etwas über die Schwere der Verletzung aus. Es gibt kleinere Bänderdehnungen, bei denen aber zahlreiche Blutgefäße verletzt werden und gewaltige Schwellungen entstehen; genauso gibt es komplette Bänderrisse, die kaum Schaden an den Blutgefäßen anrichten und daher fast ohne Schwellung ablaufen können.

Immer kühlen!
Verstauchungen finden tief innen im Gewebe statt, die von ihnen ausgehende Hautverfärbung kann dadurch erst einige Stunden oder sogar einige Tage später an die Oberfläche kommen. Für eine sinnvolle erste Hilfe ist es dann jedoch zu spät. Also: Nach schmerzhaftem Umknicken grundsätzlich kühlen, auch wenn es noch nicht zu einer Verfärbung gekommen ist.

Psychische Hintergründe

Schmerzende Blutungen im Gewebe beeinträchtigen den Bewegungsablauf, da vom Gehirn Maßnahmen ergriffen werden, um den Körper in eine Schonhaltung zu zwingen. Wenn also jemand beim Fußballspielen eine Verstauchung erlitten hat, sollte er sich auswechseln lassen, um weitere Verletzungen zu verhindern.

Altbewährt – so helfen Sie sich selbst

Kühlen!

Lang andauerndes Kühlen als Erste-Hilfe-Maßnahme lindert Schmerzen und schließt die verletzten Blutgefäße. Verstauchungen sollten mindestens 30 Minuten gekühlt werden.
Zur Kühlung verwendet man am einfachsten Eiswürfel, die in ein dickes Handtuch eingerollt werden. Ist kein Eis vorhanden, sollte der betroffene Körperteil wenigstens für 15 Minuten unter kaltes Wasser gehalten werden.

Enzymtherapie
Enzympräparate (aus der Apotheke) helfen, die Schwellungen abzubauen.

Rosskastaniensamen

Die Verstauchung ist ein klassischer Fall für die Samen der Rosskastanie. Denn sie enthalten Aeszin, ein Wirkstoffgemisch, das Flüssigkeitsstauungen und damit auch große Schwellungen im Gewebe entfernen kann.
Präparate: Essaven ultra, Lindigoa S, Venoplant retard, Venopyronum N triplex,Venostasin N forte,Venostasin retard,Venostasin S. Dosierung laut Packungsbeilage, die Wirkung erhöht sich mit gleichzeitiger Einnahme des Enzympräparats Wobenzym.

Homöopathische Mittel

Sie unterstützen die natürlichen Heilvorgänge im Körper.
Arnica D6 begrenzt den Umfang der Schwellung und Verfärbung, weil es den Abtransport von Gewebeflüssigkeit und ausgetretenem Blut unterstützt.
Dosierung: 3-mal täglich 1 bis 2 Tabletten, in akuten Fällen stündlich 1 Tablette.
Hypericum D6 wirkt schmerzlindernd.
Dosierung: 3-mal täglich 1 bis 2 Tabletten.
Calcium carbonicum Hahnemanni D6 eignet sich zur Nachbehandlung, wenn nach dem Abklingen der akuten Symptome noch ein Schwächegefühl im Gelenk besteht.
Dosierung: 3-mal täglich 1 bis 2 Tabletten.

Sanfte Übungen – unser Tipp

Nach einer Verstauchung sind Ruhe und Schonung, dann aber langsame Übungen zur Belastung angebracht. Spannen Sie die betroffenen Muskeln 2 Sekunden an, 3 Sekunden Pause, wieder anspannen.

Vorbeugen – so bleiben Sie gesund

- Grundsätzlich gilt für Verstauchungen dasselbe wie für alle Sportverletzungen: Das Verletzungsrisiko sinkt, je besser der Sportler aufgewärmt ist.
- Achten Sie beim Sport auf die richtige Bekleidung (Helm, Schienbeinschoner, hochschaftige Schuhe etc.). Und ziehen Sie diese nicht nur beim Wettkampf, sondern auch beim Training an!
- Kräftigen Sie die Muskulatur der seitlichen Unterschenkelpartien, indem Sie am Strand, in der Weitsprunggrube oder im Sandkasten Ihrer Kleinsten öfter einmal barfuß laufen! Auch barfüßige Sprungübungen in der Hochsprungmatte kräftigen Ihre Unterschenkelmuskeln.

Schuhe an oder aus?

Immer wieder kann man beobachten, dass gut meinende Helfer ihrem am Sprunggelenk verletzten Sportkollegen aus den Schuhen helfen. Ein Fehler! Denn der Schuh wirkt als schwellungslindernde Kompresse!

Trigonella-Auflagen

Im Unterschied zu den meisten Salben schaffen die Trigonella-Wirkstoffe durch ihre Saponine auch den Übertritt in tiefere Gewebezonen, wo sie dann ihre entzündungshemmenden Eigenschaften entfalten können. Sie sollten erst 48 Stunden nach Verletzungseintritt zum Einsatz kommen; am besten einmal täglich für 20 Minuten. Die Zubereitung findet man auf der Packungsbeilage.

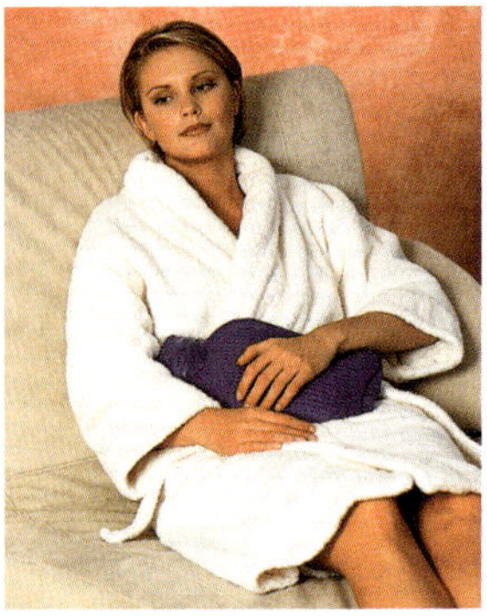

War nur das Mittagessen zu üppig? Bauchschmerzen können viele Ursachen haben.

Wichtig!
Sofort den Notarzt rufen, wenn die Bauchschmerzen plötzlich und heftig gekommen sind und von Erbrechen, starkem Aufgeblähtsein, Fieber, keuchender Atmung oder rasendem Puls begleitet werden! Und: Gehen Sie zu Ihrem Hausarzt, wenn Ihre Bauchprobleme trotz Selbstbehandlung länger als zwei Wochen anhalten oder immer wiederkehren.

Bauchschmerzen

Symptome

- **Schmerzen im Bauch, oft in Verbindung mit Blähungen und Druckgefühl**
- **Teilweise begleitet von Aufstoßen, Sodbrennen, Erbrechen und Völlegefühl**

Ursachen

Grundsätzlich kann jede Erkrankung im Bauchbereich zu Schmerzen führen, vom Reizmagen über Eierstockentzündung und Blinddarmentzündung bis hin zum akuten Darmverschluss. Die häufigste Ursache ist jedoch einfach ein überforderter Magen infolge von Völlerei und dem Verzehr fetter oder verdorbener Speisen.

Physiologische Hintergründe

»Der Nachtisch geht immer noch rein«, heißt es im Volksmund. Und tatsächlich. Selbst nach den opulentesten Speisen passt er noch rein, und wir haben sogar noch – trotz eigentlich proppevollen Magens – Appetit darauf (was wir freilich später oftmals mit Bauchschmerzen büßen müssen). Wie ist das möglich? Unser Appetit ist nicht nur von der Füllung des Magens abhängig, sondern auch von vielem anderem, beispielsweise vom Blutzuckerspiegel, der Ermüdung der Kaumuskulatur und unserer Körpertemperatur. Aus diesem Grund können wir auch dann noch Appetit haben, wenn der Magen bereits voll ist.

Psychische Hintergründe

Immer wieder stellt man sich die Frage, was Menschen dazu bringen kann, sich den Magen über alle Maßen hinaus mit süßen und fetten Speisen vollzuschlagen. Psychoanalytiker vermuten in diesen Anfällen von Fressgier eine Ersatzbefriedigung für unterdrückte sexuelle Bedürfnisse und für den verloren gegangenen Lebenssinn. Mit anderen Worten: Der Hunger nach süßer Liebe wird umgeleitet auf den Hunger nach süßen Speisen, und die innere psychische Leere wird aufgefüllt durch fettes und opulentes Essen, das lange im Magen bleibt und dadurch wenigstens körperlich Gefühle von Erfüllung und »voller Zufriedenheit« verschafft.
Generell neigen frustrierte Menschen, die ihre Gefühle nicht mitteilen können, dazu, alles in sich hineinzustopfen. Dies kann letztlich zu Magen-Darm-Geschwüren führen.

So helfen Sie sich selbst

Buttermilch

Buttermilch erzielt mit ihren alkalischen Substanzen gerade bei unklaren Bauchbeschwerden oft enorme Erfolge. Trinken Sie täglich 1 Liter Buttermilch in kleinen Schlucken über den ganzen Tag verteilt. Die Buttermilch sollte Zimmertemperatur haben.

Lebertrankur

Vitamin A (bzw. seine Vorstufe Karotin, aus der der Körper Vitamin A herstellt) ist wichtig für die Regeneration der Schleimhäute in Magen und Darm. Machen Sie dazu eine 3-wöchige Lebertrankur (aus der Apotheke). Spinat, Kürbis, Grünkohl und natürlich die Karotte enthalten überdurchschnittlich viel Karotin.

Heilerde

Heilerde besänftigt den Reizmagen und begünstigt den Aufbau einer gesunden Darmflora, eignet sich also zur längerfristigen Anwendung gegen Verdauungsbeschwerden.
Dosierung: Nehmen Sie 2-mal pro Tag 1 Teelöffel Heilerde, jeweils nach dem Mittag- und Abendessen. Schwemmen Sie die Heilerde in stillem Mineralwasser oder Kräutertee (am besten Enziantee) auf, und trinken Sie diese Mischung in kleinen Schlucken. Achten Sie darauf, dass man Ihnen in der Apotheke wirklich nur diejenige Heilerde gibt, die zur innerlichen Anwendung geeignet ist.

Aromatherapie

Die ätherischen Öle Basilikum und Sandelholz beruhigen die Magenwände und beseitigen die Spannungszustände im Bauch. Geben Sie ein paar Tropfen des jeweiligen Öls (oder eine Mischung aus beiden) in Duftlampen, die Sie in Ihrer Wohnung – vor allem in Küche und Esszimmer – verteilen. Bei akuter Übelkeit riechen Sie einfach direkt am Ölfläschchen.

Heilkräuter

Kamille, Minze und Melisse können angegriffenen Magenschleimhäuten eine sofortige Linderung verschaffen.
Kamille wirkt entzündungshemmend, und ihr Inhaltsstoff Bisabolol schützt und stärkt die Schleimhäute.
Minze setzt die Empfindlichkeit der Magenschleimhaut gegen Übelkeit auslösende Reize herab; außerdem hat sie stark desinfizierende Eigenschaften.
Bei *Melisse* schließlich steht die beruhigende und krampflösende Wirkung auf die Magenwände im Vordergrund.
Rezept: Mischen Sie je 1 Teelöffel Kamillenblüten, Pfefferminzblätter und Melissenblätter. Übergießen Sie diese Kräutermischung mit

Vorsicht bei Vitamin-A-Präparaten!
Hüten Sie sich vor Präparaten, die Vitamin A enthalten. Denn hier kann es durch zu hohe Dosierungen zu Vergiftungen kommen. Vitamin-A-Präparate sollten längerfristig nur unter Aufsicht eines Arztes eingenommen werden. Greifen Sie also lieber auf das Angebot der Natur zurück.

Vorsicht, Eierstockentzündung!
Auch die Eierstockentzündung zeigt sich in Bauchschmerzen mit Übelkeit und Brechdrang. Typisch für Eierstockentzündungen ist weiterhin, dass sich die Schmerzen beim Gehen verschlimmern und die Bauchmuskulatur unter Schutzspannung gehalten wird. Außerdem kommt es zu leichtem Fieber. Die Eierstockentzündung ist ein Fall für eine antibiotische Behandlung durch den Frauenarzt.

1/4 Liter kochendem Wasser. 10 Minuten ziehen lassen, dann abseihen und in kleinen Schlucken trinken. Am besten wirkt dieser Tee, wenn er im Rahmen einer 1- oder 2-tägigen Fastenkur getrunken wird. Nach Abklingen der akuten Beschwerden sollte der Tee noch für 2 Wochen regelmäßig zu den Mahlzeiten getrunken werden.

Tausendgüldenkraut

Das Tausendgüldenkraut ist ebenfalls ein bewährtes Heilmittel bei allen diffusen Beschwerden im Magen-Darm-Bereich. Es wurde schon von dem griechischen Arzt Hippokrates verwendet. Der Tee wird als Kaltauszug hergestellt (1 bis 2 Teelöffel des Krauts 8 Stunden in 1/4 Liter kaltem Wasser ansetzen, dann abseihen), den Sie leicht erwärmt zu den Mahlzeiten trinken können.

Kümmeltee

Kümmel ist ein altbewährtes Hausmittel, das für eine gesunde Verdauung sorgt; besonders hilfreich ist er bei Blähungen. Kümmel regt den Darm zur Tätigkeit an und wird deswegen auch als Gewürz bei schwer verdaulichen und blähenden Gerichten eingesetzt.
Rezept: 2 Teelöffel Kümmel mit 1/4 Liter Wasser übergießen, ziehen lassen, dann abseihen. Trinken Sie täglich 2 bis 3 Tassen.

Homöopathische Mittel

Homöopathische Präparate setzen gerade bei einem diffusen Beschwerdebild wie den Bauchschmerzen eine genaue Beobachtung der Begleitsymptome voraus.
Nux vomica D6 ist das Mittel der Wahl für reizbare und ehrgeizige Menschen, die gern viel und würzig essen und häufig von Sodbrennen, Völlegefühl und Schmerzen im Oberbauch heimgesucht werden.
Dosierung: 3-mal täglich 1 bis 2 Tabletten vor den Mahlzeiten.
Bryonia D6 hilft bei »erkältetem« Magen aufgrund von kalten Getränken, Empfindlichkeitsreaktionen auf Eiscreme oder einer plötzlichen Abkühlung der Umgebungstemperatur.
Dosierung: 1 Tablette stündlich bis zum Abklingen der akuten Beschwerden.
Magnesium phosphoricum D6 wirkt bei Krämpfen im Bauch und bei starken Blähungen. Die Beschwerden bessern sich durch Druck und Wärme.
Dosierung: 1 Tablette stündlich bis zum Abklingen der akuten Beschwerden.
Ignatia D6 ist angezeigt bei Beschwerden infolge von seelischen Rückschlägen wie Trauer und Kummer, die auf den Magen geschlagen sind.
Dosierung: 3-mal täglich 1 bis 2 Tabletten.
Carbo vegetabilis Pentarkan hilft bei plötzlichen Magenkrämpfen, die zusätzlich von Aufstoßen oder Blähungen begleitet werden.
Dosierung: 1 Tablette stündlich bis zum völligen Abklingen der Beschwerden.
Staphisagria D6 ist das Mittel für introvertierte Menschen, die an angestautem Ärger und inneren Konflikten laborieren und diese Stressfaktoren im Magen »verarbeiten«.
Dosierung: 3-mal täglich 1 bis 2 Tabletten.

Wichtig!

Nehmen Sie bitte ätherische Öle und homöopathische Präparate nicht gleichzeitig ein. Die Wirkungen könnten sonst beeinträchtigt werden. Entscheiden Sie sich für eine der beiden Therapieformen.

Wieder entdeckt und sanft – unser Tipp

Kalmus

Der Kalmus ist ein altbewährtes Heilmittel, das schon in frühesten Zeiten als magisches Kraut und Heilpflanze galt. Die alten Ägypter und Araber schrieben ihm eine Erhöhung der Liebeskraft zu. Im alten Indien wurde er als Medikament bei Blähungen, Erkrankungen der Gallenblase und Magenentzündungen angewandt, was ihm schließlich auch hierzulande den Namen »Magenwurzel« einbrachte. Dass der Kalmus überhaupt hier wächst, verdanken wir übrigens den Mongolen. Auf ihren Streifzügen durch Europa pflanzten sie ihn an den Pferdetränken an, da sie glaubten, er habe eine das Wasser reinigende Kraft. Die moderne Wissenschaft konnte mittlerweile bestätigen, dass der Kalmus seinen Zweitnamen völlig zu Recht trägt. Die Wurzel enthält den Bitterstoff Akorin, das Alkaloid Kalamin und den Biobaustein Cholin.

Rezept: 3 Teelöffel der fein geschnittenen, geschälten Wurzel werden am Abend mit 1/2 Liter Wasser kalt angesetzt und am nächsten Morgen abgeseiht. Trinken Sie den Tee über den Tag verteilt, am besten zu den Mahlzeiten.

Achtung: Kalmus eignet sich nicht zum Dauergebrauch, und er sollte auch nicht bei Durchfällen genommen werden.

Vorbeugen – so bleiben Sie gesund

- Meiden Sie Alkohol, Schokolade und Zigaretten! Auch Ihren Kaffeekonsum sollten Sie auf zwei bis drei Tassen pro Tag einschränken. Versuchen Sie, den Kaffee durch Früchtetees oder durch grünen Tee zu ersetzen.
- Reduzieren Sie Ihr Esstempo! Kauen Sie viel, sprechen Sie wenig bei den Mahlzeiten. Nehmen Sie nicht drei große Mahlzeiten ein, verteilen Sie das Essen auf fünf kleinere Mahlzeiten pro Tag.
- Machen Sie Ihren Aggressionen richtig Luft, anstatt sie in sich hineinzufressen. Man unterscheidet zwei Arten von Ärger: »weiße« und »rote Wut«. Der »Weißwütige« frisst seinen Ärger in sich hinein. Sein Körper verharrt längere Zeit im Zustand der Wuterregung: Muskelspannung und Blutdruck bleiben erhöht, und auch der Spiegel an Stresshormonen (z. B. Noradrenalin und Kortisol) bleibt auf hohem Niveau. Das führt auf Dauer zu Magen- und Herzproblemen. Falls Sie zu diesem Typus gehören, sollten Sie versuchen, Ihr Konfliktverhalten zu ändern.
- Achten Sie auf eine magenfreundliche Ernährung. Trinken Sie viel (mindestens zwei Liter Flüssigkeit pro Tag), essen Sie weniger fetthaltige Speisen und dafür mehr Ballaststoffe.

Kalmuspräparate

Kalmus wird in zahlreichen Präparaten zur Förderung der Verdauung verarbeitet. Die bekanntesten: Carvomin Wern, Majocamin mite, Gastrol S, sedovent, Stovalid N Tropfen, Ventriloges.

Die Liebeswurzel

Kalmusöl wird wegen seines sinnlich-schweren Aromas gern in Parfüms und Likören verarbeitet. Im Orient ist die Kalmuswurzel schon lange ein beliebtes Aphrodisiakum.

Ballaststoffe

Sie sind die Grundlage einer gesunden und verdauungsfördernden Ernährung. Wenn Sie längerfristig Bauchbeschwerden haben, sollten Sie wahrscheinlich Ihre Ernährungsgewohnheiten ändern. Ballaststoffe sind enthalten in Vollkornprodukten, Gemüse, Obst und Kartoffeln.

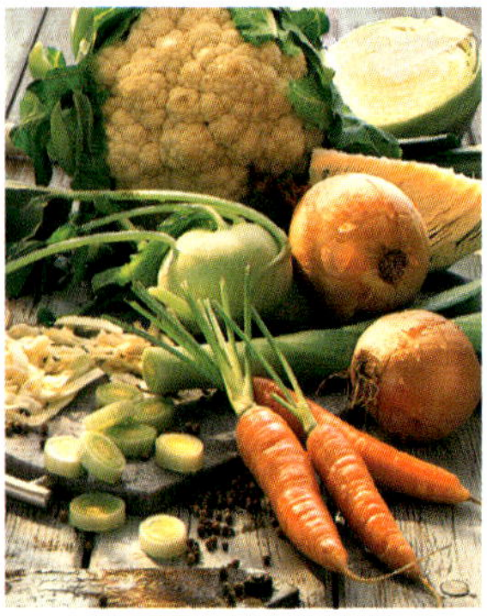

Manche Gemüsesorten wirken blähend, wie z. B. Kohl, Zwiebeln und Porree.

Blähungen

Symptome

- Lufteinschlüsse im Darm
- Ballonartig aufgeblähter Bauch
- Unangenehm riechende Darmwinde

Ursachen

Die Lufteinschlüsse entstehen im Darm und sind typisch für unvollständige Verdauungsprozesse. Und für die kann es prinzipiell nur zwei Ursachen geben:

- Schwer verdauliche Speisen (Hülsenfrüchte, Kohl, Bananen, Rettich, Brot) oder Speisen, gegen die eine Unverträglichkeit besteht. Alkohol in Mengen ist ebenfalls ein großes Verdauungsproblem für den Darm.
- Der Darm ist aufgrund von Krankheiten (Magenschleimhautentzündung, Darmausbuchtungen, Entzündungen der Bauchspeicheldrüse, Reizdarm) oder vorübergehenden Störungen (Nervosität, Verstopfung, Durchfall) nicht imstande, die Speisen hinreichend zu verdauen.

In der Regel greifen beide Ursachen – Ernährungsfehler und organische Störungen – ineinander.

Böhnchen ohne Tönchen

Wer ungestraft Bohnen und anderes Gemüse essen will, kann sich mit folgendem Trick behelfen: Je länger Sie das Gemüse garen, desto leichter kann es Ihr Darm verdauen. Bohnen verlieren ihre gärungsfördernden Eigenschaften, wenn man sie zwölf Stunden in Wasser einweicht und danach unter Dampf gart.

Organische Hintergründe

Oft sind Blähungen auch ein Anzeichen für eine eingeschränkte Verträglichkeit gegenüber bestimmten Nahrungsmitteln. Milchprodukte beispielsweise können von vielen Menschen nicht komplett verdaut werden, weil in ihrem Darm ein Mangel an Laktase besteht – einem Enzym, das notwendig ist, um Milchzucker zu zerlegen. Achten Sie also darauf, ob Ihre Blähungen nach dem Genuss von Milch oder Milchprodukten besonders heftig sind. Wenn ja, dann sollten Sie diese Lebensmittel etwas reduzieren.

Psychische Hintergründe

Die Vorgänge im Darm werden stark von der Psyche beeinflusst. Depressive Stimmungen, Ängste und unterdrückte Aggressionen beeinträchtigen die Darmtätigkeit und setzen erwiesenermaßen auch der dort ansässigen Bakterienflora zu. Stress und Ärger schlagen den Betroffenen also nicht nur auf den Magen, sondern auch auf den Darm.

Altbewährt – so helfen Sie sich selbst

Kamillentee mit Lakritze

Kamille wirkt beruhigend und krampflösend. Lakritze enthält Süßholz, eine Heilpflanze, die traditionell bei allen möglichen Verdauungsproblemen – von Blähungen bis Sodbrennen – angezeigt ist.
Rezept: Den Tee bereiten Sie am besten mit vorgefertigtem Kamillenpulver (z. B. Kneipp Kamillenblüten-Tee Stomakneipp); mindestens 10 Minuten ziehen lassen! Danach nehmen Sie 20 Gramm Lakritze und lösen sie in dem noch heißen Tee auf. Schmeckt interessant und hilft! Diesen Tee sollten Sie allerdings nur 1-mal pro Tag trinken.

Melissentee

Melisse enthält zahlreiche Bitterstoffe, die den Stoffwechsel und die Verdauung anregen.
Rezept: 1 bis 3 Esslöffel Melissenblätter in 1 Tasse geben, mit heißem Wasser (ca. 150 Milliliter) übergießen und abdecken. 10 bis 15 Minuten ziehen lassen, danach das Kraut abseihen. Von diesem Tee können Sie 3-mal pro Tag trinken. Er lässt sich auch mit Kamille kombinieren. Fügen Sie dann zur Hälfte Kamillenblüten hinzu.

Anistee

Er hilft schnell bei akuten Blähungen.
Rezept: 1 gehäuften Teelöffel zerdrückte Anisfrüchte mit 1/4 Liter kochendem Wasser übergießen, 10 Minuten ziehen lassen. Trinken Sie den Tee lauwarm und in kleinen Schlucken.

Schafgarbentee

Die Gemeine Schafgarbe, wie sie auf allen Wiesen wächst, ist eine der ältesten Heilpflanzen. Aufgrund ihres hohen Gehalts an Bitterstoffen ist sie gut gegen Blähungen geeignet.
Rezept: 1 bis 2 Teelöffel mit 1 Tasse kochendem Wasser übergießen, 15 Minuten ziehen lassen, dann abseihen. Trinken Sie davon 2 bis 3 Tassen pro Tag. Dieser Tee ist zwar sehr wirksam, allerdings ist er kein Dauergetränk. Auch Allergiker müssen aufpassen: Sie können unter Umständen mit Hautausschlägen reagieren.

Kümmel

Er ist ein klassischer »Blähungskiller«, den es in zahlreichen Darreichungsformen gibt.
Als Schnaps: Nehmen Sie 50 Gramm zerstoßenen Kümmel, und übergießen Sie ihn mit 3/4 Liter Alkohol (Alkoholgehalt mindestens 35 Prozent). Lassen Sie ihn 10 Tage ziehen, und seihen Sie ihn dann sorgfältig ab. Der Vorteil des »Drinks«: Man kann ihn lange lagern und jederzeit anwenden, wenn es gerade im Darm »brennt«.

Einfach rauslassen?

Die entfleuchenden Winde waren schon immer Gegenstand heißblütiger Diskussionen um Sitte und Anstand. Medizinisch ist es sicherlich sinnvoll, die Blähungen nach hinten entweichen zu lassen; das erleichtert und mindert den Druckschmerz im Bauch. Nehmen Sie sich die Zeit, sich an ein stilles und gut durchlüftetes Örtchen zu verziehen.

Blähungen bei Kleinkindern

Leiden Säuglinge oder kleine Kinder an Blähungen, dann hilft Fencheltee: 1/2 Teelöffel Fenchelfrüchte mit 1/4 Liter kochendem Wasser übergießen, 10 Minuten ziehen lassen. Am besten vor den Mahlzeiten geben.

Essen Sie langsam, und kauen Sie gut! Denn wer sein Essen hastig und unter Zeitdruck verschlingt, schluckt dabei meist viel Luft mit hinunter, was zu Blähungen führt.

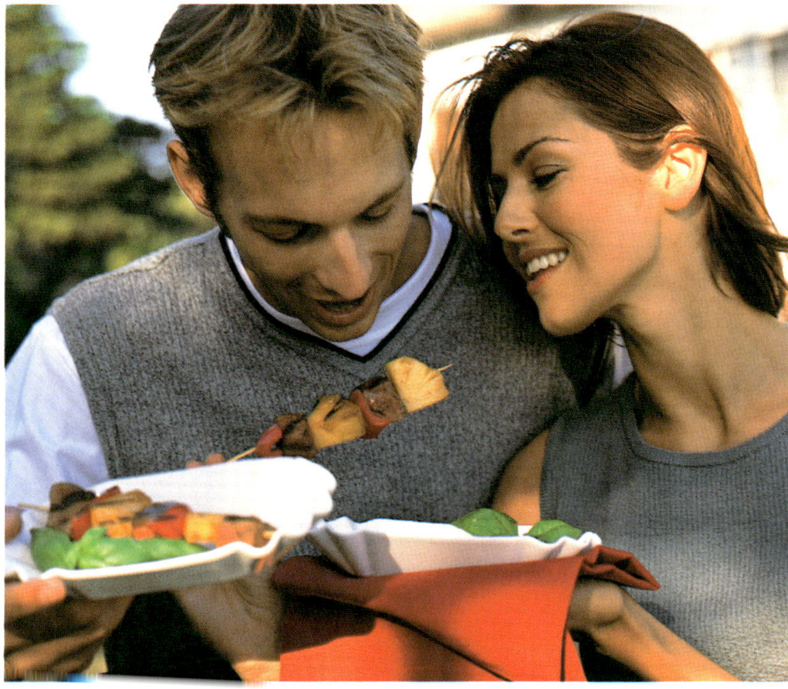

Als Tee: Übergießen Sie 1 Esslöffel Kümmel mit 1 Tasse kochendem Wasser. Den Aufguss 20 Minuten ziehen lassen und abseihen.
Andere Darreichungsformen: Kümmel gibt es auch in Pulver- und Tablettenform.

Nebenwirkungen!
Homöopathische Mittel neigen dazu, die Symptome einer Krankheit zunächst einmal zu verstärken, bevor sie ihre Heilkräfte entfalten. Als Mittel für seltene und spontane Blähungen sind sie daher nur bedingt geeignet. Wer jedoch häufiger unter ihnen leidet, dem kann mit homöopathischen Mitteln längerfristig geholfen werden.

Meiden Sie wasserlösliche Ballaststoffe!

Diese besondere Form der Ballaststoffe wird im Dickdarm von Bakterien zersetzt, und dabei entstehen Fettsäuren, Essigsäure und zahlreiche Gase (z. B. Methan und Schwefelwasserstoff), die die unangenehmen Blähungen verursachen. Man findet lösliche Ballaststoffe in Bohnen, Gerstenkleie, Haferkleie, Hülsenfrüchten, Karotten, Linsen, Radieschen, Rettich, Rosenkohl, Roter Bete, Schwarzwurzeln, Sellerie und Zwiebeln. Diese Nahrungsmittel müssen als blähungsfördernd eingeschätzt werden. Demgegenüber sind Kürbiskerne, Naturreis, Obst, Sojaprodukte, Sonnenblumenkerne, Weizenkleie und Weizenmehl blähungshemmend, da sie wasserunlösliche Ballaststoffe enthalten.

Homöopathische Mittel

Sie können Blähungen auf verschiedene Weise und vor allem langfristig behandeln:
Chamomilla D6 hilft bei aufgeblähtem Oberbauch.
Dosierung: 3-mal täglich 1 bis 2 Tabletten.

Carbo vegetabilis Pentarkan hilft gegen Durchfall und bei Problemen nach kalten und schweren Speisen.
Dosierung: 3-mal täglich 1 bis 2 Tabletten.
Mormordica-Tropfen entspannen die Darmwände und mobilisieren die Verdauung.
Dosierung: 3-mal täglich 15 bis 20 Tropfen.

Neu und sanft – unser Tipp

Bauchbehandlung nach Rosendorff

Diese Anwendung durchblutet die Verdauungsorgane und entspannt. So machen Sie's richtig: Legen Sie sich auf den Rücken, und streichen Sie in langsamen Kreisbewegungen mit der flachen Hand im Uhrzeigersinn weich über den ganzen Bauch: zunächst von außen nach innen, wie eine Spirale, wobei der Nabel das Zentrum bildet, danach wieder von innen zurück nach außen; schließlich führen Sie die Hand vom Brustbein aus gerade nach unten über den Bauch. Machen Sie diese Bewegung sehr langsam, und stellen Sie sich vor, wie die Wärme aus der Hand in Ihren Bauchraum vordringt. Die beiden Übungen dürfen ruhig 5 bis 10 Minuten dauern.

Vorbeugen – so bleiben Sie gesund

- Lassen Sie sich beim Essen Zeit. Schlingen Sie es nicht hinunter. Finger weg von Fastfood!
- Kümmel ist nicht nur ein bewährtes Heilmittel, sondern auch ein schmackhaftes Gewürz. Blähtreiber wie etwa Sauerkraut, Rosenkohl und Wirsing schmecken pikant, wenn man sie mit Kümmel würzt.
- Manche Gemüsesorten verlieren ihren aufblähenden Charakter, wenn sie nicht frisch zubereitet, sondern vor dem Verzehr erst einmal eingefroren werden. Dazu gehört beispielsweise der Rosenkohl.
- Zu grob geschrotete Vollkornprodukte können bei empfindlichen Personen zu Blähungen führen. Achten Sie daher auf eine feine Schrotung.
- Keine Zigaretten! Das Nikotin mobilisiert Hormone, die die Durchblutung der Darmwände verringern.
- Treiben Sie mehr Sport! Denn Sport fördert den Stoffwechsel und die Verdauung. Trainieren Sie auch Ihre Bauchmuskulatur, denn diese unterstützt die Bewegungen des Darms.
- Achten Sie auf regelmäßige Nahrungsaufnahme. Keine Völlereien! Lieber vier bis fünf kleinere Mahlzeiten am Tag als zwei bis drei größere. Vermeiden Sie vor allem warmes und fettreiches Essen am Abend – das belastet Magen und Darm nur unnötig.

Wichtig!

Gehen Sie zum Arzt, wenn sich die Blähungen trotz eingeleiteter Maßnahmen nicht bessern. Es könnte möglicherweise eine ernsthafte Erkrankung des Verdauungstrakts vorliegen.

Aromatherapie

Das aromatische Pfefferminz- und Basilikumöl hilft bei Blähungen: 3 Tropfen des Aromaöls mit 30 Milliliter Mandelöl (aus dem Reformhaus) mischen und damit regelmäßig den Bauch massieren. Vorsicht: Wenn gleichzeitig eine homöopathische Therapie durchgeführt wird, sind Aromaöle verboten!

Mikrobiologische Therapie

Bei häufigen Blähungen kann eine Verbesserung der Darmflora durch eine mikrobiologische Behandlung mit Verdauungsenzymen Abhilfe schaffen.

Durchfall

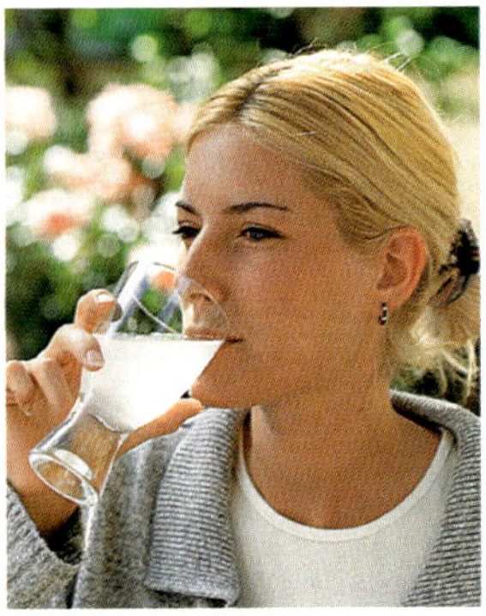

Der Flüssigkeitsverlust bei Durchfall muss unbedingt wieder ausgeglichen werden.

Symptome

- Dünnflüssiger Stuhl
- Häufiger Stuhlgang, mehr als fünfmal pro Tag

Ursachen

Für Durchfall kann es zahlreiche Ursachen geben:

- Schwer wiegende Erkrankungen wie Ruhr, Kolitis (Darmentzündung), Darmgrippe, Cholera, Typhus etc.
- Stress, Angst und unterdrückte kindliche Bedürfnisse
- Nikotin-, Alkohol- sowie Abführmittelmissbrauch
- Lebensmittelvergiftungen und Allergien

Organische Hintergründe

Akuter Durchfall ist oft ein Abwehrmechanismus des Körpers, um schnell belastende Stoffe auszuschwemmen.

Psychische Hintergründe

Der Darm reagiert sehr sensibel auf psychische Reize und unterdrückte Wünsche. In manchen Stresssituationen entsteht in unserem Körper ein starker unbewusster Drang nach Ruhe. Unser vegetatives Nervensystem – Hauptsteuerzentrale der Verdauungsorgane – gerät aus dem Gleichgewicht und setzt den Darm unter Wasser.

Wichtig!

Der Stuhl muss in folgenden Fällen vom Arzt untersucht werden:

- Wenn der Durchfall länger als zwei Tage dauert
- Wenn er von anderen Symptomen, wie Fieber und Gliederschmerzen, begleitet ist
- Wenn der Stuhl Blut enthält
- Wenn der Durchfall kurz nach einem Aufenthalt in südlichen Ländern aufgetreten ist
- Wenn es auch während des Schlafens zu Darmentleerungen kommt.

Altbewährt – so helfen Sie sich selbst

Viel trinken!

Bei Durchfall kann es zu erheblichen Flüssigkeitsverlusten kommen, die unbedingt ausgeglichen werden müssen. Sie sollten also viel trinken. Am besten eignen sich stille Mineralwässer und verschiedene Teesorten (schwarzer, Kräuter- oder Früchtetee).

Wärme tut gut

Beruhigen Sie Ihren Darm mit einer Wärmflasche auf dem Bauch.

Tormentilltee

Tormentill wirkt aufgrund seines hohen Gehalts an Gerbsäure zusammenziehend und pflegt den Darm.

Rezept: 1 Teelöffel Tormentill mit 1 Tasse kochendem Wasser übergießen, kurz ziehen lassen, abseihen. 2-mal täglich 1 Tasse.

Homöopathische Mittel

Sie helfen nicht gegen den Durchfall, sondern müssen im Zusammenhang mit seiner Entstehung und seinen Begleitsymptomen angewandt werden.

Nux vomica D6 hilft, wenn man nervös ist oder viel durcheinander gegessen hat.
Dosierung: 3-mal täglich 1 bis 2 Tabletten.

Arsenicum album D6 lindert die Beschwerden nach dem Genuss kalter Getränke.
Dosierung: 3-mal täglich 1 bis 2 Tabletten.

Veratrum album D6 hilft bei stark wässrigen Durchfällen, die den Körper auszehren.
Dosierung: 3-mal täglich 1 bis 2 Tabletten.

Darmpflegend und sanft – unser Tipp

Lapachotee

Lapachotee enthält große Mengen an Gerbstoffen, die nicht nur Wasser aus dem Stuhl ziehen, sondern auch die Darmwände widerstandsfähiger gegenüber Parasiten machen. Trinken Sie täglich 2 bis 3 Tassen (Zubereitung siehe Seite 405). Zum Erhöhen der Flüssigkeitszufuhr kann der Tee mit Mineralwasser verdünnt werden.

Salbeitee

Seine Heilwirkungen bei Darmerkrankungen mit Durchfall sind mittlerweile wissenschaftlich erforscht. Trinken Sie täglich 3 Tassen Salbeitee (2 Teelöffel des Krauts mit 1 Tasse kochendem Wasser überbrühen, 12 Minuten zugedeckt ziehen lassen, danach abseihen).

Vorbeugen – so bleiben Sie gesund

- Weniger Alkohol, am besten gar keine Zigaretten. Alkohol und Nikotin wirken negativ auf das vegetative Nervensystem, die Steuerzentrale unserer Verdauungsorgane.
- Lassen Sie Ihren Schwächen einfach mal freien Lauf. Es ist nicht immer nötig, den harten Mann oder die coole Frau zu spielen. Manchmal kann man sich auch einfach zurückziehen und die Beine hochlegen – auch wenn es draußen vor der Tür noch so »brennt«.
- Meiden Sie schwere Speisen vor der Nachtruhe. Drei Stunden vor dem Schlafengehen sollten Sie gar nichts mehr essen.
- Koffein drückt Wasser in den Darm. Reduzieren Sie also Ihren Kaffeekonsum, oder steigen Sie auf Tee um. Der Darm liebt beispielsweise gut gezogenen Melissen- oder Hagebuttentee.

Schonkost ist angesagt

Balsam für die angegriffenen Darmschleimhäute ist die so genannte Basensuppe. Dafür 2 Kartoffeln und 1 Karotte klein geschnitten in 1/4 Liter kaltes Wasser geben, 20 Minuten kochen lassen. Das Gemüse anschließend zerstoßen und 1 Prise Salz (keinesfalls Pfeffer!) hinzufügen.

Lebende Trockenhefe hilft!

Mit einem Präparat aus lebender Trockenhefe (Perenterol) lässt sich Durchfall ohne Nebenwirkungen behandeln. Es ist auch für die Nachbehandlung geeignet.

Medikamente

- **Deutschland**
  Perenterol, Perenterol forte
- **Österreich**
  Kein Präparat
- **Schweiz**
  Perenterol 250

Erbrechen

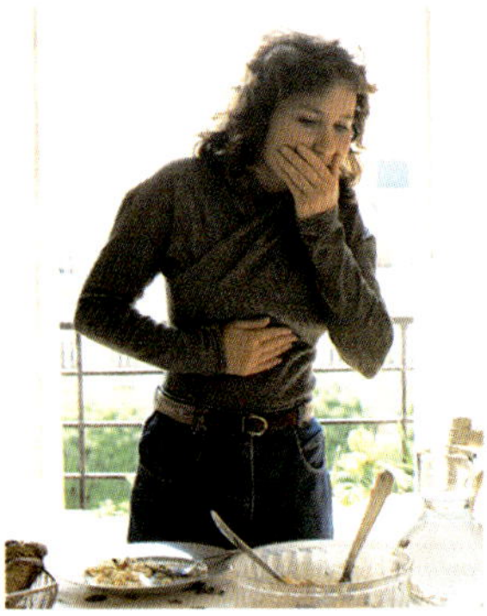

Häufig sind verdorbene Lebensmittel die Ursache von Erbrechen.

Symptome

- Unwillkürliches Zusammenziehen der Muskeln in Magenwänden, Zwerchfell und Bauch
- Der Mageninhalt wird kräftig nach oben gedrückt und durch den Mund abgegeben.

Ursachen

Für Erbrechen kann es viele Ursachen geben, von der Migräne bis zur Menstruation, vom Darmverschluss bis zu akutem Stress. Bei Kindern entsteht es häufig infolge von Reizungen des Gleichgewichtsorgans (durch Autofahren, Fliegen, Schifffahrten), bei Erwachsenen infolge von übermäßigem Essen oder Alkoholgenuss.

Wichtig!

Erbrechen kann das Symptom einer schwer wiegenden Krankheit sein. Wer etwas Verdorbenes oder schwer Bekömmliches gegessen hat, dessen Brechreiz erledigt sich in der Regel, wenn er die betreffende Speise losgeworden ist. Wenn Sie jedoch oft und viel erbrechen müssen, ohne dass der Brechreiz nachlässt, wenn das Erbrochene rot oder braunschwarz gefärbt ist oder der Brechreiz mehr als einen Tag anhält, muss unbedingt der Arzt hinzugezogen werden.

Organische Hintergründe

Nicht den Brechreiz unterdrücken! Denn er hat letztendlich den Sinn, unseren Körper von Schadstoffen zu befreien. Außerdem wird das Erbrechen von Teilen des Nervensystems gesteuert, die sich in der Regel dem Zugriff unseres Willens entziehen.

Psychische Hintergründe

Psychologisch gesehen wird das Erbrechen oft dazu benutzt, Abscheu und Ekel gegenüber sexuellen Bedürfnissen zu artikulieren. Man findet dieses Phänomen besonders bei Mädchen im Alter von 13 bis 16 Jahren, die aus streng moralischem Elternhaus stammen und ihre Sinnlichkeit unter einer dicken Schicht von pauschalem Sex- und Männerhass (»Ich finde Jungen einfach zum Kotzen!«) zu begraben versuchen. Die Psychiatrie spricht hier von einer Brechneurose. Sie muss psychotherapeutisch behandelt werden.

Die Ess- und Brechsucht (Bulimia nervosa) ist auf dem Vormarsch. Betroffen sind vor allem Mädchen und junge Frauen – aber auch zunehmend junge Männer. Die Betroffenen haben regelmäßige Heißhungerattacken (bis zu 30 000 Kalorien werden pro Anfall konsumiert); kurz darauf wird das Gegessene wieder erbrochen. Die körperlichen Folgen dieser Essstörung sind gravierend, unter Umständen lebensgefährlich. Bulimiekranke haben oft Probleme, ihre Gefühle wahrzunehmen oder zu äußern. Hinzu kommt, dass sie sich als hässlich empfinden und einem extremen Schönheitsideal (hyperschlank) nacheifern.

Altbewährt – so helfen Sie sich selbst

Mineralien- und Flüssigkeitsverlust ausgleichen!

Trinken Sie reichlich zimmerwarme Teegetränke oder Mineralwasser-Fruchtsaft-Mischungen (im Verhältnis 4:1).

Pfefferminztee

Er ist ein altbewährtes Beruhigungsmittel für angeschlagene Magenwände.
Rezept: 1 gehäuften Teelöffel Pfefferminzblätter mit 1 Tasse kochendem Wasser übergießen, zugedeckt 10 Minuten ziehen lassen, dann abseihen. Trinken Sie ihn in kleinen Schlucken!

Spargelpulver

Es mildert den Brechreiz und dämpft die Magenübersäuerung. Sie holen es sich am besten aus der Apotheke. Lösen Sie 1 Gramm Pulver in 1 Tasse lauwarmem Wasser auf.

Homöopathische Mittel

Der Einsatz von homöopathischen Mitteln setzt voraus, dass man die Begleitsymptome und Ursachen des Erbrechens richtig beobachtet hat.
Veratrum album D6 hilft bei Erbrechen mit kaltem Schweiß.
Dosierung: 3-mal täglich 1 bis 2 Tabletten.
Nux vomica D6 hilft bei Erbrechen infolge von Wut oder Ärger.
Dosierung: 3-mal täglich 1 bis 2 Tabletten.
Gelsemium-Plantaplex hilft bei Erbrechen infolge von unruhigen Flug-, Schiff- oder Autoreisen.
Dosierung: Im akuten Stadium halbstündlich 1 Tablette, ansonsten 3-mal täglich 1 bis 2 Tabletten.

Bei nervösem Magen – unser Tipp

Haferschleimsuppe

Haferbrei und Haferschleim wirken beruhigend auf den Magen.
Rezept: Kochen Sie 20 Gramm Haferflocken in 1/4 Liter Wasser auf.

Vorbeugen – so bleiben Sie gesund

- Wenig Alkohol! Und nicht über die Sättigungsgrenze hinaus essen. Der berüchtigte Nachtisch, der immer noch reingeht, ist aufgrund seines hohen Fettgehalts für strapazierte Magenwände genau das Falsche.
- Wer für Reisebrechanfälle anfällig ist, sollte schon zwei Tage vor Reiseantritt mit dem homöopathischen Mittel Gelsemium-Plantaplex (3-mal täglich 1 Tablette) seine Magenwände besänftigen.

Metoclopramid – ein umstrittener Klassiker

Ärzte verschreiben gern den Wirkstoff Metoclopramid. Er kann allerdings zahlreiche Nebenwirkungen haben (von Müdigkeit über Kopfschmerzen bis hin zu Angstzuständen) und darf auf keinen Fall während der Schwangerschaft eingenommen werden.

Medikamente

Deutschland
Gastronerton, Gastrosil, Paspertin, Metoclopramid-ratiopharm (alle rezeptpflichtig)

Österreich
Gastronerton, Gastrosil, Metogastron, Paspertin (alle rezeptpflichtig)

Schweiz
Gastrosil, Gastro-Timelets, Paspertin (alle rezeptpflichtig)

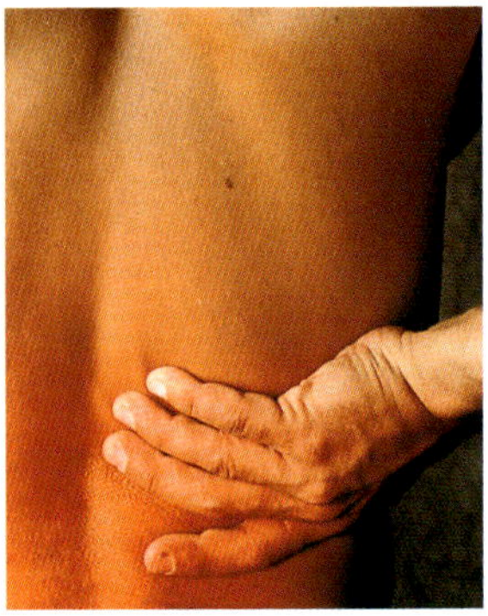

Jeder vierte Mensch hat Gallensteine, Frauen fünfmal häufiger als Männer. Manche Gallensteine werden, wenn sie keine Beschwerden verursachen, eher zufällig entdeckt. Bei Gallenblasenstörungen können die Schmerzen bis zur rechten Schulter ausstrahlen.

Gallenblasenbeschwerden

Symptome

- Fettunverträglichkeit, Blähungen, Völlegefühl im Oberbauch, Unverträglichkeit gegenüber fetten Speisen
- Kolikartige Bauchkrämpfe unterschiedlicher Ausprägung
- Wechsel zwischen Durchfall und Verstopfung
- Druck unter dem rechten Rippenbogen, Schmerzen im Rücken bis unter das rechte Schulterblatt ausstrahlend, Verspannungen auf der rechten Schulterhöhe

Ursachen

Wenn der Gallenblasenausgang mit Verkrampfungen reagiert, die einen Gallenfluss erschweren, kommt es leicht zu Verschlackungen und Verschlammungen der Gallenflüssigkeit. Aus ihnen bilden sich schließlich Grieß und Steine. Die Steine behindern den Gallenfluss und können schmerzhafte Gallenkoliken auslösen. Bei einer starken Behinderung kommt es außerdem zu gelblicher Haut und gelben Augen. Das muss auf jeden Fall vom Arzt behandelt werden.

Organische Hintergründe

Die Gallenblase fängt die von der Leber produzierte Gallenflüssigkeit auf und gibt sie je nach Bedarf an den Zwölffingerdarm zur Verdauung weiter. Die Gallenblase selbst besteht aus glatter Muskulatur, die hauptsächlich vom vegetativen, bewusst nicht steuerbaren Nervensystem kontrolliert wird. Aus diesem Grund kann sie in ihrer Arbeit auch stark von psychischen (besonders durch übermäßigen Stress ausgelösten) Schwankungen beeinträchtigt werden.

Bad Wörishofener Gallenreinigungskur

Diese Kur, die Sie in der Apotheke bekommen können, hat sich bei Gallengrieß bewährt. Sie ist eine ziemliche Rosskur, die aber die Gallenblase stark anregt, den Grieß auszuschwemmen. Die Kur sollte daher am besten unter ärztlicher Aufsicht durchgeführt werden.

Altbewährt – so helfen Sie sich selbst

Gelbwurz

Die Farbstoffe des Gelbwurz (Kurkuma) sind in jüngerer Zeit von Wissenschaftlern ausführlich untersucht worden. Sie regen die Entleerung der Gallenblase an und schützen außerdem die im Körper kursierenden Fette vor dem Angriff aggressiver Sauerstoffmoleküle. All diese Effekte unterstützen die Heilung von Gallenblasenentzündungen.

Tee: 1/2 Teelöffel Kurkumapulver mit 1 Tasse kochendem Wasser überbrühen, 5 Minuten zugedeckt ziehen lassen, abseihen. Trinken Sie davon 2 bis 3 Tassen pro Tag.

Präparate: Als Monopräparate gibt es Bilagit Mono Kapseln, Biozellkraft Kapseln, Curcumen und Temoebilin N Teetabletten. Dosierung laut Packungsbeilagen.

Heiße Wickel

Bei akuter Gallenkolik können Sie zu Hause lediglich heiße Wickel machen, um den Schmerz zu lindern. Sie dürfen dann nichts essen. Legen Sie ein in heißes Wasser getränktes Tuch auf den rechten Rippenbogen und über den Oberbauch, und umwickeln Sie es mit einem Badetuch. Dann legen Sie sich ins Bett und versuchen, möglichst ruhig und flach zu atmen. Dadurch können Sie die intervallartig kommenden Schmerzperioden am ehesten aushalten, bis der Arzt kommt.

Atemtechnik

Da Gallenkoliken sehr häufig bei Frauen vorkommen, sollten Sie sich, falls Sie Kinder haben, an die Atemtechniken der Schwangerschaftsgymnastik erinnern. Durch Hechelatmung können Sie die starken Beschwerden etwas mildern.

Veratrum Homaccort

Bei einem Anfall lässt sich Veratrum Homaccort einsetzen.
Dosierung: Bei einem starken Anfall alle 10 Minuten 5 Tropfen; ansonsten stündlich 10 Tropfen.

Verdauungsenzyme

Bei ständigem Druck im Oberbauch oder Völlegefühl sollten regelmäßig Enzyme eingenommen werden, um die Verdauungsschwäche zu lindern. Enzympräparate erhalten Sie in der Apotheke.

Sanft aus der depressiven Stimmung – unser Tipp

Farbtherapie

Wenn Sie durch Gallenblasenbeschwerden in eine leicht depressive Stimmung gerutscht sind, ist es günstig, sich orangefarbenem Licht auszusetzen. Nehmen Sie ein warmes Bad unter orangefarbenem Licht, und hören Sie entspannende Musik.

Vorbeugen – so bleiben Sie gesund

- Keine fetten Speisen und möglichst wenig tierisches Eiweiß!
- Meiden Sie Alkohol und Koffein, da diese die Leber belasten und sich dann auf den Gallenfluss auswirken.
- Zur Förderung des Gallenflusses stehen viele Leber- und Gallentees zur Verfügung. Fragen Sie den Apotheker.

Kontrolle über die Muskulatur

In unserem Kulturkreis haben sich das autogene Training und die Muskelentspannung nach Jacobson bewährt, um den Gallenfluss zu regulieren. Auch Yogaübungen können hilfreich sein. Psychologisch gesehen ist es wichtig, möglichst positiv und fröhlich zu sein.

Löwenzahn

Löwenzahn hat einen hohen Gehalt an Bitter- und Schleimstoffen, die ihn besonders gallenblasenfreundlich machen. Machen Sie eine Löwenzahnkur mit dem Pflanzenpresssaft (mehrmals täglich 1 Esslöffel), oder trinken Sie den Tee (1 Teelöffel Löwenzahnblätter mit kaltem Wasser ansetzen, kurz aufkochen, abseihen; mehrere Tassen täglich).

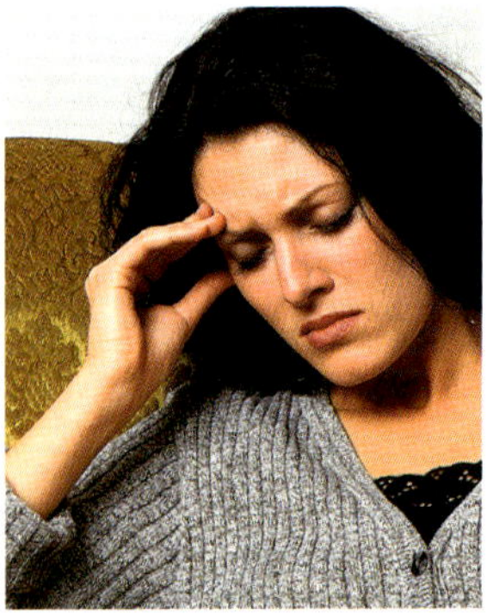

Kater? – Das muss nicht sein!

Kater

Symptome

- Kopfschmerzen, Übelkeit, Licht- und Geräuschempfindlichkeit
- In schlimmeren Fällen: Erbrechen und Schwindelanfälle

Ursachen

Fast jede Fete bringt außer Alkoholexzessen noch Schlafentzug, Zigarettenqualm, Lärm und sozialen Stress mit sich – Faktoren, die bereits für sich genommen zu Kopfschmerzen führen können. Außerdem scheint der Kater auch in den Erbanlagen zu stecken, denn es gibt »Partytiere«, die nach einer durchzechten Nacht keinerlei Probleme haben.

Organische Hintergründe

Bekannt ist, dass Alkohol die Zellmembranen angreift und auch in unsere Schmerzregulierung eingreift. Das ist aber wahrscheinlich nur eine von vielen Komponenten, die zum Kater führen.

Wichtiger Tipp für Gelegenheitszecher

Die alten Sätze »Wein auf Bier, das rat ich dir« und »Bier auf Wein, das lass sein« sind wissenschaftlich nicht haltbar. Wer seine alkoholischen Getränke fleißig mischt, wird sehr wahrscheinlich am nächsten Morgen leiden müssen – unabhängig von der Reihenfolge.

Psychische Hintergründe

Die Heftigkeit von Schmerzen hängt stark von der psychischen Grundeinstellung ab. Wer sie als eine Art Strafe empfindet, leidet in der Regel stärker als andere. Aus diesem Grund werden vor allem vernunft- und kopfgesteuerte Menschen nach Zechgelagen von besonders heftigen Katerattacken heimgesucht. Denn innerlich sind sie davon überzeugt, einen unverzeihlichen Fehltritt begangen zu haben, der nun mit dem Katerschmerz ganz zu Recht bestraft wird.

Altbewährt – so helfen Sie sich selbst

Wasser, Wasser und nochmals Wasser

Das ist das A und O beim verkaterten Kopf. Denn Alkohol dörrt den Körper aus. Also: möglichst viel (2 bis 3 Liter Flüssigkeit) trinken, am besten Mineralwasser mit einem Schuss Obstsaft.

Nux vomica

Lutschen Sie nach Alkoholgenuss vor dem Schlafengehen 1 Tablette Nux vomica D12.

Magnesium

Magnesium neutralisiert das durch den Alkohol außer Kontrolle geratene Kalzium. Magnesiumpräparate nimmt man am besten als Brausetabletten, da sie in reichlich Wasser gelöst werden müssen. Dadurch wird auch der Wasserhaushalt des vom Alkohol ausgedörrten Körpers wieder aufgefrischt.

Vitamin E

Dieses Vitamin möbelt die alkoholgeschädigten Zellmembranen wieder auf. Man findet es in Obst, Obstsäften und grünem Gemüse (Salat, Spinat, Brokkoli). Das Präparat Magnesium Tonil z. B. enthält Vitamin E in Kombination mit Magnesium.

Melissentee

Ein altes Rezept bei Kopfschmerzen, die durch Alkohol- oder Tabakmissbrauch hervorgerufen werden, aber ebenso hilfreich bei Übelkeit und Schlaflosigkeit.
Rezept: 1 Teelöffel Melisse mit 1 Tasse kochendem Wasser übergießen, 5 Minuten ziehen lassen, dann abseihen.

Ingwer

Seine Gingerole ähneln in ihrer chemischen Struktur und ihrer Wirksamkeit dem schmerzhemmenden Aspirin. Darüber hinaus wirken sie im Darm als Gegenspieler zum Hormon Serotonin. Aufgrund der letzteren Eigenschaft zählt Ingwer zu den hilfreichen Mitteln gegen Übelkeit, Blähungen und Krämpfe im Darmbereich, wie sie ja recht häufig beim Kater auftreten.
Die Anwendung erfolgt am besten über Präparate aus der Apotheke, da der »Katerpatient« sich in der Regel nur wenig für den authentischen Ingwergeschmack erwärmen kann: Zintona Kapseln, Gastricard N Tropfen und Gastrosecur Tropfen (Dosierung laut Packungsbeilagen).

Fruktosereiche Speisen

Nahrungsmittel wie beispielsweise Honig (der übrigens auch noch viel Vitamin E enthält), Kuchen und Kräcker beschleunigen den Alkoholabbau.

Vorbeugen – so bleiben Sie gesund

- Immer bei einem Getränk bleiben. Zwischen Schnäpsen kein Bier, sondern Wasser trinken.
- Vor dem Schlafengehen eine ASS-Schmerztablette, und der Kater schlägt am Morgen nur halb so schlimm zu. Lassen Sie es allerdings nicht zur Gewohnheit werden!
- Auch Vitamin C wirkt prophylaktisch, da es den Alkoholabbau beschleunigt. Nicht umsonst lutschen die Mexikaner zu ihrem Tequila immer eine Zitronenscheibe.
- Die beste Prophylaxe ist jedoch: weniger trinken, keine Zigaretten und zeitig ins Bett!

Medikamente

Deutschland
Alka-Seltzer, Aspirin, ASS-ratiopharm, Biogenis, Magnesium Tonil

Österreich
Alka-Seltzer, Aspirin, Aspro, Apozema, Magnesiumtabletten mit Vitamin E

Schweiz
Alka-Seltzer, Aspirin, Aspro; Magvital, OptoVit-E forte

Wichtiger Tipp für Autofahrer

Wenn der Katerschmerz verschwunden ist, kann trotzdem noch Alkohol im Blut sein. Schon so mancher Autofahrer hat beachtliche Werte auf dem polizeilichen Blasinstrument erzielt, obwohl seine Party bereits 36 Stunden zurücklag.

Magenschleimhautentzündung

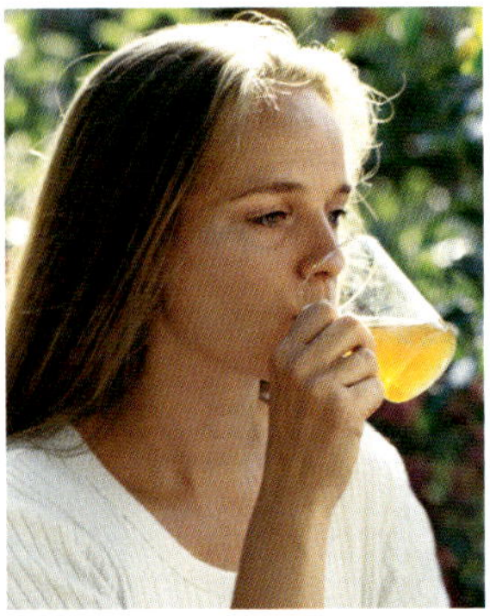

Diverse Tees lindern Magenbeschwerden.

Symptome

- In leichteren Fällen: Sodbrennen, Völlegefühl (obwohl nichts gegessen wurde), Aufstoßen, Appetitlosigkeit
- In schweren Fällen: Schmerzen im Oberbauch, Magenkrämpfe, Durchfall, Blähungen und Verstopfungen
- Nach stärkerem Alkoholgenuss: Neigung zum Erbrechen

Ursachen

Magenschleimhautentzündungen zeigen einen starken Zusammenhang mit der psychischen Befindlichkeit. Der allgemein übliche Satz »Das kommt vom Stress« ist jedoch zu oberflächlich. Wissenschaftler konnten einem Bakterium mit dem Namen »Helicobacter pylori« nachweisen, dass es die Magenwände angreift. Nicht zu vergessen sind schließlich chemische Einwirkungen, etwa durch Medikamente, Nikotin und zu viel Alkohol.

Biologische Hintergründe

Unterschied zwischen Reizmagen und Gastritis

Die Symptome der Gastritis ähneln stark denen des so genannten Reizmagens. Sie sind daher für den Betroffenen, aber auch für viele Ärzte nicht leicht unterscheidbar. Die aufgeführten Hausmittel vermögen jedoch bei beiden Erkrankungen Linderung zu bewirken.

Bisher wurde in der Medizin die Lehre vertreten, dass Magenschleimhautentzündung (Gastritis) und Magengeschwür (Ulkus) durch eine Überproduktion von Magensäure ermöglicht würden und dass diese Überproduktion wiederum die Folge von psychischen Belastungen oder falscher Ernährung sei. Ärzte verschreiben daher gern Medikamente, die den Säuregehalt im Magen zu puffern versuchen. Doch laut jüngsten Untersuchungen versprechen diese Mittel nur wenig Aussicht auf Erfolg: 95 Prozent der Patienten, die mit den medikamentösen »Hemmern« behandelt worden sind, hatten zwei Jahre später wiederum eine Entzündung oder sogar ein Geschwür in ihren Magenwänden.
Ähnlich ernüchternde Zahlen gibt es in punkto Ernährung. Die bisher übliche Schonkost für Gastritiskranke ist mehr oder weniger zwecklos, denn bis heute gibt es keine Diät, die den Heilungsprozess eines Magengeschwürs oder einer Magenschleimhautentzündung beschleunigt. Viele Diäten richten sogar mehr Schaden als Nutzen an. So ist beispielsweise die übliche Magenschonkost aus Eiern und Milchprodukten genau das Falsche. Milch vermag zwar unmittelbar nach ihrem Genuss die Magensäure zu neutralisieren, doch bereits 20 Minuten später gibt sie Kalziumionen an die Magenwände ab, was wiederum zu einer Steigerung der Säureproduktion führt.

Psychische Hintergründe

Zu den typischen psychischen Belastungssituationen, die auf den Magen schlagen, gehören:

- Situationen, die einen Geborgenheitsverlust beinhalten. Gastritis und Magengeschwür sind daher bei Gastarbeitern, Flüchtlingen, Auswanderern, aber auch bei »gehörnten« Ehepartnern und Scheidungskindern überdurchschnittlich häufig.
- Einen Zuwachs an Verantwortung beantwortet der Magen gern mit einer Überproduktion an Magensäure – als wollte er dem Körper die notwendigen Mittel zur Verfügung stellen, mit den nahenden Problemen fertig zu werden. Das erklärt, warum so viele Beförderungen in akuten Magenproblemen enden.
- Unterdrückte bzw. frustrierte Rachegelüste und Aggressionen, die gewissermaßen im Magen »geparkt« werden, um später zum Zuge zu kommen, sind ebenfalls für Magenprobleme aller Art verantwortlich. Typisch für Gastritiker und Ulkuskranke sind Sprüche wie: »Ich hätte es ihm gerne heimgezahlt«; »Wer zuletzt lacht, lacht am besten«; »Ihr werdet alle noch sehen«.

Entspannungsübungen, etwa autogenes Training oder Yoga, helfen sowohl bei chronischen Magenleiden als auch zur Vorbeugung.

Der Dünndarm leidet mit

Viele Magenschleimhautentzündungen gehen Hand in Hand mit einer Entzündung des Dünndarms. In diesem Fall spricht die Medizin von einer Gastroenteritis.

Altbewährt – so helfen Sie sich selbst

Schonkost

Die einzig wirksame Schonkost für den Gastritiskranken richtet sich danach: »Erlaubt ist, was bekommt!« Der Patient darf alles essen, solange er danach keine Beschwerden verspürt. Günstig wäre allerdings, das Essen auf fünf bis sechs kleine Mahlzeiten pro Tag zu verteilen, um den Magen gleichmäßig zu belasten und ihn so zu entlasten. Selbst bei einem Glas Bier oder Wein gibt es keinen Grund für den mahnenden Zeigefinger, denn es gibt wissenschaftlich keine Hinweise darauf, dass der mäßige Genuss von Alkohol – eingebunden in Mahlzeiten – Magenschleimhauterkrankungen fördert.

Wichtig!

Sollten Sie mit den vorgeschlagenen Heilmitteln binnen vier Tagen keine deutliche Besserung spüren, muss der Arzt aufgesucht werden.

Tee aus Kamille, Minze und Melisse

Diese Kräuter können angegriffenen Magenschleimhäuten Linderung verschaffen. Kamille wirkt entzündungshemmend, und ihr Inhaltsstoff Bisabolol schützt und stärkt die Schleimhäute. Minze setzt die Empfindlichkeit der Magenschleimhaut gegen Übelkeit auslösende Reize herab. Außerdem hat sie desinfizierende Eigenschaften. Bei Melisse steht schließlich die beruhigende und krampflösende Wirkung auf die Magenwände im Vordergrund.
Rezept: Nehmen Sie je 1 Teelöffel Kamillenblüten, Pfefferminzblätter und Melissenblätter. Übergießen Sie die Mischung mit 1/4 Liter kochendem Wasser; 10 Minuten ziehen lassen, dann abseihen. Trinken Sie den Tee in kleinen Schlucken zu den einzelnen Mahlzeiten.

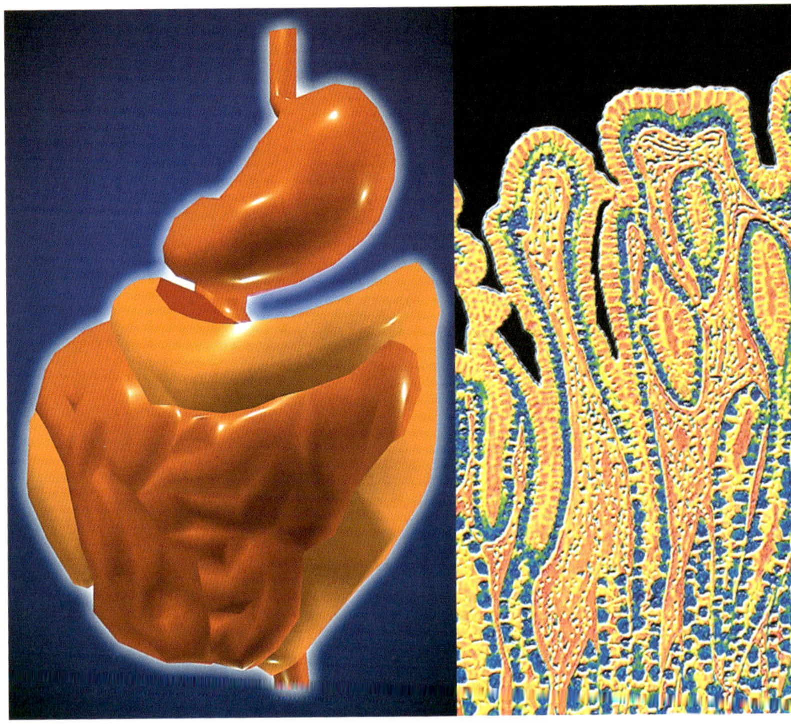

Links: das Verdauungssystem des Menschen mit Magen, Zwölffingerdarm, Dünn- und Dickdarm, in einer Computergrafik dargestellt. Rechts: Querschnitt durch eine gesunde Magenschleimhaut, in einer farbkodierten Mikroaufnahme in 100facher Vergrößerung.

Vitamin A

Es baut zerstörte Schleimhautbereiche in den Magenwänden wieder auf, so dass ihnen die Salzsäure nichts mehr anhaben kann. Machen Sie dazu eine 3-wöchige Lebertrankur (aus der Apotheke, Dosierung laut Packungsbeilage). Auch Spinat, Kürbis, Grünkohl und natürlich die Karotte enthalten überdurchschnittlich viel Karotin, die Vorstufe, aus der der Körper Vitamin A herstellt.
Hüten Sie sich vor Vitamin-A-Präparaten. Denn bei Überdosierung kann es zu Vergiftungen kommen. Nehmen Sie in jedem Fall Rücksprache mit Ihrem Arzt.

Akute Beschwerden
Bei akuten Magenbeschwerden nehmen Sie alle 30 Minuten 5 Tropfen Nux vomica Homaccord.

Stressminderung

Inwieweit Stress eine Magenschleimhautentzündung oder ein Magengeschwür auszulösen vermag, ist umstritten – doch: Wenn Sie schon daran leiden, sollten Sie Stress möglichst vermeiden.
Atem: Es genügt bereits, ein paar Mal tief durchzuatmen; das hat eine sofortige Beruhigungswirkung.
Sport: Eine gemäßigte sportliche Betätigung wirkt ebenfalls entspannend und sollte unbedingt regelmäßig ausgeübt werden.
Visualisierung: Positive Gedanken und Gefühle entspannen uns. Betreiben Sie »Gedankenkino«! Stellen Sie sich angenehme Situationen (z. B. Urlaubssituationen) bildlich vor.

Homöopathische Mittel

Sie berücksichtigen auch die psychischen Merkmale des Kranken.
Nux vomica D6 hilft gereizten Menschen, die schnell »sauer« reagieren und dazu neigen, unter Stress zu viel Alkohol, Kaffee und Zigaretten zu konsumieren.
Dosierung: 3-mal täglich 1 bis 2 Tabletten.
Ignatia D6 ist angezeigt bei Beschwerden infolge von seelischen Rückschlägen wie Trauer und Kummer, die auf den Magen geschlagen sind.
Dosierung: 3-mal täglich 1 bis 2 Tabletten.
Carbo vegetabilis Pentarkan hilft bei plötzlichen Magenkrämpfen, die von Aufstoßen oder Blähungen begleitet werden.
Dosierung: 3-mal täglich 1 bis 2 Tabletten.
Staphisagria D6 eignet sich für introvertierte Menschen mit inneren Konflikten, die im Magen »verarbeitet« werden.
Dosierung: 3-mal täglich 1 bis 2 Tabletten.

Mit der süßen Wurzel heilen – unser Tipp

Süßholzwurzel

Ihr Wirkstoff Glyzyrrhizin wirkt im Magen krampflösend und entzündungshemmend. Die Anwendung erfolgt über Tee (1 Teelöffel geschnittene Süßholzwurzeln mit 1 Tasse kochendem Wasser übergießen; 5 Minuten ziehen lassen, danach abseihen, zu den Mahlzeiten 1 Tasse trinken) oder die entsprechenden Präparate.
Bei psychisch bedingten Magenbeschwerden empfiehlt sich eine Kombination aus Süßholz und Baldrian. Die Wurzeln werden zu gleichen Teilen miteinander vermischt, dann 2 Teelöffel davon mit 1 großen Tasse (200 bis 250 Milliliter) kochendem Wasser überbrühen und 10 Minuten zugedeckt stehen lassen. Abseihen und in kleinen Schlucken (1 Tasse jeweils zu den Mahlzeiten) trinken.

Süßholzpräparate

Süßholz wird in zahlreichen Präparaten für den Magen-Darm-Bereich verarbeitet. In den bekannten Salmiakpastillen kommt allerdings dem Süßholz wohl ein geschmacklicher, aber kein therapeutischer Effekt zu. Wirksamer sind Suczulen mono Kapseln und Ulgastrin Neu Tabletten mit hoch konzentriertem Süßholzextrakt. Rabro N enthält Kalziumkarbonat in Verbindung mit Süßholzwurzelextrakt.

Achtung

Süßholz raubt dem Körper Kalium; es sollte daher mit kaliumreichen Speisen kombiniert werden. Schwangeren Frauen wird von Süßholzanwendungen grundsätzlich abgeraten.

Vorbeugen – so bleiben Sie gesund

- Machen Sie Ihren Aggressionen richtig Luft, anstatt sie in sich hineinzufressen.
- Vermeiden Sie ein Zuviel an Alkohol, Koffein und Nikotin.
- Trinken Sie viel (mindestens zwei Liter Flüssigkeit pro Tag), essen Sie weniger fetthaltige Speisen und dafür mehr Ballaststoffe (in Vollkornreis, Getreideprodukten, Gemüse sowie Schwarz- und Knäckebrot enthalten).
- Nehmen Sie nicht große Mengen an Nahrung auf einmal zu sich; verteilen Sie Ihr Essen auf mehrere kleinere (fünf bis sechs) Mahlzeiten am Tag.

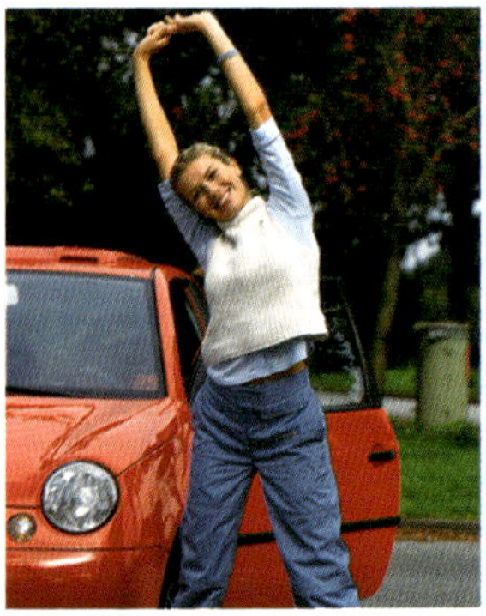

Unser Gehirn reagiert auf manche Fortbewegungsarten mit der Ausschüttung von Stresshormonen. Pausen während einer Autofahrt sind unerlässlich.

Reisekrankheit

Symptome

- **Beginn mit fortwährendem Gähnreiz, Gesichtsblässe und einem flauen Gefühl in der Magengrube**
- **Bei empfindlichen Menschen folgen Schwindel, Übelkeit und Erbrechen.**

Ursachen und neurologische Hintergründe

Unser Gehirn erhält im Flugzeug oder auf See widersprüchliche Reize von unseren Sinnesorganen. Beim Fliegen beispielsweise bewegt sich die ganze Kabine – und mit ihr der Passagier. Die Augen jedoch registrieren hier allenfalls durch einen Blick aus dem Fenster, dass man sich bewegt, und aus 10 000 Meter Höhe wirkt die Geschwindigkeit, mit der sich das Flugzeug bewegt, eher langsam. Doch unser im Innenohr befindliches Gleichgewichtsorgan wird von Reizen geradezu überschwemmt. Jede Schräglage, jede Beschleunigung und jedes Luftloch wird von ihm aufmerksam registriert.

Das Gehirn erhält also von den Augen die Nachricht relativer Ruhe, vom Gleichgewichtsorgan hingegen die Nachricht hektischer Turbulenz. Auf diese widersprüchlichen Botschaften reagiert es mit einer verstärkten Ausschüttung von Stresshormonen: mit Adrenalin, Noradrenalin und vor allem mit dem Blutdruckregulierungshormon Vasopressin. Diese verursachen Schwindel und Übelkeit; außerdem wird die Zahl der Magenwellen dramatisch erhöht – ein Mechanismus, der offenbar dazu dienen soll, den gestressten Körper von unnötigem Ballast zu befreien.

Die »chinesische« Krankheit

Menschen, die zu Seekrankheit neigen, teilen ihr Schicksal nicht nur mit historischen Persönlichkeiten wie Alexander dem Großen, sondern auch mit dem erfahrenen Seefahrervolk der Chinesen. Diese haben nämlich laut Untersuchungen eine fast 100-prozentige Anfälligkeitsrate, während bei Menschen von weißer oder schwarzer Hautfarbe lediglich jeder Zweite damit rechnen muss, seekrank zu werden. Die Gründe hierfür werden in einer sensibleren neurologischen Struktur der Chinesen vermutet.

Altbewährt – so helfen Sie sich selbst

Ingwer

Seine Gingerole ähneln in ihrer chemischen Struktur und ihrer Wirksamkeit dem bekannten Schmerzmittel Aspirin. Darüber hinaus wirken sie im Darm als Gegenspieler zum Hormon Serotonin. Aufgrund der letzteren Eigenschaft zählt Ingwer zu den hilfreichen Mitteln gegen Übelkeit, Blähungen und Krämpfe im Darmbereich. Die Anwendungen:

Frische Ingwerstücke: Ingwer kann man zu vielen Speisen geben; am größten ist seine Wirkung, wenn er auch geschmacklich im Vordergrund steht. Sehr gut wirken beispielsweise Gebäck sowie Joghurt- und Kefirspeisen mit Ingwer.

Kandierte Ingwerstücke: Man erhält sie in chinesischen Lebensmittelgeschäften und Naturkostläden. Sie eignen sich wunderbar als erste Hilfe gegen Wetterfühligkeit, Föhnbeschwerden und auch Reiseübelkeit.
Präparate: Ingwerpräparate gibt es in unterschiedlichen Formen. Gegen Reiseübelkeit helfen Zintona Kapseln, die aus pulverisiertem Ingwerwurzelstock bestehen.

Homöopathische Mittel

Veratrum album wirkt bei Erbrechen mit kaltem Schweiß auf der Stirn und an den Händen.
Dosierung: 10 Kügelchen stündlich, bis die Beschwerden abgeklungen sind.
Tabacum D6 hilft dann, wenn Sie auf Veratrum nicht ansprechen.
Dosierung: 10 Kügelchen stündlich, bis die Beschwerden abgeklungen sind.

Der Druck auf den richtigen Punkt – unser Tipp

Akupressur

Ein Therapievorschlag, der ganz auf Chemie verzichtet, kommt aus China, dessen Einwohner ja besonders routiniert im Umgang mit der Reisekrankheit sind. Als probates Heilmittel wird hier die Akupressur empfohlen.
Neiguan: Dieser Akupressurpunkt ist sehr leicht zu finden. Beugen Sie dazu das Handgelenk, so dass man deutlich die zwei Sehnen deutlich sehen kann, die vom Unterarm in die Hand führen. Auf diesen beiden Sehnen wandern Sie nun 2 Daumenbreit Richtung Ellbeuge. Dort ist der Neiguanpunkt. Massieren Sie ihn mittelfest mit Ihrem Mittel- und Zeigefinger, etwa 1 Minute lang pro Seite.
Massieren Sie dabei beruhigend, d. h. im Uhrzeigersinn von innen nach außen. Wiederholen Sie diese Anwendung am besten vor und während der Reise im Halbstundentakt.

Vorbeugen – so bleiben Sie gesund

- Vor und während der Reise keinen Alkohol trinken und möglichst wenig essen!
- Setzen Sie sich auf die mittleren Sitze von Flugzeug, Bus oder Schiff! Dort machen sich Turbulenzen oder Erschütterungen weniger bemerkbar.
- Präparate gegen die Reisekrankheit sind z. B. Vomacur (nehmen Sie 30 Minuten vor Reiseantritt ein bis zwei Tabletten) und Superpep Reise-Kaugummi-Dragees.

Wichtig!
Verwenden Sie Aromaöle und homöopathische Mittel nicht gleichzeitig. Die Wirkung könnte sonst beeinträchtigt werden.

Den richtigen Platz wählen!
Zur Reisekrankheit neigende Menschen sollten sich an einem Ort aufhalten, an dem die Bewegung am geringsten ist. Im Flugzeug ist das im Bereich der Tragflächen der Fall, im Autobus ist es auf den vorderen Plätzen ruhiger als anderswo, während man sich auf See in der Mitte des Schiffs einen Platz suchen sollte. Und wer seinen Kindern auf dem Rücksitz Reiseprobleme ersparen will, sollte möglichst ruhig und gleichmäßig fahren sowie auf abrupte Spur- und Beschleunigungswechsel verzichten.

Schluckauf

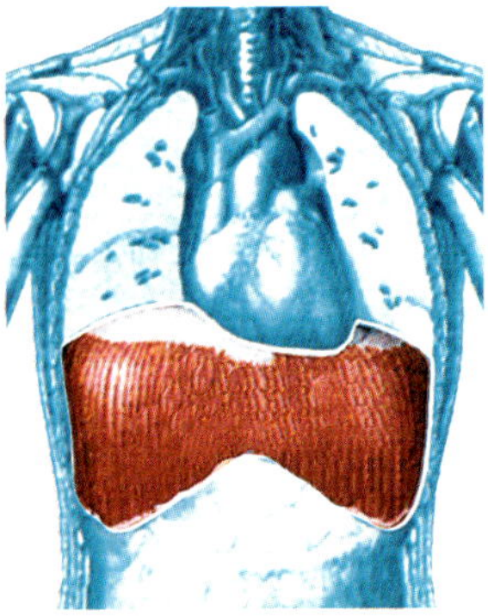

Schluckauf ist die Reaktion auf einen Zwerchfellkrampf.

Symptome

- Zwerchfellkrampf, ein meist harmloser Reflex
- Bei älteren Menschen häufiger auftretend, oft auch nach Krankheiten und Operationen

Ursachen

Hervorgerufen wird der Singultus – so sein wissenschaftlicher Name – durch eine Reizung der Nerven, die zum Zwerchfell führen. Das Zwerchfell erhält dadurch so etwas wie ein »Eigenleben«, indem es aus dem synchronen Verbund der Atemmuskeln ausschert und bereits das Ausatmen veranlasst, obwohl die Inhalation noch gar nicht abgeschlossen ist. Darüber hinaus werfen die irritierten Nerven auch das Öffnen und Schließen der Luftröhre aus der Bahn. Der Kehldeckel schließt die Luftröhre bereits, obwohl der Atemvorgang noch nicht abgeschlossen ist. Die Folge: Es kommt zum typischen Hickserton, der nicht nur lästig, sondern auch peinlich sein kann. Der Schluckauf ist jedoch meist eine harmlose Zwerchfellreaktion, die auch keineswegs auf eine Magenerkrankung hindeutet.

Wichtig!

Bei tage- oder wochenlangem Schluckauf kann die Reizung der Zwerchfellnerven auch durch Erkrankungen hervorgerufen worden sein. Chronischer Schluckauf kann schwer wiegende Ursachen haben: Magenschleimhautentzündung, Magengeschwüre, Struma (Vergrößerung der Schilddrüse), Stoffwechselstörungen, aber auch Tumoren oder Infarkte im Hirnstamm.

Organische und psychische Hintergründe

Die Neigung zum Schluckauf ist teilweise auch eine Sache der Veranlagung. Doch meistens ist sie das Produkt fahrlässigen Fehlverhaltens. Wer beispielsweise zu viel oder zu Kaltes isst oder trinkt, treibt durch die Überfüllung des Magens bzw. durch den Kältereiz das Zwerchfell regelrecht in die Enge. Auch eine falsche Sprech- und Atemtechnik kann den Hickser provozieren. Manche Menschen setzen mit schnellen, hektischen und nicht enden wollenden Worttiraden ihre Atemmuskeln derart unter Druck, dass diese sich das Ausatmen durch den Hickser gewissermaßen erzwingen müssen.

Altbewährt – so helfen Sie sich selbst

Halten Sie die Luft an!

Das irritierte Zwerchfell wird so in der Einatmungsposition stabilisiert und hat Zeit, sich zu beruhigen.

Trinken Sie Eiswasser, Zitronensaft oder Apfelessig!

Es ist die darauf folgende lang gezogene »Igitt!«-Reaktion, die den aufmüpfigen Kehldeckel wieder in den Rhythmus zwingt.

Schlucken Sie 1 Teelöffel Kristallzucker!
Das zwingt Ihr Atemsystem dazu, dem Schlucken mehr Raum zu lassen.

Genehmigen Sie sich eine Prise!
Gönnen Sie Ihrer Nase eine Prise Pfeffer oder Gewürztabak. Der deftige Niesreiz ist eine Schockatmung, die den Zwerchfellmuskel dazu überreden soll, sich wieder synchron zu den Atmungsorganen zu verhalten.

Gewürznelken
Die Gewürznelke auf nüchternen Magen hilft nach Ansicht der Naturheilkundler vor allem älteren Menschen, die von öfter wiederkehrendem Singultus geplagt sind.

Neu und sanft – unser Tipp

Ein sanfter Fingerdruck auf beide Augäpfel
Diese Methode – selbstverständlich bei geschlossenen Augenlidern – hat einen konkreten neurologischen Hintergrund. Ihre Erfolgsquote liegt bei 50 Prozent, da sie den so genannten okulokardialen Reflex ausnutzt, der u.a. in einer Verlangsamung von Pulsschlag und Atmung besteht. Er kann jedoch bei empfindlichen Menschen auch zu Brechreiz und Kollaps führen.
Hören Sie also sofort auf, wenn Sie die ersten Anzeichen einer Übelkeit verspüren. Und drücken Sie wirklich nur sanft und nicht länger als 15 Sekunden.

Vorbeugen – so bleiben Sie gesund

- Versuchen Sie nicht, gleichzeitig zu sprechen und zu essen! Entspannen Sie sich, und tun Sie eins nach dem anderen.
- Sprechen Sie langsam, ohne Hektik!
- Nehmen Sie sich zum Essen Zeit. Wer hastig große Mengen an Essen hinunterschlingt, beschwört verschiedene Irritationen sowohl seines Magens als auch seines Zwerchfells sowie der Speise- und Luftröhre herauf. Betreiben Sie Esskultur!
- Trinken Sie nie aus der Flasche, sondern aus dem Glas! Und trinken Sie die Flüssigkeit langsam, in kräftigen, aber nicht gierigen Schlucken.
- Bei opulenten Mahlzeiten sorgen kohlendioxidhaltige Biere und Limonaden für eine zusätzliche Irritation der Zwerchfellnerven. Trinken Sie lieber stille Getränke!
- Keinen Alkohol oder Tabak auf nüchternen Magen!

Atmung
Alles, was Sie zu einem anderen Atemrhythmus veranlasst, kann auch gegen Schluckauf helfen – beispielsweise ein Drücken an der Nasenwurzel oder die Visualisierung einer angenehmen Situation.

Peinlich, peinlich!
Viele Menschen empfinden den Schluckauf als unendlich peinlich, da sie Angst haben, für unreif oder sogar für betrunken gehalten zu werden. Eine für das Verschwinden des lästigen Hicksers denkbar ungünstige Empfindung, denn peinliche Gefühle ähneln der Angst und bringen das irritierte Atemsystem noch mehr in Aufruhr. Also: Nehmen Sie den Schluckauf als das, was er ist – eine vollkommen natürliche und menschliche Reaktion!

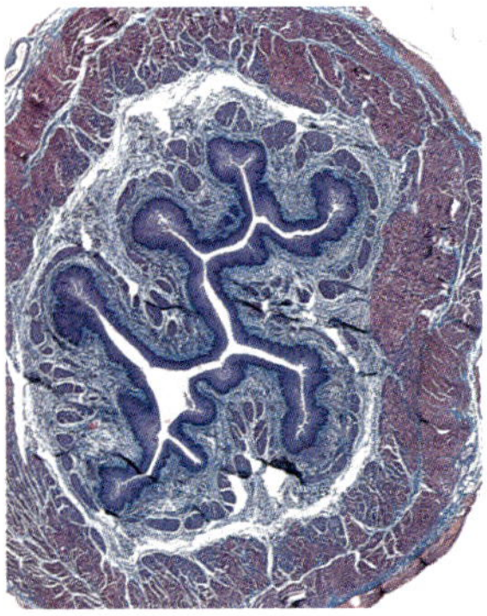

Querschnitt durch eine menschliche Speiseröhre.

Sodbrennen

Symptome

- Brennendes Gefühl hinter dem Brustbein, vor allem nach deftigen Speisen
- Bisweilen in Verbindung mit Völlegefühl und saurem Aufstoßen

Ursachen

Für Mediziner ist das Sodbrennen eine so genannte Refluxkrankheit der Speiseröhre, mit anderen Worten: Die sauren Magensäfte bleiben nicht im Magen, sondern fließen nach oben (Reflux), in Richtung Mund- und Rachenraum. In der Folge kommt es zu den typischen Symptomen wie Aufstoßen, Brennen im Rachen, zum unangenehmen Gefühl, dass da irgendetwas im Hals ist. Ursache ist meistens eine allzu opulente Mahlzeit, die für den Magen nur noch durch die Ausschüttung enormer Säuremengen zu bewältigen ist. Aber auch chronischer Stress oder eine angeborene Überfunktion der Drüsen in den Magenwänden kann das Sodbrennen auslösen.

Ein Volksleiden

18 Prozent der Deutschen leiden unter Sodbrennen, ein Prozent ist sogar täglich davon betroffen. Allerdings gehen nur die wenigsten zum Arzt. Etwa zwei Drittel der Betroffenen versuchen, sich selbst zu behandeln, um das lästige Säuregefühl im Hals- und Rachenraum wegzubekommen – meistens mit irgendwelchen alkalischen Substanzen aus der Apotheke.

Organische Hintergründe

Bei einem Drittel der Patienten mündet das Sodbrennen, wenn nicht frühzeitig eingegriffen wird, in ein Stadium, bei dem die Schleimhäute der Speiseröhre irreparabel geschädigt werden. Darüber hinaus kann chronisches Sodbrennen auch andere Organe in Mitleidenschaft ziehen, da jeder Rückfluss vom Magen in die Speiseröhre gleichzeitig die Funktion von Nachbarorganen – Luftröhre, Bronchien und Herz – beeinträchtigt. Asthmapatienten leiden ungefähr doppelt so häufig an Sodbrennen wie andere Menschen. Auch Herzkrankheiten wie Angina pectoris können einen Zusammenhang mit dem vermeintlich so harmlosen Bäuerchen haben.

Altbewährt – so helfen Sie sich selbst

Basenpulver gegen Magensäure

Dieses basische Pulver dient der Pufferung der Magensäure.

Rezept: 10 Gramm Natrium phosphoricum, 10 Gramm Kalium bicarbonicum, 100 Gramm Calcium carbonicum und 80 Gramm Natrium bicarbonicum in einer Schale mischen und in einem dunklen Gefäß aufbewahren. Lösen Sie bei Bedarf 1 Teelöffel davon in 1 Glas (200 Milliliter) mit warmem Wasser auf. Trinken Sie in kleinen Schlucken. Sie erhalten die einzelnen Pulver in der Apotheke.

Enziantee

Enzian – vor allem die Wurzel des Gelben Enzians – mäßigt die Säureproduktion der Magenwände.

Rezept: Übergießen Sie 1 Teelöffel des Heilkrauts mit 1/4 Liter siedendem Wasser; 3 Minuten ziehen lassen, dann abseihen und in kleinen Schlucken trinken

Achtung: Enzian ist für schwangere Frauen und Personen mit hohem Blutdruck (oder auch Menschen, die zu Nasenbluten neigen) nicht geeignet.

Heilerde

Heilerde besänftigt den Reizmagen und begünstigt den Aufbau einer gesunden Darmflora, eignet sich also gut zur längerfristigen Behandlung von schwerem Sodbrennen. Nehmen Sie 1 Teelöffel Heilerde nach dem Mittag- und Abendessen ein. Schwemmen Sie dafür die Erde in stillem Mineralwasser oder Kräutertee auf, und trinken Sie diese Mischung in kleinen Schlucken. Achten Sie darauf, dass man Ihnen in der Apotheke wirklich nur diejenige Heilerde gibt, die zur innerlichen Anwendung geeignet ist.

Enzianschnaps für leichtere Fälle

Bei Sodbrennen aufgrund von zu reichlichem, schwerem Essen können Sie es einfach mal mit einem Enzianschnaps zum Abschluss versuchen.

Asiatisch sanft – unser Tipp

Ky-Ka-Lei-Wa-Gemüsesuppe

Diese Gemüsesuppe geht auf ein altes asiatisches Rezept zurück, das schon vielen Menschen mit empfindlichem Magen geholfen hat, da die Suppe die traditionellen verdauungsfördernden Mittel Kartoffelstärke, Leinsamen und Kümmel sinnvoll miteinander verbindet.

Rezept: Kochen Sie 2 bis 3 ungeschälte, klein geschnittene Kartoffeln, 2 Teelöffel Leinsamen und 2 Teelöffel Kümmelfrüchte in 2 Liter Wasser. Trinken Sie die lauwarme Suppe über den Tag verteilt in kleinen Schlucken. Den allerersten Schluck nehmen Sie am besten schon morgens vor dem Frühstück zu sich.

Mit Medikamenten gegen schwere Fälle

In hartnäckigen Fällen muss der Arzt zu medikamentöser Hilfe greifen. Hier haben sich besonders die so genannten H2-Blocker und Protonenpumpenhemmer bewährt, die gezielt in das chemische Milieu des Magens eingreifen und dort dafür sorgen, dass der Säuregehalt längerfristig auf einem niedrigen Niveau gehalten wird.

Vorbeugen – so bleiben Sie gesund

- Meiden Sie Alkohol, Schokolade und Zigaretten!
- Den Kaffeekonsum sollten Sie auf etwa zwei bis drei Tassen pro Tag beschränken.
- Verlangsamen Sie Ihr Esstempo!
- Kauen Sie bei den Mahlzeiten viel, und sprechen Sie wenig.
- Lagern Sie beim Schlafen den Oberkörper etwas höher, beispielsweise indem Sie ein paar Steine unter die Stützen am Kopfende Ihres Bettes legen.

Verstopfung

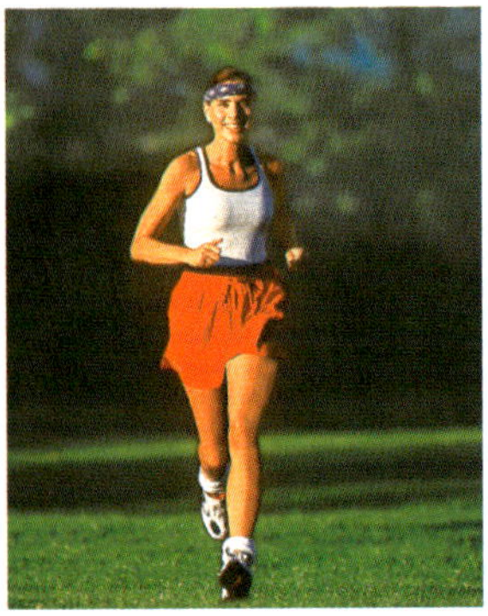

Regelmäßige Bewegung – besonders im Alter – beugt Verdauungsproblemen vor.

Symptome

- Der Darm wird weniger als einmal in fünf Tagen entleert
- Ständiges Völlegefühl im Unterleib
- Der Stuhl ist hart und trocken
- Die Darmentleerung verläuft schwierig, unter relativ großer Kraftanstrengung

Ursachen

Die häufigsten Ursachen für akute Verstopfungen: Orts- oder Ernährungswechsel (z. B. durch eine Urlaubsreise), Stress; auch Bananen, Schokolade und einige Medikamente (z. B. Husten- und Schmerzmittel) verstopfen den Darm.
Die häufigsten Ursachen für chronische Verstopfungen: Bewegungsmangel, Übergewicht, ballaststoffarme Ernährung, mangelnde Flüssigkeitszufuhr, ungelöste psychische Konflikte sowie sexuelle Probleme.

Wichtig!
Wenn sich die Verstopfung trotz Ihrer Behandlung nicht binnen sieben Tagen bessert, sollten Sie den Arzt aufsuchen. Geht schließlich die Verstopfung mit kolikartigen Bauchschmerzen, heftigem Erbrechen und Kreislaufbeschwerden einher, muss der Rettungsdienst bzw. Notarzt gerufen werden (möglicher Darmverschluss!).

Organische Hintergründe

Unser Darm ist ein harter Arbeiter und ständig in Bewegung. Für seine Arbeit ist er auf die Unterstützung der Bauchmuskeln angewiesen, doch die sind bei vielen Menschen aufgrund mangelnder Bewegung und flacher Atmung zu schwach ausgebildet. So manches Verstopfungsproblem ließe sich daher schon mit Atem- und Kraftübungen lösen.

Psychische Hintergründe

Verstopfung tritt oft genau dann ein, wenn ein Mensch entschlossen ist, hart zu arbeiten und durchzuhalten, obwohl er mit einem Problem konfrontiert wurde, das er nicht lösen kann. Typische Äußerungen: »Ich hasse meinen Beruf, aber von irgendetwas muss ich ja leben«; »Unsere Ehe ist kaputt, aber irgendwie wird es schon werden«.
Menschen mit solchen Durchhalteparolen zwingen sich ständig zur Ordnung und empfinden jedes Sichgehenlassen – also auch die Darmentleerung und den Geschlechtsverkehr – als unmoralisches Abweichen vom Pfad der Mühsal. Wie eng Verstopfung und sexuelle Blockaden zusammenhängen, zeigt die Tatsache, dass viele Frauen ihre Verdauungsprobleme verlieren, wenn sie nach längerer Zeit endlich als befreiend empfundenen Sex haben.

Altbewährt – so helfen Sie sich selbst

Rizinusöl

Das gute alte Rizinusöl ist immer noch ein wirksames Heilmittel bei vorübergehenden Verstopfungen und sollte daher in keiner Reiseapotheke fehlen. Schlucken Sie 1 bis 2 Esslöffel des Öls, nach etwa 2 Stunden wird die Wirkung eintreten.

Bitterstoffe

Einer der Hauptgründe für unsere nachlassende Verdauung ist der sinkende Bitterstoffanteil unserer Nahrung. Hier können Urbitter-Granulate aus der Apotheke helfen; sie bestehen aus einheimischen Wildkräutern. Die Dosierung: 3-mal täglich, vor den Mahlzeiten.

Manna

Die Wirksubstanz der Mannaesche ist das d-Mannit. Es pumpt Wasser in den Darm und verbessert dadurch den Kotabtransport. Verstopfung ist ja auch ein Problem von Flüssigkeitsmangel.
Rezept: Nehmen Sie 2-mal 1 Esslöffel Mannasirup (aus Drogerie oder Apotheke) pro Tag, trinken Sie mindestens 1/2 Liter stilles Mineralwasser dazu! Aber nicht über längere Zeit einnehmen!

Homöopathische Mittel

Alumina D6 hilft, wenn der Stuhlgang lange dauert und nur unter Schmerzen abläuft.
Dosierung: 3-mal täglich 1 bis 2 Tabletten.
Nux vomica D4 eignet sich für reizbare Menschen, die schnell wütend werden und alles richtig machen wollen. Ihre Darmverstopfung ist mit Krämpfen und ständigem Völlegefühl verbunden.
Dosierung: 3-mal täglich 1 bis 2 Tabletten.
Magnesium phosphoricum D12 hilft bei akuten Bauchkrämpfen mit Blähungen.
Dosierung: jeweils beim akuten Anfall 10 Kügelchen in 1 Glas warmem Wasser auflösen und in kleinen Schlucken trinken.

Vorbeugen – so bleiben Sie gesund

- Erhöhen Sie den Ballaststoffanteil in Ihrer Nahrung! Mehr Vollkornprodukte, Müsli und Gemüse!
- Trinken Sie mindestens zwei Liter Flüssigkeit pro Tag!
- Weniger Kaffee, Schokolade, Bier und Wein!
- Nehmen Sie sich beim Essen Zeit! Kauen Sie viel, und schlucken Sie häufig. Je besser das Essen bereits in Mund und Magen verarbeitet wurde, umso leichter wird die Arbeit für Ihre Gedärme.

Finger weg von Abführmitteln!

Alle Abführmittel schädigen längerfristig den Darm und entziehen dem Körper wichtige Mineralien – ein Teufelskreis, denn der Mineralienmangel macht den Darm noch träger, als er bereits vorher war.

Kinder

Bei kleinen Kindern hat die Verstopfung häufig psychische Ursachen. Sie protestieren so gegen ihre Eltern und wollen nichts von sich hergeben. Lassen Sie sich nicht auf einen Machtkampf mit den Kleinen ein! Sorgen Sie für ballaststoffreiche Kost und viel Zeit auf der Toilette. Auch ein Glas Fruchtsaft vor dem Frühstück wirkt.

Einlauf

Lassen Sie 1/2 Liter Wasser in den Darm einlaufen, um die Verstopfung zu lösen und durch die Dehnung des Mastdarms den Stuhlgang anzuregen.

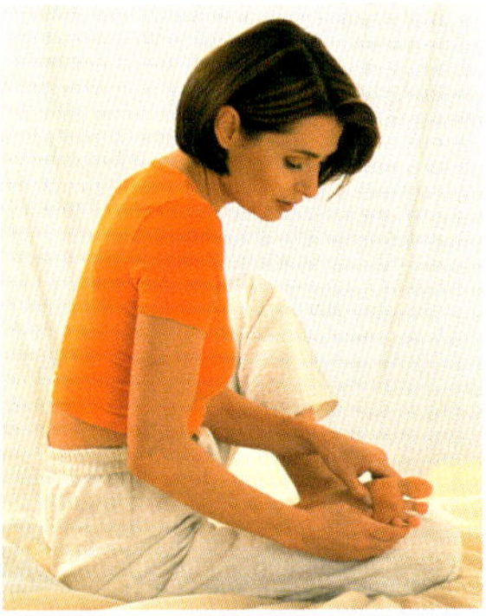

Die Anregung der Druckpunkte wirkt heilend auf die inneren Organe.

Akupressur und Akupunktur

Kurzinformation

- Akupressur und Akupunktur sind ursprünglich chinesische Heilmethoden.
- Mittels Fingerdruck bei der Akupressur bzw. mittels Nadeln bei der Akupunktur werden bestimmte Körperpunkte angeregt (tonisiert) oder beruhigt (sediert).
- Die einzelnen Punkte sind bestimmten Organen zugeordnet; nach chinesischer Vorstellung liegen die Punkte auf bestimmten Energieleitbahnen des Körpers; durch die Stimulierung der Punkte wird der jeweilige Organbereich bzw. das jeweilige Organ angesprochen, und die Selbstheilungskräfte werden aktiviert.

Sanftheit aus dem Reich der Mitte

Unwillkürliche Akupressur

Unbewusst handeln viele Menschen bei Schmerzen letztlich nach Akupressurtechniken, auch wenn sie nichts darüber wissen. Denken Sie einmal daran, was Sie tun, wenn Sie starke Kopfschmerzen haben. Wahrscheinlich drücken Sie automatisch die entsprechende Stelle an der Schläfe oder an den Augenbrauen mit den Fingern.

Anhand von archäologischen Funden wurde nachgewiesen, dass in China Akupressur und Akupunktur bereits vor über 6000 Jahren angewandt wurden. Keine zweite Heilmethode kann auf eine ähnlich lange Geschichte und auf vergleichbare dokumentierte Erfolge zurückblicken.

In Europa wurden diese Heilungsarten lange mit Skepsis betrachtet und somit auch den Patienten vorenthalten. Heute noch sind viele Patienten beim ersten Behandlungstermin stark verunsichert und fragen nach, ob denn Akupunktur überhaupt wirken würde oder lediglich den Effekt eines Plazebos habe, d.h., ob allein durch den Glauben an die Akupunktur bzw. Akupressur auch eine Wirkung einsetzen würde.

In Asien hingegen ist es eine Selbstverständlichkeit, dass man sogar bei operativen Eingriffen Akupunktur als Anästhesiemittel heranzieht. Die große Popularität von Akupressur und Akupunktur hängt hier sehr stark von einem ganzheitlichen Verständnis des Menschen und seiner Gesundheit sowie von seiner Einbindung in die ihn umgebende Natur ab.

Mittlerweile haben sich mehrere Spielarten von Akupressur und Akupunktur entwickelt. Auch in der so genannten Neuraltherapie, die hierzulande zur Schmerzbekämpfung eingesetzt wird, werden Techniken angewandt, die auf Akupunktur zurückgehen.

Entstehung der Akupressur und Akupunktur

Überlieferungen zufolge behandelten die asiatischen Heilkundigen zuerst einen auftretenden Schmerz an der jeweiligen Stelle mit den Fingerkuppen. Damit war die Akupressur geboren. Die Akupressurtechnik wurde im Lauf der Zeit weiterentwickelt, wie 2000 Jahre alte Schriften belegen, die beschreiben, wie erkrankte Menschen mit Bambus- oder Knochenstäbchen behandelt wurden. Später wurden die noch heute verwendeten Akupunkturnadeln entwickelt, die an ganz speziellen Punkten des Körpers in die Haut gestochen werden und dort eine gewisse Zeit verbleiben. Die Technik verlangt viel Erfahrung, daher ist die Akupunktur im Gegensatz zur Akupressur nicht zur Selbstbehandlung geeignet. Wird Akupunktur unsachgemäß angewandt, kann sie unter Umständen ins Gegenteil umschlagen, d.h., sie kann krank machen. Überlassen Sie eine Akupunkturbehandlung wirklich einem Fachmann.

Akupunktur

- Nach chinesischer Auffassung durchströmt die Lebensenergie Chi den menschlichen Körper in einem System von Kanälen, den Meridianen. An diesen Meridianen entlang befinden sich die Akupunkturpunkte; sie sind mit verschiedenen Organbereichen verbunden.
- Der Mensch gerät aus dem Gleichgewicht, wenn seine Kanäle blockiert sind und die Lebensenergie nicht mehr zirkulieren kann; er wird dann krank. Der gesunde Mensch ist hingegen im Fließgleichgewicht der polaren Kräfte Yin und Yang, die Lebensenergie kann ungehindert fließen; sie wird in einem immerwährenden Kreislauf aufgenommen (Yin) und wieder abgegeben (Yang).
- Um entstandene Blockaden zu lösen – also um den krank gewordenen Menschen wieder zu heilen –, werden die Akupunkturpunkte mit Nadeln angeregt. Dadurch werden die Selbstheilungskräfte des Körpers aktiviert, und das energetische Gleichgewicht kann schmerzlos wieder in Harmonie kommen.

Akupressur

- Darunter versteht man die schonende Behandlung der Akupunkturpunkte ohne Nadeln. Die Punkte werden nur mit den Fingern gedrückt bzw. mit den Fingerkuppen kreisend massiert.
- Akupressur ist wohl die geschichtlich frühere Heilmethode. Sie ist sanfter und noch nicht so spezialisiert wie die Akupunktur.

Akupressurpunkte

Insgesamt gibt es 360 Akupressurpunkte auf den verschiedenen Meridianen. Sie sind die Tore zur Übertragung und Übermittlung von Chi. Sind sie geöffnet, dann kann die Lebensenergie ungehindert fließen. Sind sie blockiert, wird der Mensch krank. Werden sie willentlich verschlossen, verfällt der Mensch in Ohnmacht. Werden sie attackiert, dann kann der Mensch sterben – diese Vorstellung war Teil chinesischer Kampftechniken. Demnach gibt es 36 Punkte (die geheim gehalten wurden), deren Verletzung dem Gegner den sofortigen Tod bringt.

»Löcher« nach außen

Bis heute ist noch nicht vollständig geklärt, wie Akupressur und Akupunktur tatsächlich wirken. Fest steht, dass die Akupunkturpunkte entlang den Meridianen einen niedrigeren Hautwiderstand aufweisen, der gemessen werden kann. Auch anhand von Aufzeichnungen der Herzreaktionen wurde die Wirksamkeit von Akupressur- und Akupunkturanwendungen bewiesen.

Es gibt auch Erkenntnisse, die auf eine Beziehung zu unserem hoch sensiblen Nervensystem hinweisen. Ferner gibt es Beweise dafür, dass Akupressur und Akupunktur die Bildung von körpereigenen Schmerzmitteln, den so genannten Endorphinen, anregen, die ebenso stark wie Morphium wirken können. Nach chinesischer Vorstellung stellen die Akupunkturpunkte die beste Verbindung zwischen körpereigenem Chi und kosmischem Chi dar; sie sind sozusagen die »Löcher« von innen nach außen bzw. umgekehrt – worauf auch der wissenschaftlich nachgewiesene niedrigere Hautwiderstand hindeuten würde.

Fest steht zumindest, dass sowohl Akupunktur als auch Akupressur wirken: Durch die Reizung der Nervenfasern werden Schmerzen gelindert und die Selbstheilungskräfte des Körpers angeregt. Und: Der Patient bestimmt letztlich selbst, gesund und schmerzfrei zu werden; er hat auch gleichzeitig Einfluss auf seine Körperenergien. Man kann verloren gegangene Energie wieder aufbauen bzw. einen Überschuss an Energie regulieren.

Jeder Akupressurpunkt hat eine nachgewiesene Wechselbeziehung zu den ihm zugeordneten Organen. Durch die Massage dieser Punkte entstehen Reflexe, die elektrische Impulse physikalischer und physiologischer Art aussenden.

Durch Akupressur und Akupunktur kann das so genannte vegetative, vom Bewusstsein nicht steuerbare Nervensystem entweder beruhigt oder angeregt werden.

Die Meridiane

Die Meridiane sind Kanäle durch den Körper; auf diesen Leitbahnen fließt die Lebensenergie Chi. Es gibt zwölf Meridiane, die jeweils paarig angelegt sind, einer in der rechten Körperhälfte, der andere in der linken. Die verschiedenen Meridiane sind entweder nach Yin- oder nach Yang-Organen geordnet.

Außerdem gibt es noch zwei Meridiane, die nur einmal existieren: das Konzeptionsgefäß (Jennmo) und das Lenkergefäß (Toumo). Das Lenkergefäß beginnt am Mund, verläuft über den Kopf, zieht den Rücken hinab und endet an der Steißbeinspitze. Ihm sind alle Yang-Organe zugeordnet. Das Konzeptionsgefäß beginnt zwischen den Genitalien, verläuft über den Bauch nach oben und endet am Kinn. Ihm sind die Yin-Organe zugeordnet.

Der Chi-Kreislauf

Nach chinesischer Vorstellung durchläuft das Chi innerhalb von zwölf Stunden den Körper über die Meridiane links und rechts jeweils dreimal. Aus diesem Grund ist bei einer traditionellen Akupunkturbehandlung die Tageszeit der Behandlung von großer Wichtigkeit.

Die fünf Elemente

Für die chinesische Philosophie beruht der natürliche Kreislauf auf fünf Elementen (Holz, Feuer, Erde, Metall und Wasser). Sie erzeugen und vernichten sich gegenseitig und bilden so einen ewigen Zyklus. Ihnen sind verschiedene Organe zugeordnet, die Jahreszeiten, Farben und Geschmacksrichtungen. Die Lebensenergie kann nur fließen, wenn diese Elemente im Gleichgewicht bleiben.

Die wichtigsten Meridiane

Die folgende Auflistung gibt die wichtigsten Meridiane, die durch unseren Körper gehen, wieder. Zum besseren Verständnis für die Wirkungsweise der einzelnen Akupressurpunkte, die dann bei bestimmten Beschwerden gezielt massiert werden (dies ist unter den einzelnen Stichwörtern dieses Buchs jeweils genauer beschrieben), sollte man zumindest im Überblick wissen, welche Leitbahnen sie stimulieren, d. h., welche Organe und Organsysteme günstig beeinflusst werden:

- *Der Herzmeridian (Yin):* Er wirkt auf die Psyche und das vegetative Nervensystem.
  Anwendung von Akupressur bei: Nervosität, Angst, Depressionen, Kreislaufstörungen, Herzklopfen u. Ä.
- *Der Dünndarmmeridian (Yang):* Er wirkt direkt auf die Schleimhäute und krampflösend.
  Anwendung von Akupressur bei: Schulter- und Armbeschwerden, Darmproblemen und Nervosität.
- *Der Blasenmeridian (Yang):* Er wirkt direkt auf alle Ausscheidungsorgane.
  Anwendung von Akupressur bei: Blasen- und Nierenbeschwerden, hormonellen Problemen, Genitalerkrankungen, Fuß-, Knie- und Rückenschmerzen.
- *Der Nierenmeridian (Yin):* Er wirkt auf den Stoffwechsel.
  Anwendung von Akupressur bei: Menstruationsbeschwerden, urogenitalen Problemen, Ohrenerkrankungen.
- *Der Dickdarmmeridian (Yang):* Er wirkt auf die Schleimhäute.
  Anwendung von Akupressur bei: Darmkrankheiten, Asthma, Atembeschwerden und Lungenproblemen.
- *Der Magenmeridian (Yang):* Er wirkt auf die Verdauungsorgane und den Kreislauf.
  Anwendung von Akupressur bei: Magen-Darm-Erkrankungen und Nervosität.

Wirkungsweise von Akupunktur

- Sie wirkt nachweislich stimulierend auf das Blutgefäßsystem.
- Sie regt die Funktion der Hormondrüsen an.
- Sie sorgt für den Abtransport von gestauter Lymphflüssigkeit und Stoffwechselschlacken.
- Sie lindert Schmerzen durch Bildung von körpereigenen Schmerzmitteln, den so genannten Endorphinen.
- Sie wirkt beruhigend und entspannend.
- Sie aktiviert die Selbstheilungskräfte des Körpers.

Eigenbehandlung

Wichtig für die Anwendung von Akupressur sind: eine stressfreie Situation, eine entspannte Sitz- oder Liegehaltung, wenn möglich Bauchatmung, warme Hände. Sie können ein paar Minuten akupressieren – oder auch bis zu 25 Minuten. Bei Schmerzen sollten Sie die Selbstbehandlung sofort abbrechen.

Wichtig!

Akupressur hat ihre Grenzen. Sie ersetzt keinesfalls eine medizinisch notwendige Therapie. Auch bei schweren Herz- und Kreislaufkrankheiten sowie bei entzündlichen Erkrankungen sollte darauf verzichtet werden. Während der Schwangerschaft ist ebenfalls von Akupressur abzuraten.

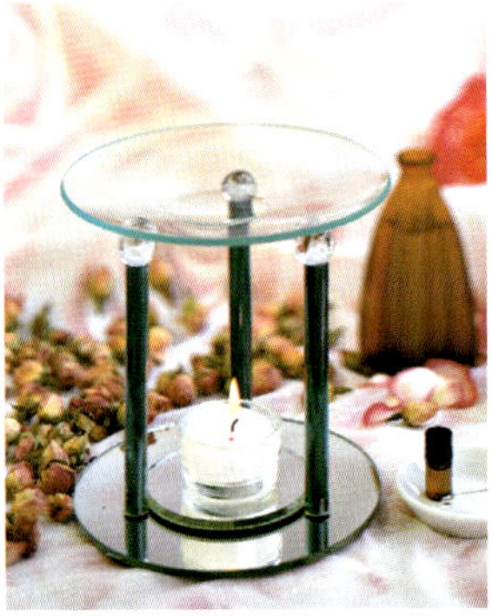

Aromaöle genießt man am besten in einer Duftlampe.

Aromatherapie

Kurzinformation

- **Aromaöle gelangen über die Atemwege schnell ins Nervenzentrum und wirken schmerzlindernd und entspannend.**
- **Aromaöle erreichen über die Haut das tiefer liegende Gewebe und alle inneren Organe; dort wirken sie infektionshemmend und wundheilend.**
- **Aromaöle gelangen über den Geruchssinn zum Gehirn und beeinflussen das Hormonsystem.**

»O wunderbarer Duft ...«

Ohne unser sensibles Sinnesorgan Nase würden wir oftmals gar nicht wissen, was wir gerade essen, wir könnten den wunderbaren Duft der Rosen nicht einatmen, wir würden keine Gänsehaut bekommen, wenn wir im Lift noch das Rasierwasser unseres »Mr Wonderful« riechen.

Rosenduft?
Nicht alle ätherischen Öle duften genau wie die Pflanze oder Blüte, aus der sie gewonnen wurden. Auch die Intensität des Dufts kann unterschiedlich sein. Das liegt an der hohen Konzentration. Lassen Sie sich davon nicht irritieren!

Eigentlich müsste man es anders formulieren: Wir riechen nicht mit unserer Nase, sondern mit unserem Gehirn. Wir nehmen ständig Gerüche auf und geben selbst Gerüche ab. Wenn wir riechen, dann reagieren wir vollkommen automatisch, also aus unserem Unterbewusstsein heraus. Jedes Mal wenn wir einatmen, normalerweise etwa 16-mal pro Minute, werden zusammen mit dem Atem Geruchsmoleküle aufgenommen, die sofort über bestimmte Nervenzellen zum Geruchszentrum weitergeleitet werden und dann entsprechende Reaktionen auslösen.

Wer kann wen riechen?

Sie kennen sicherlich die Formulierung »sich nicht riechen können«. Dies stimmt in der Praxis tatsächlich. Studien haben ergeben, dass wir bei der Wahl unseres Partners stark von unserem Geruchssinn beeinflusst werden.

Allergien sind möglich
Wenn ätherische Öle pur oder stark konzentriert auf die Haut und Schleimhaut aufgetragen werden, kann es zu allergischen Reaktionen kommen. Sie sollten deshalb vor einer Anwendung einen Hauttest auf dem Handrücken machen (ein Tropfen genügt).

Unser Geruch ist so individuell wie ein Fingerabdruck, und wir sind ständig unbewusst auf der Suche nach dem »Exemplar«, das zu uns passt. Menschen, die einander nicht »riechen« können, bei denen »die Chemie nicht stimmt«, sind nicht in der Lage, eine Beziehung aufzubauen – auf welcher Ebene auch immer. Diese Bewertung eines anderen Menschen läuft innerhalb von Sekunden ab, nachdem man ihm begegnet ist, und wird von unserem Unterbewusstsein gesteuert.

Die Wirkungsweise der Aromatherapie

Naturreine ätherische Öle besitzen pharmakologische und kosmetische Wirkungen. Sie wirken über das Unbewusste und beeinflussen das vegetative Nervensystem. Sie dringen über die Haut bis in die inneren Organe vor und entfalten dort eine heilende Wirkung. Die Aromatherapie macht sich diese Erkenntnisse zunutze. Wissenschaftlich nachgewiesen wurden folgende Eigenschaften von ätherischen Ölen:

- Sie stimulieren alle absondernden Drüsen.
- Sie regen die peristaltische Muskulatur an.
- Sie wirken stark desinfizierend.
- Sie wirken bakterizid (bakterienabtötend).
- Sie sind beruhigend und entspannend.
- Sie sind anregend und belebend.
- Sie beeinflussen das seelische Befinden.

Vorsicht!

Es gibt unterschiedliche Qualitäten von ätherischen Ölen. Ein kleiner Test: Geben Sie 1 Tropfen des Öls auf ein Blatt Papier. Obwohl die Essenz Öl heißt, sollte nach dem Verdunsten des Tropfens keine ölige Spur zurückbleiben. Falls das der Fall ist, haben Sie es mit gestreckter Ware zu tun. Wenn Ihr Öl auf dem Badewasser schwimmt, ist das allerdings normal.

Was genau sind ätherische Öle?

Unter einem ätherischen Öl versteht man einen pflanzlichen Stoff mit spezifischen chemischen und physikalischen Eigenschaften. Die Essenzen werden durch verschiedene Methoden (Destillation, Pressen, Extraktion u. Ä.) aus ganzen Pflanzen, Blüten, Blättern, Wurzeln, Harzen etc. gewonnen. Ätherische Öle sind von unterschiedlicher Konsistenz, Duftintensität und Farbe, doch sie sind alle hoch konzentriert.
Damit Sie die zu Ihnen passenden Öle leichter finden, sehen Sie auf den nächsten Seiten eine Übersicht über die wichtigsten ätherischen Öle und deren Charakteristik.

Anwendung

Sie können Aromaöle einzeln verwenden oder sich auch Ihre persönliche Mischung aus verschiedenen Ölen herstellen. Es genügen jeweils:
Für die Duftlampe: 5 bis 8 Tropfen Öl, die Sie im Wasser gut verrühren sollten.
Für Inhalationen: ein paar wenige Tropfen für eine große Schale mit heißem Wasser.
Für ein Massageöl: 15 bis 20 Tropfen für 50 Milliliter neutrales pflanzliches Öl wie Weizenkeimöl, Mandelöl, Avocadoöl, Olivenöl oder Sesamöl.
Für ein Vollbad: 15 bis 20 Tropfen, verrührt in 1 bis 2 Esslöffeln Sahne, Milch, flüssigem Honig oder Neutralseife.
Für ein Shampoo: 10 bis 15 Tropfen für 100 Milliliter pH-neutrales Haarwaschmittel.
Für eine Hautcreme: 15 bis 20 Tropfen ätherisches Öl für 50 Milliliter Neutralcreme.

Wichtig!

Ätherische Öle sollten – bis auf wenige Ausnahmen – nicht direkt auf die Haut aufgetragen und keinesfalls eingenommen oder geschluckt werden.

Wirkungsweise der ätherischen Öle

Wirkung/Öl	Körperlich	Geistig-seelisch	Auf der Haut
Bergamotte *Citrus aurantium bergamia*	Antiseptisch, fiebersenkend, entkrampfend, appetitanregend, verdauungsanregend	Antidepressiv, ausgleichend, aufmunternd	Reinigend, antiseptisch, desodorierend, adstringierend
Eukalyptus *Eucalyptus globulus*	Antiseptisch, schleimlösend, krampflösend, fiebersenkend, blutreinigend	Stärkend, konzentrationsfördernd, anregend	Antiseptisch, regenerierend, desodorierend
Fenchel *Foeniculum vulgare dulce*	Verdauungsfördernd, schleimlösend, krampflösend	Entspannend, beruhigend	Durchblutungsfördernd, straffend
Geranium *Pelargonium odoratissimum*	Antibakteriell, wundreinigend, schmerzlindernd, adstringierend	Antidepressiv, beruhigend, harmonisierend, phantasieanregend	Gegen entzündete, gereizte Haut, gegen Akne
Gewürznelke *Eugenia caryophyllata*	Antibakteriell, schmerzstillend, adstringierend, wundheilend, magenwirksam	Stärkend, aphrodisierend	Antibakteriell, wundheilend
Kamille, Römische *Anthemis nobilis*	Fiebersenkend, schmerzstillend, krampfstillend	Beruhigend, entkrampfend	Antibakteriell, hemmend
Lavendel *Lavandula vera*	Antiseptisch, krampflösend, schmerzlindernd, blutdrucksenkend, schlaffördernd, herzstärkend	Beruhigend, ausgleichend, aufbauend, anregend, erfrischend, reinigend	Insektenabweisend, stark antibakteriell, heilend, entstauend
Orange, süß *Citrus aurantium*	Fiebersenkend, desinfizierend, herzstärkend, Gallenblase/Nieren/Blase anregend	Erheiternd, ausgleichend, erwärmend, sinnlich	Gegen Zellulite, beruhigend, aufbauend, entstauend

Wirkungsweise der ätherischen Öle

Wirkung/Öl	Körperlich	Geistig-seelisch	Auf der Haut
Rose *Rosa damascena,* *Rosa centifolia,* *Rosa gallica*	Antiseptisch, adstringierend, menstruationsfördernd, wundheilend, kühlend, krampflösend	Ausgleichend, sinnlich, antidepressiv	Klärend, erfrischend, adstringierend
Rosmarin *Rosmarinus officinalis*	Antiseptisch, krampflösend, anregend, herzstärkend, leberstärkend, blutdrucksteigernd, blutzuckersenkend	Belebend, aufrichtend, Nerventonikum strukturierend, bewusstseinsstärkend	Fördert Vernarbung, fördert Heilung, antiseptisch
Thymian *Thymus vulgaris,* *Thymus serpyllum*	Krampflösend, antiviral, appetitfördernd, potenzsteigernd, desinfizierend	Aufbauend, nervenstärkend, konzentrationssteigernd	Antiseptisch, wundheilend, entgiftend
Wacholder *Juniperus communis*	Desinfizierend, entgiftend, krampflösend, blutreinigend	Nervenstärkend, konzentrationsfördernd	Entwässernd, fördert Vernarbung, fördert Heilung, anregend, reinigend
Weihrauch *Boswellia thurifera,* *Boswellia Carterii*	Antibakteriell bei tiefer Einatmung	Beruhigend, ausgleichend, entspannend	Hautglättend, beruhigend, pflegend
Ylang-Ylang *Cananga odorata*	Potenzsteigernd, sinnesstimulierend	Ausgleichend, beruhigend	Haarwuchsfördernd
Zimtrinde *Cinnamomum zeylanicum*	Antibakteriell, krampflösend, verdauungsfördernd, magenstärkend	Wärmend, leicht sinnlich, nervenstärkend, kreativitätssteigernd	Antiparasitär, durchblutungsfördernd
Zitrone *Citrus limonum*	Antibakteriell, säureneutralisierend, fiebersenkend	Anregend, klärend, erhellend, konzentrationsfördernd	Stark antibakteriell, straffend, desinfizierend, entschlackend

Aura-Soma-Therapie

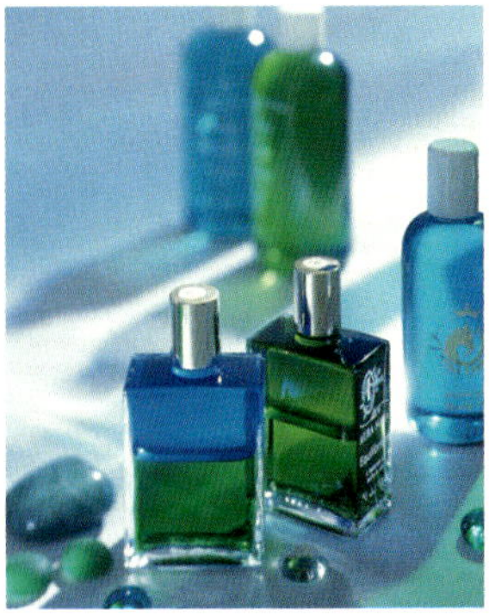

Pflege für Seele und Haut: Die Kombination von Öl und Wasser gilt schon seit alters her als ausgesprochen hautpflegend. Die beiden Wirkstoffe werden durch Schütteln miteinander verbunden.

Kurzinformation

- **Aura-Soma-Mischungen bestehen aus natürlichen Elementen: Pflanzenfarben, Pflanzenölen, ätherischen Ölen, Wasser.**
- **Die Heilmethode ist eine Kombination aus Aroma-, Farb- und Edelsteintherapie. Die Öle, die Farben und die Edelsteine dienen dem Abbau von Blockaden. Unterstützt wird dies u.a. durch Chakren- und Fußreflexzonenmassagen sowie durch Entspannungsübungen.**

Aromen, Farben, Edelsteine

Die Aura-Soma-Therapie wurde 1983 von der Engländerin Vicky Wall erfunden, die als Pharmazeutin und Kabbalistin den Weg zu dieser Heilmethode fand. Aura Soma ist eine kombinierte Aroma-, Farb- und Edelsteintherapie. Ausgangspunkt waren auch hier die Erkenntnisse früherer Kulturen, beispielsweise Ideen aus dem Gedankengut des Buddhismus: In dieser Religionsphilosophie wird Farbe als Vermittler zwischen der feinstofflichen und der materiellen Ebene verstanden.

Der Erfolg von Aura Soma beruht auf einem wahren Kraftpaket von heilenden Substanzen. Die Wirkungen von ätherischen Ölen, Farben und Edelsteinen sind in einer einzigen Therapie zusammengefasst – eine bisher einmalige Kombination.

Aura Soma wirkt ganzheitlich – nämlich auf den Körper (= Soma) und auf Geist und Seele (= Aura). Für die Anwendung dieser Kombinationsmethode braucht man nur ein paar wenige Minuten Zeit, jeweils morgens und abends – und doch erhält man einen tiefen Einblick in die eigene innere Welt.

Weiterentwicklung

Seit dem Tod von Vicky Wall im Jahr 1991 wird die Herstellung der Essenzen von ihrem Nachfolger Mike Booth weitergeführt. Noch heute wächst das Interesse an Aura Soma, und neue Öle werden entwickelt. Die Zahl 100 soll demnächst erreicht werden.

Träumend im Land des Regenbogens

Interessant ist die Entstehung der Therapie. Vicky Wall, eine sehr sensitive Frau mit orthodox-jüdischem Hintergrund, war erblindet. In ihren Träumen konnte sie jedoch sehen; sie sah verschiedene Rezepturen für flüssige Substanzen und begann damit, diese herzustellen. Die Resultate waren wunderschöne Farbkombinationen – ätherische Öle, die auf einer wässrigen Flüssigkeit schwimmen. Und diese Mischungen erwiesen sich als heilkräftig: Vicky Wall fand heraus, dass die verschiedenen Farbkombinationen der Fläschcheninhalte, als Öl-in-Wasser-Emulsion direkt auf die Haut der verschiedenen Zonen der Chakren aufgetragen, heilend wirken.

Natürliche Inhalte

Balanceöle

Die Inhaltsstoffe sind ausnahmslos aus natürlichen Substanzen, wie z. B. aus pflanzlichen Ölen, die je nach Farbgebung mit natürlichen Farbstoffen aus diversen Pflanzen oder Rinden hergestellt werden. Die wässrige Lösung dieser Mischungen besteht aus einem im Spezialverfahren hergestellten Wasser, das zusätzlich einen kleinen Anteil des heiligen Wassers von Glastonbury enthält.
Es gibt zurzeit 95 verschiedene Aura-Soma-Mischungen (Balanceöle); sie sollen in nächster Zeit ergänzt werden, so dass eine Anzahl von 100 Balanceölen erreicht wird.

Pomander

Weiterhin stehen die so genannten 14 Pomander zur Verfügung. Dies sind ähnlich zusammengesetzte Öle wie die oben genannten Aura-Soma-Mischungen – auf Alkoholbasis und mit einem Zusatz von Teebaumöl.

Quintessenzen

Zusätzlich gibt es noch 14 Quintessenzen, die verstärkt auf der feinstofflichen Ebene wirken sollen.

Anwendung

Die Wirkungen von Aura-Soma-Mischungen helfen bei psychosomatischen, spirituellen und mentalen Schwierigkeiten bzw. bei Notfällen. Sie werden von Ärzten, Heilpraktikern und Therapeuten angewandt und eignen sich zur Selbstbehandlung. Die Selbstbehandlung ist geradezu gefordert, denn der Klient wählt selbst seine anfänglichen vier Flaschen aus. Dabei gilt:

- Die erste Flasche betrifft unser Potenzial.
- Die zweite Flasche charakterisiert die persönlichen Blockaden.
- Die dritte Flasche stellt unsere gegenwärtige Situation dar.
- Die vierte Flasche symbolisiert unsere zukünftigen Möglichkeiten und Chancen.

Mit Ihrem persönlichen Berater machen Sie verschiedene Tests (Chakren und Energiezentrum betreffend), dann verwenden Sie das auf Sie abgestimmte Öl nach Anweisung Ihres Beraters.

Die Mystik der Kabbala
Da Vicky Wall kabbalistisch beeinflusst war, enthält Aura Soma auch Elemente dieser jüdischen Geheimlehre. Die Schüttelbewegungen, die man mit den Mischungen durchführt, gehen auf Rituale der Kabbalisten zurück. Jeder Finger entspricht dabei einem Element: der Daumen dem Äther, der Zeigefinger der Luft, der Mittelfinger dem Feuer, der Ringfinger dem Wasser und der kleine Finger der Erde.

Grundsätzliches zur Farbtherapie

Farben stehen in einem sehr engen Zusammenhang mit unserem Körper und unserer Seele. Ständig sind wir von Farben umgeben, aber oft nehmen wir diese nur noch unterschwellig wahr, da sie uns in unserem Umfeld zu selbstverständlich geworden sind.
Die Farblehre ist eigentlich schon sehr alt – ihre Ursprünge reichen 5000 Jahre zurück. Viele Persönlichkeiten aus Kunst und Wissen-

Edelsteine können heiltherapeutische Wirkung auf den Körper haben. Ein grüner Turmalin beispielsweise wirkt regulierend auf den Blutdruck und kann das Immunsystem stärken.

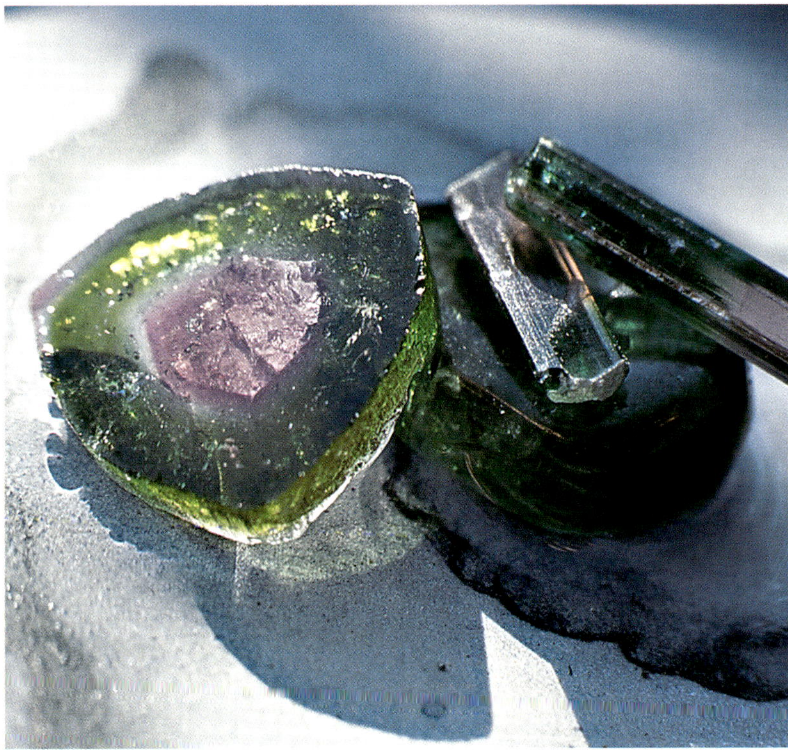

schaft haben sich bei der Entdeckung und der Erforschung der Farblehre bzw. Farbpsychologie verdient gemacht: Newton, Goethe, Itten – um nur einige wenige zu nennen.

Farbe und Licht

Isaac Newton löste mit seiner Entdeckung, dass alle Farben letztlich Brechungen des Lichts sind, eine philosophische Debatte aus. Zunächst herrschten Verunsicherung und Enttäuschung, und einige Schriftsteller der Romantik behandelten die Farben nur noch als bloßen Schein, als reine Täuschung.

Sie sollten wissen, wie Farben wirken!

Haben Sie sich schon jemals Gedanken gemacht, warum Sie kalte Füße hatten, als Sie blaue Strümpfe trugen? Warum Sie im Winter so gerne Mandarinen, Orangen, Paprika und Tomaten essen? Wissen Sie, warum Ihr Chef letzte Woche so nervös und gereizt war, als Sie das rote Kostüm anhatten? Probieren Sie es einfach einmal aus, und tragen Sie bei Ihrer nächsten Halsentzündung einen blauen Rollkragenpulli!

Folgenden geben wir Ihnen eine kurze Charakteristik der hauptsächlichen Farben an die Hand:

- *Weiß* ist eine kalte Farbe, und sie hat die hellste Farbschwingung. Weiß verbindet man mit Sauberkeit, Reinheit, Klarheit und Unschuld. Weiß kann aber auch ein Zeichen von Unnahbarkeit und Distanz sein. In Asien ist Weiß eine Trauerfarbe, in Europa und den USA eine Farbe des Glücks.
- *Schwarz* ist für viele Menschen eine negative Farbe, weil man sie in unserem Kulturkreis oft mit Tod, Trauer und Depression ver-

bindet. Schwarz ist eine kalte Farbe und wird oftmals bei besonderen Festlichkeiten getragen. Auch schillernde Persönlichkeiten kleiden sich bevorzugt in Schwarz und erscheinen dadurch interessant und unnahbar. Schwarz wirkt auch geheimnisvoll und undurchsichtig. In Asien ist Schwarz eine Glücksfarbe, da man mit ihr Reichtum verbindet. Viele Frauen kleiden sich gern schwarz, weil man diese Farbe leicht mit anderen kombinieren kann. Außerdem ist es weit verbreitet, sich schwarz zu kleiden, wenn man einige Kilogramm, die man zu viel auf die Waage bringt, optisch wegmogeln möchte, denn Schwarz macht schlank. Doch Vorsicht – dies trifft leider nicht immer zu!

- *Blau* ist mit Abstand die beliebteste Farbe in unseren Breitengraden, weil ihr viele positive Eigenschaften zugeschrieben werden. Blau ist die Hoffnung, die Treue, das Fernweh, die Weite, das Große und das Seriöse. Denken Sie nur an die Berufskleidung der Manager und Bankiers – die Farbe Blau ist vertrauenswürdig. Beachten Sie in diesem Zusammenhang die Firmenfarben von Kreditinstituten. Geldgeschäfte haben mit Vertrauen und Seriosität zu tun. Blau ist eine kalte Farbe, deshalb lässt Blau den Blutdruck sinken. Wenn Sie also einen Termin haben und aufgeregt sind, dann tragen Sie an diesem Tag ein blaues Kostüm oder einen blauen Blazer. Blau entspannt, ist ausgleichend und harmonisierend. Blau wirkt entzündungshemmend und wurde schon seit alters zur Heilung von Entzündungen und zur Fiebersenkung eingesetzt.
- *Indigo* ist eine verdichtete Farbkonzentration von Blau und wirkt folglich intensiver. Indigo ist eine mystische Farbe, zielt auf das Unterbewusstsein und aktiviert spirituelle Kräfte. Außerdem steht diese Farbe für Ausgeglichenheit, Gelassenheit und Friedfertigkeit. Therapeutisch wendet man Indigo zur Schmerzstillung, Heilung und Beruhigung an.
- *Grün* sind die Natur, das Vertrauen, die Regeneration und die Beruhigung. Grün wirkt erfrischend und konzentrationsfördernd. Grün ist die Farbe der Harmonie und des Friedens. Grün lässt Rötungen verschwinden und hilft bei Nervosität und Unruhe.
- *Rot* ist die männliche Farbe (während Blau die weibliche ist). Rot ist voller Aktivität und Kraft. Rot steht für Lebensfreude und Lebensenergie. Haben Sie nicht auch manchmal Tage, an denen Sie voller Energie aus dem Bett springen und die Welt umarmen könnten? Dies sind so genannte Rottage, an denen einem meist alles gelingt, was man sich vorgenommen hat. Doch Vorsicht: Rot kann auch kämpferisch, aggressiv und aufregend wirken. Rot lässt den Blutdruck ansteigen, erzeugt Wärme und erotische Spannung.

Religiöse Farben

Farben sind zum Symbol bestimmter Religionen geworden. Grün ist die Farbe des Islam, Gelb die Farbe der indischen Asketengewänder (die vom Buddhismus und Lamaismus übernommen wurde). Parsen betrachten Weiß als die Farbe des Lichts. Das orthodoxe Christentum hat als Festfarbe Weiß und als Bußfarbe Violett.

Politische Farben

Farben haben einen so hohen Symbolwert, dass sich auch politische Gruppen der Farben bedienen. Um nur ein paar Beispiele zu nennen: Rot ist die Farbe der Sozialisten, Schwarz die der Anarchisten, Grün die von landwirtschaftlichen oder Umweltorganisationen.

Grundsätzliches zur Edelsteintherapie

Edelsteine stellen energetische Kraftspender dar, da sie Schwingungen aussenden. Bestimmte Edelsteine haben (ebenso wie bestimmte Farben) eine Affinität zu den Schwingungsfrequenzen des menschlichen Körpers und können hier heilende Wirkungen entfalten.

Wirkung auf die sieben Chakren

Die Bezeichnung »Chakra« kommt ursprünglich aus Indien. Diese Energiezentren stehen mit verschiedenen Organen des Körpers in Beziehung. Jedes Chakra hat eine andere Schwingungsfrequenz, die unterschiedliche Bereiche des Körpers anspricht. Jeder menschliche Körper besitzt sieben Energiezentren, sieben Chakren. Den einzelnen Charkren sind bestimmte Farben zugeordnet.

- Basiszentrum: Rot
- Sakralzentrum: Orange und Apricot
- Solarplexuszentrum: Gelb und Gold
- Herzzentrum: Grün und Rosa
- Kehlkopfzentrum: Blau und Türkis
- Stirnzentrum: Tiefblau und Lapislazuliblau
- Kronenzentrum: Violett

In der Edelsteintherapie wird die Harmonisierung der Chakren angestrebt. Am einfachsten kann man dies mit Hilfe eines entsprechenden Steins in Anhängerform, den man bei sich trägt, in die Praxis umsetzen. Weiterhin können Sie die positive Wirkung der Edelsteine durch eine Massage nutzen, indem Sie Ihre Reflexzonen mit dem entsprechenden Edelstein massieren. Man kann die Steine auch auf die entsprechenden Akupunkturpunkte oder Chakren auflegen; auf diese Weise entfaltet sich ihre Wirkung ebenfalls. Sie können für diese Therapieform teure Edelsteine auswählen (Diamant, Saphir, Smaragd, Rubin), aber auch die erschwinglicheren Steine wie Zitrin, Granat, Lapislazuli, Karneol, Tigerauge usw.

- *Gelb* ist die Farbe des Lichts, des Goldes und des Ruhms. In Europa kann man nicht so viel mit dieser Farbe anfangen. Gelb macht glücklich, ausgeglichen und fröhlich. Laut Johann Wolf-

Kulturelle Farben

Gelb hat in der westlichen Kultur auch eine negative Komponente. Gelb gilt als Farbe des Neids. Ganz anders in China: Hier symbolisiert Gelb die Farbe der Mitte, der Harmonie, der Ausgeglichenheit. Die chinesische Philosophie ordnete die Farben den Himmelsrichtungen und den Jahreszeiten zu: Blau war die Farbe des Ostens und des Frühlings, Rot diejenige des Südens und des Sommers, Weiß die Farbe des Westens und des Herbstes, und Schwarz charakterisierte schließlich den Norden und den Winter.

Farben und Sinnesempfindungen

Schon seit alters betrachtete man Farben im Zusammenhang mit anderen sensitiven Empfindungen. Blau ist eine weibliche, passive Farbe – und sie wurde als kalte Farbe betrachtet. Rot ist die männliche, aktive Farbe; sie gilt als warm.

Anwendung von Farben

- Direkte Farbbestrahlung auf Akupunkturpunkte
- Farbbestrahlung mit einer Farbfolie oder mit einer Farbglühbirne
- Tragen von bestimmten farbigen Kleidungsstücken
- »Farbessen« von bestimmten Lebensmitteln
- Farbige Gestaltung Ihrer Wohnung oder Ihres Büros

gang von Goethe macht Gelb den Faulen fleißig – deshalb wird die Farbe Gelb auch häufig in Büros, Seminar- und Konferenzräumen angewendet. Therapeutisch wirkt Gelb auf Leber und Gallenblase sowie auf die Verdauungsorgane.

- *Orange* verbreitet Heiterkeit und Lebensfreude. Orange ist eine warme Farbe und strahlt Geborgenheit, Gemütlichkeit und Behaglichkeit aus. Durch die Farbe Orange wird unsere Kontaktfähigkeit zur Umwelt verbessert. Orange lässt uns für eine Weile unsere negativen Stimmungen vergessen. In modernen Kliniken, Kuranlagen und Schulen werden die Räume in orangefarbenen Akzenten gehalten.
- *Violett* ist eine ganz besondere Farbe – eine Mischung von Rot und Blau. Violett wird auch als Farbe der Grenzüberschreitung bezeichnet und wirkt inspirierend auf das Unterbewusstsein. Sie haben wahrscheinlich auch schon eine violette Phase in Ihrem Leben durchgemacht. In Zeiten der Umwandlung, Veränderung, des Mit-sich-selbst-Beschäftigtseins neigt man dazu, violette Töne zu bevorzugen. Violett wird auch mit Magie und Mystik in Verbindung gebracht. Therapeutisch hilft die Farbe bei Kopfschmerzen und Nervosität.

Vielleicht hat Sie diese Übersicht ein bisschen zum Nachdenken gebracht. Wie schon anfangs erwähnt: Wir laufen alle fast blind durch die Welt – und dies mit offenen Augen. Wir nehmen die kleinsten Dinge und Reaktionen unseres Körpers nicht mehr bewusst wahr, obwohl es so einfach wäre. Wir sollten endlich zu der Erkenntnis kommen, dass unser Körper unser bester Freund ist – und Freundschaft muss man pflegen! Farben können Sie therapeutisch ganz leicht und auf unterschiedliche Weise anwenden. Ab jetzt werden Sie also hoffentlich farbsüchtig werden und sich und Ihre Umwelt mit ganz anderen Augen sehen!

Edle Mineralien

Das Phänomen der heilenden Kraft von Steinen war auch schon der heiligen Hildegard von Bingen bekannt. Sie beschrieb im 12. Jahrhundert nicht allein die Heilkraft von Kräutern, sondern auch die verschiedenen Wirkungsweisen von Edelsteinen.

Anwendung von Farben

- Rote, orangefarbene, rosa- bzw. rostfarbene und dunkelrote Steine helfen die Lebenskraft anzuregen. Sie stärken Ihre Gesundheit und unterstützen das Durchsetzungsvermögen.
- Grüne, türkisfarbene und blaue Edelsteine bewirken körperliche und seelische Reinigung und Regeneration.
- Gelbe und hellbraune Steine helfen dabei, die Lebensenergie wieder zu aktivieren, stimmen fröhlich, optimistisch und ausgeglichen.
- Violette, zyklam- und pinkfarbene Edelsteine wirken auf das Unterbewusstsein, inspirieren, fördern die Kreativität und machen selbstbewusst.

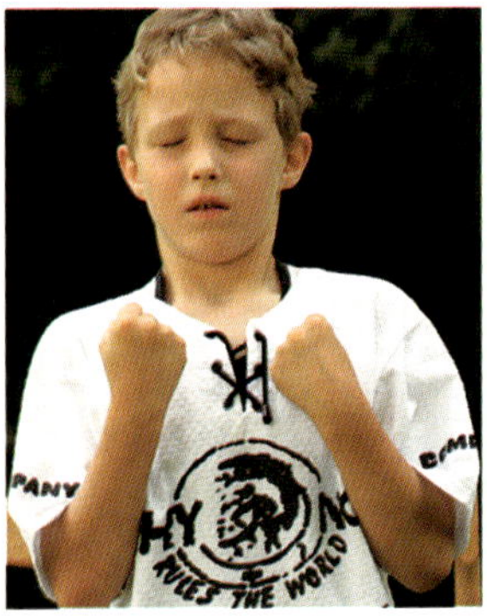
Mit der so genannten Rücknahme holt sich der Übende aus seinem autosuggestiven Zustand in die Realität zurück.

Autogenes Training

Kurzinformation

- **Autogenes Training besteht aus konzentrierten Entspannungsübungen, die zu einer psychovegetativen »Umschaltung« führen.**
- **Die Übungen beruhen auf dem Grundsatz, dass ein Gefühl, ein Gedanke oder eine Konzentration sich im ganzen Körper auswirken kann.**

Konzentration ist alles

Das autogene Training ist eine Methode der konzentrativen Selbstentspannung. Es stellt einen Weg nach innen dar, der mit Hilfe verschiedener Übungen gefunden werden kann. J. H. Schultz, der Begründer dieser Methode, war von Hypnosetechniken und von Yogapraktiken beeinflusst. Mit den von ihm entwickelten speziellen Übungen sollen die negativen Auswirkungen von Anspannung, Stress und Ärger beeinflusst werden. Die Empfindungen, die beim autogenen Training entstehen, erlebt man normalerweise oft unwillkürlich, z. B. als Entspannung beim Einschlafen oder bei einem Spaziergang. Das Faszinierende beim autogenen Training ist, dass man solche wohligen Empfindungen nach entsprechender Übungszeit sehr schnell willentlich herbeiführen kann.

Stufenweise voran

Die Übungen des autogenen Trainings erlernt man in Stufen. Auf autosuggestive Weise kann man dann schließlich Körperfunktionen und -empfindungen, die normalerweise willentlich nicht beeinflussbar sind, verändern – dies gilt beispielsweise für den Herzschlag und für die Körperwärmeempfindung. Ziel der Konzentrationsübungen ist es, Spannungszustände auszugleichen, Verkrampfungen zu beseitigen und Schmerzen zu lindern. Das autogene Training eignet sich hervorragend zur Vorbeugung von körperlichen und psychischen Disharmonien, denn mit Hilfe der Übungen gewinnt man auch eine positive Einstellung, eine größere innere Ruhe und vor allem Gelassenheit. Darüber hinaus hilft es, die Leistungsfähigkeit und die geistige Konzentration (vor allem die Gedächtnisleistung) zu steigern.

Nur Übung macht den Meister

Beim autogenen Training ist es von großer Wichtigkeit, dass regelmäßig geübt wird. Die Übungen können in Liegehaltung oder in

Sitzhaltung (günstig ist die so genannte Kutscherhaltung) ausgeführt werden. Mittlerweile gibt es verschiedene Kurzvarianten bzw. Grundübungen, die nur einen Teil des Programms bzw. vereinfachte Übungen anbieten.
Die sechs Schritte eines solchen Elementarprogramms lauten:

- Schwere
- Wärme
- Herzruhigstellung
- Atemruhigstellung
- Leibwärme
- Stirnkühle

Zu Beginn einer Übungsabfolge muss zunächst die Selbstversenkung, eine Konzentration auf die Ruhe, erfolgen. Der Übende sagt sich: »Ich bin ganz ruhig« (nicht: »Ich werde ganz ruhig« o. Ä.). Er muss sich ganz auf die Gegenwart konzentrieren, um zu einer autosuggestiven Beeinflussung durch die folgenden Übungen zu kommen. Für viele ist es anfangs ausgesprochen schwierig, diesen Zustand zu erreichen, denn wir sind es nicht gewöhnt, uns wirklich auf einen einzigen Gedanken zu konzentrieren. Das ist normal; doch in dieser Phase ist es vor allem wichtig, dass der Übende nicht aufgibt, sondern weitermacht und versucht loszulassen.
Dann beginnt die erste Übung, die Schwere-Übung. Der Übende konzentriert sich als Rechtshänder auf seinen rechten Arm, als Linkshänder auf seinen linken. Die Konzentrationsformel dazu lautet: »Mein rechter (linker) Arm ist schwer.« Der Übende konzentriert sich etwa 2 Minuten lang darauf, bis er das Schwereerlebnis der Muskelentspannung im Arm spüren kann. Dann erfolgt die Kombination von Ruhe- und Schwere-Übung, bevor man mit der nächsten Übung, der Wärme-Übung, weitermacht.
Unabhängig davon, wie viele der Übungen man ausführt – am Ende muss die so genannte Rücknahme stehen. Sie verläuft in drei Stufen: »Arme fest!« bedeutet, dass der Übende die Arme ausstreckt, die Fäuste ballt und dann die Arme wieder an den Körper zieht. Dann atmet er ein paar Mal tief ein und aus; schließlich gibt er sich selbst das Kommando »Augen auf!«. Die Rücknahme ist enorm wichtig, um aus dem autosuggestiven Zustand wieder in die Realität zu kommen.

Nur beim Fachmann

Autogenes Training sollten Sie nicht im Selbstversuch erlernen, sondern bei einem Fachmann, der Ihnen nötige Tipps und Korrekturen mit auf den Weg gibt. Ein Selbsttraining führt oft nicht zum gewünschten Ergebnis und endet dann in Frustration. Doch wenn Sie diese Form der Selbstentspannung erst einmal beherrschen, können Sie die auf diese Weise erreichten entspannenden Wirkungen gezielt und schnell abrufen.
Eine höhere Stufe des autogenen Trainings stellen Meditationstechniken dar, die diese Wirkungen intensivieren – eine Methode, die Sie allerdings nur bei ausgebildeten Psychotherapeuten erlernen sollten.

Vorstellungen

Für den Anfänger kann es hilfreich sein, wenn er sich ein Bild vorstellt oder eine angenehme Situation bzw. ein wohliges Erlebnis imaginiert. Wichtig ist es vor allem, Störquellen wie Radio, Fernseher, Telefon u.Ä. auszuschalten.

Übungszeiten

Sie sollten dreimal täglich üben. Empfehlenswerte Übungszeiten sind Tageseinschnitte wie: nach dem Aufwachen, während der Mittagspause und vor dem Einschlafen. Das morgendliche Üben fällt »Nachtmenschen« schwer; sie sollten es daher nicht im Bett machen, denn die Gefahr ist groß, dass man dabei wieder einschläft.

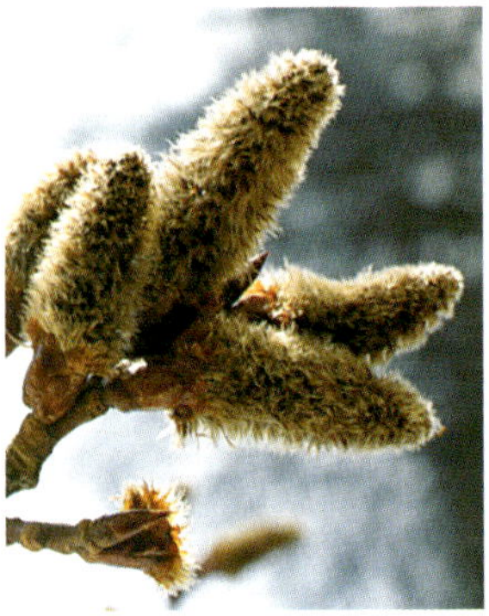

Eine vielseitig einsetzbare Bach-Blüte: Aspen, im deutschsprachigen Raum Espe oder Zitterpappel genannt.

Bach-Blütentherapie

Kurzinformation

- **Dr. Bachs Therapie besteht aus 38 Blütenessenzen.**
- **Sie werden im psychosomatischen Bereich zur Veränderung von negativen Gemütszuständen und bei Erkrankungen zur Verbesserung der Allgemeinbefindlichkeit angewandt.**

Mit sanften Pflanzen die Gesundheit stärken

Viele Gesundheitsstörungen haben ihren Ursprung in unserer Seele. Unbekannte, verdrängte oder nicht aufgearbeitete Gefühle manifestieren sich als seelische Konflikte, die zu einem späteren Zeitpunkt körperliche Befindlichkeitsstörungen hervorrufen können. Aufgrund dieser Erkenntnis entwickelte Dr. Edward Bach eine Heilmethode, die eine gewisse Ähnlichkeit zur Homöopathie aufweist: die Bach-Blütentherapie.

Eine Blütenmischung für die Seele

Die 38 verschiedenen Blütenessenzen und ihre individuelle Charakterisierung dienen dazu, die aktuellen persönlichen Gemütszustände positiv zu beeinflussen. Bücher zum Thema »Bach-Blüten« stellen dar, wie die verschiedenen Pflanzen wirken und wie man die Blütenessenzen bei akuten und zeitweiligen negativen Seelenzuständen (z. B. bei Ängsten, depressiven Verstimmungen, Unsicherheiten usw.) individuell einsetzen kann. Ziel der Bach-Blütentherapie ist es, eine seelische Reinigung zu bewirken, um dadurch eine größere persönliche Entfaltung zu erreichen.
Bach-Blüten sind also keine Medikamente, sondern Heilpflanzen, die im psychosomatischen Bereich wirken. Doch sie können als Erfolg versprechende Ergänzung zu anderen Therapien eingesetzt werden.

Ein Leben für die Blüten

1930, im Alter von 43 Jahren, verkaufte Dr. Bach seine Praxis und zog sich aufs Land zurück. Bis dahin war er ein erfolgreicher Bakteriologe gewesen, der u. a. auch die Bach-Nosoden (homöopathische Mittel) entdeckt hatte. In Wales auf dem Lande konzentrierte er seine ganze Schaffenskraft auf die von ihm entdeckte Therapie. Alle seine Blütenessenzen testete er im Selbstversuch.

Wirkung der Bach-Blüten

Die Schulmedizin bezweifelt teilweise noch immer die Wirksamkeit homöopathischer Mittel: Wegen der starken Verdünnung der homöopathischen Substanzen könne es keine bzw. nur eine sehr geringe Wirkung geben. Auch bei den Bach-Blüten gibt es noch keine zufrieden stellende Erklärung über die eigentliche Wirkungsweise. Fest steht jedoch, dass die Bach-Blütenessenzen ihre Wirkung im feinstofflichen Bereich entfalten, d. h., dass geringste Reize, gezielt eingesetzt, eine große Wirkung haben.

Sie bestimmen, ob Sie gesund sein möchten!

Dr. Bachs Ansatz war: Der Heiler ist in uns selbst. Wir sind in der Lage, durch eine Veränderung unserer seelischen Haltung wieder gesund zu werden, denn diese hat uns ursprünglich krank gemacht. Tatsächlich kann man tagtäglich beobachten, wie Menschen aufgrund ihrer schlechten inneren Verfassung krank werden. Ein Beispiel: Stellen wir uns einen Auszubildenden im Friseurbereich vor, der innerlich seit zwei Jahren unter den Folgen eines schlechten Betriebsklimas leidet. Frustration und Unterdrückung sowie der Wunsch nach Kündigung lassen den Auszubildenden für alle möglichen Erkrankungen anfällig werden, besonders für Allergien. Schon ein grippaler Infekt wird geradezu »herbeigesehnt«, um mindestens eine Woche Abstand von der ungeliebten Arbeit zu haben. Umgekehrt wird ein Lehrling, der mit Freude und Eifer seiner Ausbildung nachgeht, selbst bei Schnupfen nicht zu Hause bleiben, denn bei einer befriedigenden Arbeit, bei der man sich selbst verwirklichen kann, wird der Infekt sehr schnell verschwinden oder erst gar nicht zum Ausbruch kommen.

Positives Denken zurückgewinnen!

Die inneren positiven Gefühle und die aufbauenden Gedanken geben dem Körper die Kraft zu heilen. Beispiele für diese Tatsache gibt es genügend. Bach-Blüten können sowohl bei aktuellen Störungen als auch zur Vorbeugung angewandt werden. Besonders zu erwähnen sind die verblüffenden Ergebnisse bei Kindern – und auch bei Haustieren.

Gemütszustände

Es gibt sieben hauptsächliche Gemütszustände, die sehr gut auf eine Behandlung mit Bach-Blüten ansprechen:

- Angst
- Unsicherheit
- Mangelndes Interesse an der Gegenwart
- Einsamkeit
- Übersensibilität gegenüber äußeren Einflüssen
- Mutlosigkeit und Verzweiflung
- Übermäßige Sorge um andere.

Selbstverständlich müssen diese Gemütszustände dann noch weiter differenziert werden, um eine sinnvolle Anwendung zu gewährleisten.

Behandlungsverlauf bei der Bach-Blütentherapie

Die entsprechende Wirkung der Blütenessenzen ist individuell verschieden und hängt vor allem stark von der Dauer der Beschwerden und des negativen psychischen Zustands ab. Eine Verbesserung des Befindens setzt nicht unmittelbar nach der ersten Einnahme ein. Man rechnet mit einem Zeitraum von drei bis sieben Tagen. Es ist sogar möglich, dass es am Anfang der Behandlung kurzfristig zu einer Verstärkung der Symptome (ähnlich wie es ja auch bei homöopathischen Mitteln der Fall ist) kommt. Dies sollte jedoch auf gar keinen Fall zum Abbruch der Behandlung führen.

Häufig werden auch sehr intensive Träume erlebt, oder man verspürt ständige Müdigkeit und den starken Wunsch, sich zurückzuziehen, allein zu sein. Dies können einige der möglichen Reaktionen sein, wenn Sie mit einer Bach-Blütentherapie beginnen. In vielen Fällen kommt es jedoch sehr schnell zu einer positiveren und energiegeladenen Stimmung. Bei akuten Zuständen, besonders nach der Einnahme von Rescue-Remedy-Notfalltropfen, tritt oft innerhalb von wenigen Stunden eine deutliche Besserung ein.

»Wenn's schlimmer wird, wird's besser«

Dieses Prinzip der Homöopathie gilt auch für die Bach-Blütentherapie. Die so genannte Erstverschlimmerung ist meistens ein Zeichen, dass die richtigen Blütenessenzen ausgewählt wurden.

Wichtig!
Für Kinder, Tiere und Menschen, denen Alkohol nicht zuträglich ist, wird zur Konservierung der Bach-Blütenmischung Obstessig empfohlen.

Eine Besserung des Befindens, ob nun im akuten Fall oder bei lang anhaltenden Störungen, kann folgendermaßen aussehen:

- Disharmonische Gemütszustände wie Mutlosigkeit, Depression, Angst, Verzweiflung und Verbitterung werden überwunden, und dadurch kann eine veränderte positive Einstellung zum Leben gewonnen werden.
- Die Bach-Blütentherapie leistet Ihnen auch sehr gute Dienste bei Ihrer persönlichen Entfaltung und Weiterentwicklung. Charakterschwächen und unangenehme Eigenarten wie Neid, Putzsucht, Schulmeisterei, Einmischung, Stolz, Minderwertigkeitsgefühle und Aggressionen können kompensiert werden und zu mehr Menschlichkeit, Offenheit, Toleranz und Zufriedenheit führen.
- Gute Ergebnisse erzielt man mit der Bach-Blütentherapie auch bei chronischen Erkrankungen und den damit verbundenen negativen seelischen Zuständen. Allerdings: Wie bereits erwähnt, ist es mit der Bach-Blütentherapie nicht möglich, körperliche Beschwerden zu heilen – jedoch das daraus resultierende negative seelische Befinden.

Anwendung und Mischung der Blütenessenzen

Es gibt zwei hauptsächliche Möglichkeiten der Anwendung:

- Eine profunde Methode ist die Behandlung durch einen erfahrenen Therapeuten. Dieser führt zunächst eine gründliche Anamnese (Befragung) durch und wird Ihnen dann die Ihnen entsprechenden Bach-Blüten verordnen. Wahrscheinlich wird er Ihnen eine Kombination von drei bis fünf verschiedenen Bach-Blüten vorschlagen. Diese können Sie dann mit Hilfe eines Rezepts in Ihrer Apotheke mischen lassen.
- Eine zweite Möglichkeit stellt die Selbstbehandlung dar. Sie können die Vorratsflaschen der Blütenessenzen, die so genannten Stock Bottles, in den meisten Apotheken kaufen.

Wenn Sie Ihre Essenzen selbst mischen möchten, dann gehen Sie folgendermaßen vor. Sie benötigen:

- Die Vorratsflaschen (Stock Bottles) der ausgewählten Blütenessenzen
- Ein Pipettenfläschchen (in der Apotheke erhältlich), das 30 Milliliter fassen kann
- Frisches Wasser ohne Kohlensäure
- Zum Konservieren 40-prozentigen Alkohol (z. B. Korn, Obstler, Brandy, Cognac etc.).

Pro 30 Milliliter zu mischender Lösung geben Sie je Blütenessenz 3 Tropfen von den Vorratsflaschen in das Pipettenfläschchen (sollten Sie beispielsweise 4 verschiedene Essenzen mischen wollen, dann sind es insgesamt 4 mal 3 = 12 Tropfen), dann füllen Sie das

Fläschchen zu 3/4 mit dem Wasser und zu 1/4 mit dem Alkohol auf. Damit ist Ihre individuelle Bach-Blütenmischung fertig. Sie ist etwa 4 Wochen lang haltbar und sollte innerhalb dieser Zeit aufgebraucht werden.

Dosierung der Bach-Blütenmischung

Sofern Ihr Therapeut Ihnen keine spezielle Dosierung verordnet hat, nehmen Sie von Ihrer Mischung bitte 4-mal täglich jeweils 4 Tropfen. Dr. Bach empfahl, die Tropfen morgens, mittags, nachmittags und abends vor dem Essen einzunehmen. Besonders zu empfehlen ist es, die Tropfen unter oder auf der Zunge noch eine Zeit lang im Mund zu behalten – bis zur vollen Entfaltung der Wirkung. Bei der Behandlung von akuten Fällen kann man auch ohne weiteres im Abstand von jeweils 20 Minuten 4 Tropfen der Bach-Blüten zu sich nehmen. Ein wichtiger Hinweis: Nebenwirkungen und eine Überdosierung sind aufgrund der speziellen Wirkungsweise der Blütenessenzen nicht möglich.

Anwendungsdauer

In akuten Fällen sollte man die Mischung 3 bis 6 Wochen einnehmen, d. h. so lange, bis das Pipettenfläschchen aufgebraucht ist. Auch eine langfristige Einnahme ist möglich, jedoch sollte der aktuelle Gemütszustand zeitweise überprüft und eventuell zu einer dem veränderten Seelenzustand angepassten Mischung gewechselt werden.

Bezugsmöglichkeiten

In Großbritannien und in der Schweiz kann man die Blütenessenzen in jeder Drogerie sehr preisgünstig erstehen. Sie können sie aber auch über das Deutsche Bach-Büro bestellen:
Dr. Edward Bach Centre, German Office
Lippmannstraße 57
22769 Hamburg

Grenzen der Selbstbehandlung

- Die Wirkung der Blütenessenzen bezieht sich auf seelische Aspekte wie die Lösung von Blockaden, Befreiung von Angstzuständen, Überwindung von depressiven Verstimmungen usw. Beachten Sie bitte unbedingt, dass im Fall von organischen oder chronischen Erkrankungen und Notfällen die Bach-Blütentherapie auf keinen Fall andere wichtige Medikamente ersetzen kann. Sie können die Blütenessenzen zusätzlich zur Unterstützung des seelischen Gleichgewichts anwenden. Sie dürfen jedoch keinesfalls auf einen Arzt verzichten.

Haltbarkeit
Bei den Stock Bottles brauchen Sie sich keine Gedanken bezüglich der Haltbarkeit zu machen, denn diese sind aufgrund ihrer Herstellungsweise sehr lange haltbar.

Rescue Remedy
Die Rescue-Remedy-Notfalltropfen sind eine spezielle Kombination von fünf Blütenessenzen, eine Mischung von Cherry Plum (Kirschpflaume), Clematis (Weiße Waldrebe), Impatiens (Drüsentragendes Springkraut), Rock Rose (Sonnenröschen) und Star of Bethlehem (Doldiger Milchstern). Es handelt sich hierbei um ein Erste-Hilfe-Mittel, das nur bei außergewöhnlichen Belastungen eingesetzt werden sollte.

Die richtige Essenz bzw. Mischung

Um die richtige Blütenessenz bzw. Kombination von Blütenessenzen zu finden, muss der momentane seelische Zustand genau analysiert werden. Wenn Sie sich z.B. unsicher fühlen, gibt es verschiedene Möglichkeiten. Ist es mangelndes Selbstvertrauen, hilft Cerato; ist es eher Entscheidungsunfähigkeit, wirkt Scleranthus; bei Unentschlossenheit wäre Wild Oat das Mittel der Wahl etc.

Jelängerjelieber

Honeysuckle (Geißblatt) trägt im Deutschen auch den Namen »Jelängerjelieber«. Der Name deutet schon auf den Anwendungsbereich. Menschen, die zu sehr in der Vergangenheit verhaftet sind, hilft diese Blütenessenz, eine neue, veränderte Gegenwart leichter zu akzeptieren.

Die 38 Blütenessenzen nach Dr. Bach

Bach-Blüte	Deutscher Name	Anwendung bei
Agrimony	*Odermennig*	Schüchternheit, Übersensibilität
Aspen	*Zitterpappel, Espe*	Angstzuständen
Beech	*Rotbuche*	Kleinlichkeit, Realitätsverlust
Centaury	*Tausendgüldenkraut*	Fehlendem Durchsetzungsvermögen
Cerato	*Bleiwurz*	Mangelndem Selbstvertrauen
Cherry Plum	*Kirschpflaume*	Angst vor Kontrollverlust
Chestnut Bud	*Kastanienknospe*	Inkonsequenz
Chicory	*Wegwarte*	Egoismus
Clematis	*Weiße Waldrebe*	Mangelnder Konzentration
Crab Apple	*Holzapfel*	Ordnungs- und Sauberkeitsfanatismus
Elm	*Ulme*	Versagensängsten, Überforderung
Gentian	*Herbstenzian*	Pessimismus, schneller Entmutigung
Gorse	*Stechginster*	Hoffnungslosigkeit
Heather	*Heidekraut*	Ichbezogenheit
Holly	*Stechpalme*	Negativer Lebenseinstellung
Honeysuckle	*Geißblatt*	Vergangenheitsbezogenheit
Hornbeam	*Hainbuche*	Mentaler Erschöpfung
Impatiens	*Drüsentragendes Springkraut*	Ungeduld, innerer Unruhe
Larch	*Lärche*	Mangelndem Selbstvertrauen
Mimulus	*Gefleckte Gauklerblume*	Konkreten Ängsten, fehlendem Mut
Mustard	*Wilder Senf*	Depressiver Stimmung

Die 38 Blütenessenzen nach Dr. Bach

Bach-Blüte	Deutscher Name	Anwendung bei
Oak	*Eiche*	Starrsinn, Sturheit
Olive	*Olive*	Erschöpfung durch Stress
Pine	*Schottische Kiefer*	Schuldgefühlen, Selbstvorwürfen
Red Chestnut	*Rote Kastanie*	Übertriebener Ängstlichkeit
Rock Rose	*Sonnenröschen*	Schrecken, innerer Unruhe
Rock Water	*Quellwasser*	Selbstkasteiung, krankhafter Selbstdisziplin
Scleranthus	*Einjähriger Knäuel*	Entscheidungsunfähigkeit,Gefühlsschwankungen
Star of Bethlehem	*Doldiger Milchstern*	Sorgen, Schmerzen, unverarbeiteten Erlebnissen
Sweet Chestnut	*Edelkastanie*	Verzweiflung, Hoffnungslosigkeit
Vervain	*Eisenkraut*	Unruhe, innerer Anspannung
Vine	*Weinrebe*	Unterdrückung anderer
Walnut	*Walnuss*	Persönlichkeitsschwäche
Water Violet	*Sumpfwasserfeder*	Überlegenheitsgefühl, Isolation
White Chestnut	*Weiße Kastanie, Rosskastanie*	Mangelnder Konzentration, quälenden Gedanken
Wild Oat	*Waldtrespe*	Selbstfindungsproblemen, Unentschlossenheit
Wild Rose	*Heckenrose*	Resignation, Passivität
Willow	*Weide*	Verbitterung

Keine Blütenessenz

Rock Water ist das einzige Heilmittel, das nicht aus einer Blütenessenz oder einer Blütenmischung besteht, sondern aus reinem, heilkräftigem Quellwasser.

Star of Bethlehem

Der Stern von Bethlehem, der Doldige Milchstern, ist mit der Zwiebel und dem Knoblauch verwandt. Die gleichnamige Blütenessenz hilft bei großen seelischen Erschütterungen, wie sie etwa durch den Tod eines geliebten Menschen ausgelöst werden.

Körper und Psyche

Erkrankungen sind ein äußeres Zeichen für innere Unausgewogenheit. Mit den 38 Blütenessenzen kann Körper und Seele auf natürliche Weise geholfen werden, wieder in Einklang zu kommen.

Entsäuerung

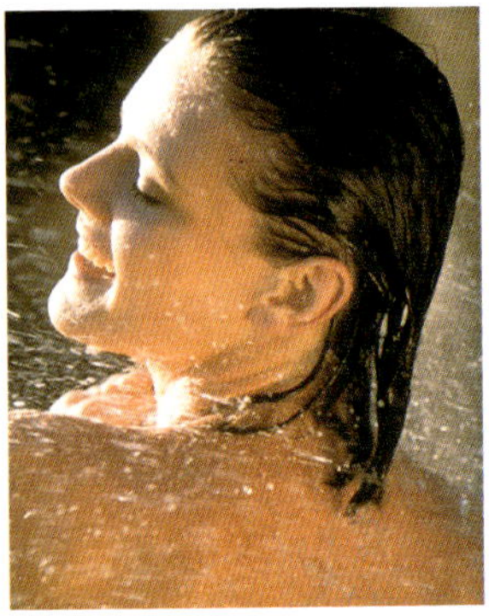

Die so genannte Dauerbrause wirkt wie eine natürliche Lymphdrainage, die Schadstoffe aus dem Körper abtransportiert.

Kurzinformation

- **Entsäuerungstherapien setzen bei der Behebung der Übersäuerung des lockeren Bindegewebes im Körper an.**
- **Mit einer basenreichen Diät, unterstützt durch Sport und Bewegung, Einläufe und Dauerbrausen, wird der gesamte Körper wirkungsvoll entgiftet.**

Die Tücken des Bindegewebes

Jede Entzündung, Rötung und Schwellung des Gewebes geht immer mit einer Übersäuerung desselben einher. Auch die meisten Stoffwechselerkrankungen zeigen in ihrer Symptomfolge Entzündungen und damit letztlich Übersäuerungen. Das so genannte lockere Bindegewebe, das jede Zelle unseres Körpers umschließt, ist der Ort, an dem alle wichtigen Stoffwechselleistungen und Informationsübertragungen zwischen Nerven und Zellen stattfinden. Damit diese Leistungen normal ablaufen können, muss dieser Bereich im Gleichgewichtszustand sein. Jede pH-Veränderung (d.h. jede saure oder basische Veränderung) dieses Milieus hat drastische Auswirkungen auf die Zellen.

Kleine Veränderungen mit maximalen Folgen

Die pH-Veränderungen im Umkreis von Zellen können durch die verschiedensten Ursachen hervorgerufen werden; doch immer haben sie weit reichende Folgen.
Ein Beispiel: Verstopfte kleine Blutgefäße führen zu einer Sauerstoffunterversorgung. Dies bewirkt, dass ein anderer Energieverbrauch, nämlich eine Verbrennungsaktion ohne Sauerstoff, stattfindet. Das wiederum hat zur Folge, dass überschüssige Milchsäure produziert wird. Das Zuviel an Säure führt schließlich zu einer Übersäuerung des Gewebes. Solche Stellen am Körper lassen sich als kleine harte und schmerzende Knötchen ertasten; sie werden als Gelosen oder Haftspangen bezeichnet.

Nicht nur falsche Ernährung oder Bewegungsmangel, sondern auch Vergiftungen mit Schwermetallen oder Lösungsmitteln – eine Vergiftungsart, die in unserer Zeit sehr häufig geworden ist – können das lockere Bindegewebe um die Zellen in seinem Gleichgewicht empfindlich stören.

Haut, Bindegewebe und Organe

Die Haut steht in enger Beziehung zu unserem Nervensystem. Bestimmte Hautareale sind bei Erkrankungen der ihnen zugeordneten Organe besonders berührungs- und schmerzempfindlich. Durch Bindegewebsmassage (Reflexzonenmassage) dieser Hautstellen kann man heilend auf die erkrankten Organe einwirken.

Weite Kreise sind betroffen

Bei etwa 90 Prozent der deutschen Bevölkerung kann man von einer Übersäuerung des Körpers sprechen. Einen Großteil der Schuld an dieser Situation trägt die heutige Ernährung. Anstelle von basenreichen, Basen spendenden Nahrungsmitteln werden zu viele Fertiggerichte, zu viel tierisches Eiweiß und zu viele raffinierte Kohlenhydrate gegessen.

Auch die Seele leidet

Aufgrund der unausgeglichenen Stoffwechsellage des Körpers ist es nicht verwunderlich, dass viele Menschen sich auch in Bezug auf ihr psychisches Gleichgewicht als sehr labil erweisen. Übersäuerung führt zu aggressiven Stimmungen, und die Umgangssprache weist uns direkt auf den eigentlichen Grund hin: Man ist »sauer«. Ein Körper, dessen Gewebe sauer ist, ist auch in seiner Psyche sauer und reagiert entsprechend.

Sauer

Unsere Sprache zeigt uns die enge Verbindung von Körper und Seele – gerade was das Phänomen der Übersäuerung anbelangt – in verschiedenen Redewendungen: »sauer reagieren«, »ein säuerliches Gesicht ziehen«, »einem das Leben sauer machen«.

Wie sauer ist der Körper?

Wie kann man seinen individuellen Säuregrad feststellen? Am besten legen Sie dazu eine Tabelle an. Testen Sie 4-mal am Tag Ihren Urin mit einem Lackmuspapier (die Streifen können Sie in der Apotheke erwerben). Normalerweise sollte der Urin einen pH-Wert zwischen 6,5 und 7,5 aufweisen. Messen Sie 14 Tage lang die Werte, und errechnen Sie dann Ihren Durchschnittswert. Daraus können Sie leicht ersehen, welche Leistung Ihre Nieren als Säurepuffer erbringen, denn die Nierenleistung lässt Rückschlüsse auf die eigentliche Übersäuerung im Gewebe zu. Wenn Ihre Werte im sauren Bereich liegen, sollten Sie Ihre Ernährung umstellen. Im Folgenden erhalten Sie ein paar allgemeine Tipps, wie Sie dabei vorgehen und was Sie sonst noch beachten sollten.

Lackmus

Lackmus ist ein wasserlöslicher, natürlicher blauer Farbstoff, der aus mehreren vergärten Flechtenarten gewonnen wird. Er ist ein hervorragender Indikator für Säuren und Basen.

So helfen Sie dem Körper, Säuren abzubauen!

Bewegung

Die einfachste Methode zur Entsäuerung, die jeder durchführen kann, ist die körperliche Bewegung. Durch Jogging, Radfahren, Wandern oder durch eine andere körperliche Anstrengung ist man gezwungen, tiefer und schneller einzuatmen. Beim Ausatmen wird dann vermehrt Kohlensäure abgegeben. Dies hilft bereits, um Säuren teilweise abzupuffern.

Trinken Sie!

Bei jeder Übersäuerung ist es zunächst ganz wichtig, viel Wasser zu trinken. Empfehlenswert sind salzarme stille Mineralwässer. Sinnvoll ist es auch, sich eine Wasseraufbereitungsanlage (gibt es in Apotheken, Reformhäusern u. a.) anzuschaffen.

Kartoffeln und Gemüse sind die Hauptbestandteile der so genannten Basensuppe. Der Basenüberschuss dieser Suppe verringert die Säurekonzentration im Körper.

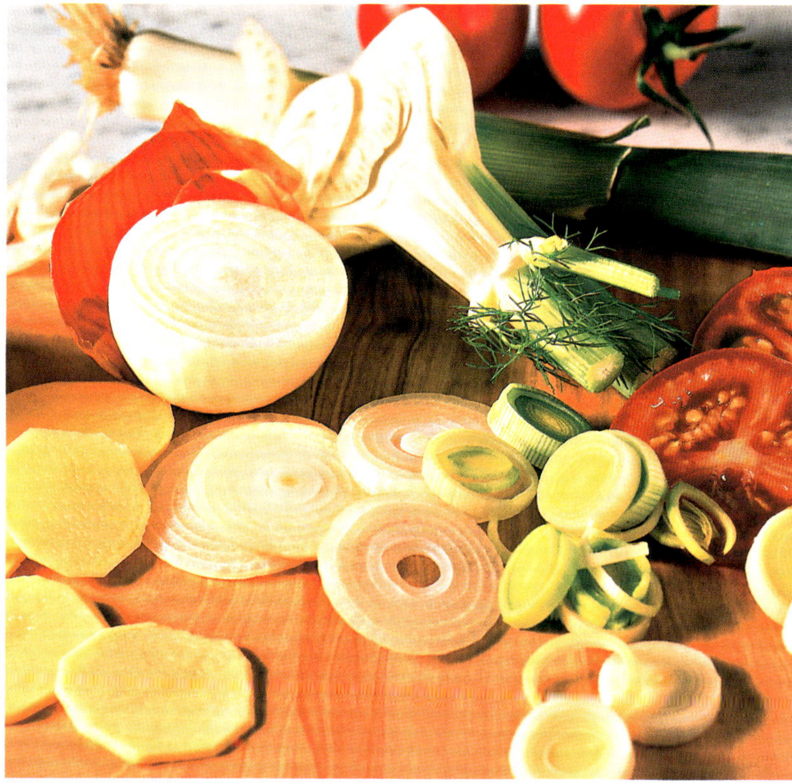

Ernährungsumstellung

Die Ernährung spielt eine große Rolle, um Säuren abzupuffern bzw. gar nicht erst entstehen zu lassen. Hierbei ist es ganz wichtig, möglichst wenig Säure spendende Nahrungsmittel zu sich zu nehmen. Säurespender sind vor allem: raffinierte Kohlenhydrate (weißes Brot, Zucker etc.), Fleisch und natürlich auch Reis und Nudeln. Basenspender, die dem Körper den Ausgleich bringen sollen, sind Kartoffeln und Gemüse. Bewährt haben sich die so genannten Basensuppen, die aus einer Kartoffelgrundlage und Gemüse hergestellt werden.

Hilfreich sind zu Beginn einer Ernährungsumstellung auch Fastenkuren, beispielsweise die F.X. Mayr-Diät oder eine Saftfastenkur. Danach fangen Sie vorsichtig mit den Basensuppen an.

»Nahrung soll Heilmittel sein!«

Dieser Ausspruch wird dem großen griechischen Arzt Hippokrates zugeschrieben; er gilt heute mehr denn je. Achten Sie bei Ihrer Ernährung auf wertvolle Nahrungsmittel aus biologischem Anbau.

- *Saftfasten:* Trinken Sie morgens 1 bis 2 Tassen Kräutertee (Fenchel, Melisse u. Ä.), mittags 1/4 Liter Gemüsesaft, nachmittags wieder 1 bis 2 Tassen Kräutertee und abends 1/4 Liter frisch gepressten Fruchtsaft. Die Gesamtflüssigkeitsmenge sollte bei 3 Litern pro Tag liegen. Sie können ergänzend ungesüßte Kräutertees oder natriumarmes Mineralwasser zu sich nehmen.

Dauerbrause

2-mal täglich sollte man sich für jeweils 10 Minuten unter die so genannte Dauerbrause stellen. Dazu bringen Sie den Duschkopf sehr hoch über Ihrem Kopf an und lassen sich dann sanft berieseln. Diese sanfte Massage wirkt wie eine natürliche Lymphdrainage, die sich speziell für den Nacken und den Kopf eignet. Bei dieser Duschmethode werden die Schadstoffe rascher über die Lymphwege abtransportiert, und das Säuregleichgewicht wird schneller wiederhergestellt.

Doppeleinlauf

Bei starken Schmerzen, z. B. bei rheumatischen Erkrankungen oder Gicht, hat es sich bewährt, einen Doppeleinlauf durchzuführen.

- Erster Einlauf: Zunächst wird 1/2 Liter Wasser in einen so genannten Irrigator eingefüllt, den man dann in Knie-Ellbogen-Lage in den Darm einlaufen lässt. Kurz darauf sollte der Darminhalt entleert werden.
- Zweiter Einlauf: Sofort nach dem ersten Einlauf sollte der zweite erfolgen. Hierzu werden 1 Liter Wasser und zusätzlich ein Basensalz, z. B. Bullrichsalz (1 Esslöffel auf 1 Liter Wasser), in das Plastikgefäß eingefüllt. Der zweite Einlauf geschieht am besten in Linksseitenlage. Man legt sich auf die linke Seite, stellt das Einlaufgefäß nicht zu hoch (die Höhe eines Couchtischs genügt für ein nicht zu starkes Gefälle) und lässt die Flüssigkeit langsam einlaufen. Diese Flüssigkeit sollte etwa 15 Minuten im Darm bleiben. Um sie dort zu halten, ist es wichtig, ganz ruhig zu atmen. Mit etwas Training ist das jedoch kein Problem.

Die Basenflüssigkeit des zweiten Einlaufs puffert sehr viele Säuren im Darm ab und lindert die Schmerzen bei entzündlichen Erkrankungen. Sollten Sie unter einer Schwermetall- oder Lösungsmittelvergiftung leiden, bewährt sich dieser Doppeleinlauf ebenfalls, doch anstelle von Basensalz sollte dann ein Algenpräparat (z. B. Chlorella, etwa 5 bis 6 Tabletten auf 1 Liter Wasser) genommen werden. Auch eine Zugabe von Basensalzen zur Nahrung ist möglich.

Ausleitetherapien

Es gibt noch weitere Verfahren, um dem Körper Schad- und Giftstoffe zu entziehen – beispielsweise über die Haut. Vor allem bei Schadstoffen, die nicht so leicht über das Bindegewebe und über die Lymphe abtransportiert werden können, bieten sich solche Methoden an. Hierzu zählen die so genannten Aschner-Verfahren; dabei handelt es sich um Trockenschröpfung, petechiale Saugmassage, blutige Schröpfung oder Baunscheidt-Einreibung.

Basensalze

Sollte sich bei den routinemäßigen Messungen mit Lackmuspapier der Urin ständig im sauren Bereich befinden, ist es günstig, mit der Nahrung auch Basensalze (Bullrichsalz, Basofer, Neukönigsfördener Mineraltabletten usw.) aufzunehmen. Basica-Pulver lässt sich leicht in kalte Speisen wie Müsli oder Joghurt einrühren.

Baseninfusion

Bei starken Entzündungen, etwa bei rheumatischen Anfällen, Neurodermitis usw., ist es sinnvoll, sich vom Arzt eine so genannte Baseninfusion geben zu lassen, die die Schmerzen lindern kann.

Weitere Entsäuerungstherapien

In starken Fällen und bei chronischen Entzündungen haben sich auch Cantharidenpflaster bewährt, die allerdings nur unter Kontrolle des Arztes angewandt werden sollten. Ebenso hilfreich: ansteigende Fußbäder, die stark anregend auf den Organismus wirken.

Feldenkrais

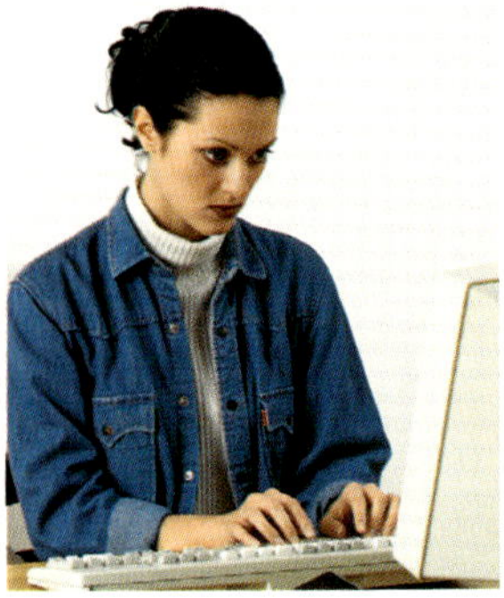

Wir sitzen und stehen meistens mit zu großer Muskelanspannung. Das führt zu Verspannungen und Verkrampfungen.

Kurzinformation

- **Therapie, die Verkrampfungen des Bewegungsapparats auflösen will**
- **Es handelt sich nicht um ein starres Regelsystem von Übungen; sehr wichtig ist bei der Feldenkrais-Methode auch die Anleitung zur Selbstbeobachtung, um eventuell unbewusste Fehlhaltungen zu korrigieren.**

Den Muskelpanzer aufbrechen

Alles, was wir tun, kann nur als Bewegung geschehen. Unser Bewegungsapparat ist Teil unseres Ausdrucks, Teil unseres Selbst. Gefühle wie Liebe, Hoffnung, Angst, Trauer, Freude, Neid etc. und Schwierigkeiten im körperlichen und geistigen Bereich beeinflussen unseren gesamten Organismus und wirken auch prägend auf unsere Bewegungsabläufe.

Der Physiker Moshé Feldenkrais (1904–1984) erforschte diesen Zusammenhang zwischen Bewegungsapparat, Neurophysiologie und psychischen Phänomenen. Danach bestehen zwischen Körper, Gehirn und Seele engste Beziehungen. Feldenkrais entwickelte eine Methode, um den von ihm so genannten Muskelpanzer, den er auf autoritäre Erziehung, soziale Zwänge und seelische Disharmonien zurückführte, aufzulösen.

Ein sanfter Weg zur Selbstheilung

»Bewusstheit durch Bewegung« heißt eines der Bücher von Feldenkrais. Bei der von ihm entwickelten Bewegungstherapie lernt man, falsche Bewegungsmuster zu erkennen, die sich im Lauf der Jahre eingeschlichen haben, und neue Bewegungsmöglichkeiten zu entdecken, die zudem ein Gefühl für das eigene Ich vermitteln. Bei dieser Therapie ist es übrigens gar nicht so wichtig, welche Bewegungen man macht; von Bedeutung ist vielmehr, wie man diese Bewegungen ausführt.

Grundlage der Feldenkrais-Methode ist vor allem, die Bewegungsabläufe nicht als starre Übungen abzuleisten, sondern die eigenen Bewegungen im momentanen Lebensprozess zu beobachten. Denn eine Übung, d.h. eine Wiederholung von Bewegungen, ist nur dann sinnvoll, wenn man sich dabei jedes Mal neu erfahren und etwas mehr von sich selbst begreifen kann. Dies ist die wichtigste Voraussetzung, um Fehlhaltungen zu korrigieren.

Antiautoritär

Starre Zielsetzungen und Begriffsysteme werden bei der Feldenkrais-Methode vermieden. Selbstständiges Lernen ist die Voraussetzung für die psychische, geistige und körperliche Entwicklung.

Entspannende Bewegung

Ein zentrales Anliegen der Feldenkrais-Methode ist die minimalisierte Muskelanspannung, denn nur wenn sich unsere Muskeln und Sehnen in einem entspannten Zustand befinden, können wir Verkrampfungen vermeiden. Gelernt wird deshalb, wie Bewegungen nicht mit Kraft ausgeführt werden, sondern quasi mechanisch, mit einer Betonung der Gelenkbewegungen – die Bewegung wird dann ein bisschen vergleichbar mit derjenigen einer Marionette. Hierzu zwei Beispiele:

- Wenn wir uns aus einer Rückenlage aufsetzen, bewegen wir normalerweise viele Muskeln, beispielsweise spannen wir dabei die Bauchmuskeln besonders stark an. Das kann man vermeiden, indem man sich zunächst aus der Rückenlage auf die Seite rollt, dann die Knie anzieht und sich anschließend hochrollt. Auf diese Weise kommen nur minimale Muskelanspannungen zustande, die Bewegung wird fließend – eine Fließbewegung, wie wir sie alle als Kinder noch ausgeführt haben. Kleine Kinder machen nämlich noch diese rollenden und fließenden Bewegungen; kein Kind richtet sich von der Rückenlage direkt in eine Sitzhaltung auf.
- Man will etwas von einem Regal herunterholen. Wenn man sich nach einem Gegenstand hochstreckt, wird der Körper oft einseitig belastet und gerät in eine Verkrampfung; die eine Schulter wird höher gezogen als die andere. Diese Bewegung kann man aber recht leicht in eine Diagonale überführen, die von den Zehenspitzen des linken Fußes bis zu den Fingerspitzen der rechten Hand reicht. Auch dadurch werden bestimmte Muskelgruppen nicht übermäßig strapaziert oder gar gezerrt.

Keine Überanstrengung

Geübt wird bei der Feldenkrais-Methode vorwiegend im Liegen, um körperliche Anstrengungen und verkrampfende Muskelanspannungen weitgehend zu vermeiden. Diese Methode ist also auch für ältere Menschen oder Menschen mit chronischen Schmerzen des Bewegungsapparats gut geeignet. Einigen Übenden passiert es sogar, dass sie während des Unterrichts irgendwann so entspannt sind, dass sie einschlafen.

Sie bestimmen selbst

Die Feldenkrais-Arbeit wird meistens in kleineren Gruppen vorgenommen – ganz ohne Zwang. Sie bestimmen selbst, welche Bewegungen Sie machen und ob Sie diese machen. Wichtig ist, dass Sie sich Ihre ganz alltäglichen Bewegungen bewusst machen, dass Sie – beispielsweise beim Kochen – erkennen, wenn Sie einseitige und verkrampfte Bewegungen (z. B. das Rühren einer Suppe) ausführen. Erst diese Einstellung ermöglicht es den Übenden, allmählich dazu zu kommen, falsche Bewegungen aufzuheben, ihr Selbstbild zu verändern und – ein Anliegen, das dem Begründer dieser Methode besonders wichtig war – Verantwortung für sich selbst und für seinen Körper zu übernehmen.

Die Feldenkrais-Methode kennt auch die Form der Einzeltherapie. In diesem Fall werden dem zu Behandelnden durch bestimmte massageähnliche Techniken seine Verkrampfungen bewusst gemacht und auch gelöst.

Selbstbestimmung und Loslassenkönnen

Die Betonung von Selbstbestimmung und Bewusstheit bei der Feldenkrais-Methode hat ihren Gegenpol in der Idee vom Loslassenkönnen. Um Spannungen aufzubrechen, muss man versuchen loszulassen bzw. bereit sein, die bewusste Kontrolle über seinen Körper aufzugeben.

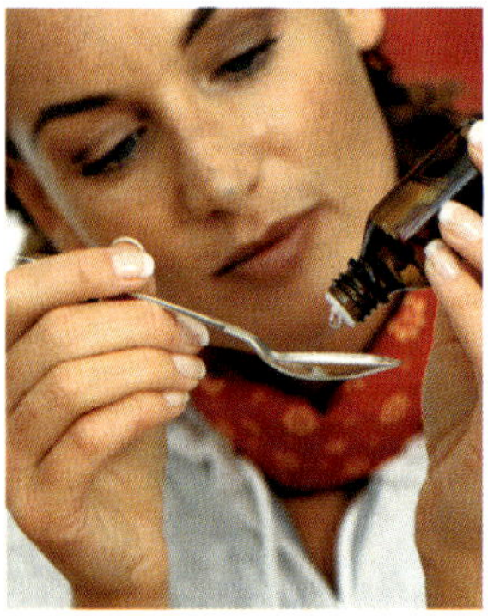

Pulsatilla wird gern bei Hämorrhoidalleiden und Krampfadern eingesetzt.

Homöopathie

Kurzinformation

- Die Homöopathie betrachtet den ganzen Menschen; die körperlichen, geistigen und seelischen Symptome sind ausschlaggebend für die Therapie.
- Behandelt wird mit Arzneimitteln, die auf Urtinkturen zurückgehen (Ausgangsstoffe sind Pflanzen, Tiere, Mineralien, Metalle, Krankheitserreger) und die in unterschiedlichen so genannten Potenzierungen verabreicht werden

Die Tücken einer einfachen Erkältung

Wohl jeder hat schon einmal eine Erkältung gehabt und kennt daher die typischen Symptome: Schnupfen, Heiserkeit, Husten sowie Hals- und Gliederschmerzen. Und wohl jeder weiß, wem er diese Beschwerden zu verdanken hat, nämlich einer Unzahl von Schnupfenviren, die sich in unseren oberen Atemwegen festgesetzt haben und sich dort einen erbitterten Kampf mit den Abwehrkräften des Immunsystems liefern. Es ist auch klar, wie dann – gemäß dieser Theorie – die Erkältung wirksam zu bekämpfen ist: Die Viren müssen weg und aus unserem Organismus entfernt werden. Und so gehen viele von uns zum Apotheker oder Arzt mit der Erwartung, dass er uns ein Mittel verschreibt, das den ungebetenen Gästen in unserem Körper den Garaus macht. Außerdem erwarten wir, dass uns auch ein Medikament gegen die lästigen Symptome verabreicht wird und wir möglichst schnell wieder ohne Fieber und tropfende Nase an unsere Arbeit gehen können.

Nicht mit Kanonen auf Spatzen schießen!

Immer mehr Menschen wollen sich nicht mehr den teilweise beträchtlichen Nebenwirkungen von Medikamenten aussetzen – vor allem nicht bei harmloseren Erkrankungen wie z. B. einer Erkältung. Das Bewusstsein, dass die Krankheitserreger nur die eine Seite der Medaille sind, dass wir selbst auch für unsere Krankheiten mitverantwortlich sind, weil wir unseren Körper überfordern bzw. Raubbau an unserem Immunsystem betreiben, setzt sich immer mehr durch.

Die Viren sind nur zur Hälfte schuld

Meistens werden unsere Erwartungen enttäuscht: Das Schmerzmittel beseitigt zwar die Gliederschmerzen, doch schon wenige Tage später hat uns die Erkältung abermals gepackt. Und der Hustensaft bringt wohl den Husten zum Verschwinden, doch dafür bekommen wir es auf einmal mit Atemproblemen zu tun. Der Grund für das häufige Versagen dieser Mittel: Die Geschichte mit den Schnupfenviren ist nur die halbe Wahrheit. Die ganze Wahrheit liegt nämlich nicht nur in den äußeren Erkrankungsfaktoren, sondern auch in unserem Inneren, in unserem allgemeinen Gesundheitszustand, in unserer Psyche, in unserer generellen Einstellung zu Gesundheit und Krankheit und in der individuellen Taktik unseres Körpers, mit solchen ungebetenen Parasiten umzugehen.

Im Blickpunkt steht der ganze Mensch

Die Homöopathie versucht nun, diesen inneren Bedingungen der Entstehung einer Krankheit Rechnung zu tragen – und geht dabei auf sehr alte Erkenntnisse zurück. Schon in der Antike gab es ganzheitliche Betrachtungen des kranken Menschen. So vertrat der griechische Arzt Hippokrates bereits vor 2500 Jahren die Ansicht, dass man nicht die Krankheit, sondern den kranken Patienten in seiner Gesamtheit behandeln müsse. Denn schließlich sei jede Krankheit letzten Endes nichts anderes als der Ausdruck dafür, dass der Körper sein verloren gegangenes Gleichgewicht wiederherzustellen versucht – und bei diesem Bemühen müsse man ihn wirksam unterstützen.

Und noch etwas entdeckte Hippokrates – eine Methode, die zum Meilenstein der modernen Homöopathie werden sollte: die erfolgreiche Behandlung von Gleichem mit Gleichem bzw. von Ähnlichem mit Ähnlichem. Gegen das Fieber bei einer Erkältung müsse man also etwas verschreiben, was bei einem gesunden Menschen die Temperatur ansteigen lässt, und gegen den Schnupfen müsse etwas verabreicht werden, was beim gesunden Menschen die Nase tropfen lässt. Aufgrund dieser Ähnlichkeitsmethode entstand der Name »Homöopathie« (griechisch: homoios = gleichartig, ähnlich; pathos = Leid, Schmerz, Krankheit).

Signaturenlehre

Die Homöopathie steht in Verbindung mit der viel älteren Heilpflanzenlehre. Die Heilwirkung von bestimmten Kräutern wurde danach eingeschätzt, welche Ähnlichkeit die Pflanze in Bezug auf die zu heilende Krankheit aufwies. Ein Beispiel: Der blutrote Farbstoff, der bei Reibung aus den gelben Blüten des Johanniskrauts austritt, wurde als Fingerzeig aufgefasst, dass Johanniskraut bei Krankheiten mit Blutungen helfen würde. Und tatsächlich ist es ein hervorragendes Wundkraut bei frischen Wunden und Blutergüssen.

Der Schritt zur modernen Therapie

Der entscheidende Durchbruch gelang der Homöopathie durch den deutschen Arzt Samuel Hahnemann (1755–1843). Im Jahr 1790 übersetzte Hahnemann das Arzneimittelbuch eines schottischen Arztes ins Deutsche und stieß darin auf den Hinweis, dass die Malaria mit Hilfe der Chinarinde wirksam bekämpft werden könne. Der schottische Mediziner begründete den Erfolg der Chinarinde mit ihren Bitterstoffen – das aber konnte Hahnemann ganz und gar nicht überzeugen. Er entschloss sich daher zum Selbstversuch. Mehrere Tage lang nahm er zweimal täglich kleine Mengen von Chinarinde ein, mit dem Ergebnis, dass er nach jeder Einnahme von den typischen Symptomen der Malaria heimgesucht wurde. Hahnemanns Schlussfolgerung: Das Geheimnis der Chinarinde liegt weniger in ihren Bitterstoffen als vielmehr in ihrer Eigenschaft, beim gesunden Menschen genau jene Symptome hervorzurufen, die sie beim kranken Menschen heilen kann.

Hahnemann begann nun damit, seine Selbstversuche auch auf andere Wirkstoffe auszudehnen, und viele andere Ärzte sollten seinem Beispiel folgen. Die Ergebnisse dieser Pionierleistungen führten zu einem umfangreichen Therapiesystem mit einigen hundert Heilstoffen, die alle nach dem Prinzip »similia similibus curantur« (Ähnliches wird mit Ähnlichem geheilt) funktionieren.

Schon fast 200 Jahre

1807 führte Hahnemann den Begriff »Homöopathie« ein, im Gegensatz dazu bezeichnete er die Schulmedizin als Allopathie. Ungefähr zur gleichen Zeit entstand auch die Isopathie, die in Anlehnung an die Homöopathie Gleiches mit Gleichem behandelt.

Die homöopathische Heilmethode hat mittlerweile in der Medizin eine weite Verbreitung gefunden. Es gibt zwar noch keine staatlichen oder universitären Forschungsinstitute für Homöopathie, doch zumindest wurde sie als Pflichtfach ins Medizinstudium aufgenommen. Das Arzneimittelgesetz nennt die Homöopathie als eine der besonderen Therapierichtungen, und ihre Belange werden auch beim Bundesgesundheitsamt vertreten. Die Zahl der Ärzte mit der – von den Landesärztekammern vergebenen – Zusatzbezeichnung »Homöopathie« geht bereits in die Tausende: Tendenz steigend.

Anamnese

Wer zum ersten Mal zu einem Homöopathen geht, wird vielleicht erstaunt sein. Die homöopathische Fallaufnahme (die Anamnese) ist ein sehr langes, ausführliches Gespräch, das sich nicht nur um Symptome dreht, sondern in dem der Arzt auch versucht, den vor ihm sitzenden Menschen zu begreifen: wie er sitzt, wie er redet, ob er hektisch, resignativ, depressiv wirkt etc.

Homöopathie zielt auf unsere »Software«

Homöopathische Mittel gehören in jede Hausapotheke und eignen sich vortrefflich zur Selbstmedikation. Der Grund dafür ist, dass sie – im Unterschied zur Schulmedizin – nicht die »Hardware«, sondern die »Software« in unserem Körper zu erreichen versuchen. Während die Schulmedizin (von den Homöopathen gern als Allopathie bezeichnet) konkret am erkrankten Organ und den eingedrungenen Parasiten ansetzt, wirkt die homöopathische Therapie auf das Steuerungssystem unseres Körpers; sie unterstützt ihn also bei seinem Bemühen, selbsttätig die Krankheit in den Griff zu bekommen. Homöopathie schießt also nicht – wie sonst in der pharmazeutischen Medizin üblich – mit Waffen, die unserem Körper mehr oder weniger fremd sind. Sie unterstützt vielmehr genau diejenigen Heilungsprozesse, über die unser Organismus ohnehin schon verfügt, die aber bei der konkreten Erkrankung, aus welchen Gründen auch immer, nicht zum Tragen gekommen sind. Verständlich, dass das Risiko von Nebenwirkungen bei einer Therapie, die sich ganz in den Dienst natürlicher Abläufe stellt, vergleichsweise gering ausfällt.

Symptomenverzeichnisse

Homöopathen besitzen so genannte Repertorien, die ganze Symptomenreihen aufführen. Dies erleichtert es dem Arzt, die Summe der Symptome des Patienten zu bewerten und das gesuchte Simile (das geeignete, ähnlichste Mittel) zu finden. Denn je genauer die Analyse der Symptome ausfällt, desto zielgerichteter führt sie zum wirksamen Mittel.

Gleichwohl darf in der Homöopathie nicht »gewildert«, d. h. nicht wahllos alles geschluckt werden, was nur irgendwie helfen kann. Denn auch in der »Software« eines Körpers kann man natürlich Störungen provozieren. Wer will, dass ihm homöopathische Mittel wirklich helfen, muss sich selbst und seine Krankheit zunächst genau beobachten und analysieren. Das folgende Beispiel soll dies verdeutlichen.

Genau beobachten!

Angenommen, Sie haben sich eine Erkältung geholt. Ihre Nase tropft, Sie spüren einen starken Niesreiz, und wenn Sie die Nase putzen, zeigt sich ein weißer Schleim. Für die Erkältung an sich können nun mehrere homöopathische Mittel infrage kommen: Aconitum D30, Allium cepa D6, Kalium bichromicum D4 oder Hepar sulfuris D6.

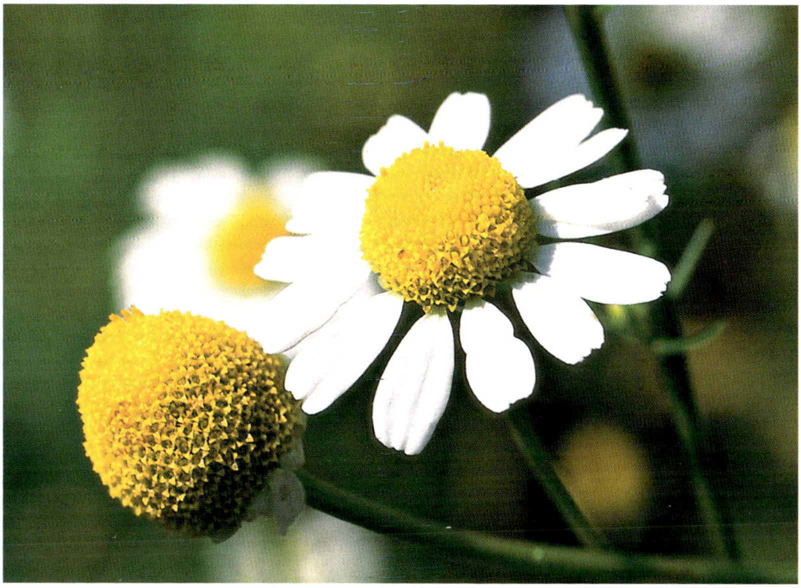

Viele der homöopathischen Essenzen werden aus Kräutern und Blüten, wie z. B. der Kamille, gewonnen; einige Tinkturen gehen auf tierische und metallische Stoffe zurück.

Diese Mittel finden Sie auch unter dem Stichwort »Erkältung« in diesem Buch, doch es wäre ein Fehler, sie alle einnehmen zu wollen. Möglicherweise würden die Mittel sich gegenseitig neutralisieren, so dass Sie gar keine Besserung verspüren würden; vielleicht würde Ihnen schlecht werden, weil Sie die Steuerungsmechanismen Ihres Körpers überfordern, und sicherlich würden Sie in der Apotheke beim Kauf aller Mittel eine Menge Geld bezahlen.

Treffen Sie eine Auswahl!

Also müssen Sie eine Auswahl treffen, und dafür müssen Sie das Arzneimittelbild des betreffenden Medikaments studieren und mit Ihren Krankheitssymptomen vergleichen. So finden Sie unter Aconitum D30, dass es am besten zu Beginn der Erkältung wirkt. Wenn Sie also schon mehrere Tage an Ihrer Erkältung laborieren, ist es für Sie wertlos. Bei Allium cepa D6 findet sich die Anzeige »starker Niesreiz« (wen wundert's, da ja die Küchenzwiebel, deren Wirkstoffe in Allium cepa enthalten sind, gesunde Menschen zum Niesen zwingt). Sie leiden unter starkem Niesreiz, also ist Allium cepa D6 für Sie das richtige Mittel. Kalium bichromicum D4 hilft hingegen, wenn die Erkältung schlimmer geworden ist und von gelbem, fadenziehendem Sekret begleitet wird. Sie haben jedoch keinen gelben Schleim an sich beobachten können, also ist Kalium bichromicum für Sie auch nicht das richtige Mittel. Sie sondern ja weißen Schleim ab, und dieses Symptom findet sich im Arzneimittelbild von Hepar sulfuris D6 – das dürfte das richtige Medikament für Sie sein.

Urtinkturen

Homöopathische Mittel werden aus so genannten Urtinkturen hergestellt: Belladonna etwa aus dem reinen Tollkirschenextrakt, Sepia aus den Beuteln des Tintenfischs. Urtinkturen sind entweder pflanzlichen, tierischen oder mineralisch-metallischen Ursprungs, oder aber es handelt sich – wie bei einigen Impfstoffen – direkt um Krankheitserreger.

Darreichungsformen

Wenn Sie schließlich die richtige Auswahl getroffen haben, können Sie zur Apotheke gehen und sich dort die ausgesuchten Mittel kaufen. Homöopathische Mittel zum Einnehmen gibt es prinzipiell in drei Formen, nämlich als:

- Tropfen (alkoholhaltig)
- Tabletten
- Kügelchen (Globuli)

Modalitäten

Zur Beurteilung des richtigen homöopathischen Mittels wird auch auf die so genannten Modalitäten geachtet. Das sind die äußeren Einflüsse oder Maßnahmen, die eine Erkrankung verbessern oder verschlechtern (z. B. Kälte und Wärme, Tageszeiten, Nahrungsmittel u. Ä.).

Für die Wirksamkeit des homöopathischen Mittels spielt es kaum eine Rolle, in welcher Form es verabreicht wird. Natürlich darf man keine Tropfen nehmen, wenn man Alkoholprobleme hat. Aber ansonsten ist es eher bedeutungslos, ob Sie Kügelchen, Tabletten oder Tropfen wählen. In unserem Buch finden Sie zwar Vorgaben wie 1 bis 2 Tabletten, 5 bis 10 Tropfen oder 10 bis 20 Kügelchen (Globuli), doch Sie können auch andere Darreichungsformen wählen. Die Umrechnung geht wie folgt:

- bis 2 Tabletten = 5 bis 10 Tropfen = 10 bis 20 Kügelchen

Die richtige Dosierung

Wichtiger als die Darreichungsform ist die Dosierung des betreffenden Mittels. Die Packungsbeilage der Homöopathika wird Ihnen dazu keine große Hilfe sein, da die einzelnen Substrate ja bei sehr unterschiedlichen Krankheiten zum Einsatz kommen können und ihre Wirksamkeit von Individuum zu Individuum stark variieren kann. Halten Sie sich daher zunächst an die Vorgaben in diesem Buch; sollten Sie bei einem homöopathischen Arzt in Behandlung sein, sind natürlich dessen Vorgaben für Sie bindend.

Wichtig!

Unter einigen Stichpunkten dieses Buchs werden ätherische Öle bzw. Teebaumöl zur Selbstbehandlung von Beschwerden empfohlen. Bitte beachten Sie, dass Sie bei der Einnahme von homöopathischen Mitteln keine ätherischen Öle verwenden dürfen, da diese die Wirkung beeinträchtigen könnten. Entscheiden Sie sich hier bitte immer nur für eine Therapieform. Die Ansicht, viel helfe viel, ist falsch.

Wenn es schlimmer wird

Homöopathische Mittel wirken mitunter binnen weniger Stunden, der Kranke fühlt sich dann insgesamt in »Genesungsstimmung« und erlebt sich vor allem psychisch deutlich auf dem Weg der Besserung. In diesem Fall können Sie die Dosis halbieren und schließlich ganz mit der Einnahme aufhören. Häufig kommt es jedoch auch zu einer so genannten Erstverschlimmerung, d. h., dass die Symptome sich mit der Einnahme des homöopathischen Mittels zunächst einmal verschlimmern. Dies ist kein Grund zur Panik. Im Gegenteil – die Erstverschlimmerung zeigt an, dass sich an den erkrankten Stellen Veränderungen abspielen und dass Sie das richtige Mittel gewählt haben.

Denken Sie daran, dass homöopathische Mittel ja im strengeren Sinn nichts anderes sind als verdünnte Gifte, die im unverdünnten Zustand bei gesunden Menschen genau die Symptome hervorrufen, die sie beim erkrankten Menschen heilen können.

Im Ernstfall zum Arzt!

Zu beachten ist allerdings, dass die Erstverschlimmerung in einem erträglichen Rahmen bleiben sollte. Wenn die Beschwerden akut zunehmen, entsprachen Potenz und Dosis nicht Ihrer persönlichen Sensibilität. Sie sollten dann auf jeden Fall die Dosierung und auch die Potenz (angegeben im Namensanhang als Buchstaben-Zahlen-Kombination wie D6 oder C100) verringern bzw. – in ernsteren Fällen – einen Arzt aufsuchen.
Zum Potenzieren: Die Urtinkturen werden schrittweise verdünnt und so wirksamer gemacht. Ein scheinbarer Widerspruch – doch die Wirksamkeit widerlegt ihn. Hahnemann nannte diese schrittweise Verdünnung potenzieren. Es gibt D-, C-, LM- und Q-Potenzen.

Wenn nichts passiert

Das falsche Mittel haben Sie schließlich gewählt, wenn gar nichts passiert, die Symptome gleich bleiben oder nach einer anfänglichen Linderung zurückkehren. In diesem Fall muss die Arznei gewechselt oder je nach Schweregrad der Erkrankung der Arzt aufgesucht werden. Möglicherweise haben Sie ja bei Ihrem Check der Symptome etwas übersehen.

Homöopathie für die Hausapotheke – unser Tipp!

Es gibt bekanntlich Erkrankungen, Verletzungen und Unfälle, die besonders häufig auftreten. Aus diesem Grund sollten Sie sich einen homöopathischen Erste-Hilfe-Kasten zulegen, damit die Kranken schneller an Hilfe kommen und nicht jedes Mal aufs Neue der mühselige Weg zur Apotheke angetreten werden muss. Ihre homöopathische Hausapotheke sollten Sie mit den im Kasten aufgeführten Mitteln ausrüsten.

Wichtig!
Bei manchen Konstitutionsmitteln ist Vorsicht geboten, da diese bei hoher Potenz chronische Erkrankungen in akute verwandeln können. Sie sollten daher einen Homöopathen über schon lange bestehende Beschwerden informieren bzw. solche Mittel im Zweifelsfall nicht anwenden.

Homöopathische Mittel für die Hausapotheke

- Aconitum D6 gegen Seitenstechen, Erkältungen und Fieber im Anfangsstadium, Hals- und Ohrenschmerzen
- Arnica D6 gegen Sportverletzungen und Insektenstiche
- Drosera Pentarkan (Kombinationsmittel) gegen Husten
- Echinacea Pentarkan S (Kombinationsmittel) zur Stärkung der Abwehrkraft
- Magnesium phosphoricum D12 gegen Krämpfe
- Rhus toxicodendron D6 gegen Hautausschlag, Warzen, Jucken sowie Verstauchungen, Muskelsteifigkeit und Prellungen
- Zum Verreiben: Calendumed Salbe DHU gegen Sportverletzungen aller Art

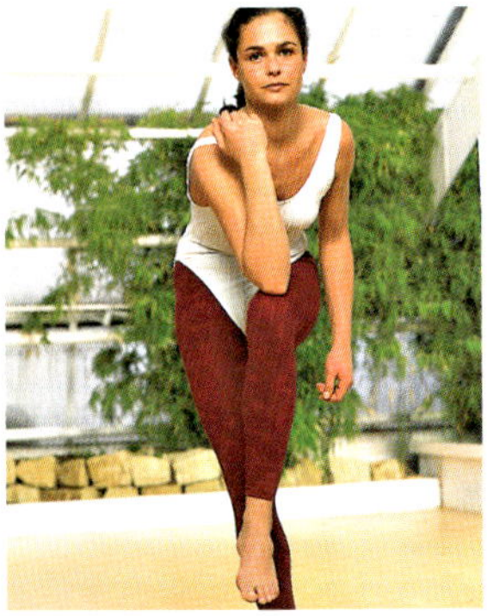

Die Überkreuzbewegung verbessert Fehlhaltungen.

Kinesiologie

Kurzinformation

- Kinesiologie ist die Lehre von der richtigen Bewegung.
- Sie ist eine Kombination von Chiro- und Physiotherapie, Massage, Ernährungslehre und Psychologie, die sich an die chinesische Energielehre anlehnt.
- Eine entscheidende Bedeutung kommt dabei dem Abbau von Stressfaktoren zu.

In der Balance mit sich selbst

Kinesiologie, die Lehre von der Bewegung, stellt eine wirkungsvolle Methode zur Selbsthilfe dar, um das gestörte Allgemeinbefinden zu verbessern. Sie ist ein ganzheitliches, zur Bioenergetik gehörendes Naturheilverfahren. Auch sind hier die Erkenntnisse der chinesischen Energielehre mit aufgenommen. Um die bioenergetischen Kreisläufe des Körpers aufrechtzuerhalten, geht die Kinesiologie – wie die Akupunktur und Akupressur auch – von einer ausgeglichenen Lebensenergie (chinesisch: Chi) aus. Ist das Chi gestört, entstehen Disharmonie und Krankheit. Ist es hingegen in der richtigen Balance, dann ist das Energieniveau erhöht, und die körpereigenen Abwehrkräfte werden gestärkt.

Stressoren

Stressoren sind diejenigen Faktoren, die Stress auslösen. Damit können sehr unterschiedliche Phänomene gemeint sein, innere und äußere. Eine zu hohe Anzahl solcher Stressfaktoren kann den Körper überfordern. Bestimmte Ereignisse haben sehr hohe Stresswerte, die in einem Punktesystem erfasst werden. An erster Stelle steht hier der Tod des Partners mit 100 Punkten, während ein Wohnungswechsel noch mit etwa 20 Punkten zu Buche schlägt.

Lebensenergie und Stress

Die Kinesiologie wurde in den sechziger Jahren des 20. Jahrhunderts in den USA von Dr. George Goodheart, einem Chiropraktiker, entwickelt und kann bis heute, vor allem auch in Europa, große Erfolge verzeichnen. Bei der Kinesiologie wird zunächst anhand der Muskeln des Klienten eine Diagnose gestellt. Dr. Goodheart fand nämlich heraus, dass bei bestimmten Muskeltests die Muskeln schwach reagierten und dass es einen Zusammenhang zwischen den jeweiligen Muskeln und bestimmten Meridianen, also den Leitbahnen, in denen nach chinesischem Verständnis das Chi fließt, gab. Mit einer speziellen Massagetechnik konnte die gestörte Muskelenergie jedoch sehr schnell wieder gestärkt werden.

Was bringt nun solche Störungen zustande? Wie kommt es, dass die Lebensenergie nicht mehr frei fließen kann? Hauptverursacher ist das, was wir heute Stress nennen, denn Stress bewirkt Energieblockaden. Die Kinesiologie geht davon aus, dass drei hauptsäch-

liche Bereiche zu berücksichtigen sind, um die Gesundheit zu erhalten und Stressfaktoren abzubauen.
Die drei hauptsächlichen Ansatzpunkte bzw. Bereiche der Kinesiologie sind:

- Bewegungsapparat
- Stoffwechselsystem
- Psychischer Bereich

Alle drei Bereiche sollten stets im Gleichgewicht sein. Wenn es in einem zu einer Störung kommt, gerät das Energiesystem des Körpers aus der Balance. Besonders in unserer heutigen Zeit sind oftmals zwei oder auch alle drei Bereiche massiv gestört. Da wir ständig abgehetzt sind oder unter Zeitdruck stehen, stellt dieser Zustand einen idealen Nährboden für Krankheiten dar. Unter Stress sind wir verspannt (Muskulatur), gereizt (psychisch) und neigen zu Verstopfung oder Durchfall (Stoffwechsel) – und schon kann das Chi, die Lebensenergie, nicht mehr frei fließen.

Meridiane
Das Chi fließt in den so genannten Meridianen, Energieleitbahnen, die nach chinesischem Verständnis den Körper durchziehen. Auf ihnen verlaufen die Akupunkturpunkte (siehe hierzu auch »Akupressur und Akupunktur«, Seite 346ff.).

Positiver und negativer Stress

Man unterscheidet zwischen zwei Arten von Stress:

- Positiven Stress (Eustress: z. B., wenn man sich verliebt)
- Negativen Stress (Disstress: z. B. bei der Angst vor dem Verlust des Arbeitsplatzes)

Beide Stressarten blockieren den normalen Energiekreislauf im Gehirn, und so kommt es zu Blackouts, Angst und gesteigerten bis unangenehmen Gefühlen. Stress ist allerdings nicht allein negativ zu bewerten; er ist in manchen Fällen lebensnotwendig, um uns wichtige Impulse zu geben, intuitiv auf eine Situation zu reagieren. Doch ständiger – vor allem negativer – Stress ohne anschließende Entspannungsphasen macht uns krank.

Energieblockaden
Wie die chinesische Medizin geht auch die Kinesiologie davon aus, dass bei Krankheiten Energieblockaden in den Meridianen vorliegen. Diese Energieblockaden können durch Akupunktur und Akupressur beeinflusst werden – aber auch die kinesiologischen Übungen regen den Energiefluss wieder an und bringen den Menschen ins Gleichgewicht.

Der Muskeltest

Die Kinesiologie zielt darauf ab, Stress abzubauen bzw. gar nicht erst aufkommen zu lassen. Grundlage für eine Therapie ist dabei zunächst die Diagnose mit Hilfe des Muskeltests, bei dem man die Energieblockaden im Körper feststellen kann. Unter Stress reagieren die Muskeln schwach, bei Stressfreiheit reagieren sie hingegen stark. Sogar die Verträglichkeit von Lebensmitteln kann man auf diese Weise testen.
Probieren Sie einmal diesen Muskeltest bei Ihrem Partner aus. Sie testen dafür den Deltamuskel (er zieht sich über das Schultergelenk auf den Oberarm und ermöglicht die Bewegung des Arms vom Körper weg) entweder des rechten oder des linken Arms. Der Deltamuskel steht stellvertretend für die gesamte Muskulatur; er wird deshalb auch Indikatormuskel genannt.

- Die Testperson steht locker und aufrecht vor Ihnen, der eine Arm hängt entspannt nach unten. Sie legen eine Hand hinter dem Handgelenk der Testperson auf den zu testenden Arm, der waagrecht ausgestreckt ist. Dann legen Sie Ihre andere Hand auf die Schulter des herabhängenden Arms der Testperson, um diese zu fixieren.
- Bitten Sie die Testperson bei der Aufforderung »Halten«, Ihrem Druck standzuhalten. Ist die betreffende Person dazu in der Lage, dann testet der Muskel stark, und es ist Energie vorhanden. Testet der Muskel schwach, so zittert der Arm oder geht sofort nach unten, ein Anzeichen dafür, dass hier die Energie erschöpft ist.
- Jetzt wiederholen Sie diesen Test nochmals, um festzustellen, wie psychischer Stress auf die Körperenergie der Testperson wirkt. Beziehen Sie die gleiche Position wie vorher, und bitten Sie nun die Testperson, sich etwas Unangenehmes vorzustellen, beispielsweise: »Stellen Sie sich vor, Ihre Mutter ist krank« oder »Ihr Partner betrügt Sie«. Sie werden sehen, wie schnell die Energie im Muskel nachlässt und wie der Arm dem Druck nicht mehr standhalten kann und nach unten geht – ein weiterer Beweis für die Tatsache, dass negative Gedanken unsere Gesundheit beeinflussen können.

Kein Kraftakt!
Bitte versuchen Sie beim Test nicht, mit Gewalt auf den Arm der Testperson zu drücken. Es geht hierbei nicht um physische Stärke, sondern um ein Gespür für ein Nachgeben oder Standhalten. Dazu reicht ein leichter Druck bereits aus. Mit der Zeit – und wenn Sie verschiedene Testpartner haben – merken Sie, wie die Muskeln auch auf sanften Druck hin schon entsprechend reagieren.

Auf diese Weise kann man sämtliche Muskeln testen, die – wie schon erwähnt – immer mit einem bestimmten Meridian in Verbindung stehen, und somit zu aufschlussreichen Erkenntnissen über Störungen im Energiekreislauf kommen.

Muskeln und Meridiane
Erfahrene Kinesiologen prüfen verschiedene Muskeln und ihre Beziehung zu den Meridianen. Für die anfängliche Selbstbehandlung reicht es aus, wenn Sie sich auf den Deltamuskel beschränken.

Sanfte Therapie

Die Kinesiologie bietet zur Behebung eines erschöpften Energiezustands sanfte und effektive therapeutische Maßnahmen an, die auf die drei hauptsächlichen Bereiche/Ebenen zielen.

Erster Bereich – Bewegungsapparat

Hier sollte man versuchen, Diskrepanzen auszugleichen, d.h. Fehlstellungen und Fehlhaltungen wieder ins Gleichgewicht bringen. Dies kann durch ganz spezielle Übungen wie beispielsweise die Überkreuzbewegung geschehen. Die Überkreuzbewegung ist eine gegengleiche Bewegung, d.h., Sie bewegen z.B. gleichzeitig den rechten Arm und das linke Bein bzw. den linken Arm zusammen mit dem rechten Bein. Dies kann man in allen möglichen Varianten ausführen: im Stehen, im Gehen und im Sitzen. Bewegungen, die sich ebenfalls günstig auf den Bewegungsapparat auswirken, sind: Seilspringen, auf der Stelle laufen, Treppensteigen, Jogging, Skilanglauf, Schwimmen und Radfahren.

Zweiter Bereich – Stoffwechsel

Eine gesunde Ernährung, die eine regelmäßige Verdauung und Stoffwechselentschlackung zur Folge hat, ist ein zweites Anliegen der Kinesiologie. Sie können schon beim Muskeltest herausfinden, welche Nahrungmittel Ihnen zuträglich sind und welche nicht. Nehmen Sie einfach während des Tests ein Stück Würfelzucker in den Mund. Sie werden überrascht sein, wie schwach der Muskel testet, wenn Sie stoffwechselbelastende Vitaminräuber wie weißes Mehl und raffinierten Zucker zu sich nehmen. Wenn Sie dagegen ein Stück Obst im Mund halten (bitte nicht zerkauen!), werden Sie erleben, dass der Muskel stärker testet.

Vorsicht bei Genussmitteln!

Sie brauchen auf Genussmittel nicht zu verzichten, doch Sie sollten Ihre Ernährung verstärkt auf Energielieferanten ausrichten: Obst, Gemüse, Müsli, Sauermilchprodukte. Wichtig ist auch, dass Sie genügend Flüssigkeit zu sich nehmen – mindestens zwei Liter täglich, am besten Mineralwasser.

Dritter Bereich – Psyche

Wichtig ist vor allem der Abbau von negativen Gefühlen wie Neid, Eifersucht und Hass. Dies sind Stressoren, die sich letztlich gegen Sie selbst richten und Ihre Energie blockieren. Versuchen Sie, positiv zu denken. Sehen Sie nicht immer schwarz! Denken Sie an den bekannten Vergleich, dass für einen Pessimisten ein Glas halb leer ist, während ein Optimist das Glas als halb voll betrachtet.

Versuchen Sie, Prioritäten zu setzen; damit Sie nicht immer abgehetzt sind, machen Sie nur die Dinge, die Ihnen wichtig sind. Versuchen Sie mit einer Zeit- und Zielplanung, die Ihnen zur Verfügung stehende Zeit besser zu strukturieren. Löschen Sie alte Denkmuster von Ihrer »Gehirndiskette«, und bespielen Sie sie neu – aber positiv. Und: Lassen Sie öfter mal Ihre Seele baumeln.

Hierzu haben sich vor allem Übungen zur Integration der beiden Gehirnhälften bewährt. Unsere Gehirnhälften haben bekanntermaßen verschiedene Funktionen; die eine ist eher für logische Prozesse zuständig, die andere für gestalterische. Beide können sich gegenseitig blockieren. Eine einfache Übung: Stellen Sie sich mit locker ausgebreiteten Armen hin, und stellen Sie sich vor, dass Ihre Gehirnhälften in beiden Händen liegen. Führen Sie langsam die Hände zusammen, und vereinigen Sie diese.

Think positive!

Gefühle haben einen enormen Einfluss auf uns. Machen Sie sich dies bewusst. Und bestimmte Gesten und Haltungen beeinflussen Gefühle. Beispielsweise intensiviert ein gesenkter Kopf negative Empfindungen. Die Vorstellung einer angenehmen Situation oder eines angenehmen Erlebnisses lässt geradezu automatisch ein Lächeln um Ihre Lippen spielen. Versuchen Sie daher bewusst, negative Gedanken in positive zu überführen. Sie werden merken: Es hilft!

Noch ein Wort zu den Übungen

Die Kinesiologie wird heute von verschiedenen Heilberufen als begleitende Therapie angewandt – z.B. von Zahnärzten, Psychotherapeuten, Naturheilkundlern. In der Folge haben sich verschiedene, teilweise ganz spezifische Übungen entwickelt, die auf emotionalen Stressabbau, auf Hilfe bei einer Gewichtsreduktion, auf Heilung bei Schlafstörungen u. Ä. zielen. Wichtig ist hierbei, dass die Triade (Dreiheit) von Bewegungsapparat, Stoffwechsel und Psyche gewahrt bleibt, dass also die Übungen nicht einseitig sind, sich beispielsweise nur auf den Stoffwechsel beziehen, sondern ein Paket bilden, das alle Bereiche umfasst.

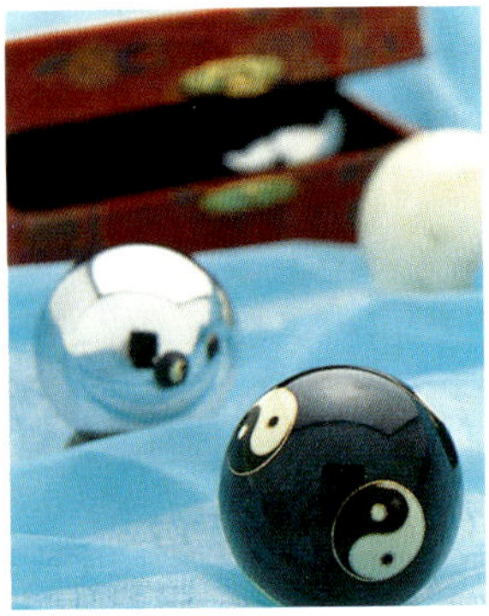

Eine gestörte Balance des Körpers kann krank machend wirken.

Qi Gong

Kurzinformation

- Qi-Gong-Übungen nähren und entwickeln das Chi, das nach chinesischer Vorstellung unsere Lebensenergie darstellt.
- Die Übungen stärken den Bewegungsapparat und führen zu einer bestimmten Atemtechnik; sie sind mit meditativen Aspekten verbunden.

Qi Gong sind Übungen, die die Lebenskraft Chi oder Qi (auch die Schreibweise »Yi« existiert) stärken. Wichtigste Voraussetzung ist das Erreichen vollkommener Ruhe und Entspannung. Es handelt sich hierbei um Übungen, die von einem aufrechten Rückgrat und einem freien Atem getragen sind – in Verbindung mit meditativen Vorstellungen.

Im Sitzen, Stehen oder Liegen

Qi-Gong-Übungen können im Stehen, im Liegen oder auch im Sitzen ausgeführt werden. Ursprünglich waren die Übungen auf das Stehen beschränkt, und damit wird der Anfänger wohl auch beginnen. Leichter fällt es allerdings vielen, wenn sie sitzen können, denn Qi-Gong-Übungen erfordern ein konzentriertes Stehen in verschiedenen Positionen über längere Zeiträume – bei Fortgeschrittenen bis zu einer Stunde.

Geboren aus dem Tanz

Qi Gong ist wohl schon gut 4000 Jahre alt und hat sich aus so genannten Heiltänzen entwickelt. Der Heiltanz war im damaligen China (wie bei anderen Völkern auch) ein Mittel, um die Harmonie mit sich selbst und der Natur wiederherzustellen. Man imitierte dabei auch Tierbewegungen, z. B. Bewegungen von Bären, Affen und Vögeln, um bestimmte Kräfte im Menschen zu mobilisieren.

Chi, Yin und Yang, Tao

Die Lebenskraft Chi spielt in der chinesischen Philosophie und Naturheilkunde eine zentrale Rolle. Bei Erkrankungen oder Befindlichkeitsstörungen ist das Chi gestört. Die Lebensenergie hängt mit den entgegengesetzt und gleichzeitig in Verbindung wirkenden Kräften von Yin und Yang zusammen. Stellen Sie sich Yin und Yang in Form von zwei Waagschalen vor. Optimal ist es, wenn beide Schalen im Gleichgewicht sind – dann ist auch der Körper in Harmonie, und er ist gesund. Verlieren diese Waagschalen ihre Balance, so ist entweder ein Überschuss von Yang und ein Defizit von Yin vorhanden oder umgekehrt. Yin und Yang unterliegen einer ständigen Wandlung, gleichzeitig sind sie eingebettet in einen Zyklus. Denn: Alles Positive kann auch negative Eigenschaften besitzen und alles Negative positive Eigenschaften. In jedem Unglück liegt schon der Same des Glücks und umgekehrt. In der Wechselwirkung von Yin und Yang zeigt sich das Tao, das »höchste Letzte« der chinesischen Philosophie.

Das Chi nähren

Eine große Rolle spielen bei den Qi-Gong-Übungen die Speicherorte des Chi. Der Übende muss sich auf diese Punkte konzentrieren, um hier das Chi verstärkt anzusammeln. Eine zentrale Stelle für die Chi-Sammlung ist das so genannte Zinnoberfeld (das untere Dantian) – ein paar Zentimeter unterhalb des Bauchnabels gelegen. Dieses Dantian bildet das Zentrum des Körpers; dabei handelt es sich weniger um eine reale Körperstelle, sondern eher um ein mentales Konstrukt, einen imaginären Schwerkraftpunkt im Körperinneren, und jeder Übende muss mit der Zeit sein individuelles Zentrum in diesem Bereich finden. Das mittlere Dantian befindet sich in Herz-Lungen-Höhe, das obere (das »dritte Auge«) zwischen den Augenbrauen auf der Stirn. Ansonsten gelten auch für Qi Gong die üblichen Akupunkturpunkte.

Ziel der Übungen ist es, das Chi hauptsächlich ins untere Dantian abzusenken. Die Zwerchfellmuskeln werden dadurch entspannt, die Organe sinken ebenfalls etwas ab, und die Atmung wird (imaginär) tiefer in den Bauch geführt. Auf diese Weise wird der Bauchbereich frei, und mit jedem Atemzyklus wird eine Organbewegung bewirkt. Die Folge: Der Blutfluss zirkuliert freier, die Funktionen des Stoffwechsels werden verbessert.

»Ist der Bauch entspannt, fließt das Chi frei«

Es ist ein langsam voranschreitender Prozess, das Chi abzusenken. Und es hat viel mit der Vorstellungskraft zu tun. Nur über die Bauchatmung und über bestimmte Methoden, bei denen man auf dem Rücken liegt, kann dies schneller geschehen.

Eine kleine Warnung

Qi-Gong-Übungen sollten nur bei fachkundigen Lehrern erlernt werden, die den Übenden ständig korrigieren. Eigenmächtige, gewaltsame Selbstversuche – z. B. die Organe nach unten zu drücken – könnten erhebliche gesundheitliche Schäden nach sich ziehen. Andererseits: Es erfordert viel Geduld, bis der Übende die weit reichenden Wirkungen spürt, die Qi Gong auslösen kann. Doch auch schon der Anfänger bemerkt ein verändertes und verbessertes Körpergefühl – auch ohne in die tiefen Gründe dieser stark philosophisch beeinflussten Meditationspraktik vorzustoßen.

Wem hilft Qi Gong?

Die Indikationen für regelmäßig ausgeführte Qi-Gong-Übungen sind z. B. Verdauungs- und Stoffwechselprobleme, hoher Blutdruck, Nervosität, Magenbeschwerden, Rückenschmerzen, Bronchitis, Kopfschmerzen und Übelkeit.

Vielfalt der Stile

In China finden sich sehr viele verschiedene Qi-Gong-Techniken, entsprechend der jeweiligen philosophischen Richtung. Es gibt Schulen, die eher den körperlichen Aspekt hervorheben, gemäß der buddhistischen Philosophie, die an den Kampfschulen der Shaolin weiterentwickelt wurde. Qi Gong kann aber auch mental nach dem Taoismus oder nach den Prinzipien des Konfuzianismus interpretiert werden, wonach die Ordnung und das ausgeglichene Verhalten der Menschen in Harmonie mit dem Tao erlangt werden. Die zentrale Idee einer gesundheitlichen Stärkung zieht sich allerdings durch alle Stile: Wenn das Chi ungehindert fließen kann, ist der Mensch mit sich im Einklang – und gesund.

Reflexzonenmassage

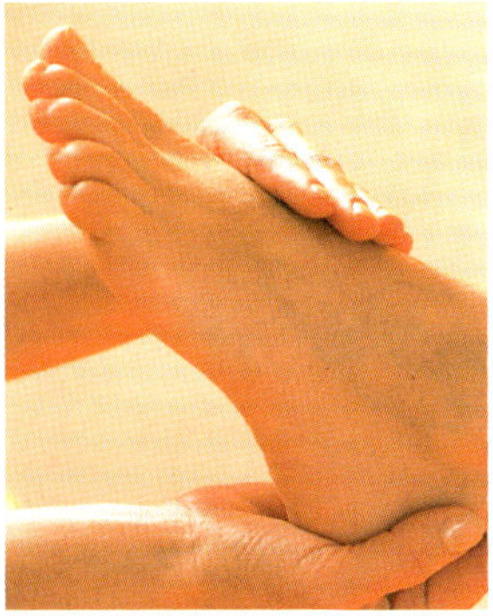

Fußreflexzonenmassage: Die Stimulierung bestimmter Punkte wirkt sich auf die entsprechenden inneren Organe aus.

Kurzinformation

- **Bei der Reflexzonentherapie werden bestimmte Druckpunkte der Hautoberfläche massiert, um Verspannungen und Schmerzen zu lindern bzw. um Einfluss auf Organerkrankungen zu nehmen.**
- **Die Reflexzonenmassage zeigt eine gewisse Verwandtschaft zu Akupunktur und Akupressur; sie gründet ebenfalls auf dem Prinzip, dass bestimmte äußere Hautareale in Verbindung zu den inneren Körperorganen stehen.**

Die Verbindung von Innen und Außen

In Anlehnung an die klassische chinesische Akupunktur (und Akupressur) entwickelten sich im Lauf der Zeit mehrere verschiedene Reflexzonentherapien. Sie beruhen alle auf der Erkenntnis, dass die inneren Organe des menschlichen Körpers jeweils mit einem spezifischen Teil der Hautoberfläche in Verbindung stehen. Diese Verbindungen sind die so genannten Reflexzonen, die eine gewisse Ähnlichkeit mit den Meridianen der chinesischen Akupunkturlehre besitzen.

Bei der Reflexzonenmassage werden diese Reflexzonen mittels verschiedener Massagetechniken an Punkten der Haut behandelt, um eine Linderung bei Verspannungen, Schmerzen, Bewegungseinschränkungen und psychosomatischen Beschwerden zu erreichen. Durch die Massage kommt es zur verstärkten Energiedurchflutung des Gewebes; der Abtransport von Giftstoffen und Schlacken aus dem Gewebe wird gefördert, und die körpereigene Abwehr wird gestärkt. Außerdem wirkt die Reflexzonentherapie beruhigend und entspannend – sie verteilt letztlich Streicheleinheiten, und wer mag die nicht?

An Fuß, Hand und Körper

Reflexzonenmassagen können am ganzen Körper durchgeführt werden, bevorzugt werden sie jedoch an Hand und Fuß vorgenommen. Alle Massagen beruhen allerdings auf dem gleichen Prinzip: Durch die Stimulierung soll der normale Spannungszustand der Reflexzonen wiederhergestellt werden, um per Fernwirkung über das vegetative Nervensystem die entsprechenden inneren Organe zu erreichen.

Fußreflexzonenmassage

Bekannt ist vor allem die Fußreflexzonenmassage. Sie geht auf die Masseurin E. Inham zurück, die diese Massage bereits in den dreißiger Jahren in den USA anwandte. Frau Inham bezog sich dabei auf Dr. William Fitzgerald, den Begründer der Zonentherapie, der sich um 1900 mit der Behandlung von Druckpunkten auf der Hautoberfläche beschäftigt hatte. Seine Zehnzoneneinteilung des Körpers geht auf uralte Überlieferungen der indianischen Volksmedizin zurück – unter Einbeziehung der alten chinesischen Akupressur- und Akupunkturlehre.

Reflexiv heißt widerspiegelnd

Es ist ein zentraler Gesichtspunkt der Fußreflexzonentherapie, dass sich das Gesamtorganbild des Körpers auf einer wesentlich kleineren Fläche – nämlich auf den Fußsohlen – widerspiegelt. Die zehn Längszonen (und drei Querzonen) Fitzgeralds haben ihre Entsprechung in bestimmten Fußpunkten. Die Zonen besitzen – dies ist empirisch nachgewiesen – Energiefelder, die eine direkte Verbindung zu den entsprechenden Körperorganen aufweisen, und man kann deshalb durch das Abtasten der verschiedenen Hautareale des Fußes eine Organdiagnose durchführen.

Der Tastbefund liefert anhand der spontanen Reaktion des Patienten ein Gesamtbild, aufgrund dessen man Aussagen über den energetischen Zustand des Körpers machen kann. Schmerzen, die in einer bestimmten Zone auftreten, lassen Rückschlüsse auf eine Störung des dieser Zone zugeordneten Organs zu. Wendet man nun eine sanfte Reflexzonenmassage an dieser Stelle an, so wird das Hautareal von Mal zu Mal schmerzunempfindlicher reagieren, da durch den Einfluss der Massage eine bessere Durchblutung erreicht wird.

Unterschiedliche Anwendungen

Außer mit Massage- und Druckpunktanwendungen kann man auch mit einigen anderen Naturheilverfahren die Reflexzonen behandeln. Hierzu gehören:

- Wärmeanwendungen durch Auftragen von durchblutungsfördernden Kräutern, Pasten, Salben oder Masken
- Wärmeanwendungen in Form von Bestrahlungen
- Kälteanwendungen durch Eismassagen, Kühlsprays oder gekühlte Gelkissen
- Reizstrombehandlungen sowie Elektroakupunktur
- Farbtherapie in Form von Bestrahlung der entsprechenden Reflexzonen mit bestimmten Farben

Reflexzonen und Neuraltherapie

In diesem Zusammenhang muss auch die von den Brüdern Huneke in den 1940er Jahren entwickelte Neuraltherapie erwähnt werden. Bei dieser Therapie wird ein bestimmtes Medikament (meistens das Lokalanästhetikum Procain) in oder unter die Haut gespritzt (man nennt dies Quaddeln) – und zwar in ein so genanntes Störfeld. Spritzt man in dieses Störfeld, kommt es zu einem reflektorischen Abbau der Störung und zu einer Stimulierung organischer Bereiche. Hier trifft sich die Neural- mit der Reflexzonentherapie, denn wie Letztere geht sie davon aus, dass die Störfelder auf der Haut (und auch im Inneren des Körpers) Einfluss auf die Regelkreise des Organismus haben.

Reaktionen

Die Reflexzonentherapie kann sowohl beruhigend als auch kräftigend gestaltet werden – entweder durch die Intensität der Griffe oder durch die Variierung des Tempos. Der Patient empfindet dies als teilweise angenehm, teilweise unangenehm; es kann auch manchmal mit Schmerzen verbunden sein. Schmerzen werden bei der Reflexzonentherapie jedoch dahingehend verstanden, dass der Patient auf die Behandlung anspricht.

Nebenwirkungen

Nebenwirkungen der Reflexzonentherapie sind nicht bekannt, sofern die Behandlung nicht bei infektiösen und fieberhaften Erkrankungen, akuten Venen- und Lymphgefäßerkrankungen, Pilzerkrankungen oder Risikoschwangerschaften angewandt wird.

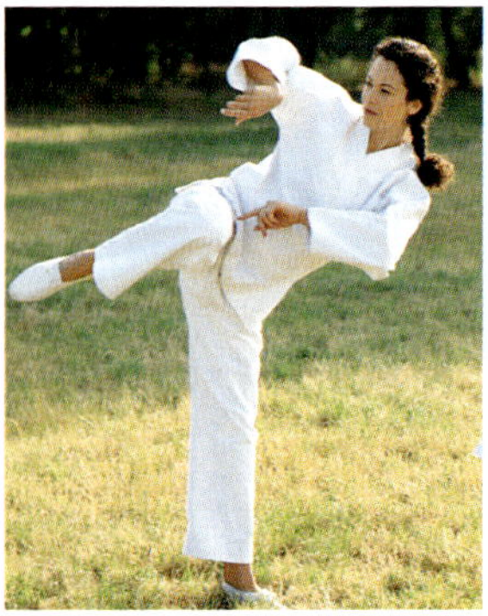

Sanfte und fließende Bewegungen kennzeichnen Tai Chi Chuan.

Tai Chi Chuan

Kurzinformation

- Tai Chi Chuan, das chinesische »Schattenboxen«, ist eine Form der Bewegungsmeditation.
- Ursprünglich gehörte Tai Chi Chuan zu den »weichen« chinesischen Selbstverteidigungsarten; mittlerweile ist es stärker unter dem meditativen und gesundheitlichen Aspekt in den Blickpunkt gerückt.
- Bei der so genannten Form von Tai Chi Chuan werden in ruhigen fließenden Bewegungen bestimmte Figuren ausgeführt, die den Körper entspannen und seine Selbstheilungskräfte aktivieren sollen.

Auf der ganzen Welt
gibt es nichts Weicheres und Schwächeres als das Wasser.
Und doch in der Art, wie es dem Harten zusetzt,
kommt nichts ihm gleich.
Es kann durch nichts verändert werden.
Dass Schwaches das Starke besiegt
und Weiches das Harte besiegt,
weiß jedermann auf Erden,
aber niemand vermag danach zu handeln.
(Laotse)

Eine Sagenfigur

Zhang Sanfeng gilt als eigentlicher Begründer von Tai Chi Chuan und lebte angeblich im 13. Jahrhundert. Erst im Alter von 95 Jahren soll er folgendes Erlebnis gehabt und daraufhin die grundlegenden Techniken von Tai Chi entwickelt haben: Ein Falke stürzte sich auf eine Schlange, doch diese wich ihm in kreisenden Bewegungen immer wieder aus. Der Vogel versuchte mehrere Angriffe, doch er musste irgendwann erschöpft aufgeben. Sanfeng erkannte darin das grundlegende Prinzip von Yin und Yang, von sich gegenseitig bedingender Weichheit und Härte.

Unbesiegbare Weichheit

Die Lehren des Laotse vom Tao hatten einen immensen Einfluss nicht nur auf die geistige Entwicklung Chinas, sondern beispielsweise auch auf Politik und Kriegsführung. Die chinesischen Kampfkünste – ob es sich nun um die so genannten weichen wie Tai Chi Chuan oder um die harten handelt – enthalten immer auch einen philosophischen Aspekt. Sie sind immer mehr als »rohe« Muskelkraftausübung. In den verschiedenen Schulen und Stilrichtungen dieser Kampfformen sollten sich Praxis und Theorie ergänzen; nicht nur der Körper sollte trainiert, sondern auch die Persönlichkeit kultiviert werden. Die innere Kraft und Lebensenergie (Chi) ist der Dreh- und Angelpunkt, die äußere Kraft nur eine Folge der inneren.

Die Entstehung von Tai Chi Chuan ist – wie auch die der anderen Kampfkünste – nicht genau zurückzuverfolgen. Frühe Formen (Tai Chi Gong) existierten wohl schon vor etwa 3000 Jahren. Das Besondere an Tai Chi Chuan ist, dass es im Unterschied zu anderen

Kampftechniken nicht den Angriff betont, sondern die Selbstverteidigung. Die zugrunde liegende taoistische Philosophie gebietet, jede unnötige Konfrontation zu vermeiden.
Auf taoistische Prinzipien geht auch der zweite Aspekt von Tai Chi Chuan zurück: seine Bedeutung für die Gesundheit. Durch Tai Chi Chuan soll der Körper gekräftigt werden, indem das Chi, die Lebensenergie, vermehrt wird, indem der Körper quasi die Weichheit und Gelenkigkeit eines Kinderkörpers zurückerhält (gemäß der Ansicht, dass das Harte, die Verhärtung, zum Tod führt).

Tai Chi Chuan als Ganzkörpertraining

Die Figuren der Form von Tai Chi Chuan – im Yang-Stil sind es 124 Figuren – beziehen in ihren Bewegungen den gesamten Körper mit ein, alle inneren und äußeren Bereiche, die Organe und die Muskulatur. Alle Bereiche des Körpers sind immer gleichzeitig an einer Bewegung beteiligt.
Unabdingbar dazu gehört die Atmung (obwohl der Anfänger dies noch nicht berücksichtigen sollte), denn sie löst die Zirkulation des Chi aus, und die Körperbewegungen unterstützen dies. Im Folgenden sollen nur die wichtigsten Prinzipien dieser besonderen Art der Körperbewegung erläutert werden.

Schulterbreiter Stand und Verwurzelung

In Europa und den USA wird Tai Chi Chuan gleich als Bewegung gelernt. Manche chinesischen Schulen hingegen üben die Figuren der Form lange Zeit statisch – ein nicht ganz uninteressanter Aspekt, denn zunächst ist es für den Anfänger wichtig, anders stehen zu lernen. Die Füße werden parallel gestellt (wir neigen dazu, sie nach außen zu drehen) und stehen etwa schulterbreit auseinander; die Knie sind dabei nicht durchgedrückt, sondern leicht gebeugt und befinden sich tendenziell über dem dritten Zeh. Die mentale Vorstellung dabei ist, sich mit den Füßen in der Erde zu verwurzeln und sein Gleichgewicht zu finden. Schulterbreit, im so genannten Bogenschritt, erfolgen dann die meisten Schritte der Form. Nach relativ kurzer Zeit hat der Übende bereits das Gefühl, auch im alltäglichen Leben anders und entspannter zu gehen bzw. sich generell lockerer zu bewegen.

Entspannte Schultern und »leerer« Nacken

Tai-Chi-Chuan-Anhänger sehen nicht gerade aus wie Arnold Schwarzenegger. Sie sind nicht besonders muskulös, und ihre Schultern »hängen« geradezu herab. Entspannte Schultern und der Schwerkraft folgende, abgesenkte Ellbogen ermöglichen – auch bei gehobenen Armen – eine völlig Entspannung der Kopf- und Schulterregion.

Wie die Kinder

Die stehende Stellung bei Tai Chi Chuan (und übrigens auch bei Qi Gong) lehnt sich an die Stellung von Kindern an, die gerade das Laufen lernen. Sie haben ihre Knie noch nicht durchgedrückt und sind leicht nach vorn geneigt. Auf diese Weise versuchen sie, in die Balance zu kommen. Das passiert ganz unverkrampft. Wenn sie hinfallen, verletzen sie sich im Normalfall auch nicht.

»Die weiße Schlange zeigt ihre Zunge«

Die Figuren von Tai Chi Chuan tragen teilweise sehr poetische Namen. Affe (der Affe weicht zurück), Tiger (den Tiger umarmen), Kranich (der weiße Kranich breitet seine Flügel aus), Hahn (goldener Hahn auf einem Bein) und Schlange verweisen auf Tierbewegungen, auf denen vielleicht die Frühformen von Tai Chi Chuan teilweise beruhten.

Der »leere« Nacken kennzeichnet den entspannten Halsbereich, der notwendig ist, um die richtige Kopfstellung zu erreichen. Der Kopf soll so gehalten werden, als ob er an einem Faden im Himmel aufgehängt wäre. Mit der richtigen Haltung wird die Wirbelsäule gestreckt, und das Chi kann besser zirkulieren.

Formenvielfalt
Neben der Soloform von Tai Chi Chuan gibt es auch eine Partnerform. Fortgeschrittene, die die Soloform beherrschen, können dann zur Schwert- und Säbelform übergehen. Hier wird mit den entsprechenden Waffen (zunächst in Holzform) geübt. Daneben gibt es noch eine Form mit Stöcken, die hierzulande allerdings selten angeboten wird.

Sammlung des Chi im Zentrum

Eigentlich gibt es im Tai Chi keine Bewegung der oberen Gliedmaßen. Um einem Missverständnis vorzubeugen – selbstverständlich werden Arm- und Handbewegungen ausgeführt, nur: Sie gehen alle vom Zentrum aus. Die Arme folgen den entsprechenden Bewegungen von Hüften und Beinen, und diese werden vom unteren Dantian aus gesteuert. Das untere Dantian ist das Schwerkraftzentrum des Körpers, ein imaginäres Kraftfeld, das ein paar Zentimeter unter dem Bauchnabel angesiedelt ist. Ins untere Dantian wird (wie beim Qi Gong) das Chi abgesenkt, d.h., die Zwerchfellmuskeln werden entspannt, die Organe sinken dann etwas mit ab, und die Atmung wird (imaginär) tiefer in den Bauch geführt, wodurch der Bauchbereich freier wird. Wichtig für den Anfänger ist es, diesen kleinen »Hexenkessel« in seinem Bauch zu erspüren und die Bewegungen von dort aus zu führen.

Yin und Yang

Das Schwerkraftzentrum des Körpers wird bei den Bewegungen eigentlich immer nur von einem – natürlich möglichst verwurzelten – Bein getragen, denn das andere ist in Bewegung. Das jeweils belastete Bein ist passiv (Yin), während das andere zu einem bestimmten Zeitpunkt 100-prozentig beweglich und aktiv (Yang) ist. Bei der Verlagerung des Zentrums durchlaufen beide Beine alle Grade der Gewichtung von 0 bis 100 Prozent in einem fließenden Prozess. Beide Beine werden nie länger gleichzeitig belastet. Die Beherrschung dieser Technik trägt zu den so grazil und leichtfüßig wirkenden Bewegungen von Tai Chi bei.
Das Prinzip von Yin und Yang, Leere und Gewichtung, gilt auch für die Armbewegungen und für die einzelnen Figuren der Form, die abwechselnd Yin und Yang sind.

Stilvielfalt
Tai Chi Chuan ist in viele Stile zersplittert. Dies passierte schon relativ früh. Die einzelnen Schulen hielten ihre Techniken geheim, und es verbreiteten sich immer neue Varianten. Der bekannteste Stil, der im Westen gelehrt wird, ist der so genannte Yang-Stil. In China wird auf öffentlichen Plätzen und in Schulen meist eine verkürzte Variante der Langform geübt.

Spiralierung

In einem späteren Stadium des Lernprozesses werden in einer gerade gehaltenen Einheit von Handgelenken und Unterarmen sich öffnende (nach außen drehende, Yang) und sich schließende (nach innen drehende, Yin) Bewegungen durchgeführt. Auch beim Nacken kommt diese Spiralbewegung zum Einsatz. Diese ständige Spiralierung unterstützt die Chi-Zirkulation und entspannt die Muskeln und Sehnen.

Wie sollte man Tai Chi Chuan lernen?

Tai Chi Chuan sollte bei einem erfahrenen Lehrer erlernt werden. Ein Selbststudium führt unweigerlich zu Frustration, denn gerade Anfänger müssen in ihren Haltungen und Bewegungen ständig korrigiert werden, wenn diese Bewegungsform nicht nur oberflächlich und äußerlich bleiben soll. Tai Chi Chuan wird meistens als Gruppenunterricht angeboten, ist aber auch als Einzelunterricht möglich. Auch Intensivkurse an mehreren Wochenenden stehen zur Wahl. Wer Tai Chi ernsthaft betreiben möchte, dem sei zu Semesterkursen geraten, denn in der langsamen Entwicklung der Form – mit viel Zeit zum Üben zu Hause – können Fehlhaltungen meist besser korrigiert werden. Im »Normalfall« braucht man drei Semester, um die Form vollständig zu erlernen. Viele Kurse teilen dazu die Form in ihre drei Teile: Erde, Himmel und Mensch. Beim Üben der Form ist Folgendes zu beachten:

- Geübt werden sollte regelmäßig (d.h. täglich) und immer zu bestimmten Zeiten.
- Geübt werden sollte auch immer am selben Ort, mit der Anfangsausrichtung nach Norden.
- Es ist keinerlei besondere Kleidung nötig, doch die Kleidung sollte bequem sein; geübt wird am besten in Socken.
- Vor der Übung sollte nicht gegessen oder getrunken werden, ebenso wenig kurz danach.
- Vor der Übung sollte das Chi aktiviert werden, am besten mit einer Qi-Gong-Übung.
- Nach der Übung, bei Fortgeschrittenen nach dem Durchlaufen der Form, sollte eine kurze Meditation stehen.

Erde, Himmel, Mensch

Die chinesische Philosophie geht von einem triadischen Weltmodell aus, das auch in der Form von Tai Chi Chuan repräsentiert ist. Auf der breiten Basis der Erde steht der Mensch fest verwurzelt; mit dem Kopf schwebt er im Himmel, mit seinem Körper verbindet er Himmel und Erde. Ein Kopfstand (wie beispielsweise im indischen Yoga) ist dem Tai Chi Chuan daher äußerst fremd – das wäre »verkehrte«Welt.

Tai Chi Chuan und »I Ging«

»I Ging«, das »Buch der Wandlungen«, steht in engem Zusammenhang mit einigen Aspekten von Tai Chi Chuan. Dieses älteste Buch Chinas hat verschiedene Seiten: Es ist Orakelbuch, philosophischer Diskurs und eine sehr frühe mathematische Kombinatorik. Seine 64 Hexagramme gehen auf Trigramme zurück, die wiederum eine binäre Struktur haben (Yin und Yang). Das »I Ging« hat Bezüge zu den fünf Elementen (Wasser, Holz, Feuer, Erde, Metall) der chinesischen Philosophie, den vier Jahreszeiten, den vier Himmelsrichtungen, der Farbskala, Himmel und Erde.
Frühe Formen des »I Ging« bilden Rechtecke und Kreise ab, verweisen auf gerade und ungerade Zahlen. Sie beeinflussten die mathematische Entwicklung, denn hier waren die Angaben für Rechenvorgänge wie Multiplikation und Potenzierung enthalten. Und: In den Trigrammen finden sich exakte Vorgaben für alle Bewegungen von Tai Chi Chuan.

Wem hilft Tai Chi Chuan?

Tai Chi Chuan ist für Menschen jeden Alters geeignet; es bedarf keiner besonders sportlichen Konstitution. Es dient generell der Stärkung des Immunsystems; besonders empfehlenswert ist es bei chronischen Verspannungen, Rückenschmerzen, Fehlhaltungen, einer Anfälligkeit für Infektionskrankheiten und zur Vorbeugung von Osteoporose. Manche Krankenkassen unterstützen mittlerweile Tai-Chi-Chuan-Kurse.

Apfelessig

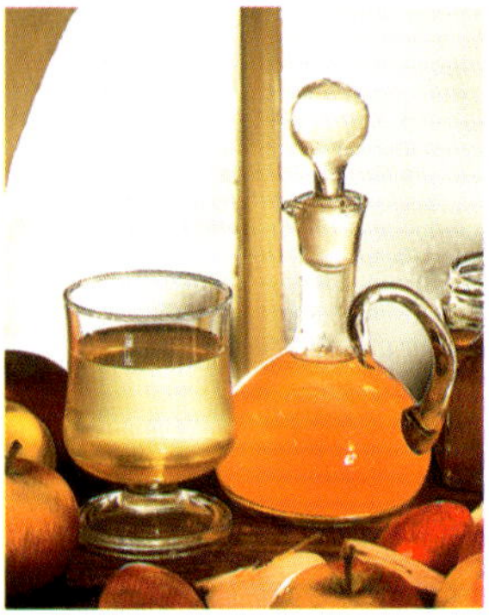

Apfelessig regt die Verdauung an – und ist daher eine wirksame Hilfe beim Abspecken.

Kurzinformation

- Die antiseptische Wirkung von Apfelessig hilft bei zahlreichen Darmerkrankungen.
- Er ist ein wirksames Mittel zur Behandlung von Schwellungen.

Heiltraditionen

Die Geschichte des Essigs ist überaus alt. Die Babylonier um 5000 v. Chr. vergoren Dattelwein zu Essig und setzten ihn zur Heilung von Kopf- und Ohrenschmerzen ein. Die Militärärzte der Antike verwendeten Weinessig zur Heilung von Wunden, Insektenstichen und Schlangenbissen, die römischen Legionäre mischten ihn auf ihren kraftraubenden Feldzügen mit Wasser zu einer Art »Energy-Drink« zusammen.

Seit dem 18. Jahrhundert wurde der Essig zunehmend als Heilmittel entdeckt. In der Volksmedizin wurde Essig zur Förderung der Verdauung sowie zur Desinfektion eingesetzt. Im Jahr 1949 erschien vom amerikanischen Autor Cyril Scott das Buch »Cider Vinegar«, in dem er Apfelessig als Mittel zur Gesunderhaltung und Lebensverlängerung pries. Seitdem beschäftigen sich vor allem Alternativmediziner mit dem Essig, doch auch anerkannte Wissenschaftler halten ihn mittlerweile für ein Nahrungsmittel, dass auf keinem Speiseplan fehlen sollte.

Wichtig!
Kaufen Sie nur naturtrüben Essig! In klaren Essigsorten ist der Mineraliengehalt deutlich verringert.

Die Inhaltsstoffe

Leitsubstanz von Apfelessig ist die Essigsäure, sie verleiht ihm seinen sauren Geschmack sowie seine konservierende und antiseptische Wirkung. Essigsäure unterstützt die Verdauung und unterbindet Fäulnisprozesse im Darm. Im Apfelessig finden sich außerdem größere Mengen an Zitronensäure und Mineralien. Beide Stoffgruppen ergänzen sich wirkungsvoll, insofern die Zitronensäure unseren Organismus dabei unterstützt, Mineralien aufzunehmen.

Natürliches Kosmetikum
Apfelessig im Verhältnis 1:1 mit Wasser verdünnt ist ein hervorragendes Hautpflegemittel. Es reinigt porentief und erfrischt.

Die medizinischen Wirkungen

Darmprobleme

Zu den wichtigsten Eigenschaften des Apfelessigs gehört, dass er Fäulnisbakterien in unserem Darm abtöten kann. Dadurch hilft er bei einer ganzen Reihe von Darmerkrankungen wie Blähungen, Durchfällen und Koliken, außerdem wird insgesamt die Darmfunktion und damit die Verwertung der Nahrung verbessert. Die

Hemmung von Fäulnisprozessen wird von Wissenschaftlern aber auch als präventiver Mechanismus gegen Darmkrebs und Magengeschwüre angesehen.

Vorbeugung von Osteoporose

Apfelessig enthält sehr viele Mineralien, darunter auch das Knochenaufbaumineral Kalzium. Die Zitronensäuren des Essigs verbessern außerdem die Mineralienaufnahme unseres Körpers.

Bioessig
Kaufen Sie Ihren Essig aus biologisch-dynamischem Anbau, um das Schadstoffrisiko möglichst gering zu halten. Das kostet zwar ein paar Euro mehr, doch die Investition lohnt sich.

Insektenstiche und andere Verletzungen

Essigsaure Anwendungen gehören zu den traditionellen Heilmethoden der Volksmedizin bei Insekten- und Quallenstichen sowie bei Verletzungen wie Blutergüssen, Muskelzerrungen und Bänderdehnungen. Sie entziehen dem Gewebe Wasser und fördern dadurch den Abbau von Schwellungen.

Die Anwendungen

Essig kann in den unterschiedlichsten Speisen verabreicht werden, man kann ihn aber auch teelöffelweise einnehmen oder äußerlich zu Kompressen und Umschlägen verarbeiten. Mittlerweile gibt es sogar schon Apfelessig in Pastillen- oder Tablettenform, um seinen Charakter als Medikament zu betonen. Es ist jedoch offen, ob ihre Wirksamkeit an die des natürlichen Essigs herankommt.

Apfelessig bei Blähungen

Bereiten Sie sich eine Mischung aus 2 Teelöffeln Apfelessig, 1 Teelöffel Honig und 1 Glas Wasser. Trinken Sie es in kleinen Schlucken. Wer häufiger unter Blähungen leidet, sollte 5 Minuten vor dem Essen den Essig-Honig-Drink nehmen und jeden Schluck für etwa 10 Sekunden im Mund behalten. Dies fördert die Speichelproduktion und dadurch die Verdauung.

Vielseitig einsetzbar
Das Apfelessig-Honig-Getränk ist bei den unterschiedlichsten Beschwerden einsetzbar. Es hilft nicht nur bei Verdauungsstörungen verschiedenster Art, sondern auch bei Wetterfühligkeit und Schlafstörungen. Außerdem erfrischt es bei großer Hitze besser als die meisten anderen Durstlöscher.

Apfelessig bei Verletzungen

Erhitzen (aber nicht kochen!) Sie 1/4 Tasse Apfelessig mit 1/2 Teelöffel Salz. Ein dünnes Tuch darin tränken und auf die verletzte Stelle legen. Die Essig-Salz-Anwendung sollte erst 48 Stunden nach Verletzungseintritt zum Einsatz kommen, denn für die erste Hilfe gibt es zur Kühlung mit Eis oder Kältepackungen keine vernünftige Alternative.

Apfelessig bei Insekten- und Quallenstichen

Apfelessig direkt und unverdünnt auf die schmerzende Stelle träufeln, nach einigen Minuten wiederholen! Dadurch wird verhindert, dass die Einstichstelle stark anschwillt. Wer übrigens etwas Apfelessig auf seiner Haut verreibt, hält Mücken von sich fern!

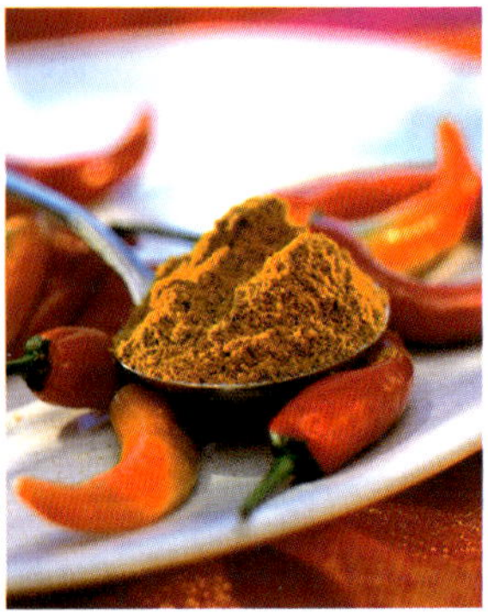

Gewürze bringen Geschmack und Farbe ins Essen.

Gewürze

Kurzinformation

- Die Aroma- und Geschmacksstoffe von Gewürzen dienen nicht nur der Verfeinerung von Speisen, sondern sie enthalten auch gesundheitsfördernde Wirkstoffe.

Heiltraditionen

In ihren geschichtlichen Ursprüngen bei den indischen Ayurveda-Lehrern sowie den Ägyptern und antiken Griechen dienten Gewürze weniger zur Verfeinerung der Speisen als vielmehr zu medizinischen oder kosmetischen Zwecken. Erst im antiken Rom dienten Gewürze nicht mehr medizinischen Zwecken, sondern wurden ausschließlich in der Küche verwendet. Ihre Heilkräfte gerieten dadurch lange in Vergessenheit und werden zum Teil erst in jüngerer Zeit wieder entdeckt.

Heil- und Würzmittel
Medizinische Aspekte spielten früher bei den Gewürzen eine führende Rolle. Als Würzmittel in der Küche wurden sie eigentlich erst im antiken Rom so richtig bekannt.

Die medizinischen Wirkungen

Heute liegen für Gewürze und ihre heilenden Wirkungen zahlreiche wissenschaftliche Belege vor.

Sie erreichen ihre gesundheitsfördernde Wirkung auf unterschiedlichen Ebenen. Da sind zunächst einmal ihre chemischen Inhaltsstoffe, die in unserem Körper biochemische Reaktionen auslösen, beispielsweise in der Art, dass sie die Verdauungsvorgänge mobilisieren oder aber direkt antibiotisch gegen bestimmte Krankheitserreger vorgehen. Auf einer anderen Wirkungsebene befinden sich Geruch und Geschmack der Gewürze. Gewürze zeichnen sich dadurch aus, dass sie auf engstem Raum Aroma- und Geschmacksnoten beherbergen und an den Menschen weitergeben können. So reichen schon einige Zehntel Gramm Safran aus, um einer Mahlzeit den unvergleichlichen »Safranstempel« aufzudrücken. Und dass Aroma und Geschmack ganz entscheidend zu unserem Wohlbefinden beitragen können, ist nicht erst seit Wiederentdeckung der Aromatherapie bekannt.

Besser frisch!
Kaufen Sie ganze Anisfrüchte, und mahlen Sie sie erst unmittelbar vor der Verwendung. Fertig gemahlene Samen verlieren rasch ihr Aroma.

Die wichtigsten Gewürze und ihre Heilwirkungen

Anis

Anissamen enthalten ätherische Öle, die zum großen Teil über die Lunge ausgeschieden werden und dadurch die Tätigkeit der feinen Härchen unterstützen, die unsere Atemwege von Schmutz und

Parasiten befreien. Ein weiteres Haupteinsatzgebiet der Anisöle liegt im Darmbereich, wo sie krampflindernd und leicht entzündungshemmend wirken. Anissamen helfen bei Blähungen (z. B. den Dreimonatskoliken der Babys), Durchfall und Atemwegserkrankungen wie Husten und leichter Bronchitis.

Die Anwendung:

Übergießen Sie 2 Teelöffel Anissamen mit 1 Tasse kochendem Wasser. 10 Minuten zugedeckt ziehen lassen, danach abseihen. Trinken Sie davon bei Darmproblemen 3 bis 4 Tassen pro Tag. Für Atemwegserkrankungen empfiehlt sich eine Mischung aus gleichen Teilen Anis- und Fenchelsamen. 1 Hand voll davon mit 3 bis 4 Liter heißem Wasser überbrühen und zum Inhalieren auf einen Tisch stellen. Kopf, Nacken und Schultern mit einem Handtuch abdecken und 10 Minuten lang die Dämpfe wechselweise durch Mund und Nase einatmen.

Anis und Fenchel

Die Wirkungen von Anis ähneln denen der Fenchelsamen. Ihr wesentlicher Unterschied besteht allerdings darin, dass die Wirkungen von Anis schneller einsetzen, dafür aber auch schneller wieder nachlassen.

Bockshornklee

Zu seinen herausragenden Inhaltsstoffen gehören entzündungshemmende Steroide, das Trigonellin sowie der so genannte Galaktomannanschleim. Sie machen die Samen des Bockshornklees zu einem Mittel, das unsere Haut aufweicht und Entzündungen hemmt. Sie eignen sich dadurch zur äußerlichen Behandlung von Hühneraugen, Schwielen und Furunkeln.

Bereiten Sie sich einen Bockshornkleeumschlag nach folgendem Rezept: 100 Gramm der Samen mit 100 Milliliter Wasser aufsetzen und so lange bei schwacher Hitze kochen lassen, bis ein zäher Brei entsteht. Abkühlen lassen. Dann auf einem Tuch verstreichen und auf die erkrankte Stelle legen. Machen Sie 4 Umschläge pro Tag.

Frisch oder alt?

Nelken, die bereits einen Teil ihres wertvollen Öls verloren haben, schwimmen waagrecht auf einer Wasserfläche. Nelken mit vollem Ölgehalt schwimmen aufrecht, oder sie sinken ab.

Gewürznelke

Die Gewürznelke enthält die ätherischen Öle Eugenol, Karyophyllen und Vanillin. Sie zählen zu den besten Schmerzhemmern, die die Natur kennt. Sie wirken außerdem antibiotisch und krampflösend. Eugenol verbessert schließlich auch den Blutfluss, indem es die Verklumpung von Blutplättchen in den Adern verhindert.

Die Volksmedizin kennt die Gewürznelke als wirksames Mittel gegen Zahnschmerzen. Doch ihre Wirkungspalette geht weit darüber hinaus. Sie hilft auch bei Durchblutungsstörungen, krampfartigem Durchfall, Gastritis, Migräne sowie Entzündungen von Zahnfleisch und Rachenschleimhaut.

Zur innerlichen Anwendung mischt man am besten 2 Gewürznelken mit 1 Teelöffel grünen Tee oder Rotbuschtee. Die Mischung mit 1 Tasse heißem Wasser überbrühen, 3 Minuten zugedeckt ziehen lassen, schließlich abseihen. Trinken Sie davon 3 Tassen pro Tag. Zur äußerlichen Anwendung bei Problemen im Mundraum empfehlen sich Monopräparate aus Gewürznelkenextrakt (beispielsweise Denosol, Zinoment), die mehrmals täglich auf den schmerzenden Stellen aufgetragen werden sollten.

Ingwer

Die Ingwerwurzel enthält Wirkstoffe, die in ihrer Wirkung dem bekannten Pharmawirkstoff ASS (Azetylsalizylsäure) ähneln. Sie hemmen die Zusammenballung von Thrombozyten, wodurch das Risiko von Blutgefäßverschlüssen und Arteriosklerose deutlich verringert wird. Außerdem hemmen sie den Schmerz und bekämpfen Übelkeit und Bauchkrämpfe. Ingwer gehört zu den wirkungsvollsten Mitteln bei Reisekrankheit und Wetterfühligkeit.

Sekundäre Inhaltsstoffe

Die Wirkung der Gewürze beruht hauptsächlich auf ihren sekundären Inhaltsstoffen. Frischkräuter wie Petersilie und Dill können aber auch als Vitaminversorger eine wichtige Rolle spielen.

Wer unter Reisekrankheit leidet, sollte 1 Stunde vor dem Antritt der Flug-, Schiffs- oder Autoreise eine Schachtel Ingwerkekse oder ein paar Stück frische Ingwerwurzel zusammen mit etwas Kefir oder Joghurt verspeisen. Als Alternative kommen Ingwerpräparate (z. B. Zintona, Fövysat Bürger) aus der Apotheke infrage.

Knoblauch

Die würzige Knoblauchzwiebel enthält antibiotische Sulfide, die ähnlich wirksam sind wie Penizillin. Knoblauch eignet sich daher zur Behandlung von Infektionen. Sein Wirkstoff Ajoen verbessert außerdem den Blutfluss und senkt dadurch das Risiko von Arterienverschlüssen in Herz, Lunge und Gehirn.

Viele der im Handel befindlichen Knoblauchpräparate erfüllen leider nicht die Erwartungen, die der Verbraucher in sie steckt. Der für den Knoblauch typische – für seine Heilwirkungen ebenso wie für sein unverwechselbares Aroma verantwortliche – chemische Prozess wird am besten dadurch in Gang gesetzt, dass man eine frische Knoblauchzche zerkaut und herunterschluckt bzw. auspresst und in einer Speise verarbeitet. Für die Vorbeugung von Arteriosklerose reicht der Verzehr von 1 Zehe pro Tag, bei akuten Infektionen wie etwa grippalen Infekten sollte die Dosis auf 2 Zehen hochgeschraubt werden.

Knoblauch-Zitronen-Drink

Gegen grippale Infekte hat sich dieser Drink bewährt: Pressen Sie 1/2 Zitrone aus, und übergießen Sie den Saft mit 250 Milliliter heißem Wasser. Geben Sie 1 zerdrückte Knoblauchzehe zu, und verrühren Sie das Ganze mit 1 Teelöffel Honig.

Kümmel

Seine ätherischen Öle Karvon und Limonen regen den Magen an, wirken aber beruhigend und krampflösend auf den Darm. Kümmel gehört daher zu den wirkungsvollsten Anregern der Verdauung überhaupt.

Übergießen Sie 1 Esslöffel Kümmelsamen mit 1 Tasse Wasser, 12 Minuten zugedeckt ziehen lassen, danach abseihen. Trinken Sie davon bei Bedarf, wenn Sie an Blähungen, Darmkoliken oder anderen Verdauungsbeschwerden leiden oder wenn Sie gerade eine Speise essen, die zu Verdauungsproblemen führen kann (wie z. B. Gerichte mit hohem Anteil an Hülsenfrüchten und Fleisch).

Kurkuma

Seine ätherischen Öle und seine gelben Farbstoffe regen die Gallensaftbildung an und senken dadurch den Cholesterinspiegel, in jüngerer Zeit konnten für sie auch vorbeugende Effekte bei Arteriosklerose und Krebs gefunden werden. Kurkuma eignet sich als pfeffrig-aromatisches Gewürz für viele Gerichte und ist ein Standardbestandteil des Currypulvers. Seine Heilkraft ist jedoch am stärksten in Monopräparaten wie Choldestal Krugmann, Meteophyt, Hepaticum-Medice und Zettagal.

Rosmarin

Die ätherischen Öle des Rosmarins wirken verdauungsfördernd, gallensaftanregend, herzkräftigend und kreislaufstabilisierend. Er fördert die Durchblutung des Herzmuskels und spielt daher eine wichtige Rolle bei Vorbeugung und Therapie von Herzerkrankungen. Darüber hinaus enthält Rosmarin hohe Anteile an Kalzium, Eisen, Niazin und Vitamin C.
Das aromatische Gewürz schmeckt zu jeder Art Fleisch sowie zu Fisch, Tomaten, Käse und Pilzen. Rosmarin eignet sich auch wunderbar zum Aromatisieren von Essig und Öl. Besonders pikant und gesund sind Rosmarinwein und Rosmarinhonig.

Heilpflanzen
Einige alte Gewürze haben im Lauf der Zeit mehr ein Image als Heil- denn als Gewürzpflanze entwickelt. Dazu zählen vor allem Salbei, Pfefferminze und Fenchel. Sie sind daher in unserer Liste nicht ausdrücklich aufgeführt.

Schwarzkümmel

Neben einer breiten Palette an ätherischen Ölen enthält Schwarzkümmel ungesättigte Fette wie Linol- und Gamma-Linolensäure. Diese Stoffe unterstützen das Immunsystem und können daher beispielsweise bei Allergien und Autoimmunerkrankungen (z. B. Arthritis) hilfreich sein. Untersuchungen des Krebsforschungslabors in Hilton Head Island (USA) ergaben außerdem positive Ergebnisse bei der Vorbeugung und Therapie von Krebserkrankungen.
Die höchste Heilkraft besitzen Schwarzkümmelöle aus Reformhaus oder Drogerie. Zur Vorbeugung kann der Schwarzkümmel jedoch auch auf die Speisen gestreut werden; er eignet sich vor allem für Backwaren.

Zimt für den Magen
Zimt mindert die unangenehmen Folgen hohen Kaffee- oder Teekonsums auf den Verdauungsapparat. In vielen Ländern ist es daher üblich, seinen Kaffee oder Tee mit Zimt zu versetzen.

Zimt

Die ätherischen Zimtöle lösen Spannungen der glatten Darmmuskulatur, wirken darüber hinaus antiseptisch und kreislaufanregend. Zimt gehört daher zu den wirksamsten Gewürzen bei Infektionen und Entzündungen des Darms sowie bei Kreislaufschwäche und niedrigem Blutdruck.
Die Anwendung erfolgt am besten zusammen mit Rotbuschtee. Mischen Sie 1 Teelöffel des Tees mit 1/4 Stange Zimt. Mit 1 Tasse heißem Wasser überbrühen, 3 Minuten zugedeckt ziehen lassen, danach abseihen.

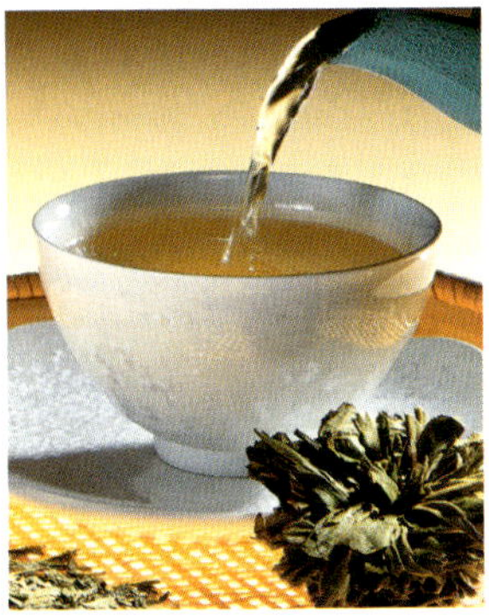

Jahrtausendealte Teekultur: Grünen Tee gab es vor dem schwarzen.

Grüner Tee

Kurzinformation

- Vorbeugende und heilende Wirkung bei Herz-Kreislauf-Erkrankungen wie z. B. Bluthochdruck
- Hemmt die Bildung Krebs auslösender Stoffe

Heiltraditionen

Die eigentliche Herkunft des grünen Tees liegt im Dunkeln, doch eines steht fest: Am Anfang war aller Tee grün. Denn als die Technik der Fermentation entwickelt wurde, um schwarzen Tee zu gewinnen, war der grüne Tee schon viele Jahrhunderte in den Tassen der Chinesen zu finden.

Die erste geschichtliche Erwähnung des grünen Tees liegt etwa 4700 Jahre zurück. Wichtig zu wissen: Am Beginn seiner Geschichte war der grüne Tee in erster Linie ein Arzneimittel, erst durch den Einfluss der Japaner und Engländer wurde er zu einem Genuss- und Alltagsgetränk. Heute muss er als Medizin wieder entdeckt werden – und wissenschaftliche Untersuchungen belegen, dass er in der Tat über zahlreiche gesundheitliche Vorzüge verfügt.

Rauchen und grüner Tee

Zigarettenqualm bildet das Hauptrisiko für Lungenkrebs. Die beste Vorbeugung bleibt der vollständige Rauchverzicht. Wer jedoch einfach nicht von den Glimmstängeln loskommt, sollte wenigstens mehrmals täglich grünen Tee trinken, der zu den wirksamsten natürlichen Lungenkrebshemmern gehört.

Medizinische Wirkungen

Die Wirkungen des grünen Tees sind mittlerweile wissenschaftlich gut dokumentiert. So enthält er eine ganze Reihe von Wirkstoffen, die in jedem Fall vorbeugend, in manchen Fällen aber auch heilend auf Herz-Kreislauf-Erkrankungen wirken. Nicht zu vergessen schließlich auch die sanft anregende und gleichzeitig mild narkotisierende Eigenschaft des grünen Tees, denn bestimmte Krankheiten wie Bluthochdruck besitzen ja bekanntlich einen starken Zusammenhang mit Stress und bestimmten Ängsten.

Daneben enthält grüner Tee große Mengen an Karies vorbeugendem Fluor. In jüngerer Zeit erhärteten schließlich mehrere Studien die Vermutung, dass der Hauptwirkstoff des grünen Tees – das Epigallokatechingallat – die Entstehung von Arteriosklerose und Krebstumoren hemmt, indem es aggressive Moleküle aus dem Gewebe »herausfischt« und in chemische Prozesse im Körper eingreift, aus denen Krebs auslösende Stoffe entstehen.

Lange haltbar

Grüner Tee kann relativ lange gelagert werden. Im Gegensatz zu anderen Heilpflanzen enthält er praktisch keine Feuchtigkeit mehr und neigt dadurch nicht zur Schimmelbildung.

Einige Kosmetikfirmen setzen den grünen Tee mittlerweile ihren Hautpflegeprodukten zu, weil er die schädlichen Wirkungen von starkem Sonnenlicht verringert und damit die Hautkrebsgefahr reduziert.

Grünen Tee richtig zubereiten

Zubereitung ohne Kanne

Das Wasser wird in einem Kessel kurz aufgekocht und 5 Minuten zum Abkühlen stehen gelassen. Dann 1 gestrichenen Teelöffel mit grünen Teeblättern in die Tasse (150 Milliliter) geben und mit dem Wasser übergießen. Nach 2 bis 3 Minuten können Sie einfach »vom Blatt« wegtrinken, das bedeutet, die Blätter verbleiben in der Tasse, werden auch nicht umgerührt. Sie können den Aufguss noch zweimal wiederholen, das Wasser muss dazu nicht noch einmal erhitzt werden.

Die klassische Zubereitung

Kanne und Tassen werden mit warmem Wasser gefüllt, um sie auf die richtige Temperatur zu bringen. Dann wird das Teewasser im Kessel kurz aufgekocht und 5 Minuten zum Abkühlen stehen gelassen.

Die warmwassergefüllte Kanne entleeren und den grünen Tee hineingeben. Dosierung: pro Tasse 1 gestrichenen Teelöffel, ab 5 Tassen 1 gestrichenen Teelöffel pro Tasse plus 1 gestrichenen Teelöffel für die Kanne. Schließlich das heiße Wasser hinzugeben.

Die vorgewärmten Tassen entleeren. Den Tee je nach Bedürfnis ziehen lassen. Bei 2 bis 3 Minuten wirkt er stark anregend, sein Aroma bleibt hingegen eher mild. Bei 3 bis 8 Minuten dominiert das Aroma, die anregende Wirkung fällt eher mäßig aus und wird auf eine längere Zeit gestreckt.

Dann ist es so weit: Der Tee wird aus der Kanne in die Tassen gegossen. Füllen Sie henkellose Tassen lediglich zu drei Vierteln, denn Sie und Ihre Gäste sollen sie ja problemlos am oberen Rand halten können! Die Teeblätter verbleiben in der Kanne, können zu einem zweiten und dritten Aufguss wieder verwendet werden. Da sie bereits reichlich Wasser aufgenommen haben, brauchen die nachfolgenden Aufgüsse nur noch 1 bis 2 Minuten zum Ziehen.

Die richtige Dosierung

Grüner Tee enthält Koffein, auch wenn man ihn lange ziehen lässt. Aus diesem Grund sollte er nicht in Mengen von über 1,5 Liter pro Tag getrunken werden, koffeinempfindliche Menschen sollten außerdem koffeinarme Grünteesorten (z. B. Bancha) bevorzugen.

Auch für Kinder geeignet

Koffeinarme Grünteesorten sind durchaus für Kinder geeignet. Allerdings empfiehlt es sich wegen des für Kinder ungewohnten Geschmacks, den Tee mit etwas Honig zu süßen. Kleinkinder, Kinder im Vorschulalter und hyperaktive Kinder reagieren sehr empfindlich auf Koffein und sollten deshalb keinen grünen Tee trinken.

Wirksamer Bluthochdrucksenker

Grüner Tee konnte in wissenschaftlichen Studien den Nachweis erbringen, leicht erhöhte Blutdruckwerte senken zu können. Verantwortlich für diesen Effekt sind wahrscheinlich nicht nur seine chemischen Inhaltsstoffe, sondern auch das »psychische Entspannungstraining«, das durch seinen regelmäßigen Genuss absolviert wird.

Grüner Tee belebt den Geist

Grüner Tee stärkt die Aufmerksamkeit und macht munter, ohne dass man nervös wird. Das kommt daher, dass grüner Tee einen relativ hohen Koffeingehalt aufweist; sein hoher Anteil an Gerbstoffen sorgt allerdings dafür, dass das Koffein nur nach und nach im Organismus wirksam wird.

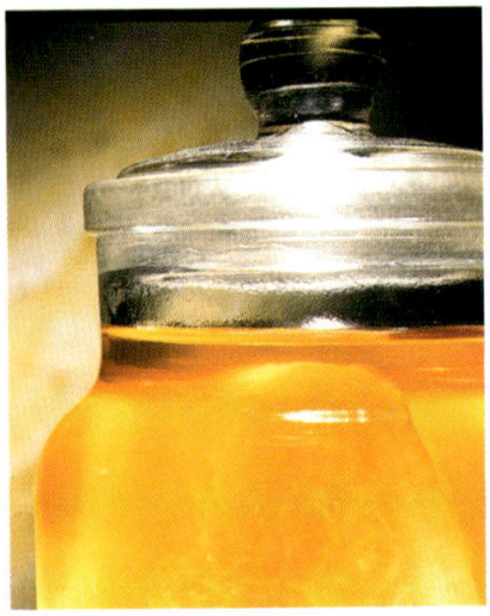

Ein Pilz hilft entschlacken: Kombucha.

Kombuchatee

Kurzinformation

- Eignet sich zur allgemeinen Entschlackung und Entgiftung des Körpers
- Hilft vor allem bei Stoffwechselkrankheiten wie rheumatischen Erkrankungen, Gicht, Magen- und Darmleiden
- Senkt Fett- und Harnsäurewerte und beugt damit Gicht und Arteriosklerose vor

Heiltraditionen

In der Apotheke kaufen
Auf dem Schwarzmarkt werden heute bis zu 75 Euro für winzige Kombuchastücke verlangt, deren Qualität allerdings sehr zweifelhaft ist. Die beste Bezugsquelle für Kombucha ist daher die Apotheke.

Der Legende nach verdankt der Kombucha seinen Namen einem koreanischen Arzt namens Kombu, der um 400 n. Chr. einen japanischen Kaiser von seiner Gastritis heilte, indem er ihm einen besonderen Tee – eben den Kombu-Cha – zubereitete. Doch der Tee soll bereits kurz vor unserer Zeitrechnung den Chinesen als Heilgetränk bekannt gewesen sein.

Auch in Russland ist Kombucha schon seit vielen Jahrhunderten bekannt; von dort kam er nach dem Ersten Weltkrieg, von heimkehrenden Kriegsgefangenen mitgebracht, nach Deutschland. In der wissenschaftlichen Literatur wird er hier erstmalig im Jahr 1913 erwähnt, sein Durchbruch gelang ihm aber erst 1964 durch ein Buch des hessischen Arztes Rudolf Sklenar, der den Tee in seiner Praxis vor allem gegen Stoffwechselkrankheiten, rheumatische Erkrankungen und Gicht, Magen- und Darmleiden sowie hohe Harnsäure- und Cholesterinwerte einsetzte.

Medizinische Wirkungen

Stärkt das Immunsystem
Gegen Infektionskrankheiten wirkt Kombucha in erster Linie indirekt: Indem er das Verdauungssystem stärkt, sorgt er dafür, dass Magen und Darm ihrer entgiftenden Funktion nachkommen können.

Die Heilwirkungen des Kombuchatees besitzen mittlerweile durchaus eine wissenschaftliche Grundlage, ein Wunderheilmittel ist er jedoch nicht.

Kombuchatee wird im Wesentlichen aus drei verschiedenen Hefepilzen und vier Bakterienarten gebildet. Sein wichtigster Heilstoff ist die Glukuronsäure, die im menschlichen Organismus Gifte und Abfälle des Stoffwechsels an sich kettet und über den Harnweg fortspülen lässt. Darüber hinaus enthält Kombuchatee Vitamin C, Essigsäure, Milchsäure und vernachlässigbare Mengen (weniger als ein Prozent) an Alkohol.

In der traditionellen Volksmedizin Russlands wurde Kombuchatee vor allem als Mittel zur Entwässerung und damit zur Unterstüt-

zung der Gichttherapie eingesetzt. Einige deutsche Mediziner gehen davon aus, dass Kombucha das Drüsensystem des Menschen aktiviert. Er soll daher bei Stoffwechselerkrankungen, übersäuerten Muskeln und Übergewicht sowie bei Konzentrationsschwäche und Müdigkeit hilfreich sein. Aufgrund des hohen Zuckeranteils bei der Zubereitung wird jedoch davon abgeraten, ihn bei Diabetes einzusetzen.
Die Stärken von Kombuchatee liegen vor allem darin, den Körper zu entgiften, sein Darmmilieu zu stabilisieren und ihn von hohen Fett- und Harnsäurewerten zu befreien. Die beiden ersten Punkte haben Kombucha zu einem begleitenden Heilmittel in der ganzheitlichen Krebstherapie gemacht, durch die Senkung der Fett- und Harnsäurewerte eignet er sich zur Vorbeugung gegen Arteriosklerose und Gicht.

Wichtig!
Die Kombuchakultur selbst senkt auch den Blutzuckerspiegel. Da Ihr Tee jedoch mit großen Zuckermengen zubereitet wird (die Kombuchaorganismen brauchen den Zucker als »Futter«), eignet er sich nicht zur Behandlung von Diabetes mellitus!

Kombuchatee richtig zubereiten

Für die Zubereitung des Kombuchatees brauchen Sie: 1 Liter Wasser, 1 Gramm schwarzen oder grünen Tee, 50 Gramm Zucker, 1 Stück Kombuchaferment.
Das Wasser aufkochen, den Tee und den Zucker hinzugeben, 10 bis 15 Minuten ziehen lassen.
Umrühren und schließlich durch ein Teesieb abseihen. Dann den Tee in ein sauberes Glasgefäß gießen.
Das Glas zudecken und auf Zimmertemperatur abkühlen lassen. Jetzt erst kommt das Kombuchaferment hinzu. Das Glas mit Tüll abdecken, der mit einem Gummiband am Hals des Einmachglases befestigt wird. Der Tüll schützt die Kombuchalösung vor Staub und Insekten, die bekanntlich durch süße Zuckerlösungen angelockt werden. Außerdem ist er luftdurchlässig, was im Hinblick auf den hohen Sauerstoffbedarf des Kombuchaferments von großer Bedeutung ist.
Das Glas wird für 8 bis 12 Tage in einem gut belüfteten Raum stehen gelassen. Der Tee ist trinkfertig, wenn er eine helle Farbe angenommen hat und nur noch mäßig süß schmeckt.
Schließlich wird der Teepilz aus der Flüssigkeit herausgenommen und im Sieb mit fließendem lauwarmem Wasser abgespült, um ihn für nachfolgende Aufgüsse fit zu halten. Die Teeflüssigkeit wird abgeseiht und in Flaschen abgefüllt. Kühl gelagert hält sie sich einige Wochen lang.

Nicht überdosieren!
Wie prinzipiell bei allen Naturheilmitteln sollte man auch bei Kombucha eine Überdosierung vermeiden. Nebenwirkungen im eigentlichen Sinn hat der Gärpilz keine – die können eher durch den Tee oder die Heilkräuter auftreten, mit denen man ihn mischt.

Die Anwendung

Zur allgemeinen körperlichen Entschlackung und Entgiftung wird empfohlen, täglich 1/2 Liter Kombuchatee zu trinken. Man teilt diese Menge in 3 Portionen und trinkt morgens vor dem Frühstück, mittags und abends je 1 Portion. Zur laufenden Durchspülung wird alle 4 Stunden 1/4 Liter des Tees getrunken.

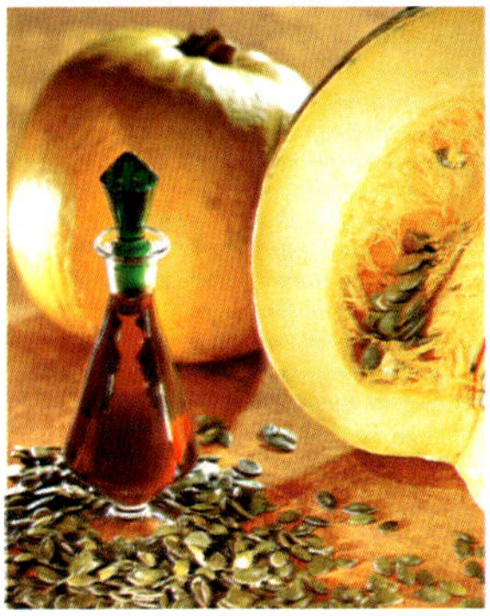

Teuer, aber köstlich: Öl aus den Kernen des steirischen Kürbisses.

Kürbiskernöl

Kurzinformation

- Eignet sich zur Vorbeugung und Behandlung von Prostata- und Blasenbeschwerden
- Hilft bei erhöhten Cholesterinwerten und Arteriosklerose

Heiltraditionen

Die ursprüngliche Heimat des Kürbisses ist Mittelamerika, seine ältesten Spuren stammen aus dem Süden Mexikos und werden von Wissenschaftlern ungefähr auf das Jahr 10 000 v. Chr. datiert. Irgendwann am Ausgang des Mittelalters – der genaue Zeitpunkt liegt im Dunkeln – gelangte dann der Kürbis in die österreichische Steiermark. Dort wurde auch das Öl seiner Samen entdeckt, über das ein böhmisch-österreichischer Gelehrter im Jahr 1774 schrieb, »dass es viel zu edel und kostbar sei, als dass wir es zu unseren Speisen gebrauchen, sondern vielmehr zu Salben und Pflastern für die Leidenden verwenden sollten«. Seitdem wird Kürbiskernöl nicht nur in Österreich zur Behandlung zahlreicher Krankheiten eingesetzt.

Kürbiskerne ohne Schale

Das Besondere des österreichischen Kürbisses ist die Tatsache, dass seine Kerne keine Schale besitzen – eine wundersame Laune der Natur, die den Steiermarkkürbis von allen anderen Kürbissorten unterscheidet. Diese »Nacktheit« vereinfacht natürlich die Herstellung des Kürbiskernöls, weswegen denn auch die Steiermark eine Hochburg der Produktion von Kürbiskernöl ist.

Medizinische Wirkungen

In der Volksmedizin werden Kürbissamen und Kürbiskernöl schon länger zur Therapie von Blasen- und Prostatabeschwerden eingesetzt – eine Indikation, die mittlerweile auch durch klinische Untersuchungen von Wissenschaftlern belegt wird. Hauptverantwortlich für diesen Effekt sind wahrscheinlich die Phytosterine im Kürbiskernöl, wobei noch nicht geklärt ist, wie genau sie bei Harnwegserkrankungen wirken.

Mehr Gewissheit besteht jedoch darüber, wie die Phytosterine im Darm wirken. Dort verhindern sie, dass das berüchtigte Gallenfett Cholesterin in größeren Mengen in den Blutkreislauf eingeschleust wird. Kürbiskernöl muss daher eine große Rolle bei der Vorbeugung und Therapieunterstützung von erhöhten Cholesterinwerten und Arteriosklerose zugeschrieben werden. Im Laborversuch wurde außerdem eine hemmende Wirkung auf Darmkrebs beobachtet.

Neben den Phytosterinen enthält Kürbiskernöl größere Mengen an ungesättigten Fettsäuren (vor allem Linolsäure), die sich ebenfalls positiv auf den Cholesterinspiegel auswirken und außerdem schmerzhemmende Wirkung besitzen. Weitere wichtige Wirkstoffe sind Cucurbitin (hemmt das Wachstum von Bandwürmern im

Darm), Zitrullin (wirkt entwässernd) und Vitamin E (spielt als Radikalefänger eine wichtige Rolle bei der Vorbeugung gegen Altersbeschwerden und rheumatischen Erkrankungen).

Daran erkennt man richtiges Kürbiskernöl

Reines Kürbiskernöl erkennt man daran, dass ein kleiner Tropfen von ihm auf dem Teller in der ursprünglichen Tropfenform liegen bleibt. Gepanschtes Öl neigt hingegen dazu, leicht zu verlaufen.

Die Anwendungen

Blasenleiden und beginnende Prostatavergrößerungen

Die erste Maßnahme besteht darin, das Kürbiskernöl in der Küche einzusetzen, beispielsweise für die Zubereitung von Salaten. Darüber hinaus werden als Heilmittel auch noch Kürbiskerne und Kernöle in Kapseln angeboten. Die Dosierung richtet sich dann nach den Packungsbeilagen.

Präparate

- Alsicur Kürbiskerne Pollen Kapseln (mit Blütenpollen und den Extrakten von Tausendgüldenkraut und Sonnenhut)
- Cysto Fink (mit Extrakten u.a. aus Bärentraubenblätter und Hopfen)
- Granufink Kürbiskern Granulat
- Granufink Kürbiskerne
- Granufink Kürbiskern Kapseln N
- Prostalog
- Turiplex

Die Heilwirkung der Kürbissamen kommt naturgemäß in reinen Kürbiskernprodukten am besten zum Tragen.

Bandwürmer

Machen Sie eine Intensivkur mit Kürbiskernbrei.
Rezept: Zerkleinern Sie 20 bis 40 Gramm Kürbiskerne im Mixer oder im Mörser. Die Kernmasse mit etwas Kefir oder Joghurt sowie einigen zerriebenen Apfelstücken verrühren (Joghurt, Kefir und Äpfel stabilisieren die Darmflora). Essen Sie den Kürbiskernbrei jeden Morgen auf nüchternen Magen – etwa 7 bis 14 Tage lang. Zum Abschluss der Kur nimmt man 2 bis 3 Teelöffel Rizinusöl oder ein dementsprechendes Präparat. Bei der folgenden Entleerung sollte der Wurm den Darm verlassen haben.
Die Kürbiskernkur macht den Bandwurm bewegungsunfähig und bewirkt, dass sich der Kopf des Wurms von der Darmwand ablöst. Das anschließend eingesetzte Abführmittel Rizinusöl spült den Parasiten aus dem Darm heraus.

Auf Vorrat kaufen

Kürbiskernöl erhält man in jedem gut sortierten Feinkostgeschäft. Es ist allerdings recht teuer. Wer die Gelegenheit hat, sollte das Öl direkt auf Vorrat bei den österreichischen Bauern kaufen – dort ist es um einiges billiger.

Großes Wirkungsspektrum

Das im Kürbiskernöl reichlich enthaltene Vitamin E verbessert die Sauerstoffzufuhr in der Muskulatur, schützt die Gefäßwände und bringt den Hormonhaushalt ins Lot.

Lapachotee

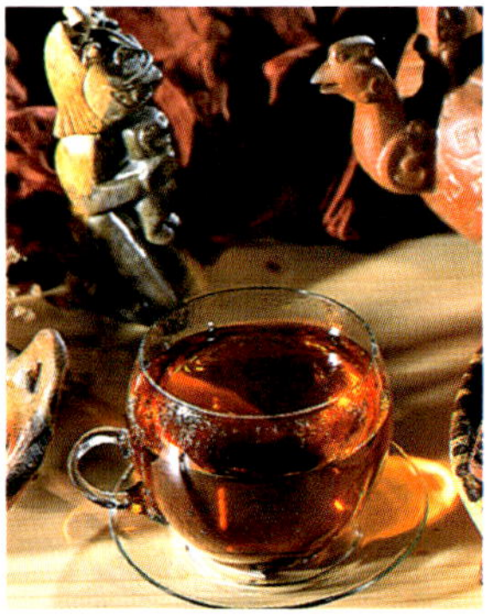

Heilmittel der alten Inkas: Lapachotee.

Kurzinformation

- Hilft bei hartnäckigen Hauterkrankungen
- Zur Vorbeugung von Bluthochdruck, Arteriosklerose, Krebserkrankungen und Diabetes

Heiltraditionen

Der Lapachobaum wächst in Mittel- und Südamerika, schon die Inkas kochten aus seiner Rinde Heiltees gegen die unterschiedlichsten Beschwerden. Ihre Nachfahren benutzten die inneren Rindenschichten des Lapachobaums als Auflagen zur Wundheilung. Dazu wurden die Rindenstücke sorgfältig abgeschabt, befeuchtet und direkt auf die verletzten Stellen gelegt. Der in Brasilien ansässige Stamm der Callawaya benutzte den Lapachotee als Mittel gegen Leukämie und andere Krebserkrankungen. Bei der portugiesisch-spanisch-stämmigen Mehrheit Südamerikas erlangte Lapacho keine sonderliche Bedeutung als Heilmittel, auch wenn er als Alltagstee recht beliebt werden sollte.

Im Jahr 1967 erregte jedoch ein Zeitungsinterview mit dem argentinischen Medizinprofessor Walter Accorsi gewaltiges Aufsehen, in dem der Wissenschaftler davon berichtete, mit Hilfe von Lapachotee die unerträglichen Schmerzen von Krebskranken gelindert zu haben. Darüber hinaus habe sich die Zahl ihrer roten Blutkörperchen erhöht und damit auch ihre Sauerstoffversorgung deutlich verbessert. Seitdem beschäftigen sich weltweit Wissenschaftler mit der heilenden Wirkung von Lapacho.

Gesundes Alltagsgetränk

Lapachotee besitzt nicht nur medizinische Vorteile, er schmeckt außerdem noch gut. Bei normaler Dosierung von drei bis fünf Tassen pro Tag besteht kein Nebenwirkungsrisiko, er eignet sich also durchaus als Alltagsgetränk.

Medizinische Wirkungen

Lapachotee zählt sicherlich zu den medizinischen Entdeckungen der letzten Jahre. Seine Naphthochinone regen unser Immunsystem zur Bildung von Fresszellen an, die die Krankheitskeime umschließen und aus dem Körper schleusen. Darüber hinaus hemmt Lapachotee die Aufnahme von Glukose aus dem Darm und hilft so auch bei Diabetes. Jüngeren Studien der Universität München zufolge heilt Lapacho Darmpilzerkrankungen, außerdem zerstört er Tumorzellen in ihrem Anfangsstadium. Sein Wirkstoff Lapachol lindert hartnäckige Hauterkrankungen wie Schuppenflechte und Neurodermitis, wobei der Teeverzehr am besten mit äußerlichen Teeauflagen kombiniert wird.

Gesunder Cocktail

Lapachotee ist ein wahrer Cocktail an lebenswichtigen Mineralstoffen und Spurenelementen. Er enthält z. B. Eisen, Fluor, Jod, Kalium, Kalzium, Kupfer, Magnesium, Selen und Zink.

Die Anwendungen

Die Grundzubereitung

Für 4 große Tassen (250 Milliliter) Lapachotee benötigen Sie 2 gestrichene Esslöffel Lapachorinde und 1 Liter Wasser. Das Wasser aufkochen, dann die Rinde hinzugeben und alles zusammen kurz aufkochen. Anschließend die Hitze reduzieren und den Tee bei kleiner Hitze 5 Minuten kochen lassen. Den Tee noch 15 Minuten zugedeckt ziehen lassen, schließlich abseihen. Am besten gießen Sie den Tee dann in eine Thermoskanne, um ihn über den Tag verteilt trinken zu können.

Regeln für die innerliche Anwendung des Tees

Das regelmäßige Trinken des Tees unterstützt die Therapie und Vorbeugung von Bluthochdruck, Arteriosklerose, Krebserkrankungen und Diabetes. Trinken Sie nicht mehr als 1 Liter pro Tag, verteilen Sie die Portionen auf den ganzen Tag.

Lapachotee bei Hauterkrankungen und Wunden

Äußerliche Anwendungen mit Lapacho helfen bei Hauterkrankungen wie Akne, Ekzemen, Fußpilz, Dermatitis und Sonnenbrand, aber auch bei Neurodermitis und Schuppenflechte. Außerdem unterstützen sie die Wundheilung. Die Anwendung erfolgt am besten durch Kompressen und Umschläge.

Kompressen und Umschläge

Bringen Sie 1/2 Liter Wasser zum Kochen, und geben Sie 1 gehäuften Esslöffel Lapachorinde hinzu. Kurz aufkochen und bei kleiner Hitze 5 Minuten kochen lassen. Den Tee noch 15 Minuten zugedeckt ziehen lassen. Die Rindenstücke abfiltern und den Tee abkühlen lassen.

Für Kompressen tauchen Sie ein steriles, mehrfach zusammengelegtes Stück Mull oder Leinen in den Lapachotee, wringen es dann aus, um es schließlich auf die entzündete Hautpartie zu legen. Auf das Mull- oder Leinenstück legen Sie dann noch ein Handtuch, um den Druck zu erhöhen. Für Umschläge nehmen Sie ein größeres Baumwolltuch, das nach dem Tränken und Auswringen um die Gliedmaßen gewickelt werden kann. Kompressen und Umschläge bleiben etwa 20 Minuten auf den betroffenen Hautpartien liegen; sie können 2- bis 3-mal pro Tag wiederholt werden.

Lapachobad

Bei Hauterkrankungen sollten Lapachobäder regelmäßig eingesetzt werden. Für ein warmes Vollbad geben Sie 1 Liter kräftigen Lapachosud in das Badewasser. Baden Sie mehrmals wöchentlich 15 bis 20 Minuten lang.

Geschmacksache

Lapachotee ist überall in Apotheken und Reformhäusern erhältlich. Mittlerweile bekommt man ihn auch in Form von Kapseln und Tinkturen – doch wer auf diese Darreichungsform zurückgreift, verzichtet auf die bemerkenswerten Geschmackserlebnisse durch den Lapachotee.

Sanfte Kosmetik

Auch zur Hautpflege ist Lapacho hervorragend geeignet. Waschen Sie das Gesicht oder den ganzen Körper mit warmem Lapachotee, oder versetzen Sie Ihre Pflegecreme mit etwas Lapachoelixier. Das Elixier stellen Sie ganz leicht her, indem Sie 3 Teelöffel Lapachorinde zerstoßen und mit 100 Milliliter 70-prozentigem Alkohol übergießen. 10 Tage ziehen lassen und abgießen.

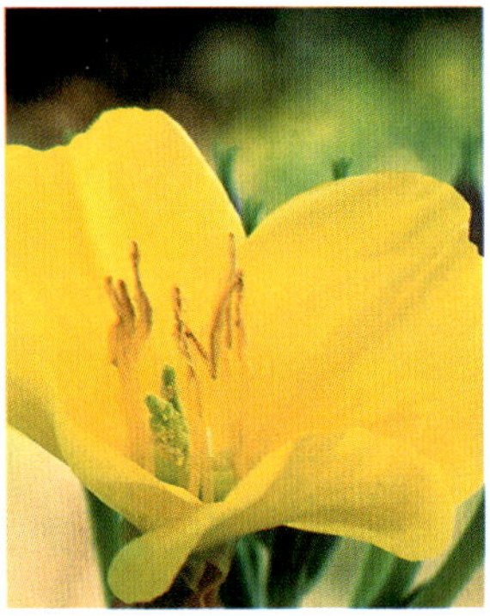

Aus dem Samen der Nachtkerze wird das wertvolle Öl gewonnen.

Nachtkerzenöl

Kurzinformation

- Zur Behandlung von prämenstruellen Beschwerden
- Wirkt schmerzlindernd bei rheumatischen Erkrankungen
- Hilft bei Neurodermitis

Heiltraditionen

Die ursprüngliche Heimat der Nachtkerze ist Nordamerika. Zu Beginn des 17. Jahrhunderts gelangten ihre Samen nach Europa, wo sie rasch verwilderte und sich rege verbreitete. Die hiesigen Pflanzen sind jedoch als Heilmittel nur von geringer Bedeutung.

Die Nachtkerze galt lange Zeit als Wundheilmittel, wobei man die zerriebenen Blätter der Pflanze auf die Verletzungen legte. Von größerer Bedeutung ist jedoch das Öl aus den Samen, das durch ein spezielles Pressverfahren mit Hilfe von Kohlendioxid und sehr hohem Druck gewonnen wird.

Preiswerte Alternativen

Die Gewinnung des Nachtkerzenöls ist relativ aufwändig, es ist daher in unseren Apotheken und Reformhäusern recht teuer. Als preiswertere Alternativen kommen Borretsch- und Hanföl infrage, die ein ähnliches Wirkstoffprofil besitzen.

Medizinische Wirkungen

Mit Nachtkerzenöl gegen prämenstruelle Beschwerden

Nachtkerzenöl enthält zahlreiche B-Vitamine sowie Kalzium und Magnesium. Von großer Bedeutung sind ihre essenziellen Fettsäuren, denen bei der Modulierung der Immunabwehr und der Nahrungsverwertung eine entscheidende Rolle zukommt.

Nachtkerzenöl konnte in klinischen Studien beweisen, beim prämenstruellen Syndrom helfen zu können. Offenbar stellen die Fettsäuren der Nachtkerze das gestörte Hormongleichgewicht der betroffenen Frauen wieder her. Ähnliche Erfolge konnten auch bei menstruellen Beschwerden erzielt werden. Typische Beschwerden wie Hitzewallungen, Angstzustände, Brustschmerzen und mangelndes sexuelles Interesse konnten deutlich gelindert werden, wofür neben den Fettsäuren auch der hohe Magnesiumanteil des Nachtkerzenöls verantwortlich ist.

Darüber hinaus enthält Nachtkerzenöl sehr viel Gamma-Linolensäure. Diese Substanz kann rheumatische Entzündungsprozesse unterdrücken, da sie im Körper in die Prostaglandine E1 und E3 umgewandelt wird, die ihren reiz- und schmerzfördernden »Kollegen« Prostaglandin E2 von den Schmerzfühlern verdrängen.

Nachtkerzenöl wird innerlich meistens in Form von Kapseln verabreicht, die Dosierung richtet sich nach den jeweiligen Packungsvorschriften. Mit ihrer Wirkung ist jedoch erst nach vier- bis zwölfwöchiger Anwendung zu rechnen. Für die äußerliche Anwendung gibt es Salben, Lotionen und Cremes auf Nachtkerzenölbasis, z. B. in Reformhäusern oder Apotheken.

Präparate

Arkocaps Nachtkerzenöl, Efamol, Epoc 500 Kapseln, Epogam, Gammacur Kapseln, Neobonsen Kapseln, Primrose-Öl Kapseln comp., Promens Kapseln, Unigamol.
Man erhält sie in Drogerien, Reformhäusern und Apotheken.

Die Anwendungen

Kindliche Allergien

Eine Untersuchung an Müttern, die zwischen dem zweiten und sechsten Monat der Stillzeit Nachtkerzenöl zu sich nahmen, ergab, dass sie dadurch in ihrer Milch den Anteil an Gamma-Linolensäure steigern konnten. Dieser Stoff fördert die Bildung des Allergieschutzfaktors Prostaglandin E1. Dies bedeutet, dass Nachtkerzenöl während der Stillzeit das Allergierisiko des Kindes senkt.

Prämenstruelle Beschwerden

Nachtkerzenöl ist bei PMS-Beschwerden ein Mittel der ersten Wahl. Die Therapie erfolgt jedoch über einen längeren Zeitraum, wobei die Dosis 14 Tage vor dem erwarteten Regeleintritt etwas angehoben werden sollte, um mit Eintritt der Blutung wieder auf das ursprüngliche Maß reduziert zu werden.

Rheumatische Erkrankungen

Nachtkerzenöl greift direkt in den Schmerzstoffwechsel ein und kann daher Gelenkschmerzen wirksam lindern. Als erste Hilfe gegen akute Schmerzschübe – wie sie beispielsweise typisch für die Gicht sind – ist es jedoch wirkungslos; Nachtkerzenöl verfolgt vielmehr längerfristige therapeutische Ziele. Die Anwendung erfolgt innerlich über entsprechende Präparate.

Neurodermitis

Beim Neurodermitiker ist die Umwandlung von Linolsäure in Gamma-Linolensäure gestört. Es kommt zu Gamma-Linolensäure-Mangel, der die natürlichen Schutzmechanismen der Haut beeinträchtigt. Durch die regelmäßige Einnahme von Nachtkerzenöl kann dieser Mangel behoben werden. Die Einnahme der Nachtkerzenölpräparate kann noch durch äußerliche Nachtkerzenölanwendungen ergänzt werden, vor allem dann, wenn es immer wieder zu quälenden Juckreizschüben auf der Haut kommt. Die Salben, Cremes oder Lotionen erhalten Sie im Reformhaus oder in der Apotheke.

Bei depressiven Verstimmungen

Wenn es bei den prämenstruellen Beschwerden häufiger zu depressiven Verstimmungen kommt, empfiehlt sich ergänzend zur Behandlung mit Nachtkerzenöl eine Therapie mit Rotbusch- oder Johanniskrauttee.

Gegen Migräne

Wenn Sie unter Migräneanfällen leiden, sollten Sie es einmal mit der Einnahme von Nachtkerzenöl probieren – in vielen Fällen wurde beobachtet, dass die Abstände zwischen den Attacken größer und die Schmerzintensität geringer wurden. Zwar weiß man nicht exakt, wie die Nachtkerze hier wirkt, man vermutet aber, dass die entzündungshemmende Wirkung von Prostaglandin E1 diese erfreulichen Ergebnisse zeitigt.

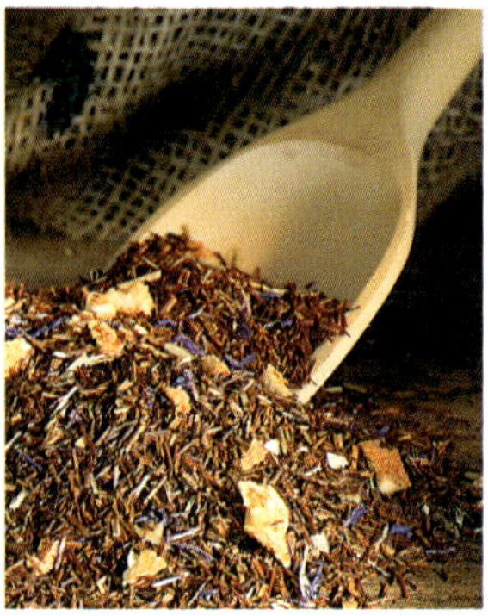

Heiltee vom Kap der guten Hoffnung: Rotbusch.

Rotbuschtee

Kurzinformation

- Stärkt die körpereigenen Abwehrkräfte
- Enthält große Mengen an wichtigen Mineralstoffen
- Eignet sich zur Behandlung von Eisenmangel und Blutarmut

Heiltraditionen

Im Unterschied zu der des grünen Tees oder des Kombuchatees ist die Geschichte des Rotbuschtees recht jung. Sie beginnt mit der vorletzten Jahrhundertwende, als ein russischer Kaufmann am Kap der guten Hoffnung den abendroten Tee erstmals auf den Markt brachte. Eine südafrikanische Hausfrau entdeckte dann, dass Rotbuschtee die allergischen Koliken ihres Babys lindern konnte. Anschließend testete sie den Rotbusch an den Babys von anderen Müttern, die ähnliche Probleme hatten – mit großem Erfolg.
Seitdem wurde über den Rotbusch in seinem Heimatland Südafrika – aber auch in Japan – viel geforscht. Die Ergebnisse: Rotbusch besitzt ein außerordentlich weites medizinisches Profil und im Unterschied zu schwarzem und grünem Tee zwei große Vorteile: Er enthält nämlich kein Koffein, und sein Geschmack ist süßlicher, voller und weniger gewöhnungsbedürftig als der anderer Tees, an deren feine Nuancen sich der Gaumen erst einmal gewöhnen muss.

Die Wirkstoffe

Die beiden Rotbuschflavonoide Querzetin und Querzitrin findet man auch im Johanniskraut, wo sie zu den entscheidenden Wirkstoffen zählen. Und Johanniskraut ist bekanntlich ein allgemein anerkanntes Mittel gegen Schlafstörungen, Ängste und Depressionen.

Die medizinischen Wirkungen

Das Wirkstoffprofil von Rotbuschtee ist mittlerweile gut erforscht. Er enthält sehr viel Eisen, das im Unterschied zu anderen Teesorten auch nicht durch Tannine aufgehalten wird, in den Organismus überführt zu werden. Aus diesem Grund eignet sich Rotbuschtee zur Behandlung von Eisenmangel und eisenmangelbedingter Blutarmut. Neben Eisen enthält er außerdem noch große Mengen Kalzium, Fluor und Mangan, die bei der Vorbeugung und Therapie von Knochenschwund eine große Rolle spielen.
Die antiallergischen Effekte des Rotbuschtees stammen vermutlich von seinen Flavonoiden. Sie besitzen immunmodulierende Eigenschaften, d. h., sie »trainieren« unser Immunsystem darauf, angemessen auf Fremdkörper zu reagieren.
Die Flavonoide Querzetin und Querzitrin sorgen dafür, dass unserem Gehirn nicht das »Gute-Laune-Hormon« Serotonin ausgeht.

Rotbusch eignet sich daher zur Behandlung von Schlafstörungen und leichteren depressiven Verstimmungen. Jüngere japanische Forschungen ergaben schließlich, dass Rotbuschtee freie Radikale aus unserem Organismus »fischt« und dadurch eine wichtige Rolle bei der Therapie und Vorbeugung von Krebserkrankungen spielen kann.

Die Zubereitung

1 Teelöffel Rotbuschkraut mit 1 Tasse (ca. 200 Milliliter) kochendem Wasser überbrühen. 2 bis 3 Minuten zugedeckt ziehen lassen und abseihen. Ähnlich wie beim grünen Tee können Sie auch beim Rotbuschtee 2 bis 3 Aufgüsse zubereiten. Der zweite und dritte Aufguss braucht nur noch etwa 60 Sekunden zum Ziehen.
Rotbuschtee enthält kein Koffein und kann daher in unbegrenzten Mengen und auch am Abend getrunken werden. Die empfohlene Tagesdosis liegt für Erwachsene bei mindestens 1,5 Litern pro Tag. Zur gezielten Behandlung von Allergien sollten mindestens 2 Liter täglich getrunken werden.

Das Fitnessgetränk
Rotbuschtee schmeckt heiß genauso wie kalt. Er ist optimal geeignet für Sportler, da er sie mit wichtigen Mineralien versorgt und das Durstgefühl rasch zu lindern weiß.

Die Anwendungen

Diät

Rotbusch ist ein optimales Getränk zur Begleitung einer Diät, weil er koffeinfrei ist und dadurch nicht unsere ohnehin schon gereizten Magenwände attackiert. Außerdem befriedigt er unser Verlangen nach Speisen mit süßem Geschmack, ohne uns dabei mit kalorienreichem Zucker zu versorgen.

Schlafstörungen

Zur Behandlung von Schlafstörungen sollte am Abend der Löwenanteil der täglichen Ration getrunken werden. Rotbuschtee treibt nicht, so dass wir in der Nacht durch ihn nicht zum Toilettengang gedrängt werden.

Nahrungsmittelallergien

Rotbuschtee besitzt realistische Chancen bei der Behandlung von Nahrungsmittelallergien. Hierzu sollte er täglich mehrmals, vor allem aber zu den Mahlzeiten, getrunken werden.

Für Babys

Rotbuschtee ist ein ideales Baby- und Kindergetränk. Denn er wirkt bei den berüchtigten Dreimonatskoliken krampflösend und antiallergisch, außerdem enthält er kein aufputschendes Koffein und keinerlei Stoffe, die den Übertritt von wichtigen Mineralien in den Körper behindern. Rotbuschtee schmeckt außerdem voll, fruchtig und sogar ein wenig süßlich (ohne dabei Zucker zu enthalten). Mischen Sie im Fläschchen 1 Teil Fruchtsaft mit 2 Teilen heißem Rotbuschtee.

Gegen Mundschleimhautentzündungen
Rotbuschtee wirkt antiallergisch und entzündungshemmend. Bei Mundschleimhautentzündungen und Aphthen konnten Spülungen mit Rotbuschtee gute Heilerfolge erzielen. Spülen Sie den Mund 4- bis 5-mal pro Tag mit hoch konzentriertem Rotbuschtee (1 Esslöffel Rotbuschkraut auf 1 Tasse Wasser, 5 Minuten ziehen lassen) aus.

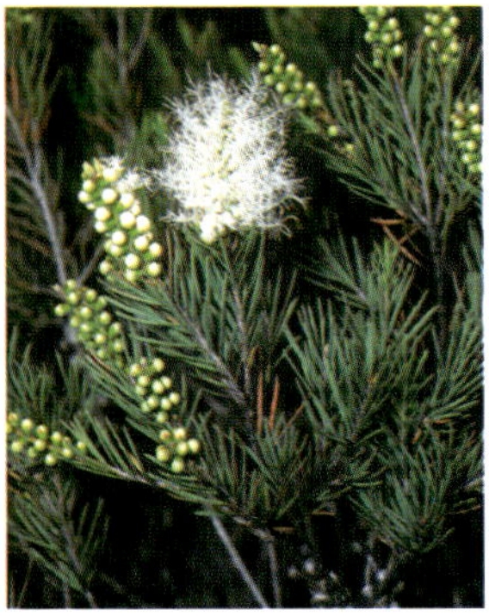

Melaleuca alternifolia – diese Teebaumart liefert das ätherische Öl gleichen Namens.

Teebaumöl

Kurzinformation

- Teebaumöl ist ein Naturheilmittel aus den Blättern des australischen Teebaums.
- Teebaumöl wirkt bei allen Hauterkrankungen sowie bei bestimmten Infektionskrankheiten.
- Teebaumöl tötet Bakterien, Viren und Pilze.

Nur eine einzige Sorte unter vielen

Teebaumöl wird aus den Blättern des australischen Teebaums gewonnen – eines speziellen Teebaums mit dem botanischen Namen »Melaleuca alternifolia«. Es gibt zahlreiche Teebaumsorten, doch nur diese eine ist für die Gewinnung des heilsamen ätherischen Öls geeignet. Diese Baumart gedeiht am besten in sumpfigen Gebieten, vorzugsweise an der Nordküste Australiens, ebenso in New South Wales und im Süden des Landes, in Queensland. Der Botaniker Sir Joseph Banks brachte 1770 die Pflanze von einer Expedition nach England mit – aus dieser Zeit stammt auch der Name »Teebaum« (tea tree), da sich aus den würzigen Blättern Tee herstellen lässt.

Ein uraltes Heilkraut …

Bei den Aborigines, den Ureinwohnern Australiens, wurden die Blätter allerdings nicht nur als Tee verwendet, sondern der Aufguss wurde auch zur Wundheilung eingesetzt. Ebenso wurde die Pflanze bei Verbrennungen, eitrigen Wunden, Quetschungen und zur Schmerzbekämpfung angewandt. Die Aborigines zerstampften die Teebaumölblätter, vermischten den Brei mit Lehm und trugen ihn als Packung auf erkrankte Hautstellen auf.

… das hochwirksam ist

Neueste Forschungen ergaben, dass die Blätter des Teebaums unterschiedliche ätherische Öle enthalten. Hauptbestandteile sind Monoterpene, darunter das Zineol, besser bekannt unter dem Namen »Eukalyptol«, das sonst vorwiegend in Eukalyptusblättern zu finden ist. Ein großes Plus von Teebaumöl – besonders wenn es direkt auf die Haut aufgetragen wird – ist seine perkutane (d.h. durch die Haut hindurchgehende) Wirkung. Teebaumöl – und das unterscheidet es von anderen Heilmitteln – wirkt gegen alle ansteckenden Mikroorganismen: Pilze, Bakterien und sogar Viren.

Auf die Zusammensetzung kommt's an

Achten Sie bitte darauf, dass Sie qualitativ einwandfreies Teebaumöl kaufen. Ein Öl mit einem zu hohen Zineolgehalt kann zu Hautallergien führen, ein Öl mit zu wenig Zineol kann seine Heilwirkung nicht optimal entfalten. Als Anhaltspunkt dient folgender Wert: Der Zineolgehalt sollte einen Anteil von fünf Prozent nicht übersteigen.

Antiseptisch, bakterizid und fungizid

Da Teebaumöl so effektiv gegen Mikroben wirkt, können etliche Bakterien-, Viren- und Pilzerkrankungen damit behandelt werden sowie alle Erscheinungen, die mit offenen Wunden, seien es kleine Brand- und Schnittwunden, Akne, Insektenstiche oder Hundebisse, einhergehen. Teebaumöl ist bei einem Pilzbefall von Haut und Schleimhaut (Ringelflechte, Fußpilz und Soor) hochgradig wirksam. Nicht zu vergessen ist seine bakterientötende Wirkung bei Infektionen der Atemwege, bei Erkältungen, Grippe, Nasennebenhöhlenentzündung und Bronchitis. Teebaumöl stärkt die körpereigene Abwehr und kann deshalb auch gut vorbeugend angewandt werden. Im Moment laufen Forschungen, die eine eventuelle Wirksamkeit von Teebaumöl bei AIDS-Infizierten untersuchen.

Anwendungen

Sie können dieses ätherische Öl direkt auf die Haut auftragen oder als Kompresse bzw. Umschlag auf die entsprechenden Hautbezirke legen. Sie können aber auch ein paar Tropfen in Ihr Badewasser oder in Ihre Wasch- oder Körperlotion geben, um den Säureschutzmantel Ihrer Haut zu erhalten. Teebaumöl eignet sich für Mundspülungen, zur Massage und zur Gesichts- und Haarpflege. Sie können Teebaumöl inhalieren oder – wenn Sie eine Duftlampe besitzen – ein paar Tropfen in das Wasserschälchen geben. Teebaumöl ist hervorragend zur Verbesserung des Raumklimas geeignet und kann auch zur Desinfektion von Kleidern (z. B. bei Ungezieferbefall) dem Waschmittel beigefügt werden. Es sollte in keiner Reiseapotheke fehlen, denn der Duft des Teebaumöls vertreibt Ungeziefer aller Art.

Achtung, Allergien!

Teebaumöl ist zwar ein sanft wirkendes Naturheilmittel, doch bei empfindlichen Menschen kann es zu Hautreizungen oder Allergien führen. Machen Sie daher zunächst einen Hauttest (1 Tropfen auf die Haut genügt). Unabhängig von allergischen Reaktionen sollten Sie die im Kasten aufgeführten Verwendungsverbote beachten.

Kurzinformation

- Teebaumöl ist nicht zur innerlichen Verwendung geeignet. Wenn Sie Mundspülungen machen, dürfen Sie das Öl nicht hinunterschlucken.
- Teebaumöl darf nicht in die Augen geraten.
- Teebaumöl sollte während der Schwangerschaft und bei Kindern unter 18 Monaten nicht angewandt werden.

Ein neues Mittel gegen Herpes

Menschen, die an dem lästigen – und immer wiederkehrenden – Bläschenausschlag leiden, haben mit Teebaumöl ein neues Mittel an der Hand. Teebaumöl kann sowohl bei Lippenherpes als auch bei Genitalherpes zum Einsatz kommen. Damit ist dieses Öl eine gute Alternative für starke Antivirusmittel, die entsprechende Nebenwirkungen zeitigen – allerdings nur, wenn es sich nicht um Herpeskomplikationen handelt.

Darreichungsformen

Mittlerweile gibt es Teebaumöl auch schon in Form von Cremes, Tabletten und als Zahnpasta.

Wichtig!

Falls Sie homöopathische Präparate nehmen, sollten Sie nicht gleichzeitig Teebaumöl verwenden. Die Mittel könnten sich in ihrer Wirkung beeinträchtigen.

Impressum
Der Südwest Verlag ist ein Unternehmen des Verlagshauses Ullstein Heyne List GmbH & Co. KG

Neuausgabe 2003

Lektorat:
Dr. Elfi Ledig

Redaktionsleitung:
Susanne Kirstein

Bildredaktion:
Sabine Kestler

Produktion:
Angelika Kerscher, Gabriele Kutscha

Umschlaggestaltung:
Reinhard Soll

Layout:
Jan-Dirk Hansen

DTP/Satz:
Jan-Dirk Hansen

Druck und Bindung:
Polygraf, Slowakei

Gedruckt auf chlor- und säurearmem Papier

ISBN 3-517-06690-7

Über die Autoren

Dr. Norbert Kriegisch ist Arzt für Naturheilverfahren mit eigener Praxis in München. Seine Schwerpunkte sind die ganzheitliche Betrachtung von Gesundheitsstörungen und die natürlichen Behandlungsmethoden.
Dr. Jörg Zittlau, Philosoph und Sportmediziner, arbeitet als freier Wissenschaftsjournalist – mit den Schwerpunkt Ernährung und Naturheilverfahren – in Bremen.
Dagmar P. Heinke ist Heilpraktikerin und arbeitet seit 1985 in ihrer eigenen Praxis. Als Dozentin gibt sie Seminare für Akupunktur, Akupressur und Farbtherapie.

Hinweis

Das vorliegende Buch ist sorgfältig erarbeitet worden. Dennoch erfolgen alle Angaben ohne Gewähr. Weder Autoren noch Verlag können für eventuelle Nachteile oder Schäden, die aus den im Buch gegebenen praktischen Hinweisen resultieren, eine Haftung übernehmen.

Bildnachweis

Bayer AG, Leverkusen: 202; Forum f. Homöopathie, Gauting: 50; Pasieka Alfred, Hilden: 14 (2), 34, 44, 56, 58, 68, 80, 90, 98, 106, 114, 124, 126, 134, 138, 152, 156, 168, [illegible], 218, 230, 234, 248, 268, 270, 280, 284, 336 (2), 340, 342; Rehm Claudia, Stockdorf/München: 244; Südwest Verlag, München: U1 2.v.li., 2, 96, 100, 164, 377, 194, 196, 246, 292, 306, 326, 406 (Joachim Heller), 8, 38, 308 (Felbert/Eickenberg), 16, 78, 232, 398, 400, 408 (Christian Kargl), 26, 160, 166, 304, 314, 316 (Matthias Tunger), 28 (Christiane Pitzke), 86, 236, 370, 392 (Karl Newedel), 112 (M. Zuche), U1 li., 30, 32, 52, 54, 60, 110, 130, 174, 190, 210, 212, 214, 224, 260, 318, 344, 374, 386 (Jump/K. Vey), 36, 118 (Barbara Bonisolli), 42, 64, 84, 120, 154, 226, 324, 394 (Michael Holz), 48 (S. Eisend), 82, 298 (Antje Plewinski), 104, 322 (Peter Rees), 158 (N. Olonetzky), 182, 242 (Heidi Velten), 204 (Rainer Hofmann, 240 (Sabine Lechner), 247, 334 (Claudia Rehm), U1 2.v.re., 148, 150, 228, 312, 346, 402, 404 (Michael Nagy), U1 re. (Simon Katzer), 274 (Hans Seidenabel), 332, 372, 384 (Kargl/Schoenenburg), 338 (Jump/M. Sandkühler), 350 (Michael Zuche), 354 (Siegfried Sperl), 356 (Irmin Eitel), 360 (Ludwig Reisner), 380 (D. Parzinger), 410 (Tim Low); Transglobe, Hamburg: 12 (W.Wiese), 18 (2) (Studio Pieker GmbH), 20 (Tobias Wahl), 22 (B. Rickers), 24, 66, 70, 128, 178, 208, 222, 290, 296 (Jerrican), 40 (Platen »Neue Heilmethoden«), 72, 76, 92, 238 (Reporters), 74 (Klaus Tiedge), 88 (Sven Picker), 94 (Zielke), 108 (Fabricius-Taylor), 116, 258, 288, 330, 388 (N.N.), 122 (Dr. Blume-Firla), 132 (Sipa Image), 140, 266, 368 (A. Schroeder), 142, 144 (Ambuschowa), 146 (Wayne Lankinen), 162 (Margot Granitsas), 170, 184, 206, 256, 286 (Pawel Kanicki), 172, 252, 294 (TWFS), 176, 282 (Philippe Royer), 180 (M. Herman), 186 (di Girolamo), 192 (Stephan Wallocha), 198 (Peter Wiegel), 216 (TG Ise Photo Library), 220, 262, 264 (Matthias Stolt), 250 (Ivo Hanak), 254 (W. Seeling), 270 (TW/Dominque), 276 (Ken Browar), 278 (Peter Wiegel), 300 (Uwe Widmann), 302, 310 (Popperfoto), 328 (Didier Ermakoff)

Beschwerden und Symptome

Heilmittel und Anwendungen